理学療法学テキスト Ⅶ

運動器疾患の理学療法

監修　千住　秀明

編集　中山　彰一

Textbook of Physical Therapy

SHINRYOBUNKO

■著者一覧（五十音順）

荒木 秀明（日本臨床徒手医学協会 代表）
岡 一（長崎北徳洲会病院 リハビリテーション科 副室長）
駒場 章一（晴風園 今井病院 理学療法士）
高濱 照（九州中央リハビリテーション学院 学科長）
高山 正伸（杉岡記念病院 リハビリテーション部 部長）
壇 順司（九州中央リハビリテーション学院 専任教員）
戸渡 富民宏（北海道中央労災病院せき損センター 中央リハビリテーション部 理学療法士）
中山 彰一（福岡リハビリテーション専門学校 学校長）
根地嶋 誠（聖隷クリストファー大学 リハビリテーション学部 助教）
原 信二（福岡豊栄会病院 リハビリテーション科 主任）
日野 邦彦（帝京大学 福岡医療技術学部 理学療法学科 教授）
平山 須弥朗（八千代リハビリテーション学院 専任教員）
松﨑 哲治（麻生リハビリテーション大学校 専任教員）
松﨑 秀隆（聖和記念病院リハビリテーション部 教育研究担当部長）
松本 真一郎（こころ医療福祉専門学校 学科長）
村上 茂雄（医療法人ゆうの森 たんぽぽクリニック 理学療法士）
横山 茂樹（京都橘大学 健康科学部 理学療法学科 教授）
吉本 龍司（株式会社ナラティブ 代表取締役）

巻　頭　言

わが国のリハビリテーションは整形外科分野が礎となり，そして今日の発展を迎えている．平成18年に診療報酬体系の疾患別リハビリテーション料が導入されたが，最も多い届出施設は「運動器疾患のリハビリテーション料」である．このように今でも運動器のリハビリテーションは，理学療法分野の中心的な役割を担っている．

世界の先進国では少子・高齢化に伴う社会保障の増大という難題を抱えている．なかでも運動器疾患に占める医療費の高騰が世界各国で大きな問題となっている．この問題解決のために，2000年から2010年までを「運動器の10年」世界運動の期間とし，国連とWHOが中心となって取り組み，100か国以上の国がこの運動に参加してきた．日本理学療法士協会は，日本整形外科学会などと共催し，各種の学会で「運動器の10年」をテーマに特別講演，シンポジウムなど種々の企画を遂行してきた．「座って，立って，歩く」という人にとって最も基本的な動作ほど大切なものはない．この「動く喜び，動ける幸せ」が「運動器の10年」世界運動日本委員会のキーワードであり，理学療法の目的とも合致する．

本テキストシリーズでは，運動器の理学療法を「運動療法Ⅱ」として他の疾患の中で展開してきたが，折しも「運動器の10年」の節目の年に，運動療法Ⅱから「運動器疾患の理学療法」へと進化して発刊できることは喜びに堪えない．加えて「運動器の10年」世界運動は，新たに2010年～2020年の運動としてスタートした．この背景には，運動器の重要性を永久に重視すべきであるとの強い想いが世界委員会にあると思うのである．

医学が高度専門分野へ分化発展していく中で，理学療法分野においても，より専門性が求められるようになってきた．そのため理学療法の学術的な活動の場が，日本理学療法学術大会や日本リハビリテーション学会から，さらに他職種との学際的な研究や他職種へ理学療法の科学的根拠を示すため日本整形外科学会，日本脳卒中学会，日本呼吸器学会，日本心臓リハビリテーション学会など多くの他学会に広がっている．

理学療法士は常に運動器疾患の分野においても最新の情報を把握するとともに，整形外科医の診断，処方を正確に理解する能力を身につけ，問題点を把握し，理学療法を展開できる能力が不可欠である．本書がその役割を担うことができれば幸いである．そして，新たなる「運動器の10年」2010年～2020年において，ますます理学療法士がリーダーシップをとる10年にしたいものである．

2010年10月

「運動器の10年」世界運動 日本委員会運営委員
福岡リハビリテーション専門学校 学校長
中　山　彰　一

目　次

序章

1．上肢

2．体幹

3．下肢

4．その他

序　章

1. 運動器疾患とは 一「運動器の10年」世界運動一

- 今日ほど国民が健康に関心を示している時代はない．一般のメディアでも，数多くの番組が健康と医療について取り上げている．
- わが国は，世界有数の長寿大国に発展したが，要介護状態での長寿人生はQOLを考えると満足できるものではない．長寿で健康であるには，いったいどうすればいいか．厚生労働省も，21世紀は「新・健康フロンティア戦略」を掲げ，「健康寿命の延伸」をキーワードに，医療・保健・福祉政策に反映させている．
- 人の一生において，「動く喜び　動ける幸せ」ほど大切なものはない．一見当たり前のことのようだが，これこそ「運動器」が健全であることが必要である．「運動器」とは身体を支え，動かす器官であり，骨・関節・筋・靭帯・腱・脊髄・末梢神経がその役目を担うため，「運動器」の障害・傷害は生活機能に支障をきたすとともに，健康寿命に多大なる悪影響を及ぼすことになる．
- この「運動器」の障害・傷害の治療と予防における最大の敵は，なんと言っても「痛み」である．これらは別名「疼痛性運動器疾患」とも称され，整形外科や理学療法における最大の対象疾患でもある．平成16年度国民生活基礎調査でも，自覚症状で最も受診率の高い順は，男性では1位 腰痛，2位 肩・首の痛み，3位 手足の関節痛と報告されている．もちろん，「痛み」を発するのは運動器系だけではないが，今後の高齢化によりこの傾向はますます高まるに違いない．
- また現在，医療政策の最重点課題でもある介護予防では，介護の重度化が問題視されており，要支援・要介護となる要因の4位に骨折・転倒，5位に関節症が挙げられている．介護予防の観点からも「疼痛性運動器疾患」への対応は急務である．以上は医療の観点からみた「痛み」が引き起こす問題であるが，一方で，医療経済の視点からも「痛み」の問題が鋭く指摘されてきた．
- 1996年，「運動器の10年」世界運動の提唱者であるスウェーデンの整形外科医リドグレン教授が報告した1年間の障害群別の対応経費では，運動器障害が脳障害の約6倍以上というものであった．
- 同様に1995年米国では，運動器障害のみの対応経費が1年間で約26兆円近くに達し，その内訳では，運動器障害の治療費等の直接経費に対し，腰痛・膝痛等による労働力低下や休業補償，要介護処置等の間接経費が1.5倍に達したと報告された．さらに2000年には，遂に30兆円を超えることとなった．
- わが国でも，介護費用の問題が叫ばれており，介護保険施行後は年間7兆円にも上り，2015 年には団塊の世代約 760 万人が介護保険の適応となるため，15〜20 兆円に介護費用が膨れ上がると予測されている．運動器疾患は受診率の上位 3 位までを占めるとともに，介護の重度化の最大要因でもあることから，国策の重点課題として取り組んでいる．

❑介護予防からも，「疼痛性運動器疾患」への対応は，国を挙げて取り組まなければならない経済状況であるといえる．このように「疼痛性運動器疾患」が医療・経済に与える影響が多大であることから，米国の「痛みの 10 年」・「運動器の 10 年」世界運動・「介護予防 10 か年戦略」が発信された．

❑この問題解決のために，2000 年から 2010 年までを「運動器の 10 年」世界運動なるスローガンを掲げ，国連・WHO を中心に 100 か国近い国が参加し活発なる活動が世界各国で行われてきた．また時を同じくして，運動器疾患において最大の症状である「痛み」に対しても，米国で当時のクリントン大統領が承認して「痛みの 10 年」運動がスタートした．

❑世界的難題としての「疼痛性運動器疾患」の治療と予防は，ヒトの生活機能低下予防と介護予防のための最重点課題として取り組まなければならない時代である．その治療と予防に対して，理学療法士は整形外科医と連携する重要な国家資格を有する専門職である．このような社会情勢にあって，運動器疾患への理学療法士の関わりは最も重要だと考えられる．

❑上記の観点より，まさに時代が要求する「運動器の 10 年」世界運動といえる．この運動は新たに 2010 〜 2020 年としてスタートすることが世界委員会にて決定した．今後の 10 年は医療関係者のみでなく，むしろ国民に広く理解と協力を頂くための取り組みが重要であり，また課題でもある．

❑最後に「運動器の 10 年」日本委員会基本目標を掲げる．

①「運動器」という言葉の定着

②「運動器」が健全であることの重要性の周知

③「運動器疾患・障害」の早期発見と予防体制の確立

2. 運動器疾患の理学療法

1. 運動器疾患の評価と運動療法アプローチ

❑運動器（骨・関節・筋）に起因する疼痛性疾患の理学療法では，評価が重要となる．

❑評価には，①疼痛，②腫脹，③異常感覚と関節固有感覚，④関節可動性，⑤関節不安定性，⑥筋力，⑦身体・姿勢アライメント，⑧動作分析，⑨ ADL が挙げられる．

❑運動器疾患の運動療法アプローチには，①リラクセーション，②自動・自動介助・他動運動，③ストレッチング，④筋力トレーニング，⑤モビライゼーション，⑥マイオセラピー，⑦関節運動学的アプローチ（AKA），⑧神経・筋促通法，⑨神経－運動器協調トレーニング，⑩マッサージ，⑪スリングセラピー，⑫水中運動，⑬紐ラッピング法，⑭テーピングと足底挿板療法などがある．

❑基本的には，関節運動学に基づいた各種徒手療法と運動学・生体力学の視点でのアプローチにより，疼痛緩和と関節運動機能の改善，機能的動作とADLの獲得，そして運動学習と認知，再発予防までを統合した包括的運動療法アプローチが必要である．

2．理学療法評価

2－1．疼痛

❑痛みや筋緊張の部位と性質，発生状況と頻度，発症期間などを問診する．

1）触診検査

❑まず触診の基礎となる解剖学的知識として，筋走行を理解する．紡錘状筋，羽状筋，半羽状筋，鋸筋等に区分されている筋線維の方向はそれぞれ異なり，ほとんどの四肢筋の筋線維は骨長軸に沿って直線的には走行していない．

❑この個々の筋線維の走行と，隣接する筋群との配置が三次元的であることを理解することが必要である．

❑筋は骨の他に，筋膜，筋間中隔，靱帯，関節包などに付着する．また，多くの筋は同じ作用筋だけでなく，拮抗筋にも筋連結している．

❑触診によって，疼痛部位が皮膚，筋，靱帯などのいずれかを判断していく．特に痛みや筋緊張亢進状態にある筋を判別し，同一筋でもどの線維が特に異常なのかを確認する．

❑筋緊張程度や疼痛部位，筋硬結部位と大きさ，疼痛の程度をチェックする．

❑深部痛は，圧迫を加えた部位に痛みを生じる場合と，圧迫部以外に痛みが放散する痛み（放散痛）と，離れた領域に痛みが生じる関連痛がある．

❑さらに，触診では観察で得られた変形や腫脹，結合組織の硬さや可動性，筋の萎縮，筋・筋膜性トリガーポイント，組織の過敏性なども確認する．

2）運動痛のチェック

❑筋肉痛の発生によって筋緊張が亢進しているときは，運動検査が必要となる．運動検査の筋肉痛には，伸張痛，短縮痛，収縮痛がある．

❑伸張痛とは，筋線維を走行する方向に自動的または他動的に引き伸ばしたときに発生する痛みである．過度のストレッチングをした際などに感じる．

❑短縮痛とは，他動的に筋の起始部と停止部を近づけ，最終可動域で発生する痛みである．可動域制限のある関節を他動的に動かしたときに筋に痛みが発生する場合は，主動筋の短縮痛であることが多い．

❑収縮痛とは，最終可動域近くを保持するために主動筋の収縮を行った際に，その筋自身に発生する痛みのことである．

❑3種類の運動検査の中で最も出現しやすいのは短縮痛である．

2－2．腫脹

- ❑腫脹は癒着や拘縮を生じたり，関節部位によっては関節内圧の変化による関節原性筋力不全 を引き起こしたりして，筋萎縮を生じやすい．

2－3．異常感覚と関節固有感覚

- ❑疼痛性疾患では，痛みと並んでジンジン，ビリビリ，チクチクなどの異常感覚（しびれ感）がある．
- ❑最近，関節位置覚，運動覚などの関節固有感覚が注目されている．
- ❑関節位置覚，運動覚の固有感覚情報は，身体運動，姿勢制御の情報源として重要である．
- ❑関節構成体に内在する各種機械的受容器は，周辺の靱帯・筋間で反射回路を形成している．
- ❑加齢，外傷，変形性関節症，靱帯や関節損傷，関節固定などによってこの反射回路が異常をきたすと，正常な関節運動制御が損なわれる．
- ❑特に膝・足関節・肩関節の位置覚・運動覚の検査が重要となるため，神経－運動器協調機能としての関節固有感覚の評価が重視されている．

2－4．関節可動性

- ❑関節可動性の評価には，関節包外の骨運動が一般的であるが，自動・他動的な関節運動時には関節包内での副運動が重要となる．
- ❑副運動には，関節面運動としての転がり，滑り，軸回旋があり，滑り運動が代表的である．
- ❑一方，関節に他動的外力を加えると遊び運動が生じる．
- ❑遊び運動には，骨長軸方向への牽引による引き離し運動と，横軸方向への圧迫による滑り運動がある．この副運動と遊び運動の低下と異常のチェックが，疼痛性運動器疾患においては不可欠である．

2－5．関節不安定性

- ❑関節構成体の支持安定性評価は重要である．
- ❑副運動と遊び運動をチェックするとともに，各関節部位のストレステストによって痛みと関節機能障害を判定する．

2－6．筋力

- ❑筋力低下と筋萎縮を検査し，症状部位の筋だけでなく，筋連結が多いため詳細な隣接関節周囲筋を含めた評価が必要である．
- ❑徒手筋力測定（MMT）に加え，より定量的な評価としてストレンゲージ内蔵の徒手筋力計が用いられる．

2－7．身体・姿勢アライメント

❑静止立位の全体的アライメントを脊柱，骨盤，下肢，足部を中心に前額面と矢状面からチェックする．

❑アライメント異常は，連鎖して他部位への代償変位を引き起こす．

❑特に脊柱の彎曲，骨盤の前・後傾と回旋，股・膝屈曲角，膝・内外反，膝Q角，足部の回内・外位，足部アーチの異常要因を分析する．

2－8．動作分析

❑疼痛発生時や関節運動障害時動作，異常・代償運動の分析が重要である．

❑たとえば，肩甲上腕関節障害を肩甲胸郭関節と脊柱で代償していないかを評価，下肢ではいすからの立ち座り動作，両脚と片脚起立，スクワット動作，歩行と階段昇降時などの異常と代償動作を分析する．

❑その際，Trendelenburg 徴候の有無，代償性側彎，腰椎と骨盤の代償，膝の歩行時の側方動揺などを評価する．スポーツ障害でも同様である．

2－9．ADL

❑疼痛と関連した ADL 障害の評価と代償運動の分析をする．

3．運動療法アプローチ

3－1．リラクセーション

❑疼痛による身体・精神の過緊張を緩和するために，種々の筋群を弛緩させることである．

①第 1 段階：関節を動かし，運動中の筋の緊張と弛緩を識別させる．

②第 2 段階：関節を動かさずに筋を収縮したり弛緩したりする．

③第 3 段階：筋を収縮させずに弛緩することを練習する．

❑すべての段階において，ゆっくりした深呼吸を併用させるとともに，部分的領域から全身弛緩へと指導していく．たとえば，頸部や上肢の疾患では，頸部から肩周辺の筋緊張度が高いケースが多いので，腕を持ち上げたり，両肩をすくめたり，頭を回したりして弛緩する．

3－2．自動・自動介助・他動運動

❑運動療法の基本法であり，これらの実施に際する注意点は，痛みを我慢して無理に行わないことである．

❑前述した関節運動学から，副運動を考慮すべきである．また，関節部位によっては運動学・生体力学面の注意点を忘れてはならない．

3－3．ストレッチング

❑静的ストレッチングにはスタティック・ストレッチング，PNF ストレッチング（等尺性），ID ストレッチングなどがある．

❑動的ストレッチングにはバリスティック・ストレッチング，PNF ストレッチング（等張性），ダイナミック・ストレッチングなどがある．

❑最近では，個別筋の直接的ストレッチが注目されている．

3-4. 筋力トレーニング

❑筋力強化法には，等尺性・等張性・等速性運動がある．

❑等尺性運動は，関節の動きを除いた方法である．

❑等張性運動は，徒手，砂嚢，重錘，弾性バンドなどを利用して行う関節運動であり，求心性収縮と遠心性収縮が交互に生じる．

❑等速性運動は，Cybex などの特殊な機器を使用して行い，筋機能の解析に優れている．

❑疾患によってはバイオメカニクスからいくつかの注意点があるため，運動学・生体力学的観点に基づいて，可能な限り疼痛抑制と組織へのストレスを回避しながら強化する．

3-5. モビライゼーション

❑関節包内運動としての構成運動や関節の遊び運動の低下による可動性制限を改善し，疼痛を緩和させる手技である．

3-6. マイオセラピー

❑捻挫や外傷後の急性傷害から慢性筋傷害までを対象とした徒手療法である．

❑触診によって筋軟化，筋硬結，筋スパズムを発見し，理学療法士の手掌と母指にて圧迫や圧迫摩擦を加える．

3-7. 関節運動学的アプローチ（AKA）

❑関節運動学に基づく治療法で，滑膜関節における関節の遊びと，構成運動である関節面の滑り，回転，軸回旋などの関節包内運動を改善する手技である．

3-8. 神経・筋促通法（PNF）

❑固有受容器を刺激することによって神経・筋の反応を促通する手技である．

❑その刺激法は特定の運動パターン，筋伸張，最大抵抗，関節の牽引・圧縮などである．

❑PNF の運動促通パターンはスポーツなどで見られる対角－回旋状の運動パターンを応用している．

❑PNF の目的は，筋力強化，筋協調性の改善，筋弛緩の獲得，関節可動域の増大，反応時間の短縮などである．

❑疼痛を有する可動域改善には，PNF の手技の Rhythmic Stabilization 法がよく用いられる．

3－9. 神経－運動器協調練習

❏ヒトの身体運動は，多関節運動の連鎖を通して，神経－運動器の協調によって成り立つ．

❏運動器疾患では運動・姿勢制御機構と運動認知機構の再教育が重視され，四肢の運動機能を開放運動連鎖（OKC）と閉鎖運動連鎖（CKC）によって効率的に機能させることが大切である．

❏不安定板や治療用ボール，自転車エルゴメータなどを使用して適用させる．

3－10. マッサージ

❏マッサージは伝統的な手技からスポーツマッサージまで各種あり，疼痛性疾患には重要な手技である．

3－11. スリングセラピー

❏スリングが運動療法に応用された歴史は古い．最近では，スリング機器と使用法が改良されたノルディックスリングが注目されている．

❏重力のコントロールと弛緩，関節への圧迫と牽引，段階的筋力強化，安定化運動の学習などの利点から，幅広く応用されている．

3－12. 水中運動

❏水の物理的粘性抵抗や浮力による水深と免荷などの特性から，多種多様な水中運動が可能である．疼痛緩和，筋力強化，バランス向上など数多くの効果が期待できる．

3－13. 紐ラッピング法（浮腫除去法）

❏運動器疾患では，四肢の浮腫の存在は多い．

❏浮腫は，関節運動を妨げ，周辺組織の癒着と拘縮によって皮膚の抵抗力を弱化させ，重苦しいだるさとしびれ感などとともに，強い不快感を与える．

❏紐を巻いて締め付けることにより浮腫を激減させる紐ラッピング法は有効な方法である．

3－14. テーピングと足底挿板療法

❏テーピングはスポーツ現場から発展したもので，幅広く疼痛性疾患にも応用されている．

❏テーピングの目的は，損傷並びに再発の予防，救急処置，関節機能向上である．

❏足底挿板は，足部と身体のアライメント改善のために用いるものであり，スポーツ障害や下肢の変形性関節症などに適応する．

4. 今後の運動器疾患の理学療法は

❏理学療法には科学的な根拠が求められている．従来の経験に基づく理学療法から科学的根拠に基づいた運動器疾患の理学療法が必要である．そのためには知識の習得だけではなく，解剖，生理，運動学などを総合的（包括的）に考察し，真にこの理学療法が最善の方法なのかを考える習慣を身につけることである．

❑本テキストの知識を基に，日々の学習や理学療法を批判的に思考できる能力を身につけ，科学的視点に立った理学療法の展開が必要である．

❑理学療法分野では運動器障害をもつ患者が最も多く，疼痛軽減や運動器障害の改善を望む患者のニーズは極めて高い．序章 1 で述べたように，「運動器の 10 年」世界運動や「痛みの 10 年」運動が起こった背景からも，運動器疾患の理学療法の役割はますます高まっている．

（中山 彰一）

●参考文献●

1．中山彰一：疼痛性疾患に対する運動療法－理学療法士の視点から，NEW MOOK 整形外科 No.17，金原出版，pp83-99，2005

1 上肢

学習目標

①肩関節，肘関節，手関節および手指関節の主要な骨折，脱臼の疾患概念，理学所見，整形外科的治療法を説明できる．
②上肢に関する主要な脱臼，骨折などの理学療法評価，理学療法プログラムを説明できる．
③上肢の炎症疾患，腱断裂，Dupuytren拘縮の疾患概念，整形外科的治療法，理学療法評価，理学療法プログラムについて説明できる．

1. 肩関節とその周辺

1. 肩関節部の脱臼

1－1. 肩関節脱臼

- 肩関節は骨頭に対する臼蓋面積が約1/3と小さく，大きな可動域を有する反面，人体で最も脱臼を起こしやすい関節である．
- 脱臼はその程度により，脱臼（dislocation）と亜脱臼（subluxation）に分けられる．脱臼は骨性の咬み込みがあり，自然に整復されない場合をいい，亜脱臼は自然に整復される場合をいう．
- 脱臼の原因による分類には，外傷性肩関節脱臼と非外傷性肩関節脱臼がある．
- 非外傷性肩関節脱臼には動揺性肩関節症，習慣性肩関節脱臼，随意性肩関節脱臼などがある．

1）外傷性肩関節脱臼

- 外傷性肩関節脱臼は98%が前方脱臼である．転倒やコンタクトスポーツにより肩関節が外転，外旋，過伸展を強制されて起こる．多くは烏口下脱臼である．
- 前方脱臼により，骨頭後外上部の圧迫骨折（Hill-Sachs lesion）（図1-1）と前方関節支持機構の破綻が生じる．

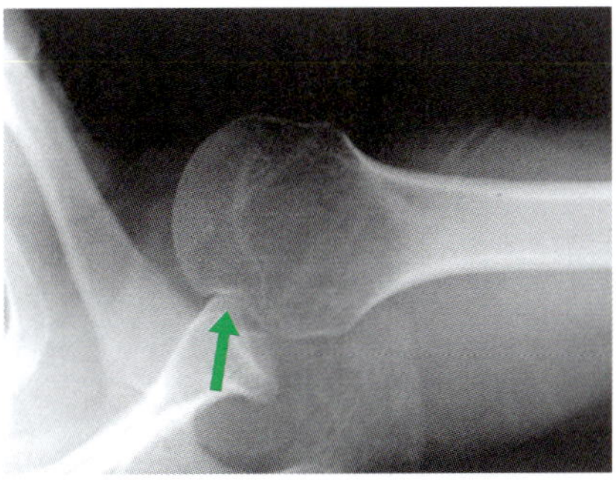

図1－1　Hill-Sachs lesion
（文献1より引用）
前方脱臼時の軸写像．関節窩前方と骨頭の後上方の欠損部（Hill-Sachs lesion）が咬み込んでいる．

考えてみよう！
外傷性肩関節脱臼はなぜ前下方に抜けるのだろう？

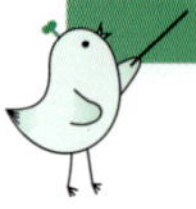

❑前方関節支持機構の破綻は，①前下方関節唇の剥離（Bankart 損傷：Bankart lesion）および剥離骨折（骨性 Bankart 損傷：bony Bankart lesion）（図 1-2），②前下臼蓋上腕靭帯（anterior band of the inferior glenohumeral ligament：AIGHL）の断裂，③中臼蓋上腕靱帯（middle glenohumeral ligament：MGHL）の伸展や断裂による肩甲下筋の下方移動などが挙げられる．

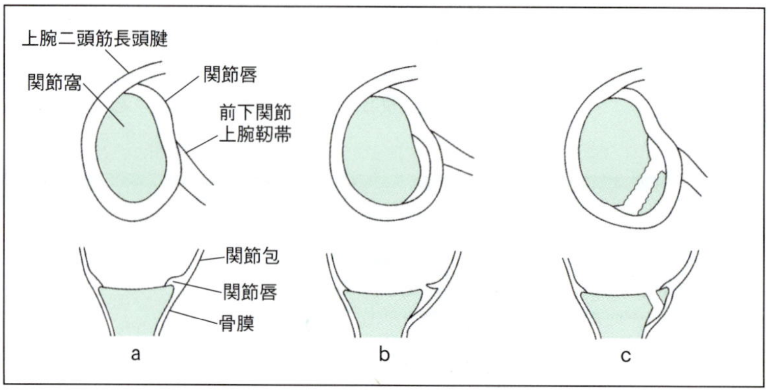

図 1－2　Bankart lesion（文献 2 より引用）

a：正常
b：Bankart lesion．関節唇前下方部分が関節窩縁から剥離．
c：骨性 Bankart lesion．関節窩前下縁の剥離骨折

❑これらの損傷により，外転・外旋位で骨頭が脱臼方向へ移動しやすくなり，若年者では反復性肩関節脱臼に移行する率が高い．

(1) 理学療法

考えてみよう！
なぜ外旋運動を禁止するのだろう？

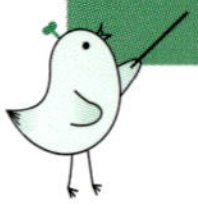

❑肩関節内転内旋位で 3 週間固定し，その後三角巾による屈曲方向の振り子運動を始める．外旋運動は禁止する．

❑ 4 週以降はサスペンションで屈曲運動を行い，徐々に可動域を増す．同時に内・外旋筋の等尺性筋力増強を行う．6 週で最大屈曲位を獲得する．

❑内旋筋の筋力増強は過伸展した肩甲下筋の強化であり，外旋筋の筋力増強は棘下・小円筋の骨頭前方移動抑止力の強化が目的である．

❑外旋は不安感の生じる手前までで禁止する．したがって外旋可動域を必要とするスポーツへの復帰は困難である．

❑最近では，井樋らが従来の内旋位固定に再脱臼防止効果がないとして，外旋位固定を施行し，再脱臼率が減少したと報告している．逆転の発想だが骨性 Bankart 損傷の修復に期待できる固定法である．

(2) 手術療法

❑鏡視下で，剥離した関節唇靱帯複合体を骨片とともに臼蓋辺縁に縫着し，骨性 Bankart 損傷を修復させる術式も行われている．外旋制限が少なくスポーツに復帰しやすい．

(3) 術後理学療法

❑術後3週間内転内旋位固定．その後自動運動開始．3か月で軽い運動，6か月でスポーツ復帰とする．

2）反復性肩関節脱臼（recurrent dislocation of the shoulder）

❑外傷性肩関節前方脱臼後に，軽度の外力で前方脱臼を反復するようになったものである．

❑年齢が若いほど反復性脱臼に移行しやすく，20歳未満では80%以上の再脱臼率であり，特にスポーツ活動を行っている者は再脱臼率が高い．30歳代では40～50%が反復性に移行する．40歳を過ぎると再脱臼率は低下する．

(1) 臨床所見

❑肩関節外転・外旋位での脱臼，亜脱臼の訴えがある．

❑脱臼不安感テスト（apprehension test）が陽性である（図1-3）．

❑X線検査においてHill-Sachs lesionとBankart lesionを認める．

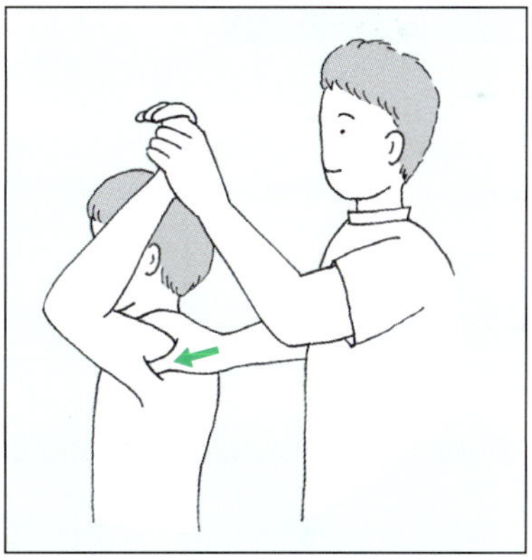

図1－3　脱臼不安感テスト（anterior）
外転外旋位に保ち，後方から骨頭に前方への圧迫を加えた際に，脱臼不安感があれば陽性．

(2) 手術療法

調べてみよう！
各手術法はどのようにして前方支持機構を再建しているのだろう？

❑保存療法として内外旋筋力の強化を行うが，活動性の高い者には限界がある．完全に脱臼を防止するには手術療法を行う．

❑Bankart法，Bristow法，Boytchev法，Putti-Platt法などが行われており，いずれも外旋可動域の制限と前方支持機構の再建を併せ持った術式である．

調べてみよう！
「脱臼不安感」とはどのような感じか調べてみよう！

(3) 術後理学療法

❑初回脱臼時の内旋位固定での方法に準じる．違いは外旋位が機械的に制限されているため能動的な制限が必要ないことである．

❑いずれの術式も外旋制限があり，オーバーヘッドスポーツへの本格的復帰は難しい．

3）動揺性肩関節症（loose shoulder）

❑1971年に遠藤が世界で最初に報告した非外傷性肩関節不安定症である．下方および前後方向に不安定性があり，臨床症状をともなっている．

❑1980年にNeerが同様の病態に対してinferior and multidirectional instability of the shoulderという表現で報告したため，世界的にはこの表現が使われている．日本でも和訳されて多方向性肩関節不安定症とよばれることもある．

(1) 病因

❑①臼蓋後方の形成不全，②機能的臼蓋の形成不全，③関節包，靱帯，筋のコラーゲン線維の異常などが考えられている．機能的臼蓋とは，烏口突起・肩峰・烏口肩峰靱帯のことである．

(2) 臨床症状

❑持続的な鈍痛，運動痛，だるさ，不安定感，肩こり，上肢しびれ感などの症状がある．

(3) 臨床所見

①sulcus sign

❑脱力した状態で下方へ牽引すると，肩峰下に陥凹が生じる．腱板疎部損傷では外旋位では陰性であるが，動揺性肩関節症では外旋位でも陽性となる（図 1-4）．

❑遠藤らは 3 ～ 5 kg の重錘を負荷した下垂位前後像で，臼蓋と下方移動距離の比でⅠ～Ⅲ型に分類した（図 1-5）．

調べてみよう！
腱板疎部損傷では外旋すると下方移動しなくなるのはどうしてだろう？

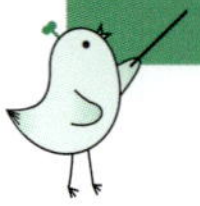

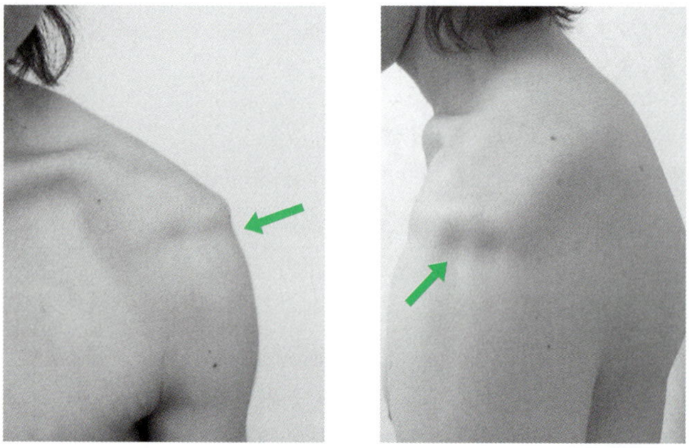

図１－４　sulcus sign（文献１より引用）
上肢を下方に牽引すると肩峰下に陥凹が生じる．

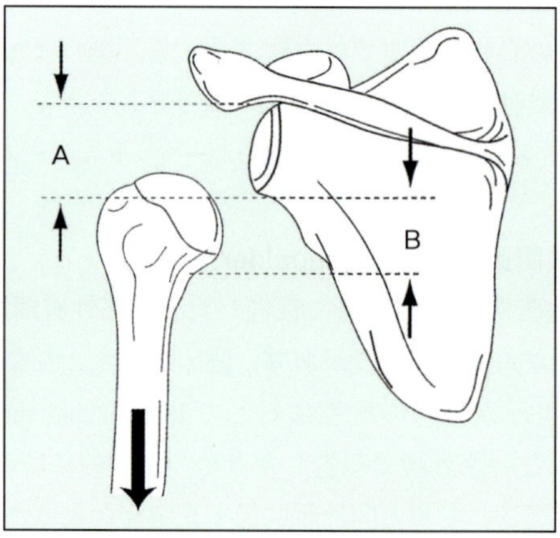

図１－５　骨頭下降率（文献５より引用）
骨頭下降率を B/A × 100（%）とする．3～5 kg の重錘を負荷したとき，30% 未満をⅠ型，30% 以上をⅡ型とし，無負荷の状態で下方亜脱臼しているものをⅢ型とする．

②load and shift test

❑前後方向への不安定症を調べるテストで，上腕骨頭を前方から圧迫すると骨頭が臼蓋後縁を越えて偏位する．圧迫をやめると骨頭は自動的に戻る．

③X 線所見

❑挙上時に骨頭が後外方に逸脱する slipping 現象がみられる（図 1-6a）．

④関節造影所見

❑関節包の拡大が認められ，下関節腔の弛緩や下方ストレスによる snow cap shadow（図 1-6b）などがみられる．

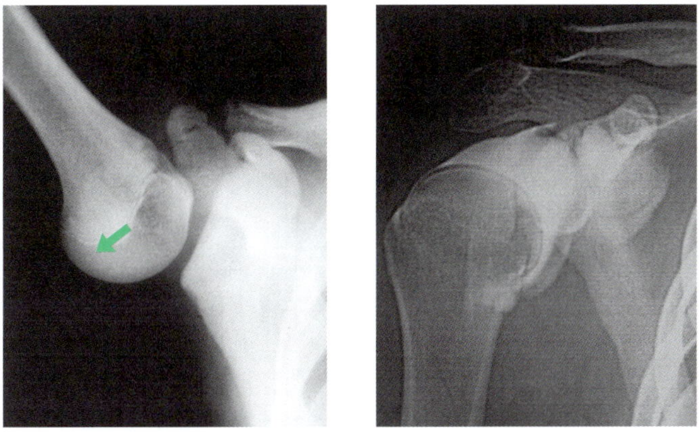

a　　　　b

図１－６　動揺性肩関節のＸ線および関節造影所見（文献１より引用）

a：挙上位では肩甲骨の上方回旋が少なく，肩甲棘と上腕骨が一致しない．また骨頭が外方へ滑り落ちたようにみえる（slipping 現象）．

b：骨頭を下に引き下げると造影剤が骨頭の上に集まり，スキー帽を被ったようになる（snow cap shadow）．

（4）理学療法

❑日常生活活動（activities of daily living：以下 ADL）の工夫，肩甲上腕リズムの教育，肩関節周囲筋群の筋力増強などが一般的に行われている．

（5）日常生活の工夫

❑上肢自重による下方牽引で症状が出現する場合が多いので，立位ではポケットに手を入れたり親指をかけたりし，座位ではテーブルなどに肘をついて自重による牽引を防ぐ．

（6）運動療法

❑動揺性肩関節症では，肩甲上腕関節の異常可動性のため，挙上時に肩甲骨の上方回旋が少ない．

❑肩甲上腕リズムの教育を行うが，肩甲骨の動きは肩甲上腕関節の動きに依存するため，上方回旋を正常のリズムに変化させるのは困難である．

❑筋力増強練習では腕立て伏せのように臼蓋に荷重がかかる運動はよくない．

❑筋力増強は腱板強化を目的として行われることが多いが，症状は筋弛緩時に出現するので，筋力強化による症状の著しい改善は難しい．

❑肩周囲筋には筋スパズムが生じていることが多いので，マッサージにより筋スパズムをとり疼痛の軽減を図る．

❑年齢別発現頻度調査（図 1-7）から，かなりの高率で自然治癒が起こっていると考えられるため，上述の保存療法で自然治癒に期待する．

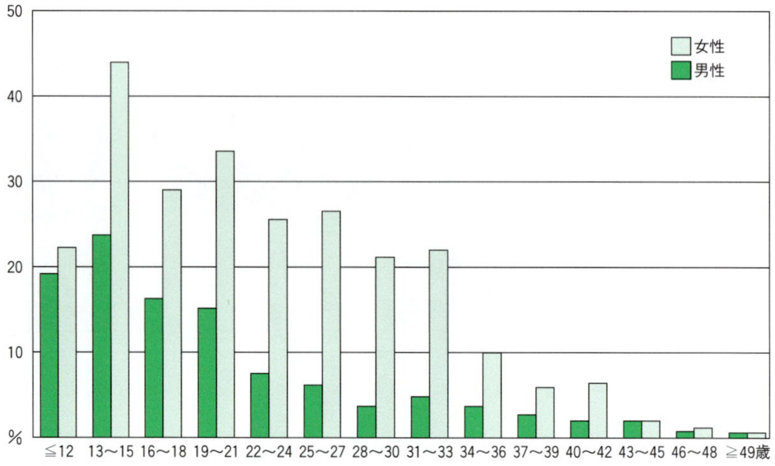

図１－７　肩疾患総数における年齢別多方向性肩関節不安定症発現頻度
（文献 6 より引用）

男女とも 13～15 歳の年齢層で最も多く，これ以降は徐々に低下し，女性 37 歳以上，男性 21 歳以上では 10% 以下となる．

❑ただし，オーバーヘッドスポーツの本格的継続者では自然治癒率が低く，遠藤分類Ⅲ型では自然治癒が望めない．また，持続的疼痛やスポーツ活動の制限による精神的苦痛が強い症例もあり，これらの例では手術療法が行われる．

(7) 手術療法

❑臼蓋を下方から骨切りし，腸骨から採取した骨を楔状に打ち込み，臼蓋を上前方に傾斜させる glenoid osteotomy，下方関節包を縫縮する inferior capsular shift，熱によって蛋白質を変性収縮させる鏡視下関節包熱収縮術などがある．

(8) 術後理学療法

❑ glenoid osteotomy：術後 3 週はゼロポジションや外転位固定．4 週目から外転枕か三角巾に変えて自動運動による可動域拡大を図る．

❑ inferior capsular shift：肩関節軽度伸展・軽度外旋位で 6 週間体幹ギプス固定．ギプス除去後，三角巾で他動・自動運動開始．2 週ぐらいは内旋を制限するために腹部と前腕の間に当て物をする．術後 3 か月で結帯動作と筋力増強運動を行う．

❑鏡視下関節包熱収縮術：術翌日より三角巾固定と振子運動開始．術後 1 週で肩周囲筋の等尺性運動，3 週で三角巾を除去し，関節可動域（range of motion：

ROM)・筋力強化運動を行う.

- いずれの場合でも，関節可動域は正常可動域よりやや少なめを目標にする．退院後，自然と関節可動域は拡大される．

4）習慣性肩関節脱臼（habitual dislocation）

- 90 度の前方挙上で上腕骨が後方へ亜脱臼し，水平外転すると click 音とともに整復される．脱臼自体を随意的に行うものではない．
- 動揺性肩関節症の病態に位置性脱臼が加わったものであり，治療は動揺性肩関節症に準ずる．

5）随意性肩関節脱臼（voluntary dislocation of the shoulder）

- 下垂位の状態で肩周囲筋を用い随意的に前後方向に亜脱臼させ，亜脱臼と整復を習慣的に繰り返すものである．前方へは大胸筋，後方へは広背筋を用い，肩甲骨の動きを加えて亜脱臼させる．
- 治療は loose shoulder に準ずるが，多方向に不安定性がある場合，手術療法でも治療成績はよくない．

1－2．肩鎖関節脱臼

- 肩を下にして転倒したり，コンタクトスポーツで肩を側方から強打したりしたときに生じる．肩周辺脱臼の約 12% を占める．

1）分類

- Tossy（図 1-8）や Allman の分類が一般的に用いられている．

2）臨床所見

- GradeⅠ：受傷直後，肩鎖関節部に腫脹・疼痛がある．変形はみられない．
- GradeⅡ：鎖骨外側端は少し浮き上がってみえ関節の疼痛が強い．
- GradeⅢ：鎖骨外側端は膨隆し，疼痛は強く運動痛もある．鎖骨外側端を上から押すと piano-key sign がみられる．

3）X 線所見

- Tossy の Grade の分類を X 線所見で評価する場合は，立位で両前腕に 5 kg の重錘を負荷し，1 枚のフィルムに両側の肩鎖関節が収まるように撮影して左右を比較すると図 1-8 d～f のようになる．

4）治療

- GradeⅠ：1～2 週，三角巾による局所の安静で疼痛は消退する．
- GradeⅡ：3～4 週，三角巾，または絆創膏固定を行う．5 週目から 90° 以上の自動挙上を行う．
- GradeⅢ：一般的に高齢者やオーバーヘッドスポーツ選手以外は保存療法，若年者やオーバーヘッドスポーツ選手には手術療法が選択される．

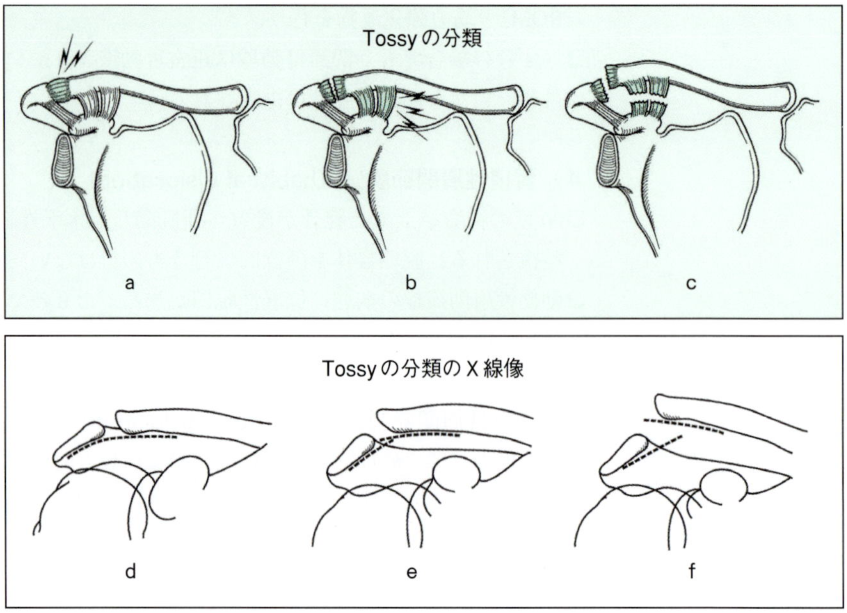

図１－８ 肩鎖関節損傷の分類とX線像（文献6より引用）

a：Grade Ⅰ．肩鎖靭帯が僅かに断裂する．
b：Grade Ⅱ．肩鎖靭帯と関節包が断裂し，肩鎖関節は亜脱臼を呈する．
c：Grade Ⅲ．肩鎖関節と烏口鎖骨靱帯が断裂し，肩鎖関節は脱臼位を呈する．
d：Grade Ⅰ（正常）．鎖骨下縁は肩峰下縁の延長線上にある．
e：Grade Ⅱ．鎖骨下縁は肩峰下縁の延長線より上位にある．
f：Grade Ⅲ．鎖骨外側端が大きく上方へ転位している．

(1) 保存療法

❑鎖骨を押し下げ，肩甲骨を押し上げるために種々の装具が考案されている（図1-9）．しかし装具装着期間が8週間と長いために，対象者の苦痛や関節拘縮，筋萎縮などの問題点がある．

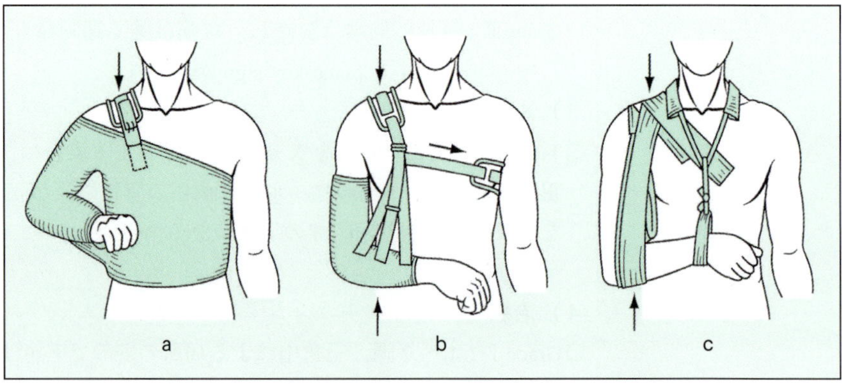

図１－９ 肩鎖関節脱臼の保存療法（文献6より引用）

a：cast and strap法．外転60°，水平内転45°でギプス固定し，鎖骨外側端をstrapで圧迫する．
b：Kenny-Howard装具．鎖骨を下方へ押し下げ，前腕を支えて肩峰を上方へ上げる．
c：Robert-Jones絆創膏固定包帯．上腕を押し上げ，鎖骨を引き下げて絆創膏で固定する．

(2) 手術療法

❑肩鎖関節を整復後キルシュナー（Kirschner）鋼線 2 本で固定し，肩鎖靭帯，烏口鎖骨靱帯を縫合する Phemister 法，上腕二頭筋短頭腱・烏口腕筋腱を付けたまま烏口突起を骨切りし，鎖骨に螺子で固定する Dewar 法などがある．

❑キルシュナー鋼線で肩鎖関節を固定した場合，90° 以上の上肢挙上を行うと肩甲骨の上方回旋により肩鎖関節に捻れが生じ，鋼線が肩鎖関節で折損するおそれがある．

(3) 術後理学療法

❑Phemister 法：Kenny-Howard 装具で 2 週固定後，90° までの自動運動を開始する．5 週で鋼線を抜去した後，90° 以上の自動運動を行う．

調べてみよう！
Desault（デゾー）包帯の巻き方は？

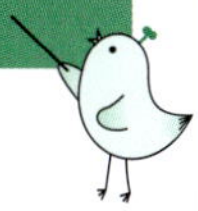

❑Dewar 法：Desault 包帯で 2 週固定後，三角巾での振り子運動を行う．3 週後，骨癒合の状態をみて肩の自動挙上を行う．4 週後肩肘の筋力強化を行う．

1－3．胸鎖関節脱臼

❑外傷により生じるまれな脱臼である．前方脱臼と後方脱臼がある．

❑肩甲骨が過度に後方に牽引されたとき第 1 肋骨を支点として前方脱臼がおこる．

❑後方脱臼は前方脱臼よりまれである．肩甲骨が強く前方へ押し出されたとき後方脱臼が起こる．脱臼鎖骨近位端により頸動静脈，鎖骨下動静脈，横隔神経などの損傷を起こすこともある．

1）臨床症状

❑胸鎖関節部の圧痛，運動痛がある．前方脱臼では鎖骨近位端の腫脹，突出が認められる．後方脱臼では圧痛はあるが陥凹の確認は難しい．健側より鎖骨上窩が浅くなっているのが特徴とされる．

2）治療

❑前方脱臼：整復後 3 ～ 6 週の鎖骨バンド固定を行う．亜脱臼が残存してもあまり機能障害を残さない．

❑後方脱臼：重大な合併症の可能性があるので整復位を得るようにしなければならない．整復されれば 6 週の鎖骨バンド固定を行う．

❑整復されなければ観血的に整復し，胸鎖靱帯・肋鎖靭帯を縫合し，胸骨と鎖骨近位端も縫合する．キルシュナー鋼線で固定する方法もある．

2．上腕骨近位端骨折

❑上腕骨近位端とは骨頭から外科頸までの範囲をさす．骨折の頻度は全骨折の 5 % で上腕骨骨折の 45% を占め，代表的な老人の骨折である．

1）分類

- ❑ Neer 分類が一般的である．Neer 分類は骨折間の 1 cm 以上の転位および 45° 以上の角度変形を転位のあるものとして，転位した骨片の数により 2-part 骨折，3-part 骨折，4-part 骨折に分けたものであり，各骨折型に脱臼も加えてある（表 1-1）．
- ❑ 4 つの part とは骨頭（解剖頸），大結節，小結節，骨幹部（外科頸）のことである．

表１－１　Neer分類（文献１より引用）

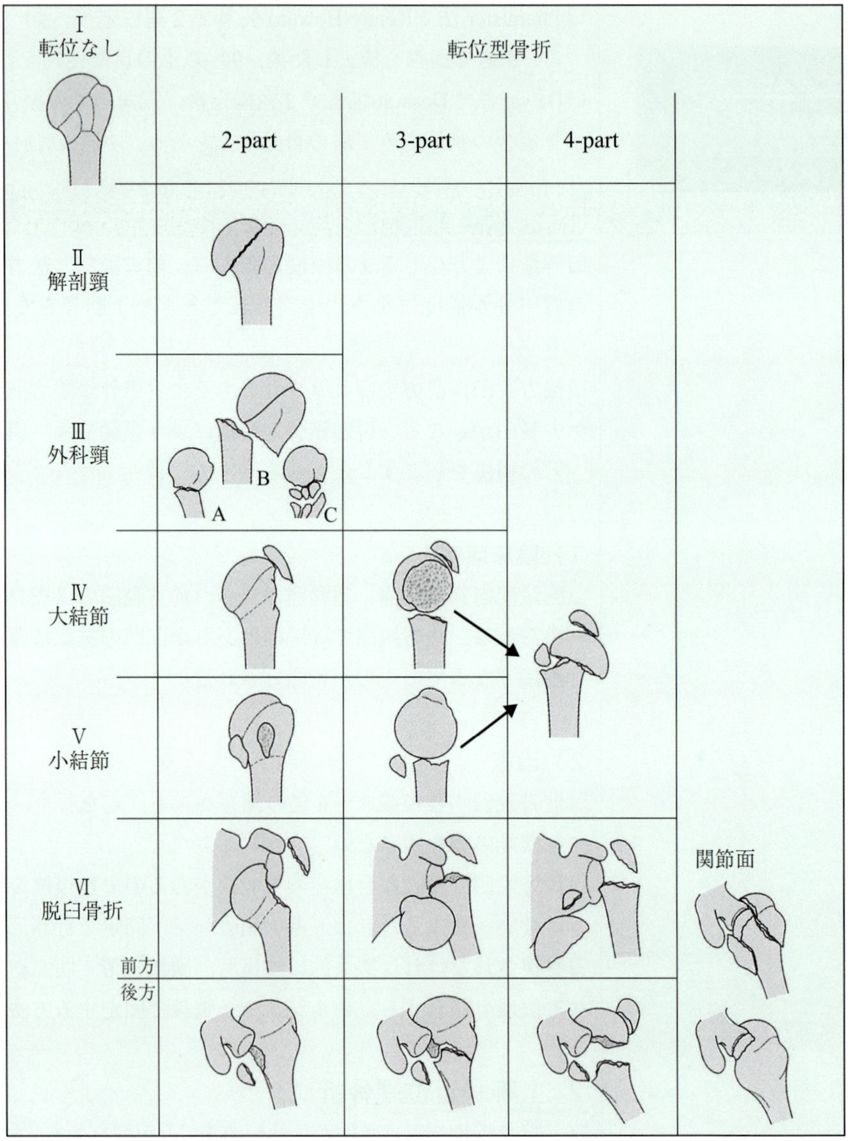

2）画像所見

❑X線では外傷シリーズ（trauma series）とよばれる「正面像，肩甲Y像，軸写像」が最低限必要である．3，4-part骨折では転位の方向や距離がわかりにくく，3D-CTが有用である（図1-10）．

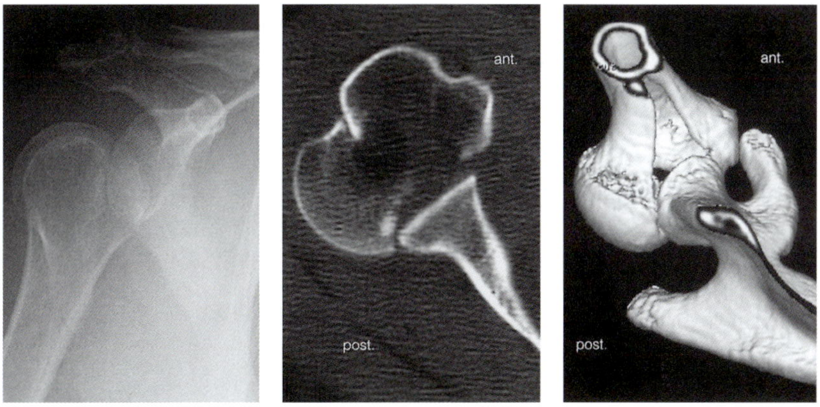

a　b　c

図1－10　3D－CTによる骨頭骨折の診断（文献1より引用）
a：単純X線像では骨折型が不明瞭である．
b：単純CTでは骨頭骨折が診断できる．
c：3D-CTでは骨折の方向が立体的に把握できる．

3）治療

＜1-part骨折＞

❑転位の少ない骨折を意味し，上腕骨近位端骨折の80%を占める．

❑上腕骨外科頸骨折は骨粗鬆症のある女性高齢者に頻発する．保存療法の適応である．

(1) 理学療法

❑1～2週三角巾と弾力包帯で内旋位体幹固定を行う（図1-11a）．

❑その後三角巾での振り子運動を開始する．屈曲運動から開始し，徐々に前額面の運動を加えていく．回旋運動は禁止する．

❑4週には仮骨形成が得られるので，軽い他動運動や筋力増強運動を開始する．

❑外科頸骨折の骨癒合は良好であり，予後で重要なのは可動域の確保である．

＜2-part骨折＞

(1) 保存療法

❑外科頸骨折では全身麻酔下で整復後，Desault包帯もしくは三角巾と弾力包帯で固定する．理学療法は前述の方法に準じる．整復位の保持ができない場合は，他の方法に変える．

❑長期の背臥位が可能な例では肘頭よりキルシュナー鋼線での直達牽引を行う．

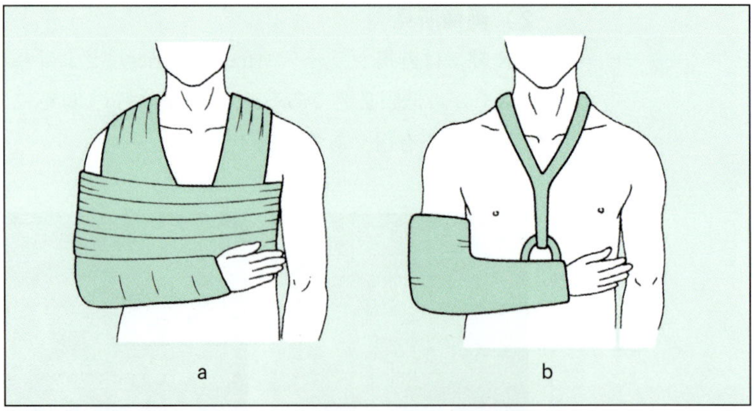

図1－11　固定法（文献2より引用）

a：三角巾と弾力包帯による体幹固定法．弾力包帯の代わりにバストバンドを使用することもある．

b：hanging cast 法．上腕骨骨幹部骨折に用いる．上腕骨近位端骨折の使用には，最近否定的意見が多い．

垂直方向から始め徐々にゼロポジション方向に変える．4～5週の臥床が必要である．2週ゼロポジション牽引して，整復がみられたら2週ゼロポジションギプス固定とする方法もある．

⑵ 手術療法

❑整復が不能の場合は手術療法を行う．髄内鋼線固定法，Rush ピン，ロッキングプレート，横止め髄内釘固定法などが用いられる．

❑大結節骨折では5 mm 以上の上方転位があるとき手術適応となる．ワッシャー付きスクリュー固定，tension band 法などが用いられる．

⑶ 術後理学療法

❑いずれの術式でも，翌日から立位で振り子運動を開始する．筋を完全に弛緩して行う．3週後から自動運動を開始し，5～6週で骨癒合が得られたら他動的可動域運動，等尺性筋力増強運動を行う．

❑高齢者では無理をせず，可動域は最低限 ADL に支障のない程度，つまり洗髪動作や腰の後ろに手が回る程度を目標にする．

＜3-part 骨折＞

❑外科頸と大結節の骨折が多い．付着筋腱の牽引力で転位が大きいため観血的に整復する必要がある．

❑手術法は横止め髄内釘固定法，ロッキングプレートなどである．

❑術後理学療法は前述の方法と同じである．

＜4-part 骨折＞

❑外反嵌入骨折を除いて，高齢者や脱臼骨折では人工骨頭置換術を行う．

(1) 術後理学療法

❑Desault 包帯固定 1 週後，三角巾にて屈曲の振り子運動開始．2 週後屈曲 90° まで自動介助運動を行う．肩甲下筋再縫着を行っているため，3 週後まで 90° 以上の挙上と外旋は禁止する．

❑3 週後，90° 以上の自動屈曲，4 週後から軽く他動運動や筋力強化を開始する．5 週後から肩甲下筋にある程度の緊張がかかってもよいため，外旋のストレッチや内旋の筋力強化を行っていく．

3．上腕骨骨幹部骨折

❑多くは上腕骨中央 1/3 で骨折する．上腕骨近位 1/2 は癌転移や良性骨腫瘍などの病的骨折の好発部位である．

❑直達外力や介達的に手や肘をついて倒れたときに骨折する．直達外力の場合，横骨折や粉砕骨折の形態をとりやすい．

❑自家筋力によって骨折することもあり，投球骨折や腕相撲などでみられる（図 1-12）．その場合は螺旋骨折となりやすい．

＜転位方向＞

・骨折部が三角筋付着部より中枢：上部骨片は内転，下部骨片は上方へ転位．

・骨折部が三角筋付着部より末梢：上部骨片は外転，下部骨片は二頭筋・三頭筋により上方に引かれる．

確認しよう！
骨の転位方向を骨模型などを見ながら確認しよう！

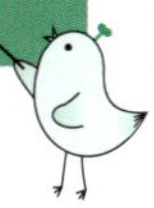

＜合併症＞

・橈骨神経麻痺を起こしやすい．橈骨神経麻痺は一過性のことが多いので保存療法で 2 ～ 3 か月経過を観察する．

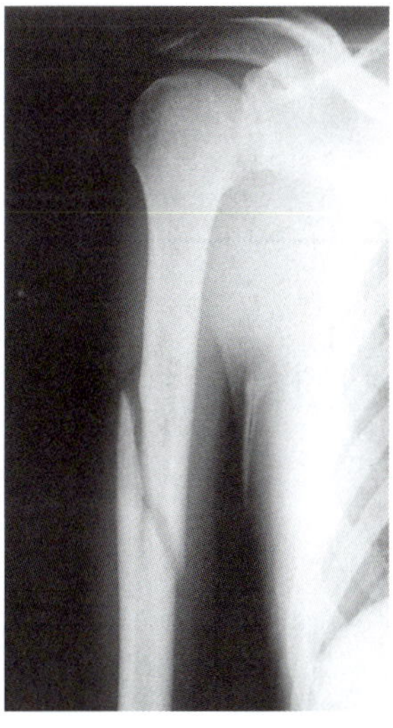

図 1 －12　投球骨折
（文献 2 より引用）

1）治療

❑厳密な解剖学的整復は必要なく，屈曲変形では成人で 15°，小児で 20° 以内にとどめればよい．多少の回旋転位も肩関節の回旋で代償できる．保存療法が原則である．

(1) 保存療法

❑斜骨折や螺旋骨折のように接触面の広いものは骨癒合がよく，hanging cast 法の最もよい適応である（図 1-11b）．ギプス包帯の重量で骨折部の軽度の変形が矯正できるが，過牽引に注意する．

❑装着当日より振り子運動を行う．6～8週でギプス包帯を除去し自動運動を行う．

❑横骨折や粉砕骨折のように骨癒合に3か月ほど要する場合は，肘関節の拘縮が問題となるので，肘関節がフリーな functional brace 法がよい．上腕部を伸側，屈側2枚合わせの装具で固定し，マジックベルトで締め加減を調整する．

(2) 手術療法

❑まれに行われる．適応は①開放骨折，②病的骨折，③固定性のきわめて悪い骨折，④橈骨神経麻痺の回復徴候のない場合である．

❑手術法は髄内釘が望ましく，Küntscher 釘，Rush ピン，キルシュナー鋼線などが用いられる．プレートによる内固定は橈骨神経の確認を必要とする症例に限られる．

(3) 術後理学療法

❑2-part 骨折の理学療法に準じる．骨癒合まで回旋力がかからぬよう注意する．

4．腱板断裂（rotator cuff tear）

1）腱板断裂の分類

❑Post の分類が一般的である．完全断裂と不全断裂に分類される．

❑完全断裂は関節包内と肩峰下滑液包（subacromial bursa：SAB）とが交通する断裂で，断裂部の大きさにより① 1 cm 未満の小断裂，② 1～3 cm 未満の中断裂，③ 3～5 cm 未満の大断裂，④ 5 cm 以上の広範囲断裂に分類される．

❑不全断裂は①滑液包面断裂，②腱内断裂，③関節面断裂，④混合断裂に分類される．

2）臨床症状

❑夜間痛は寝返り時や朝方気温が下がったときに生じる．

❑運動痛では挙上 60°～120° の間で有痛弧（painful arc）が生じる．挙上時に click を伴うことがある．

❑挙上筋力の低下があり，大断裂では突然挙上不能となる．

3）臨床所見

(1) 筋萎縮

❑断裂後2～3週で棘上筋，棘下筋の萎縮が認められる．

(2) drop arm sign

❑他動的に上肢を 90° 以上挙上し，自動でゆっくり内転させると 90° 付近で上肢が急激に落下する現象である．90° で保持できても理学療法士が軽く下方へ押すと保持できずに落下する（one finger resistance test）．

調べてみよう！
骨模型で上腕骨内旋位で挙上した状態を再現し、肩周囲筋の状態を調べてみよう！

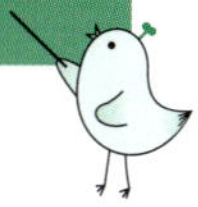

(3) empty can test

❑肘伸展で回内すると肩が最大内旋する．肩内旋位のまま肩甲骨面で 90° 挙上させ，上から押さえる．疼痛や筋力低下があれば陽性である．棘上筋の痛みや筋力低下を発見できるとされているが，よく検討するべきである．

(4) lift-off test

❑結帯動作のように手を背中に回し，内旋の動きで手の甲を背中から離すようにする．肩甲下筋の断裂では手を背中から浮かすことができない．

(5) belly-press test

❑腹部に手のひらを当て腹部を押しながら肘を前方に突き出すようにする．肩甲下筋断裂があれば，うまく腹部を押すことができない．

4）画像所見

(1) X 線所見

❑断裂が広範囲の場合に肩峰骨頭間距離（acromiohumeral interval：AHI）の狭小化がみられる（図 1-13）．

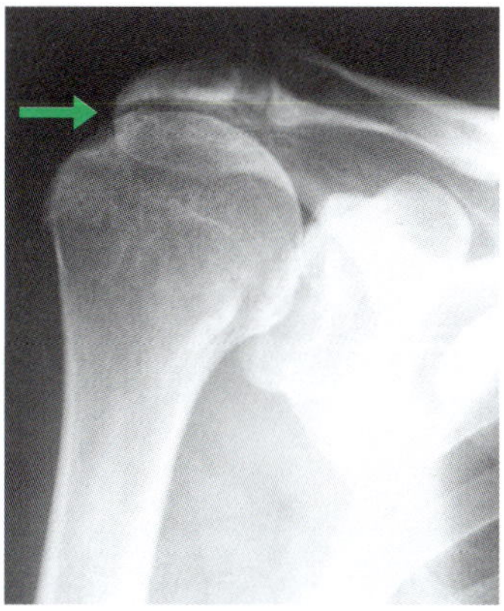

図 1－13　腱板広範囲断裂症例
（文献 1 より引用）
肩峰骨頭間距離（AHI）の著明な狭小化がみられる．

(2) 関節造影所見

❑正常では SAB は造影されないが，完全断裂の場合には造影剤が SAB へ漏出する（図 1-14）．不全断裂の診断は困難である．

(3) MRI 所見

❑T2 強調画像が適しており，撮像は棘上筋に平行な斜位冠状断像とそれに直角な斜位矢状断像を用いる．T2 強調画像では腱板は低信号に，断裂部は高信号に描出される（図 1-15）．

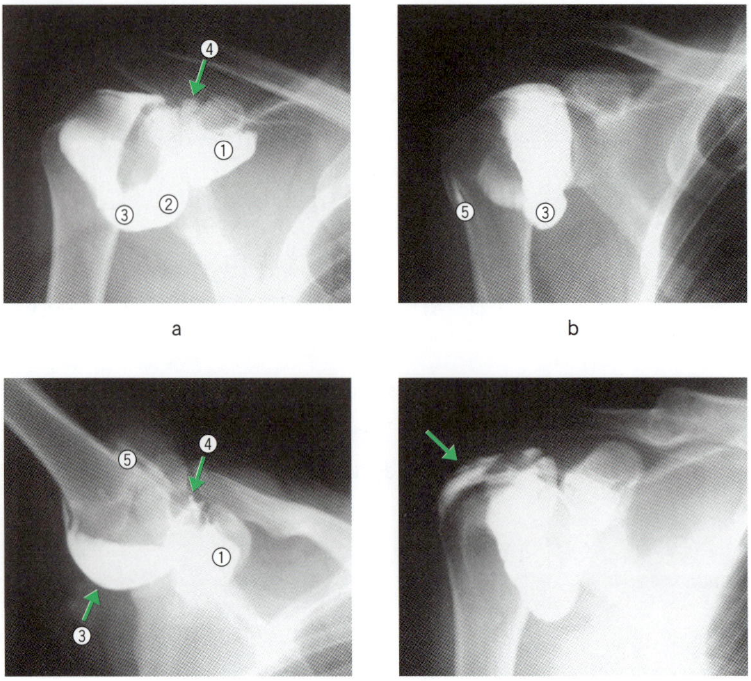

a　b　c　d

図１－14　正常および腱板断裂の関節造影像（文献１より引用）

①肩甲下滑液包，②関節包前部，③関節包下部，④腱板疎部，⑤上腕二頭筋長頭腱腱鞘
a：内旋位前後像（正常）
b：外旋位前後像（正常）
c：挙上位前後像（正常）
d：腱板完全断裂，外旋位前後像．大結節直上に造影剤の漏出（矢印）がみられる．

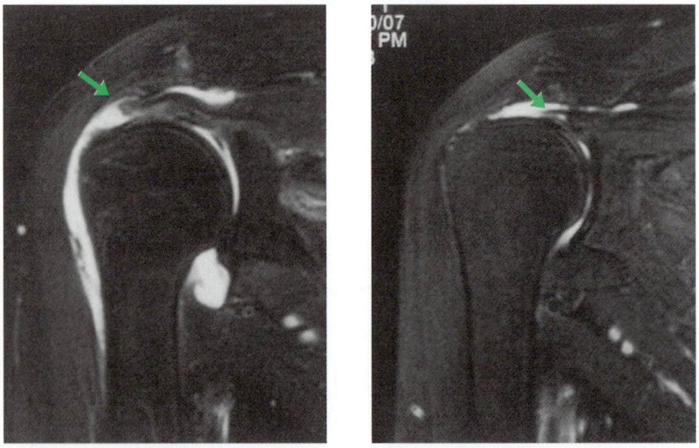

a　b

図１－15　腱板断裂のMRI画像（文献１より引用）

a：T2 強調斜位冠状断像．棘上筋腱の完全小断裂（矢印）
b：棘上筋腱の大断裂（矢印）．断端は中枢へ退縮している．

考えてみよう！
腱板断裂ではなぜ骨頭が上昇するのだろう？

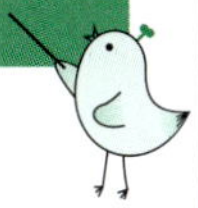

5）治療

(1) 保存療法

❑保存療法の適応として①非外傷性断裂，②手術を希望しない高齢者，③活動性の低い生活者，④筋力が保持されている小断裂，⑤1か月位で改善傾向を示すものなどが挙げられる．

❑腱板断裂は自然治癒しないといわれている．したがって保存療法の目的は，夜間痛，運動痛，挙上障害などの症状の改善である．

❑急性期で疼痛の強い場合は，三角巾による安静と消炎鎮痛剤の投与によって筋スパズムを取り除く．必要に応じて局所麻酔薬，ヒアルロン酸製剤を関節内やSABに注射する．

❑広範囲断裂に対して鏡視下で腱板断端のデブリドマンを行い，疼痛が改善されたという報告もある．

(2) 理学療法

❑温熱療法を行う．気温が低いときは肩サポーターをつける．

考えてみよう！
棘上筋は骨頭をどの程度引きつけられるだろうか？

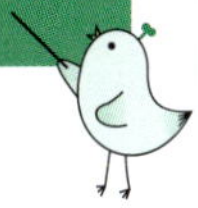

❑棘上筋の筋力が低下している場合は，挙上には三角筋の強い筋力が必要である．骨頭の引きつけは棘下筋と肩甲下筋で可能である．したがって，筋力強化は三角筋・肩甲下筋・棘下筋・小円筋の強化を目的に行う．

❑腱板強化は内外旋運動で行う．外来筋の収縮を避けて腱板のみを収縮させる方法もあるが，実行するのは難しい．

❑ゴムチューブを用いて内外旋運動を行い，外来筋と腱板両方を強化するのが一般的である．

❑内外旋運動は一般的に体幹に上腕骨をつけて行う．この運動は上腕骨軸での回旋であり，外旋筋強化に効果がある．ただし肩甲骨の代償が入りやすい．

やってみよう！
上腕骨軸回旋と機能軸回旋の違いを体験しよう！

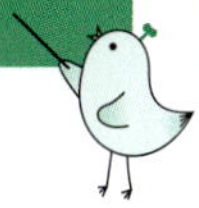

❑日常で回旋を行うとき，たとえば団扇で火をおこすときは上腕骨軸回旋ではなく，肘が揺れる回旋をしている．これを機能軸回旋という．

❑機能軸は，L字になった上肢の重心と骨頭中心とを結んだ線と推定される．したがって機能軸回旋は上腕骨軸回旋より軽い力で回旋でき，回旋速度が4倍ほど速い．肩甲骨の代償は起きない．

❑機能軸回旋は団扇があれば，時，場所を選ばずにできる．団扇は竹製の物がよい．あおぐ方向は前方，上方，左横方向（左手の場合は右横，肩甲下筋強化）などである．

❑機能軸回旋は低負荷高頻度なので筋持久力が向上する．また，速度が速いので主動作筋と拮抗筋が素早く入れ替わり，肩周囲筋全体の巧緻性が向上する．もちろん，肘を体側に付けて団扇を抵抗にした上腕骨軸回旋を行ってもよい．

(3) 手術療法

❑①腱板断裂は自然治癒しない，②上肢の使用によって断裂部が拡大する可能性がある，③関節液の漏出により関節軟骨が栄養されず変形性関節症になる可能性がある，④広範囲断裂や陳旧例では上肢挙上の改善は困難であるなどの理由から，保存療法より手術療法が勧められている．

❑術式はMcLaughlin法に肩峰形成術を加えたものが一般的である．断裂筋を引き出し大結節基部に作成した骨溝に埋没させて縫合する方法である．同時に肩峰の前外側端とそこについている烏口肩峰靱帯を切除する．

❑広範囲断裂や腱板断端の変性が強く，断端が大結節基部まで寄らないときは，大腿筋膜patch法や大結節基部よりやや中枢よりに骨溝を作成し，二頭筋長頭腱を利用して縫合する方法などがある．

❑1990年代から鏡視下腱板修復術が盛んになり，スーチャーアンカー（suture anchor）を用いての修復が行われている．菅谷は大結節の元腱板付着部に2段にアンカーを挿入し，腱板の深層と浅層を2段に縫合する重層固定法を推奨している．

(4) 術後理学療法

❑3週間の外固定が原則である．固定方法にゼロポジション固定，下垂位固定，外転位固定の3通りがある．

❑ゼロポジション固定の利点・欠点は次の通りである．

＜利点＞

・縫合部に張力がかからない
・手部の浮腫防止
・最大挙上位が確保されているため挙上の可動域制限がおきない
・下垂位への可動域運動のとき重力が助けになる

＜欠点＞

・固定期間が長くなると内転・内旋方向に可動域制限がおこる

理由

・ゼロポジションが最大外旋位であること
・腱板筋・三角筋が短縮する可能性があること
・肩甲骨の代償（下方回旋）が止めにくいこと

やってみよう！
肩甲骨の下方回旋を防ぎながら上腕骨を下垂方向に動かすにはどのような方法がいいだろうか？

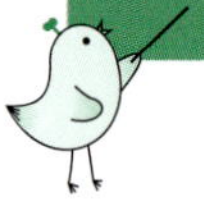

❑下垂位固定は不全断裂や小断裂のとき，下垂位で余裕を持って縫合できたときに用いる．ゼロポジション固定とは逆に，挙上・外旋方向の制限が生じないように注意する．

❑外転位固定は両者の中庸をとったもので，現在最も多い固定法である．縫合部を緩め，ある程度の挙上位を確保し，内外旋の中間位に置くことで内転・内旋制限を起きにくくしている．反面，全ての方向に制限が生じる可能性がある．

(5) ゼロポジション固定

❑術直後～2日：

・ベッド上でスピードトラックによるゼロポジション牽引を行う．

❑術後3日目：

・ゼロポジションギプス固定．前腕までギプスが巻かれているので，手指と手関節の軽い抵抗運動を行う．

❑術後4日目：

・前腕部のギプスの上方を肘部まで半割し，前腕部落下防止のため弾性バンドで前腕末梢をギプスに固定する．運動時はバンドを外し，手指・手関節に加えて回内外，肘の屈曲・伸展の抵抗運動を行う（図1-16a）．

❑術後2週目：

・状態をみてギプス上部を上腕部まで半割にする．落下防止バンドは前腕と上腕2か所につける．これまでの運動に加えて肩甲骨挙上運動と僅かな内旋，水平内外転，挙上方向に他動的可動域運動を行う（図1-16b）．
・縫合していない筋は抵抗を強くしていき，正常の筋力を維持する．痛みの訴えと抵抗感などに注意しながら，他動的可動域運動の範囲を徐々に広くする．
・三角筋は軽くマッサージをするようにして筋腹を移動させ，上腕骨との癒着を防ぐ．

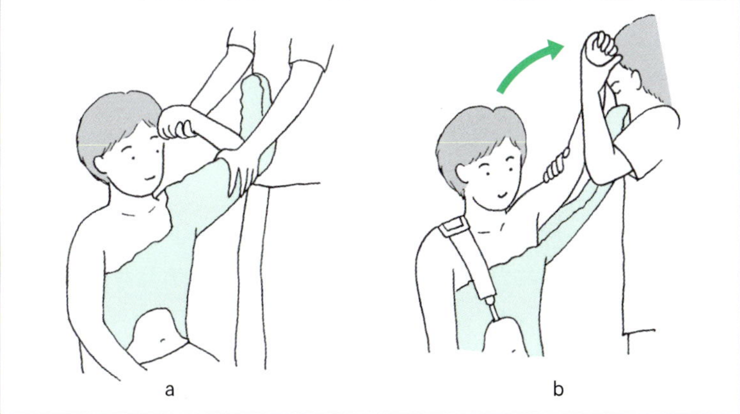

図1−16　ゼロポジションギプス固定中の運動方法

a：前腕部半割．手指・手関節・前腕回内外・肘関節の軽い抵抗運動を行い，廃用性筋力低下を防止する．
b：上腕部半割．上肢を支えて肩甲骨挙上の抵抗運動を行う．縫合してない筋は抵抗を徐々に強くしていき，正常筋力を維持する．縫合部に負担のかからない程度に他動的可動域運動を行う．

❑術後3週目：

・上肢を前方から90°位程度まで他動的に下垂させ，SABの癒着を防ぐ．上肢を支え肩甲骨挙上の抵抗運動を行う．縫合していなければ内外旋の等尺性運動を行う．
・上肢を支えて90°以上での挙上を等尺性収縮で行う．徐々に収縮力を強くし，上肢を十分空中で保持できるようになればギプスをはずし外転枕とする．これまでの運動に上肢の他動的挙上運動を加える．

❑術後4週目：

・外転枕から1週以内に下垂位とする．下垂位をとる方法として，ベッドの横に座り，ベッド上に置いた手を前後させるベッド磨き動作（table sanding），サスペンションを用いて自動伸展運動を行う方法などがある．自動運動だけで下垂位をとろうとすると肩甲骨の下方回旋で代償するので，必ず他動的に内転，内旋の可動域運動をしなければならない．筋力強化はプーリーなどを用いて自主練習を行う．

❑術後5週目：

・下垂位で肩甲骨の下方回旋が残存する場合は，肩甲骨を止めて内転方向へのストレッチを行い，確実に内転0°位をとるようにしなければならない．

・その後，結帯方向へと可動域を広げていく．筋力強化はゴムチューブなどを用いて積極的に行う．練習時間だけに限らず自主練習を行う．

❑術後6週：

・筋力増強を強力に行う．団扇を用いた機能軸回旋で持久力をつける．ゴムチューブなどの牽引で伸展・結帯の自己他動可動域運動を行う．

(6) 下垂位固定

❑ストッキネットベルポー固定を行う．術後より他動的挙上運動を行う．内旋位固定なので外旋制限が起きないよう注意する．4週目より自動挙上運動を開始する．

(7) 外転位固定

❑外転装具で挙上70°付近で固定する．理学療法はゼロポジション固定に準じる．ただし他動的挙上運動は最初から行わなければならない．4週目から外転枕とし，自動挙上運動を開始する．

❑鏡視下手術では最初から外転枕固定とする場合がある．

5．肩関節周囲炎（いわゆる五十肩）

❑50歳前後に生じる誘因のない疼痛性肩関節制動症である．日本では江戸時代から「五十肩」とよばれていた．

❑1950年代初めまで，肩関節は他関節より研究が遅れていたため，50歳前後の肩痛の多くが「五十肩」と診断されていた．

❑最近，画像検査の進歩や肩関節鏡の導入により腱板断裂，石灰性腱炎，肩峰下滑液包炎，上腕二頭筋長頭腱炎などが鑑別診断されるようになった．これらを除外してなお誘因なく生じた疼痛性肩関節制動症を「いわゆる五十肩」とよんでいる．

❑欧米では periarthritis of the shoulder，frozen shoulder などとよばれている．日本でも和訳され，診断名として肩関節周囲炎や凍結肩が用いられる．

❑癒着性関節包炎（adhesive capsulitis）という表現もあるが，関節鏡所見でSAB・関節包の癒着はほとんどないことが報告されている．

❑五十肩の成因は，加齢による組織の退行変性を基盤として微細損傷から炎症が起こり，それが肩周囲に波及したものと推測されるが，自然治癒が高率でおこる，60 歳代以降では退行変性が進んでいるにもかかわらず発生率が下がる，炎症部位が特定できない，炎症が肩全体に波及する，など不可解な点が多い．

1）臨床症状（自然治癒する場合）

(1) 急性期または炎症期（freezing phase）

❑誘因なく肩深部に運動痛を感じる．同時に自発痛，夜間痛も生じ，痛みを軽くするために肩を少し屈曲位にして寝るようになる．徐々に自発痛および夜間痛が増悪し，運動痛も強くなる．

❑特に肩の内外旋動作では激痛が生じるようになり，いわゆる結髪・結帯動作が制限される．挙上についても大結節が肩峰下（rotational glide）か，もしくはその手前（pre-rotational glide）で制限される（図 1-17）．痛みは数か月持続する．

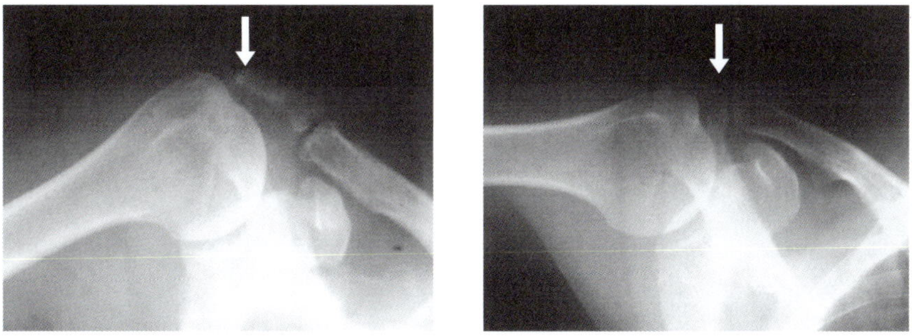

a　　　　b

図１－17　肩関節拘縮における肩峰と大結節の位置関係（文献１より引用）
a：大結節が肩峰の前で止まっている．この位置を pre-rotatinal glide という．
b：大結節が肩峰直下で止まっている．この位置を rotational glide という．

(2) 慢性期または拘縮期（frozen phase）

❑自発痛，夜間痛は消失するが，拘縮のため寝返りすると痛みで目が覚める．拘縮は急性期のまま残存するか，より悪化する．結髪・結帯動作が困難で，挙上も pre-rotational glide であることが多い．

❑自発痛が消失したことで日常生活は楽になり，可動域の範囲内で工夫し生活する．徐々に可動域の範囲が広くなっていき，この状態が半年から 1 年続く．

(3) 回復期もしくは軽快期（thawing phase）

❑可動域が改善し日常生活にもあまり支障がなくなる．大結節も肩峰をくぐるようになり，結髪・結帯もどうにかできるようになる．

❑挙上が 120° を越えると頭上の動作は困らなくなる．半年ぐらいかけて回復し続けるが，発症前の可動域までは回復しないといわれている．

2）臨床所見

❑五十肩に特徴的な異常所見はない．定義のように，他疾患を鑑別除外することが診断となる．

3）急性期の治療・理学療法

❑消炎鎮痛薬，筋弛緩薬，精神安定剤などの薬物療法を行う．また，局所麻酔薬とステロイドを SAB や関節内に注入する．最近はヒアルロン酸の関節内注入も行われている．週 1 回の頻度で数回行う．

（1）理学療法

❑この時期は疼痛の早期消退を目的とする．重要なことは日常生活を工夫して痛みの生じる動作をしないことである．

❑たとえば，かぶりシャツをやめて前開きのシャツにする，洗濯物は低いところでハンガーに掛け，物干し竿には健側でかける，布団上げや重い物を持つなど無理のある動作は他の人にしてもらうなどである．

❑痛みのない範囲で患肢を使用することは差し支えない．

❑五十肩であれば必ず痛みは消退していくということを説明して，予後への不安感を取り除く．

❑運動療法では痛みの出るような可動域運動はしない．痛みにより筋スパズムが生じているので，スパズムが強くなりすぎないように軽くマッサージをしてリラクセーションを図る．

❑特に関節可動域拡大のための自主練習はしなくてよいが，するならばコッドマン体操（図 1-18）が推奨される．

考えてみよう！
痛みを我慢して可動域拡大運動をおこなうとなぜいけないのだろう？

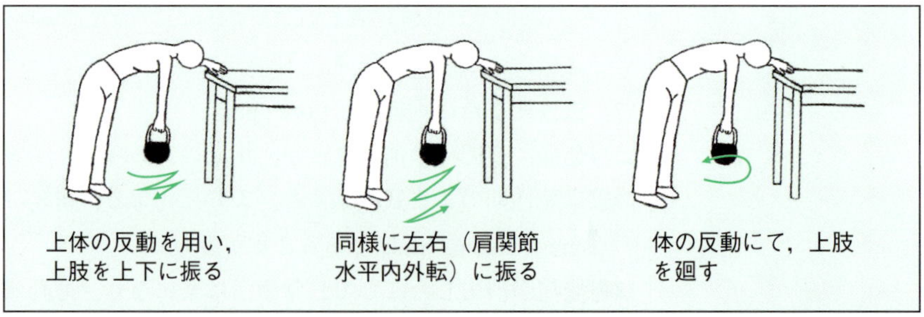
上体の反動を用い，上肢を上下に振る
同様に左右（肩関節水平内外転）に振る
体の反動にて，上肢を廻す

図 1－18　コッドマン体操

第 1 日目は何も持たずに行う．翌日より砂嚢，アイロン，1 kg の重りをいれた袋などを持たせ行う．

❑松崎は五十肩と診断されるであろう多くの例が筋原性の肩痛であるといっている．筋原性疼痛は筋硬結（Myogelose, trigger point）によって安静時痛，運動痛，しびれ，筋力低下などを起こす．

❑筋原性疼痛では筋硬結部を圧迫すると運動痛が再現される．もし筋原性の肩痛であれば，筋硬結を強く揉捏すると直ちに痛みは軽減する．

4）慢性期の治療・理学療法

(1) 理学療法

- 炎症は消退したと考えて残存する拘縮を改善する．この時期の可動域制限因子は主として筋スパズムによるものである．筋硬結が存在していることもあり，前述の筋原性肩痛の状態に似ている．
- 筋スパズムの所在は運動痛を手がかりにする．運動痛が生じている状態で静止し，圧痛部位を探す．圧痛により運動痛が再現できれば，その部位が筋スパズムあるいは筋硬結の存在部位である．
- 筋スパズムの治療はいくつかあるが，ここでは揉捏法を用いて筋を直接ストレッチする方法を紹介する．施行時に強い痛みが発生するのが難点だが，効果が出るのが早い．
- 最初に肩甲骨周囲筋のスパズムにアプローチする．腹臥位で僧帽筋中部線維と肩甲挙筋に行う（図 1-19 a）．肩甲骨のモビライゼーションも効果がある．
- 次に腱板に対して行う．特に小円筋，肩甲下筋は挙上と内外旋の制限因子である．小円筋は側臥位で（図 1-19 b），肩甲下筋は背臥位で行う（図 1-20）．

やってみよう！
実際に標的とする筋に触れるかどうかやってみよう！

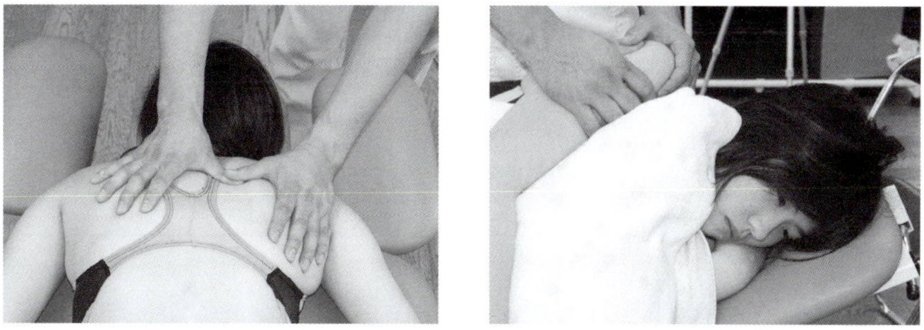

a　　b

図１－19　僧帽筋中部線維と小円筋の治療法（文献12より引用）

a：僧帽筋中部線維は腹臥位で頭側から行う．母指は重ねた方がよい．
b：小円筋は，上肢を水平内転した方が触れやすいため側臥位で行う．

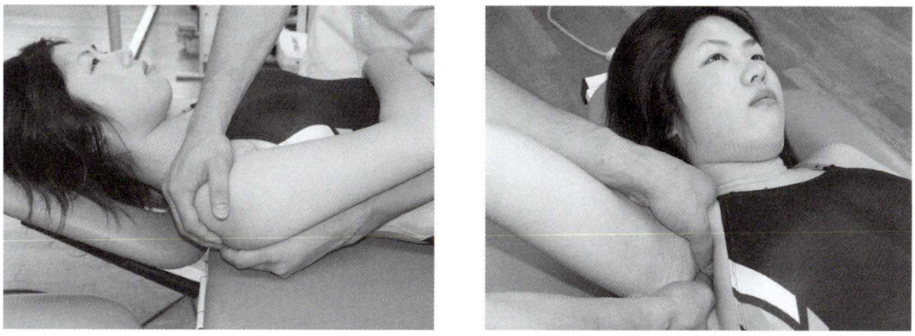

a　　b

図１－20　肩甲下筋の治療法（文献12より引用）

a：肩甲下筋下部線維の起始部を治療する場合は下垂内旋位で行う．肩甲骨外側縁より母指の指腹で下部線維に揉捏を加える．
b：肩甲下筋の末梢部に揉捏を加える場合は，上肢を挙上し，肩を両手で包むようにして両母指を用いて行う．

❑小円筋は起始から付着部まで抜けのないように行う．特に三角筋に覆われている末梢部分は確実に行う．肩甲下筋は最下部線維しか触れないので，できるだけ起始から付着まで行うよう努める．

❑次に三角筋を行う．三角筋は範囲が広く厚い筋なのでスパズムがわかりにくい．圧痛部位を確認しながら丁寧に行う．そのほか烏口腕筋や大円筋など必要に応じて行う．週に1～2回でよい．

❑筋スパズムが減弱すれば順調に回復期に向かう．関節可動域が拡大すれば日常生活での使用頻度が高くなり，ますます関節可動域が拡大する．特に自主練習はしなくてよいが，Connolly exercise（コノリー体操）（図1-21）や棒体操などが推奨されている．

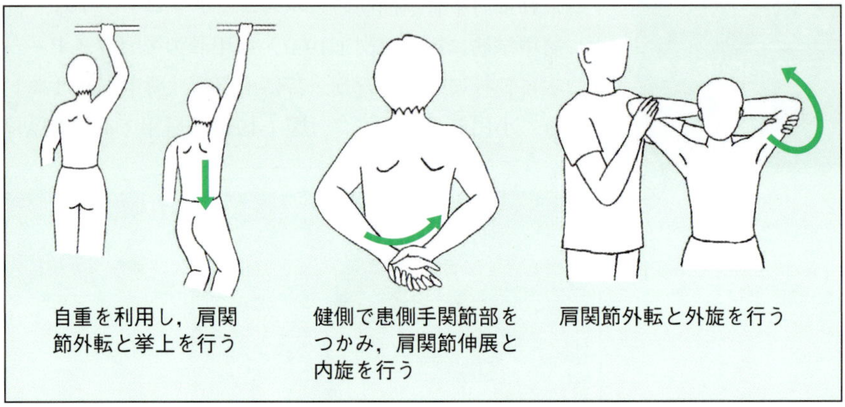

自重を利用し，肩関節外転と挙上を行う
健側で患側手関節部をつかみ，肩関節伸展と内旋を行う
肩関節外転と外旋を行う

図1－21　Connolly exercise

❑まれに保存療法に反応せず，関節包の短縮により可動域改善が得られない例があり，joint distension や手術療法が行われる．

(2) joint distension

❑関節造影剤に局所麻酔薬やステロイドを混入して関節内に圧をかけて注入し，その後上肢を他動的に挙上方向へ動かして関節内圧をさらに上げる．その圧で関節包の拡大および肩甲下滑液包（subscapularis bursa：SSB）の癒着剥離を図るものである．

❑夜間痛・運動痛が軽減し可動域も拡大することが多い．侵襲が少ないので施行後から可動域運動を行う．

(3) 全身麻酔下マニピュレーション

❑全身麻酔下で医師が肩甲骨を固定し強制的に上肢を挙上，内外旋する．関節包が破綻し可動域が大きく改善する．多くは予後がよいが，強い力で行うため上腕骨骨折や腱板損傷などの危険性がある．術後の痛みの管理が必要である．

(4) 鏡視下関節包解離術

❑鏡視下で臼蓋周囲の関節包を臼蓋上腕靱帯も含めて切断解離する．腱板疎部の郭清や烏口上腕靭帯の切離を加えることもある．

❑下方関節包は腋窩神経が近いため，解離せずに残すか，もしくはマニピュレーションで解離することが多い．可動域改善に大きな効果がある．

5）術後理学療法

❑三角巾固定で術翌日より他動的可動域運動を行う．術後の痛みに注意する．痛みを生じると筋スパズムが発生し拘縮が再発する．肩周囲筋のスパズムをとり，リラクセーションを図る．1 週後から自動運動とする．

6．反射性交感神経ジストロフィー

❑四肢の外傷後などに原因不明で難治性の激しい疼痛，腫脹，関節拘縮を呈することがあり，反射性交感神経ジストロフィー（reflex sympathetic dystrophy：RSD）とよばれている．

❑RSD は 1864 年，Mitchell がアメリカ南北戦争の負傷者に原因不明の灼熱痛（causalgia，カウザルギー）が生じたことを報告したのが最初である．

❑その後 1947 年，Evans が RSD という名称で報告し，それ以来 RSD とよばれることが多いが，他の用語も用いられることがある．

1）分類

(1) カウザルギーと RSD の区別

❑1986 年の世界疼痛学会では，RSD は主に四肢外傷後に生じ，原則として神経損傷後を含まないとし，カウザルギーは神経損傷後の神経支配領域におこる灼熱痛，異痛症（allodynia），痛覚過敏（hyperpathia）と定義された．

(2) 断端痛，幻肢痛

❑両者とも求心路遮断痛とし RSD には含めない．

調べてみよう！
求心路遮断痛とは？

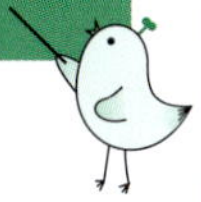

(3) 肩手症候群（shoulder-hand syndrome）

❑肩，頸部の外傷，脳血管障害，心筋梗塞などによっておこり，肩と手に症状が強く，肘では症状が軽い．RSD の一種とされている．

(4) Sudeck 骨萎縮

❑斑点状骨萎縮が急速に手根骨や足根骨などに現れるもので，RSD の一種である．

(5) complex regional pain syndrome：CRPS

❑1994 年の世界疼痛学会では RSD，カウザルギーを廃止して CRPS を提唱したが普及していない．

2）症状

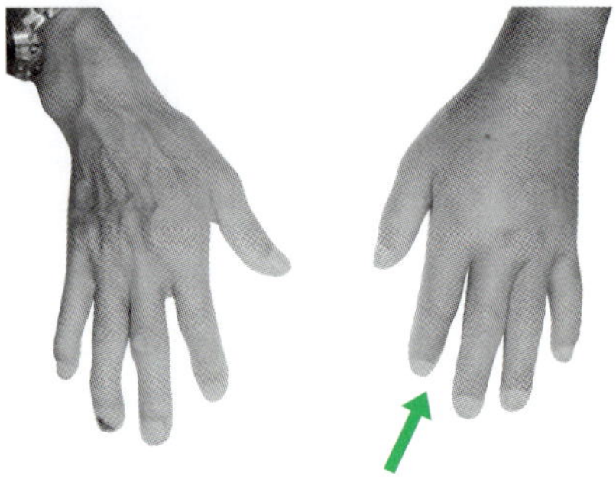

図1－22　RSDの症状：左手
（著明な腫張，皮膚の色調異常）

- 疼痛，腫脹，拘縮，皮膚色の変化が4主徴である．二次的症状として皮膚温の変化，多毛，発汗障害，皮膚萎縮，骨萎縮が挙げられる（図1-22）．

（1）急性期

- 疼痛：持続的で強い疼痛が初発症状となることが多い．多くは創傷が治癒したころから出現し，患肢の運動，接触，外気への曝露などで増悪する．
- 腫脹：四肢遠位に発赤，皮膚温上昇，発汗とともに腫脹がみられる．
- 骨萎縮：発症後3～4週でX線像に斑点状の骨萎縮がみられる．

（2）亜急性期

- 発症後3か月頃に移行する．疼痛は持続しており，運動で増悪する．皮膚は蒼白となり光沢を呈する．皮膚の萎縮，手掌の肥厚，関節拘縮がおこる．
- 肩手症候群におこる手指拘縮はMP関節の伸展拘縮であり，片麻痺では一般に手指は屈曲拘縮となるので区別がつきやすい．

（3）慢性期

- この時期になると難治性となり数年間あるいは半永久的に持続する．疼痛はやや軽くなる．皮膚は蒼白で冷感が持続する．さらに皮膚，皮下組織の萎縮で指先は細くなる．
- 関節拘縮も強くなり，ほとんど可動性はなくなる．X線像ではびまん性の骨萎縮がみられる．

3）治療

- RSD治療は急性期の方が治療に反応しやすいので，疑わしいと思えば直ちに対処するというのが原則である．一般的には保存療法を行う．

（1）ブロック療法

- 星状神経節ブロック，硬膜外ブロック，局所神経ブロック，局所静脈内ブロックなどである．局所静脈内ブロックは上肢を駆血したあと局所麻酔薬を手背静脈から注入し，手部のマッサージおよび他動的可動域運動を行う方法で治療成績がよいという報告がある．

（2）薬物療法

- ステロイド，抗うつ剤，ワクシニアウイルス接種家兎炎症皮膚抽出液，α 遮断薬などを用いる．

(3) 理学療法

❑温冷交代浴：発症後1か月間が有効であるとの報告がある．

❑気泡浴：温熱とマッサージによる局所の循環改善を促進する．

❑TENS：下行性疼痛抑制機構による鎮痛効果に期待する．

❑可動域運動：痛みのない範囲で行う．可動域拡大のためにはブロック下に行うこともある．

❑症状発現部より中枢部のマッサージ：肩手症候群では肩甲骨周囲のマッサージや肩甲骨のモビライゼーションが有効である．

7．腕神経叢麻痺

❑腕神経叢の過伸展や直接の切創などで起こる．原因はオートバイ事故が多い．ほかに工場災害，スキー，分娩時の牽引などが挙げられる．

1）分類

(1) 損傷部位による分類

❑脊髄神経節より中枢での損傷を節前損傷，末梢での損傷を節後損傷という．節前損傷は引き抜き損傷（root avulsion injury）ともよばれ，回復の見込みがなく予後不良である．

(2) 麻痺型による分類

❑①上位型（Erb 麻痺）－C 5，6（時に C 7）根損傷，②下位型（Klumpke 麻痺）－C 8，T 1（時に C 7）根損傷，③全型－C 5～T 1 根損傷に分類される．

❑上位型は肩が引き下げられるか頸部の側屈によって牽引されたとき，下位型は上肢が挙上方向に牽引されたときに受傷する．

2）症状

やってみよう！
上位型の麻痺では上肢はどのような格好になるだろうか？

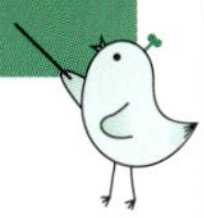

❑上位型：C 5，6 支配筋の麻痺と感覚障害，すなわち肩関節挙上・外旋，肘屈曲，回外，手関節背屈の麻痺と上腕外側から前腕・手橈側の感覚障害が起こる．

❑下位型：C 8，T 1 支配筋の麻痺と感覚障害である．手関節・手指の運動麻痺，および前腕・手の尺側の感覚障害が起こる．

3）引き抜き損傷を疑う所見

確認しよう！
引き抜き損傷を疑う所見について、なぜ疑うことになるか確認しよう！

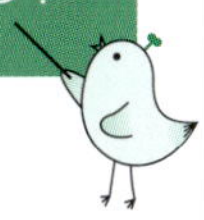

❑節前損傷は回復を期待してある期間保存療法を行うが，引き抜き損傷は非回復性の損傷であるため，鑑別しなければならない．引き抜き損傷を疑う所見として次のようなものがある．

①長胸神経，横隔神経，肩甲背神経の麻痺：これらの神経は神経根のレベルで分岐するため．

②脊髄神経後枝の麻痺：項部の感覚脱失，固有背筋の麻痺

③Horner 徴候：T 1 神経根の損傷

④軸索反射テスト（ヒスタミン・フレア・テスト）：感覚神経は細胞体と連絡しているため Waller 変性がおこらず軸索反射が陽性である．ヒスタミンの皮下注射で局所の血管拡張，周囲のフレア（丘疹）を認める．

⑤感覚神経活動電位の検出：軸索が健全であれば感覚脱失域でも感覚神経活動電位の導出が可能である．

⑥神経因性疼痛：引き抜き損傷では自発痛を伴うことがある．

4）治療

❑節後損傷では自然回復の可能性があるため 3～6 か月経過観察する．節前損傷では早期に再建術を行う．

❑節後損傷で neurapraxia ならば，数週間で近位筋より回復してくる．axonotmesis でも，受傷後 6 か月以内に全筋に収縮がみられれば日常生活に支障ない程度に回復する．neurotmesis は自然回復が期待できない．

(1) 神経修復術

❑神経縫合術：切創の節後損傷で適応となる．牽引型損傷では適応となることは少ない．

❑神経移植術：節後損傷で神経が断裂している場合や神経内瘢痕形成が著明と判断した場合に適応となる．腓腹神経を移植する．発症後 6 か月以内では良好な成績が得られている．

❑神経移行術：引き抜き損傷で適応となる．肋間神経，副神経，横隔神経，健側 C7 根などが用いられる．肘関節屈曲再建を目的として筋皮神経への肋間神経移行術がよく用いられている．術後の上腕二頭筋再支配は 5 か月前後でおこり，85% 以上が MMT 3 以上となる．

❑神経部分移行術：上位型麻痺に対して健常な末梢神経の神経束を 1～2 本分岐させ，筋枝に移行縫合させる方法で良好な成績が得られている．

(2) 機能再建術

❑遊離筋肉移植術：全型引き抜き損傷に行う．薄筋を利用して肘屈曲と手指屈曲あるいは伸展を同時に再建する．薄筋の筋枝には副神経や肋間神経を移行縫合する．

❑筋腱移行術：肩機能再建では広背筋，僧帽筋，大円筋の移行術，肘関節屈曲再建では円回内筋起始部を中枢へ移動する Steindler 法が多く用いられる．

(3) 理学療法

❑関節可動域の維持を行い，対象者状態や手術の内容をよく把握した上で，神経筋再教育や筋力増強を行う．

（高濱　照）

2. 肘関節とその周辺

確認しよう！
肘関節・前腕の解剖学、運動学の知識をもう一度確認してみよう！

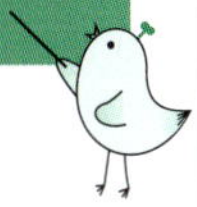

1. 肘関節のはたらき

❑肘関節は上腕と前腕を連結し，肩関節との連動で効果器としての手と身体の距離を調整する可動性が求められる関節であり，作業時の手を支持するという支持機構としての安定性が求められる関節でもある.

❑肘関節の可動域制限や不安定性などの機能障害は，手と身体の距離調節に困難を生じ，食事動作や整容動作に大きく影響を及ぼす.

❑前腕は約 180 度の回内・回外の回旋を有し，手の方向をさまざまに変化させ作業効率を良くする機能を持っている.

❑前腕の回内・回外の可動域制限は，肩関節の内旋・外旋，内転・外転の代償動作で行うことになり，肩関節や手関節など隣接関節にも影響を及ぼす.

2. 肘関節脱臼

2-1. 疾患概念

❑肘関節脱臼は転倒や転落により生じることが多く，肩関節に次いで発生頻度の高い脱臼である.

❑多くは後方脱臼であり，転倒の際に肘関節過伸展強制された場合に，肘頭が肘頭窩に衝突して上腕骨滑車より後方へ逸脱する.

❑合併症として小児では上腕骨内側上顆・外顆骨折が，成人では橈骨頭骨折などが少なくない．それらの合併に加え，側副靱帯の損傷がある場合は治療後に不安定性が残る.

❑軟部組織の合併症として，正中神経，橈骨神経，尺骨神経の損傷，筋では上腕筋や上腕二頭筋の損傷を伴う場合があるので注意が必要である.

❑脱臼後，神経麻痺や合併骨折の有無などが確認され，すみやかな徒手整復が行われる．観血的治療は骨折の合併がある場合に選択される.

2-2. 理学療法評価

❑理学療法評価では，診療録から外傷の程度や合併症の有無，検査所見，処置内容などの情報収集を行い，経過などを確認する.

❑患部の熱感・腫脹・発赤など炎症所見の確認，変形の有無や程度，神経損傷の有無や程度，関節可動域や筋力，ADL 実施の可否および実際の動作などを確認する.

❑肘外偏角（carrying angle）は肘関節屈曲位や前腕回内位では目立たないため，肘伸展位，前腕回外位で評価することが必要である（図 1-23）.

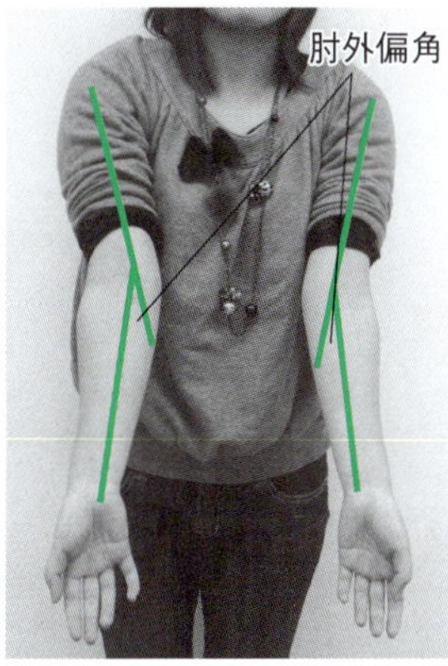

図 1 ―23
肘外偏角（carrying angle）
正常では男性より女性のほうが大きい.
肘伸展位で測定する.
健側との比較も重要である.

❑肘関節脱臼の場合，骨折や神経損傷，筋損傷を合併することがあるので評価の際に見落としがないように注意する．

❑肘関節の評価法は，日本整形外科学会による肘機能評価法が使用される（表 1-2）．

表１－２ａ　肘機能評価法

肘機能評価法

カルテ No.

患者名：　男・女　才

疾患名：（右・左）

合併症：

術　名：

手術年月日　年　月　日　利き手：右・左

日本整形外科学会

肘機能評価法 H 4.3.1.

I　疼痛（30 点）	点
・な　し ……30 点	
・ ……25 〃	
・軽　度 ……20 〃	
・ ……15 〃	
・中 等 度 ……10 〃	
・ …… 5 〃	
・高　度 …… 0 〃	

II　機能（20点）……［A］＋［B］　日常動作に簡便法使用：はい，いいえ　点

［A］		容 易	困 難	不 能
日	・洗顔動作	2 点	1 点	0 点
常	・食事動作	2 〃	1 〃	0 〃
動	・シャツのボタンかけ	2 〃	1 〃	0 〃
作	・コップで水をそそぐ	2 〃	1 〃	0 〃
	・用便の始末	2 〃	1 〃	0 〃
12 点	・靴下の脱着	2 〃	1 〃	0 〃

［B］ 筋力	筋 力	屈 曲	伸 展
筋	5	5 点	3 点
	4	4 〃	3 〃
	3	3 〃	2 〃
力	2	2 〃	1 〃
8 点	1	1 〃	0 〃
	0	0 〃	0 〃

III　可動域（30点）……［A］＋［B］　伸展角度がプラス表示の時は 0°　点

［A］屈伸可動域（22 点）

屈曲（　*）
伸展（　*）
屈曲＋伸展＝［A］（　*）

- 136°以上 ……22 点
- 121°～135° ……18 〃
- 91°～120° ……15 〃
- 61°～ 90° ……10 〃
- 31°～ 60° …… 5 〃
- 16°～ 30° …… 3 〃
- 15°以下 …… 0 〃

［B］回旋可動域（8 点）

回外（　*）
回内（　*）
回外＋回内＝［B］（　*）

- 151°以上 ……8 点
- 121°～150° ……6 〃
- 91°～120° ……4 〃
- 31°～ 90° ……2 〃
- 30°以下 …… 0 〃

IV　関節動揺性（10点）……［A］＋［B］　マイナス表示の時は 0 点　点

［A］
- ・正常（動揺性なし）……10 点
- ・10°以下の動揺性 …… 5 〃
- ・11°以上の動揺性 …… 0 〃

［B］橈骨頭の状態
- ・亜脱臼 ……－3 点
- ・脱　臼 ……－5 〃

V　変形（10点）……［A］＋［B］　マイナス表示の時は 0 点　点

［A］内反変形の場合	外反変形の場合	
・なし	15°以下	……10 点
・10°以下	20°以下	…… 7 〃
・15°以下	30°以下	…… 4 〃
・16°以上	31°以上	…… 0 〃

［B］その他の変形（屈曲・回旋変形，骨格異常による醜形）
- ・な　し（15°以下）…… 0 点　（　）：屈曲変形角度を示す
- ・軽　度（16°～30°）……－2 〃
- ・中等度（31°～45°）……－3 〃
- ・高　度（46°以上）……－5 〃

特記事項

［A］調査時の鎮痛剤使用の有無：　あり　なし

［B］エックス線像

変　形	＋＋	＋	－
脱　臼	＋＋	＋（亜脱）	－
骨・関節破壊	＋＋	＋	－
関節症	＋＋	＋	－
人工物挿入	＋（　　）		－
その他			

［C］	肩・手の機能障害	その原因
肩：	高度・中等度・軽度・なし	麻痺・拘縮・疼痛・関節破壊・その他強直
手：	高度・中等度・軽度・なし	麻痺・拘縮・疼痛・関節破壊・切断強直

［D］	肢　長　差	その程度
上　腕：	患肢短縮・延長・なし	5 cm 以上・3 cm 以上・2.9 cm 以下
前腕～手：	患肢短縮・延長・なし	5 cm 以上・3 cm 以上・2.9 cm 以下

総合点と医師（検者）の印象点とのギャップ	治療結果に対する医師（検者）と患者のギャップ				総合点
		満 足	どちらともいえない	不満足	
a. ほぼ一致	医　師	＋	±	－	
b. 印象点が総合点より高い	患　者	＋	±	－	
c. 総合点が印象点より高い					点

記載年月日　年　月　日　検者名：

表1－2b　肘機能評価・参考

肘機能評価・参考

I　疼痛判定基準（30点）……（　点）				
	疼痛（自発・運動痛）	日常生活の支障	スポーツ・重労働の支障	疼痛対策の有無（鎮痛剤など）
なし……30点	なし	なし	なし	なし
……25〃	時々	なし	少しあり	なし
軽度……20〃	常時	なし	あり	なし
……15〃	常時	動作によってあり	かなりあり	時々必要
中等度……10〃	常時	全ての動作時にあり	かなりあり	常に必要
……5〃	常時	かなりあり	高度（できない）	常に必要
高度……0〃	常時	肘をかろうじて使用	高度（できない）	常に必要

II　日常動作　簡便法（12点）……（　点）	容易	やや困難	困難	不能
洗顔動作：顔に手掌がつけられれば可	3点	2点	1点	0点
シャツのボタンかけ：胸に手掌がつけられれば可	3〃	2〃	1〃	0〃
用便の始末：肛門部に手がとどけば可	3〃	2〃	1〃	0〃
靴下の着脱：足に手がとどけば可	3〃	2〃	1〃	0〃

III　上顆炎（20点）［A］＋［B］……（　点）

［A］圧痛		［B］上顆炎テスト（いずれかの疼痛誘発テスト）	
－	……10点	－	……10点
±	……5〃	±	……5〃
＋	……2〃	＋	……2〃
＋＋	……0〃	＋＋	……0〃

＊誘発テストは判定者が選択

IV　スポーツ能力（20点）……（　点）

低下なし	……20点
軽度低下	……15〃
かなり低下（同じスポーツを継続）	……10〃
著しく低下（同じスポーツをレベルを下げて継続）	……5〃
同じスポーツの継続は不能	……0〃

＊外傷（障害）発生時のスポーツを対象とする．
＊そのスポーツ
（　　　　　　）
＊肘関節以外の要素が判定に含まれれば，評価不能とする．

V　治療後成績改善率……（　%）

$$\text{治療後成績改善率（\%）}=\frac{\text{術後総合点（　　）－術前総合点（　　）}}{\text{正常肘総合点（100点）－術前総合点（　　）}}\times 100$$

VI　備考

2－3．理学療法

- ❏外固定中も等尺性の筋力運動であれば早期に開始することが可能である．手指，手関節，前腕の筋力は肘関節の安定性にも大きく関与することから，合併症や疼痛，炎症所見に注意し主治医の指示に従って早期に開始する．
- ❏肩関節の自動運動も，循環改善や筋萎縮の予防のため早期より開始する．

調べてみよう！
骨化性筋炎とはどんなものか調べてみよう！

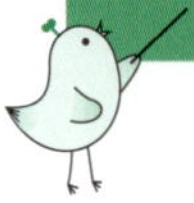

❑固定除去後は自動関節可動域運動を開始する．肘関節周辺は仮骨形成が生じやすく，早期の他動的関節運動や強力なマッサージは過剰仮骨の形成を助長し，骨化性筋炎を生じるので細心の注意が必要である．可動域の改善が不十分な場合でも強力な他動的関節可動域運動は禁忌である．

❑自動関節可動域運動では上腕二頭筋や上腕筋，上腕三頭筋などの過緊張が出ないように注意する．過緊張の改善にマッサージなどの徒手療法を実施する際にも愛護的に行うことが重要である．

❑持続的他動運動（Continuous passive motion：CPM）装置を使用して行うことがある（図 1-24）．この際も痛みなどを確認し，無理のない可動域を設定することが重要である．

❑物理療法は炎症所見を確認した後，渦流浴などの温熱療法と併用しながら自動運動を行うと効果的である（図 1-25）．

❑炎症症状がある場合や運動療法実施後は，炎症の改善・予防のためアイスパックなどの寒冷療法が効果的である（図 1-26）．

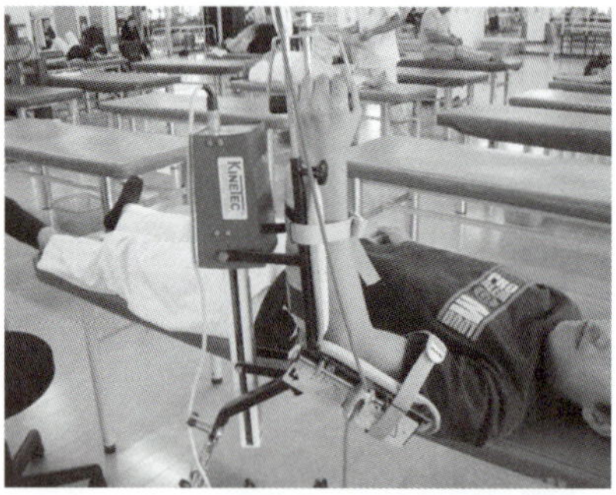

図１－24　持続的他動運動装置による関節可動域運動

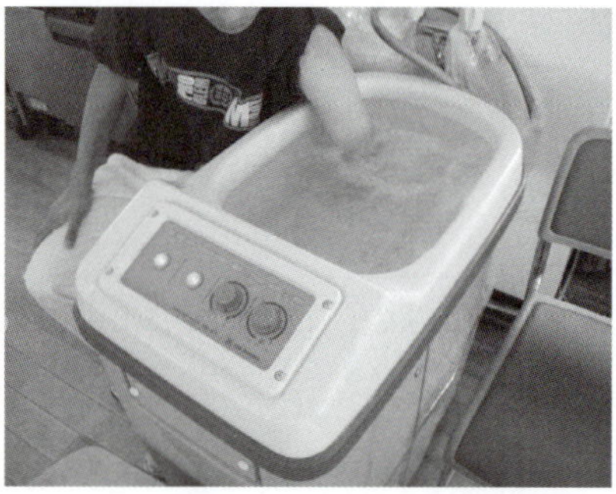

図１－25　渦流浴を実施中に自動運動を行う．炎症所見や皮膚の状況を確認し，実施する．

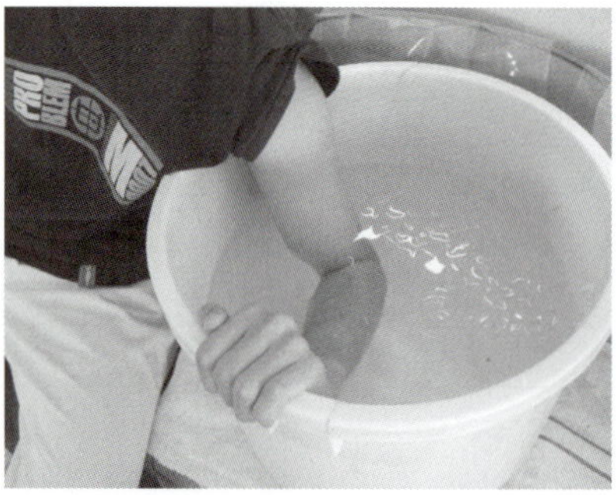

a

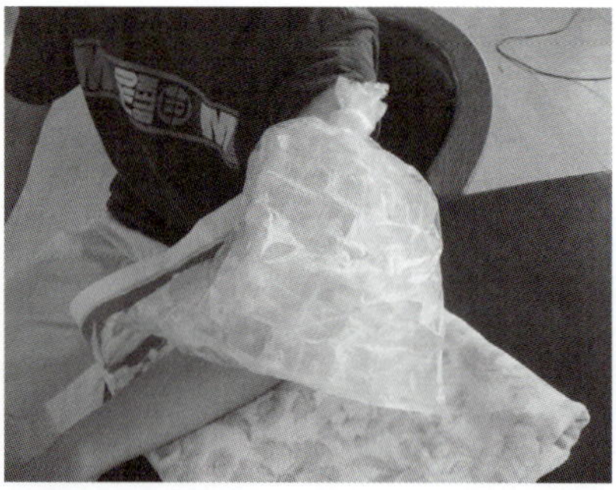

b

図１－26　寒冷療法

a：バケツに氷水を入れ，肘関節周囲を漬ける．
　肘の屈曲角度がある程度確保されていることが必要となる．
b：ビニール袋に氷を入れ患部に当てる．

3．上腕骨顆上骨折

3－1．疾患概念

- 小児の骨折で最も発生頻度の高い骨折である．受傷機転は転落や転倒が多く，肘関節過伸展・前腕回内位で手をついた場合に肘頭が強く肘頭窩に衝突し，そこが支点となって受傷する伸展型と，肘を直接ついて受傷する屈曲型があるが，伸展型の方が多い．
- 合併症としては循環障害や皮膚損傷があり，橈骨神経や正中神経の麻痺を合併することがある．最も注意すべき合併症は循環障害で，前腕の阻血性拘縮（フォルクマン拘縮）を生じると重大な機能障害を残すことになる．急性期から橈骨動脈の拍動を確認し，循環障害に注意を払う．
- 後遺症では内反肘変形や肘関節運動障害が問題となる．
- 骨折を整復する上では遠位骨片の転位方向を正しく把握する．特に回旋変形は自己矯正されないため注意が必要である．観血的治療ではキルシュナー鋼線による固定などが行われる．

調べてみよう！
フォルクマン拘縮とはどんなものか調べてみよう！

3－2．理学療法評価

- 一般的な理学療法評価は 2-2.（p37）に準じて行う．
- 合併症としてフォルクマン拘縮に注意が必要なため，疼痛や感覚異常，麻痺，橈骨動脈の拍動は頻回に確認する必要がある．
- 後遺症として肘の内反変形を呈することがあるので肘外偏角を測定する．

Point
肘外偏角を確認しよう！

3－3．理学療法

- 一般的な理学療法は 2-3.（p39）に準じて行う．
- 自動による関節可動域運動の方向は，肘関節の内反・外反の程度により異なる．肘角は正常の場合，男性で約 5 度，女性で約 10～15 度の外反を有しており，肘関節屈曲の際に中指はほぼ肩関節に向かう．内反変形がある場合は正常より内方へ向かうので，自動運動実施の際に運動方向を無理のない方向へ行うように指導することが必要である（図 1-27）．

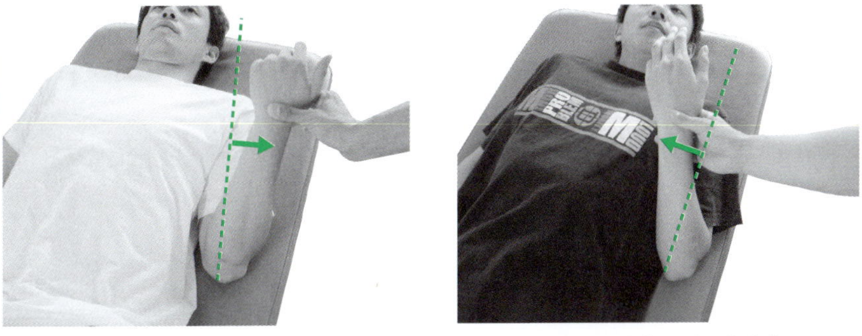

外反肘の場合の肘屈曲方向　　内反肘の場合の肘屈曲方向

図１－27　肘外偏角の違いによる肘屈曲方向

4．上腕骨外顆骨折

4－1．疾患概念

❑小児においては，上腕骨顆上骨折に次いで多い骨折である．

❑肘関節伸展位にて手をつき，強い外反方向の力が働いたときに受傷する骨折である．骨片は外顆に起始をもつ筋に牽引され回転転位する場合もある．

❑骨端核に骨折線がかからない形では回転の状態が把握しにくく，2 歳未満では見過ごされる原因ともなるため健側との比較が必要となる．

❑骨折部の不安定性，骨癒合不良が原因で遷延癒合，偽関節となって外反変形を生じることがあり，遅発性尺骨神経麻痺の原因となる．

❑小児骨折のうち観血的治療を必要とする代表的な骨折であり，回転転位がある場合は一般的に整復困難でキルシュナー鋼線固定などの適応となる（図 1-28）．

調べてみよう！
遅発性尺骨神経麻痺について調べてみよう！

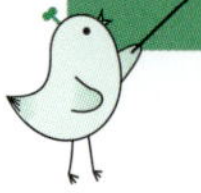

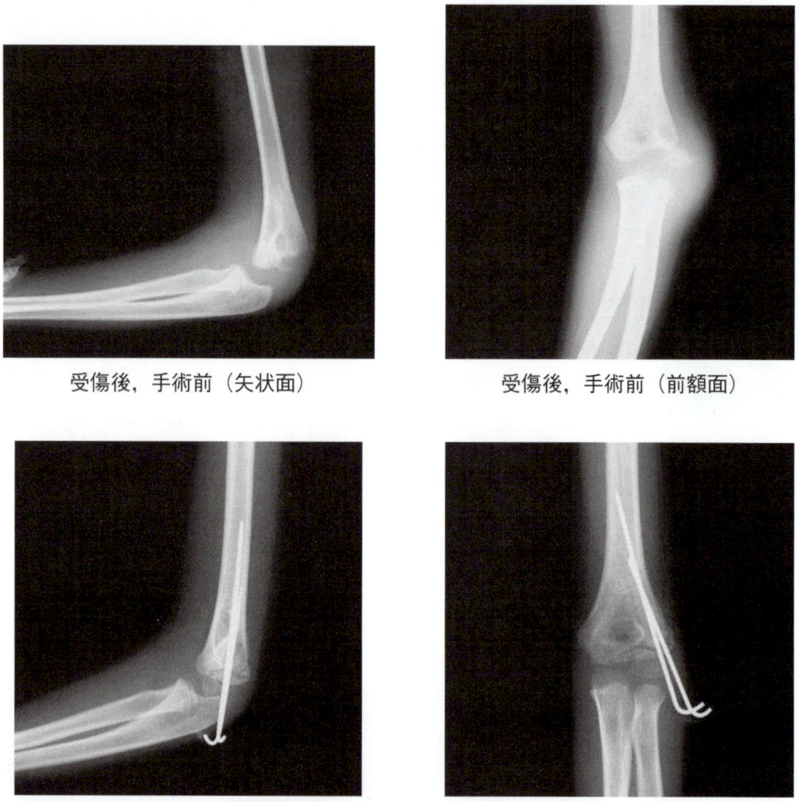

受傷後，手術前（矢状面）　受傷後，手術前（前額面）

手術後（矢状面）　手術後（前額面）

図 1 －28　上腕骨外顆骨折

4－2．理学療法評価

❑一般的な理学療法評価は 2-2.（p37）に準じて行う．

❑遅発性尺骨神経麻痺を生じる可能性があるため，尺骨神経麻痺に対する確認は初回評価だけでなく頻回に実施する．

確認しよう！
尺骨神経の支配筋について調べてみよう！

❑尺骨神経麻痺は母指内転筋，骨間筋，尺側の虫様筋の麻痺により鷲手（claw hand）とよばれる特徴的な変形をきたす．また，つまみ動作の際に母指内転筋の代償として長母指屈筋により行うフローマン徴候がみられる（図 1-29）．

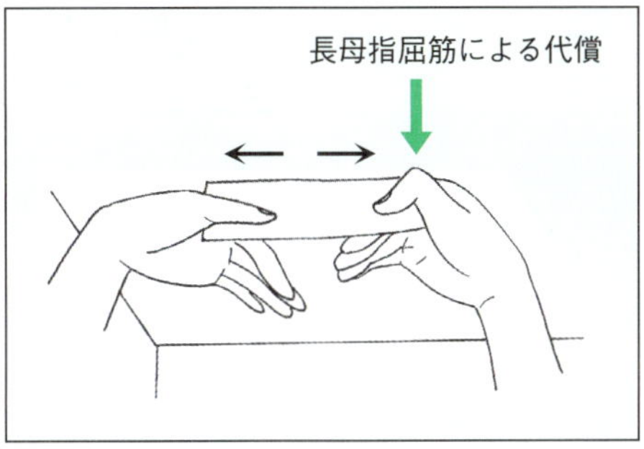

図１―29　フローマン徴候
尺骨神経支配の母指内転筋が麻痺や筋力低下を生じると，長母指屈筋の代償運動で押さえるフローマン徴候がみられる．

4－3．理学療法

❑一般的な理学療法は 2-3.（p39）に準じて行う．

❑一般的なプログラムは表 1-3 に示すが，受傷時の皮膚や循環の状態，神経症状，定期的な単純レントゲン像による骨癒合の確認にて治療の進行も大きく異なるため，適時主治医に確認しながらプログラムを進行させる必要がある．

❑尺骨神経麻痺により機能障害を生じた場合，その程度により装具療法が行われる（図 1-30）．

調べてみよう！
尺骨神経麻痺の際に使用される代表的な装具を調べてみよう！

表１―３　上腕骨外顆骨折術後のリハビリテーション

術翌日	3 週	6 週	3 か月	6 か月
⇒手指，手関節の自動運動（徐々に患部の自動運動もスタート） ⇒患部以外の Ex.，全身調整 ⇒術後炎症所見への対処（アイシングなど）				
	⇒患部の他動関節可動域練習 ⇒握力および手関節の筋力トレーニング（肘固定位）			
	⇒外固定除去			
		⇒患部の積極的な筋力トレーニング ⇒軽作業での使用許可		
			⇒重作業許可	
				⇒完全復帰

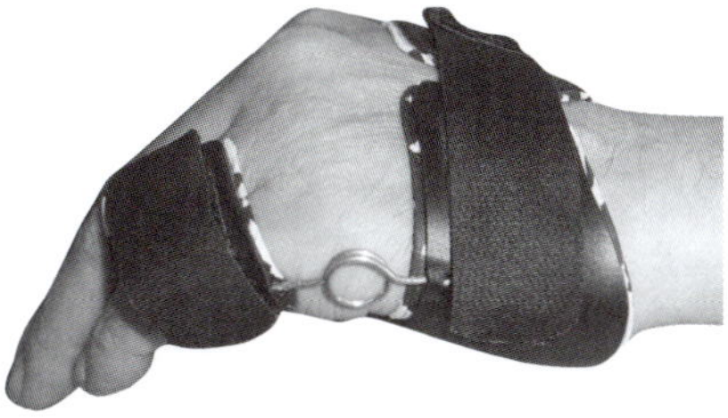

図１―30　尺骨神経麻痺に対する簡易装具
環指，小指の MP 関節での過伸展を制限している．

5. 上腕骨内側上顆骨折

5－1. 疾患概念

❑小児において，前腕屈筋群の起始部である上腕骨内側上顆が外反ストレスに伴う牽引力により骨端線での骨折を生じる場合がほとんどで，発生年齢は小学校高学年に多い．

❑外反位が強制されて受傷した場合は，橈骨頭および上腕骨小頭に圧縮のストレスが加わっているので骨折を合併することがある．

❑転位が高度の場合は尺骨神経損傷を合併することがある．

❑転位のないものは保存的治療の適応となり，観血的治療の適応は内側上顆の転位がある場合となる（図 1-31）．

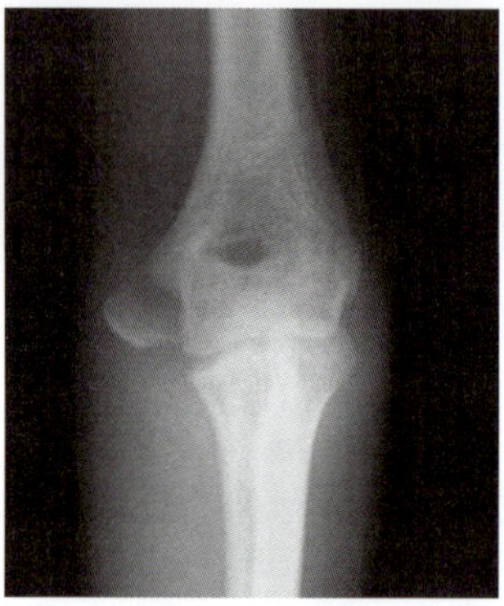

手術前（前額面）

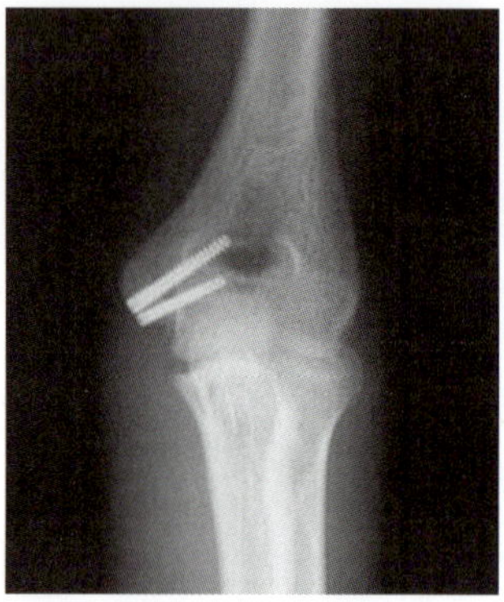

手術後（前額面）

図１－31　上腕骨内側上顆骨折

❑外反ストレスや前腕屈筋群の過剰な筋収縮に注意を要すが，十分な骨癒合が得られれば良好な経過をたどる．

5－2. 理学療法評価

❑一般的な理学療法評価は 2-2.（p37）に準じて行う．

5－3. 理学療法

❑一般的な理学療法は 2-3.（p39）に準じて行う．

❑可動域運動の際に外反ストレスを加えないように自動運動の方向を指導することが必要である．運動方向の指導では，自動介助運動で方向性を誘導することも効果的である．

❑骨癒合が不十分な時期に尺側前腕屈筋群の収縮を強く行わせた場合，上腕骨内側上顆に牽引ストレスが加わるため注意が必要である（図 1-32）．

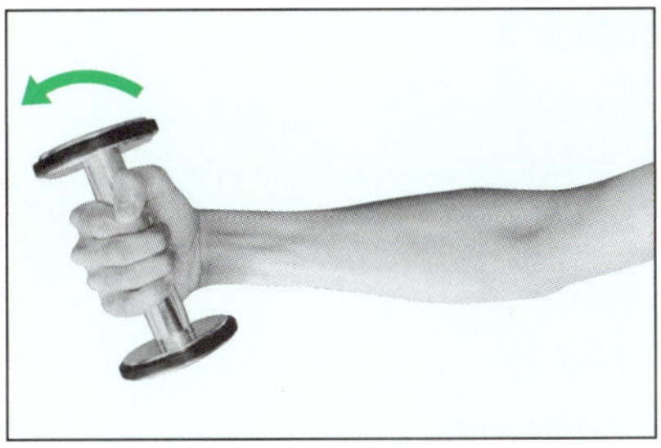

a

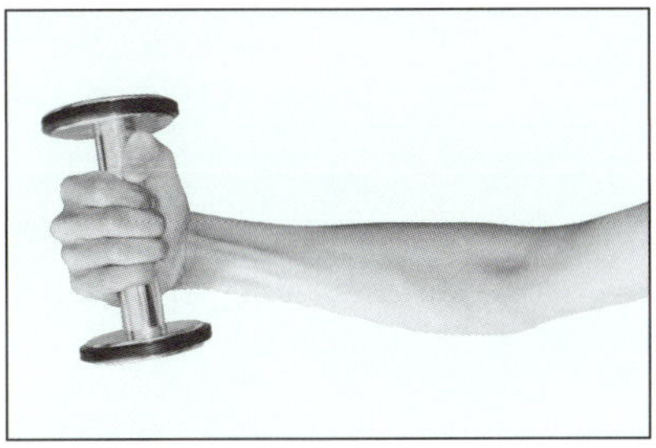

b

図1－32　前腕屈筋群の筋力増強運動

a：手関節尺屈位で肘関節を屈曲しており，上腕骨内側上顆に強い伸張ストレスが加わる．
b：橈尺屈中間位で行う．負荷量は骨癒合に影響を及ぼすので医師に確認が必要である．

6．肘頭骨折

6－1．疾患概念

❏転倒などによる肘頭への直達外力により受傷することが多いが，上腕三頭筋の強い介達外力にて受傷することもある．骨片の転位は上腕三頭筋の作用により中枢へ転位する．

❏転位がない場合は，ギプス固定による保存的治療の適応となる．転位が認められる場合は，髄内釘固定や引き寄せ締結法などの観血的治療が行われる（図 1-33）．

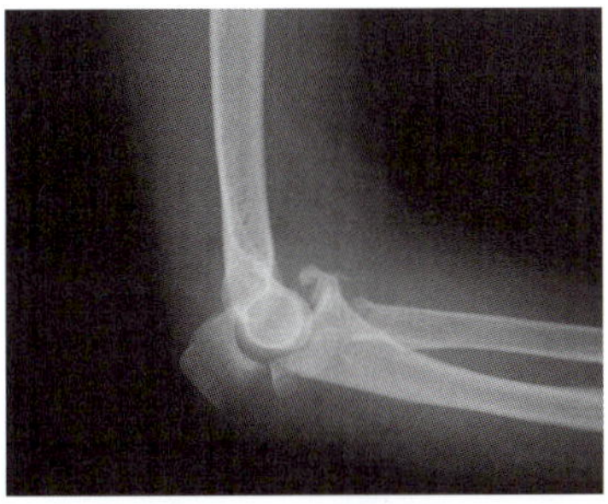

手術前（矢状面）

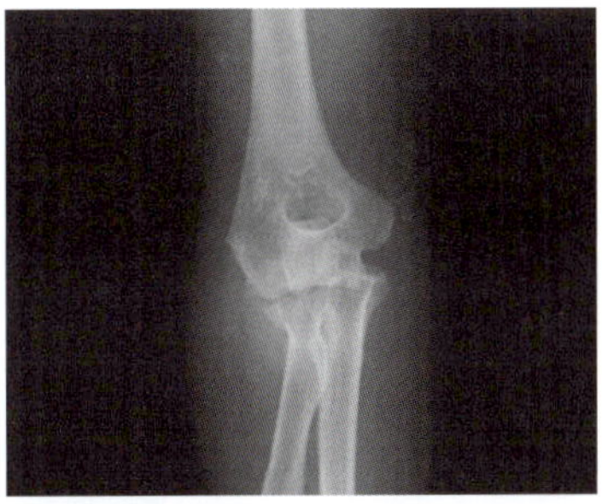

手術前（前額面）

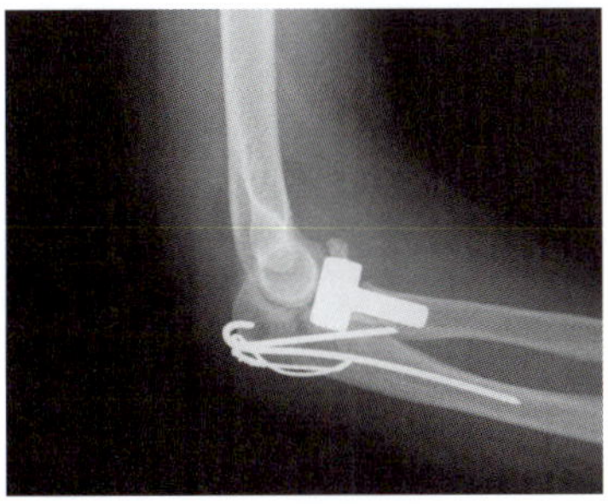

手術後（矢状面）

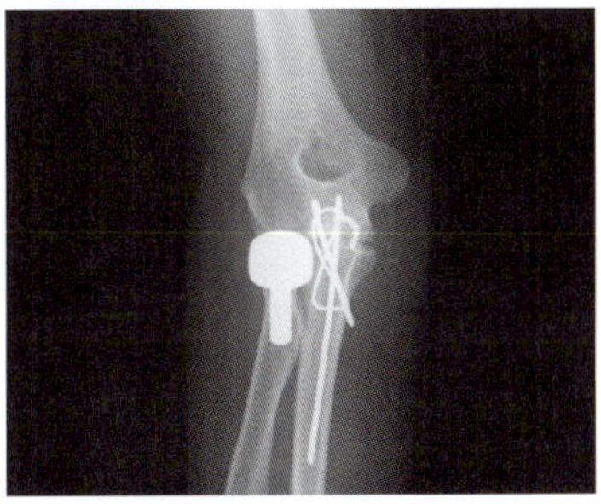

手術後（前額面）

図1－33　肘頭骨折と橈骨頭骨折の合併例

6－2．理学療法評価

❑理学療法評価は 2-2.（p37）に準じて行う．

6－3．理学療法

❑理学療法は 2-3.（p39）に準じて行う．

7．骨近位端（橈骨頭）骨折

7－1．疾患概念

❑肘関節軽度屈曲位で前腕回内位にて手をついて転倒した際に，橈骨頭に軸圧が加わった場合や，肘伸展位で前腕回外位にて手をつき，肘の外反が強制された場合に受傷する．

❑肘頭をはじめ，尺骨や上腕骨内側上顆などの骨折を伴うことも少なくない．

❑転位がない場合は保存的治療が適応される．転位が認められる場合は，小螺子（こねじ）やキュルシュナー鋼線などによる観血的治療が行われる．粉砕骨折の場合は，骨頭切除術や，最近では人工橈骨頭置換術も行われている（図 1-33，p45）．

7－2．理学療法評価

❑理学療法評価は 2-2.（p37）に準じて行う．

7－3．理学療法

❑理学療法は 2-3.（p39）に準じて行う．

❑運動療法の実施の際は，外反ストレスや橈骨頭に対する軸圧が加わらないように注意することが重要である．

❑対象者に対しては ADL 上の具体的な指導も忘れてはならない（図 1-34）．

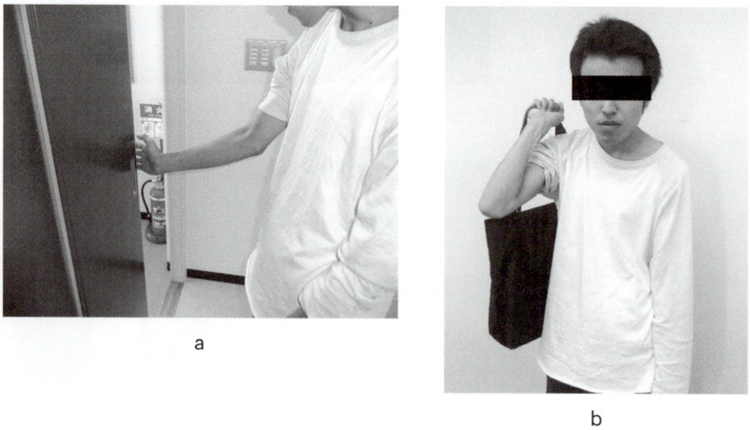

図1－34　外反ストレスが加わるADL動作
a：引き戸の場合，肘関節に外反ストレスが加わる．
b：カバンの持ち方によっては肘にストレスが加わる．

8．両側前腕骨骨幹部骨折

8－1．疾患概念

❑交通事故や労働災害などの直達外力により受傷する．骨片の転位は近位 1/3 の骨折の場合，上腕二頭筋や回外筋により回外し，遠位骨片は円回内筋，方形回内筋により回内する．また，遠位 1/3 骨折では近位骨片は回外筋群と円回内筋により中間位であるが，遠位骨片は方形回内筋により回内する．

❑保存的治療では骨折の部位により固定肢位は異なるが，整復後の保持はギプス固定のみでは困難なことが多く，再転位することがあるため定期的な確認が必要とされる．

❑整復が困難な場合や確実な整復位の保持には，プレート固定や鋼線髄内釘固定など観血的治療が行われる（図 1-35）．髄内釘固定の場合，回旋に対する安定性は不十分であることを念頭に固定期間やプログラムが決められる．

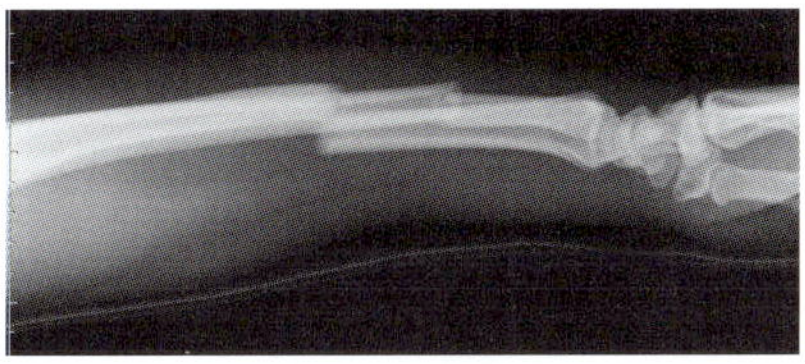

手術前（矢状面）

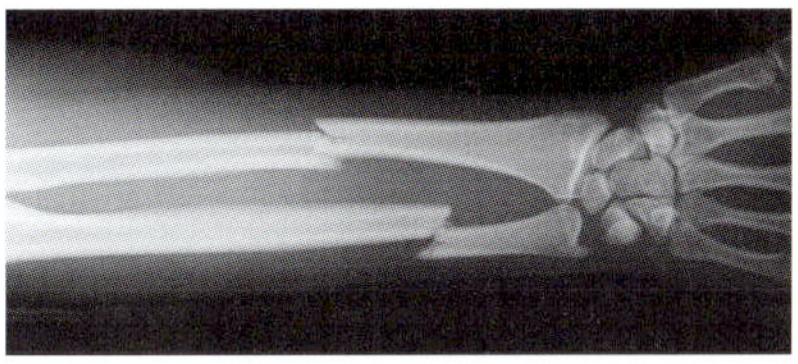

手術前（前額面）骨片の転位がある．

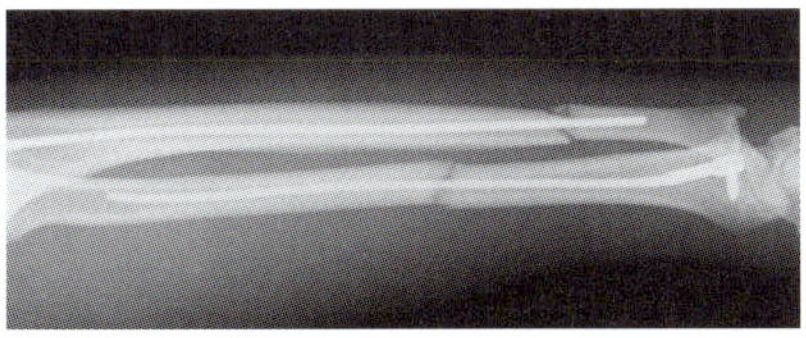

手術後（矢状面）

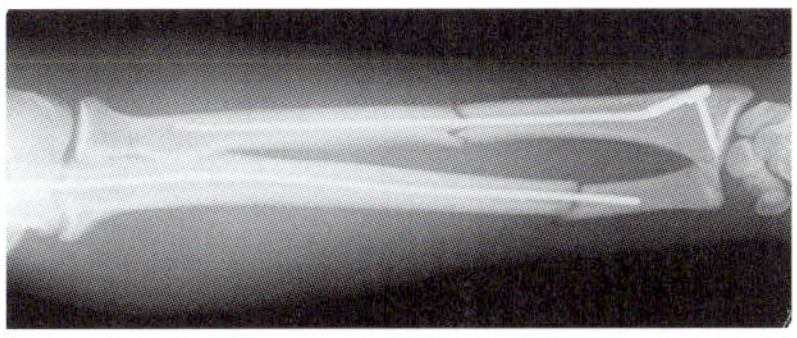

手術後（前額面）骨片が整復され内固定されている．

図 1 －35　両側前腕骨骨幹部骨折

8－2．理学療法評価

❑理学療法評価は 2-2.（p37）に準じて行う．

❑確実な整復が得られている場合は，回旋の制限は少ないが，骨片が変位している場合は回旋制限が生じる可能性があるので，関節可動域測定に際してはレントゲンを確認する．

8－3．理学療法

❑回内・回外の運動は尺骨を軸にして橈骨の遠位が回旋しているので，他動的な関節可動域運動では，尺骨に対して橈骨の遠位を回旋させるように行う．手掌のみを把持して行うと手関節に対して回旋ストレスを加えることになる．また，前腕の把持のみでは軟部組織の介在により確実な可動域改善を行うことが困難である（図 1-36）．

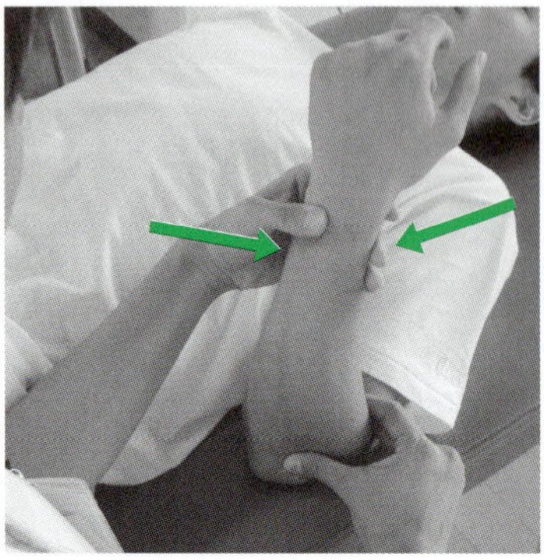

a

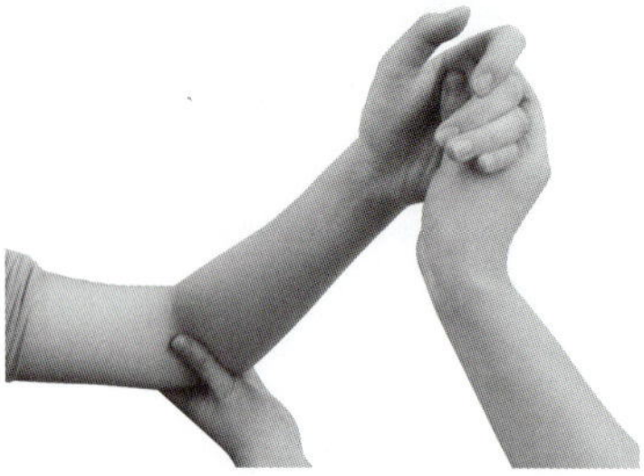

b

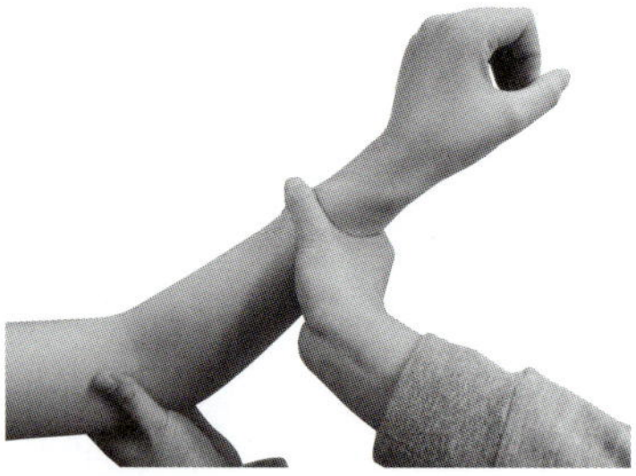

c

図1－36　前腕の回外関節可動域運動

a：橈骨，尺骨と押さえての運動．理学療法士は母指と中指で対象者の尺骨と橈骨を押さえて回外させる．回内の場合も同様に行う．
b：手掌を持って前腕の回旋を行うと，手関節に回旋ストレスを加えることになる．
c：前腕部を全体に把持して回旋させると軟部組織に捻れのストレスを加えることになる．

（日野 邦彦／執筆協力者 秀島 聖尚：鶴田整形外科医院）

9．肘内障

9－1．疾患概念

- 6歳以下の幼小児，とくに2～4歳が急に手を引っ張られたときや，腕を下にして転がったときに発生する橈骨頭の外傷性亜脱臼で，pulled elbowともよばれる．
- 小児では，輪状靱帯の橈骨頸部への付着部は薄い膜様組織であり，前腕回内位で手を引っぱられると，膜様組織が損傷を受けて輪状靱帯は上方に引き上げられる．
- また，橈骨頭の直径は頸部に比べて大きくないために，輪状靱帯が橈骨頭を乗り越え一時的に亜脱臼するが，整復時に輪状靱帯の一部が腕橈関節の間に滑り込んで嵌入（かんにゅう）* する（図1-37）．
- 患児は急に激しい痛みを訴え，前腕回内位で上肢を下垂し，疼痛のため上肢をまったく動かさなくなる．

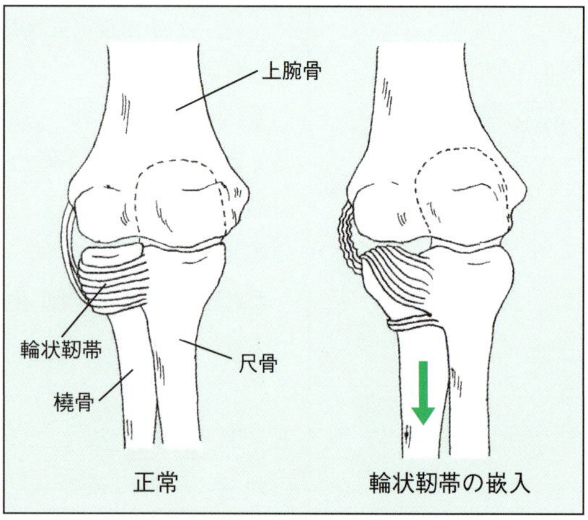

図1－37　肘内障の発生機序

* 嵌入：はまりこむこと．

9－2．治療

Point
受傷機転を確認しよう！

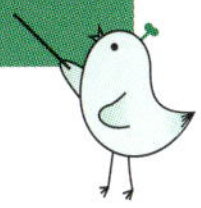

- X線検査により骨折との鑑別をしたうえで整復を行う．
- 母指にて患肢の橈骨頭を圧迫しつつ，前腕をゆっくり回外させながら肘関節を最大屈曲させると容易に整復される．整復音を感じることが多い．
- 整復されればただちに疼痛は消失し，上肢を使用することができるようになる．
- 損傷した輪状靭帯の膜様組織が修復されるまで，三角巾で保護する．
- 再発を防止するため，両親への指導を行う．

10. 上腕骨外側上顆炎

10－1．疾患概念

- 上腕骨外側上顆炎は，肘外側の有痛性の障害である．
- タオルが絞れない，片手でビールをコップに注げない，重いものが持てないなどの訴えが多いが，パソコンのキーボードやマウス操作でも疼痛を生じる場合がある．
- テニス肘（tennis elbow）ともいわれるが，主婦や事務員，工員，農作業従事者などでも肘関節伸展位で前腕回旋運動や強力な grip 動作が繰り返される場合に発生する．

＜診断基準＞

①抵抗性手関節背屈運動で肘外側に疼痛が生じる．
②外上顆の伸筋群起始部に最も強い圧痛がある．
③腕橈関節の障害など伸筋群起始部以外の障害によるものは除外する．

確認しよう！
外側上顆に付着する伸筋腱を確認してみよう！

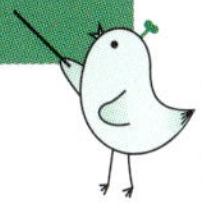

- 主障害部位である短橈側手根伸筋（extensor carpi radialis brevis：ECRB）腱の外側上顆付着部での炎症，変性，腱線維の microrupture などが疼痛の主な原因である．
- 病変は長橈側手根伸筋，尺側手根伸筋，総指伸筋にも認められ，その他にも，輪状靭帯の狭窄・断裂，滑膜組織の炎症・滑膜ひだの関節内嵌入，関節内水腫なども疼痛の一因となっている．
- 若年層では頻度が少なく，30代後半から50代にかけての発症が多い．
- テニスではバックハンドが誘引になるものである．初心者はラケットをより強く握り，手関節が掌屈位にあり，打球時にさらに掌屈し，遠心性収縮が強制される．
- grip 動作時には手関節伸筋が手関節の stabilizer として作動するため，ソフトテニス，また，釘を打つ動作や重い物を持つことも外側上顆へのストレス要因となる．

10－2．検査とストレステスト

❏疼痛誘発検査（図 1-38）

・chair test：前腕を回内し肘伸展位で椅子を持ち上げると外側上顆部に痛みが誘発される．

・Thomsen test：前腕を回内し肘伸展位で，握りこぶしのまま手関節を背屈してもらい，抵抗下に理学療法士が手関節を掌屈させると外側上顆部に痛みが生じる．

・middle finger extension test：前腕を回内し肘と手関節は伸展位で，中指の MP 関節を伸展させた状態で，理学療法士が中指を掌側へ押すと外側上顆部に痛みが誘発される．

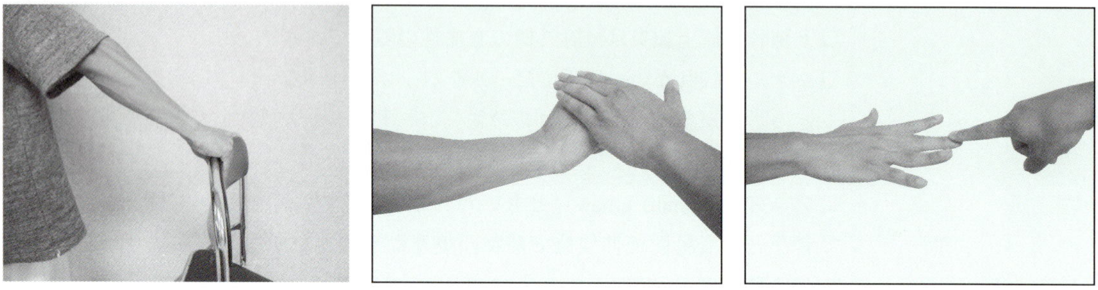

chair test　　Thomsen test　　middle finger extension test

図 1－38　疼痛誘発検査

❏疼痛の程度については，日本整形外科学会肘機能評価を用いる（図 1-39）．

10－3．理学療法

❏疼痛が強い場合は，伸筋群の安静を目的として cock-up sprint を装着させる．手関節は軽度背屈位に固定され，ADL での橈側手根伸筋の負担が軽減される．

❏急性期には，炎症を起こしている局所を冷却することで，腫脹の改善を図る．アイシング時間は 1 回 20 分程度とし，熱感が戻る頃また行うようにする．

❏急性期を過ぎれば，筋腱などの軟部組織の瘢痕化の防止と柔軟性の回復を目的にホットパック，気泡浴，超音波，低出力レーザーなどを行う．

❏ストレッチングは第 2 指から第 5 指の付け根を包むようにして握り，手首を強く掌屈させながら肘を少し外側に出すようにして行う（図 1-40）．

❏強い grip 動作で疼痛が誘発されなくなれば，手関節の自他動運動を開始し，徐々にダンベルなどを用いて等張性運動を行う．手関節の背屈力の強化を重点的に行う．

❏テニス肘バンドは筋収縮が筋腱の起始部に直接伝わるのを緩衝する目的で，とくに短橈側手根伸筋の筋腹を圧迫するように装着する（図 1-41）．

❏ADL 上，強い grip 動作を行う肢位は前腕回内・手関節背屈位であり，この動作は必然的に疼痛を増強させる．このことを対象者に理解させ，そのような動作を避けるよう指導することは重要である．

日本整形外科学会

肘機能評価法：上顆炎

（「肘機能評価・参考」参照）

（平成 16 年 2 月）

カルテ№. 患者名：　　　　男・女　　才 疾患名（右・左） 合併症： 術　名： 手術年月日　　年　　月　　日　利き手：右・左	I．疼痛（30 点） ・なし……………30 点 ・　　……………25 点 ・軽度……………20 点 ・　　……………15 点 ・中等度…………10 点 ・　　…………… 5 点 ・高度…………… 0 点	点

II．機能（20 点）………〔A〕＋〔B〕　　日常動作簡便法は使用しない　　点

※　日常動作の評価対象は，手指の神経麻痺による制限でなく肘機能による制限とする．

〔A〕		容易	困難	不能	〔B〕	MMT	屈曲	伸展
日常動作	重い物を片手で持ち上げる	4 点	2 点	0 点	筋力	5	5 点	3 点
						4	4 点	3 点
	タオル絞り	4 点	2 点	0 点		3	3 点	2 点
						2	2 点	1 点
	コップの水注ぎ	4 点	2 点	0 点		1	1 点	0 点
12 点					8 点	0	0 点	0 点

III．上顆炎（50 点）　〔A〕＋〔B〕　　点

〔A〕圧痛（20 点）	〔B〕上顆炎テスト（いずれかの疼痛誘発テスト）（30 点）
(−)…………20 点	(−)…………30 点
(±)…………10 点	(±)…………20 点
(＋)………… 5 点	(＋)…………10 点
(＋＋)……… 0 点	(＋＋)……… 0 点

※　誘発テストは判定者が選択

※　肘周辺の障害に起因する神経麻痺は減点の対象とする．麻痺神経数によらない．

（尺骨神経，正中神経，橈骨神経）

・完全麻痺…………−20 点

・不完全麻痺………−10 点

・麻痺なし…………　0 点

患者自身の評価：あなたの現在の肘の状態は 10 点満点で何点位ですか？　／10

総合点と医師（検者）の印象点とのギャップ	治療結果に対する医師（検者）と患者のギャップ				総合点
a．ほぼ一致		満足	どちらともいえない	不満足	
b．印象点が総合点より高い	医師	＋	±	−	
c．総合点が印象点より高い	患者	＋	±	−	点

記載年月日　　年　　月　　日　検者名：

図 1 —39　日本整形外科学会　肘機能評価（文献 3 より引用）

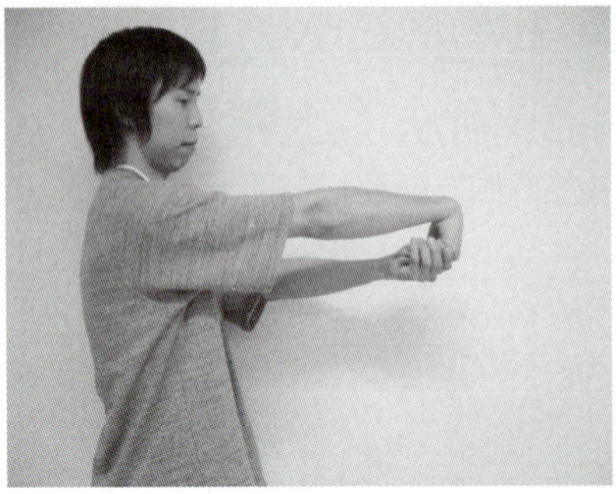

図1－40　前腕伸筋群のストレッチング

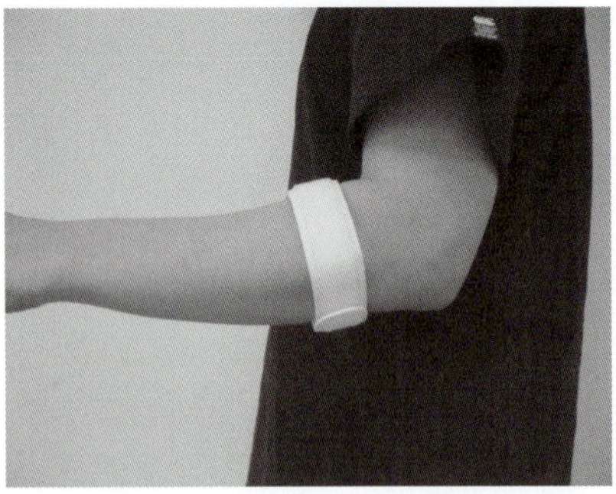

図1－41　テニス肘バンド

10－4．手術

- ECRB 腱病巣部の切除術（Nirschl），ECRB 腱延長術（Garden），上腕骨外上顆筋起始部切離術（Cyriax），輪状靱帯部分切離術（Bosworth・Boyd），上腕骨外上顆部再建術（Gardner），神経切離術（Kaplan）などがある．

11．肘関節離断性骨軟骨炎

11－1．疾患概念

- 離断性骨軟骨炎（osteochondritis dissecans）とは関節軟骨の一部分が軟骨下骨とともにその母床より剥離し，経過とともに関節内遊離体となる疾患である．
- 外傷説，骨化異常説，内分泌障害説，素因説など多くの病因論が挙げられてきたが，現在では外傷説，それも反復外傷説が最も有力である．
- 発生年齢は 10～17 歳で，12 歳ごろが最も多く，肘を過使用するスポーツを行っている者がほとんどである．
- 投球動作ではその加速相で肘関節に外反力が作用し，上腕骨小頭と橈骨頭の間には圧迫力と剪断力が作用する．
- 関節軟骨に亀裂が発生すると亀裂間に関節液が流入し，癒合を妨げ，遊離した軟骨片は関節液に栄養され，次第に大きくなる（loose body）．
- 遊離体が関節間に嵌入すると，突然関節痛が発生し，関節を動かせなくなる（locking）．
- 上腕骨小頭部の圧痛があり，自覚症状はスポーツ中やその後に発生する肘の疼痛で，安静により軽減，消失する．
- 障害程度が強くなり長期化するとともに，屈曲や伸展の運動制限を認める．
- 関節自体は長期間の関節面の不整から，変形性変化をともなってくる．

11－2．評価

- 問診で受傷機転，痛みの期間など必要な情報を聴く．
- 肘の屈伸を繰り返し，どこかに引っ掛かりがあるか否かをチェックする．
- 左右の周径と可動域を測定し，腕橈関節の圧痛，外反ストレスによる疼痛，locking，橈骨頭の肥大，遊離体の触知などの検査をする．

❑単純 X 線正面像では，肘 45° 屈曲位の撮影法が小頭病変の描出に有用である（図 1-42）.

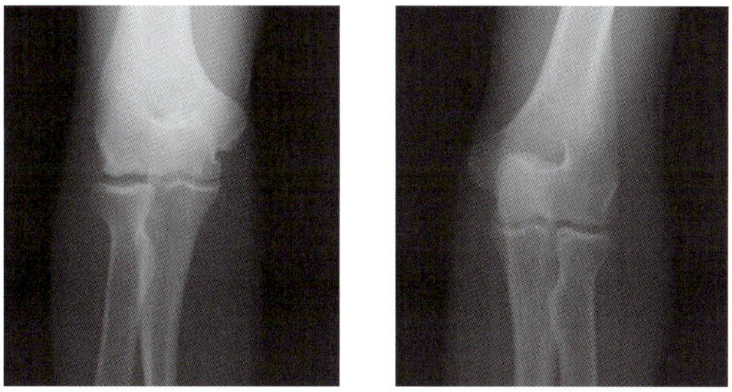

透亮像　　正常

図１－42　離断性骨軟骨炎

11－3. 理学療法

❑原因と思われるスポーツの禁止，患肢の安静を行わせる.

❑成長期は疼痛や可動域制限が消失しても X 線像で修復するまで投球などを休み，形態的修復を待つ.

❑関節可動域運動は，安静時痛が消失してから行う．筋のリラクセーションは必要不可欠であり，肘外側の痛みに気をつけて，肘外反位にならないよう注意する.

❑筋機能の改善は，基本的には自動運動から開始し，疼痛のない範囲で負荷量を上げていく.

❑外反ストレスに対しては前腕屈筋群，伸展ストレスに対しては肘屈筋群が拮抗する筋と考えられ，遠心性収縮によってダイナミックスタビライザーとして機能する.

❑上腕骨小頭障害は初期には無症状であり，外来を受診した時点ではすでに病期が進行していることが多く，投球後の肘外側の痛みや腫れなどを早期に発見し，治療することが重要である.

11－4. 術後理学療法

❑離断前の早期例では分離骨軟骨片の切除，郭清術，骨穿孔術やこれらに骨移植を加える方法がある.

❑離断後の晩期例では，骨釘移植術，橈骨短縮術，上腕骨外顆骨切り術，ワイヤー締結法などがある.

❑術後はギプス副子固定を行い，その後自動運動を中心に，CPM や dynamic splint も併用して，透亮部の骨再生，分離部の骨癒合を期待する.

❑肘関節自体の機能改善と併せて，肩を含む上肢と体幹・下半身の全身的コンディショニングを行い，効率的なリハビリテーションプログラムを組む必要がある.

12. 変形性肘関節症

12－1. 疾患概念

❑変形性肘関節症は主に軟骨の退行性変性によるものであり，骨棘形成や骨硬化を伴う．

❑原因不明な場合もあるが，肘関節部の外傷や関節炎，遊離体などがあり，関節面に変化をきたしたことがある人に，二次的に発症することが多い．

❑肘関節における軟骨変性は腕橈関節内側部に初発する，

❑腕橈関節の軟骨変性には肘関節の屈伸運動だけでなく橈骨頭の回旋運動，すなわち前腕回外・回内運動の関与が重要である．

❑回外位では橈骨軸は外反位をなして外反ストレスの影響を受けやすく，回内位では橈骨頭は外側へ移動し，接触負荷面は内側に移動する（図 1-43 a, b）．

❑前後でみると，回外位では橈骨頭関節面は前方に傾斜しているので接触負荷面は前方に存在する．回内位では前方への傾斜は減少するが，橈骨頭は前方へ移動し，負荷面は後方に移動する（図 1-43 c, d）．

❑腕橈関節の機能的破綻が生じると，それにともなって腕尺関節が外反ストレスの影響をより受けやすくなり，加齢性変化が促進され関節全体の変形性変化へと進展する．

❑腕尺関節では軟骨変性は軽度であり，その変性は縦の方向に広がり，すなわち屈伸運動により拡大する．

❑骨棘形成は鈎状突起，鈎突窩，肘頭に多くみられ，屈伸運動とともに各部位に作用する衝突力，牽引力に対する機能的，代償的反応として形成されるものである．

❑臨床症状としては関節の圧痛，運動痛や運動制限が主体であり，屈曲制限が整髪動作，洗顔動作，衣服着脱動作などの ADL 障害に直結する．

❑肘関節内側に骨棘を生じると尺骨神経が通過する肘部管が狭くなり，肘部管症候群を引き起こしやすい．

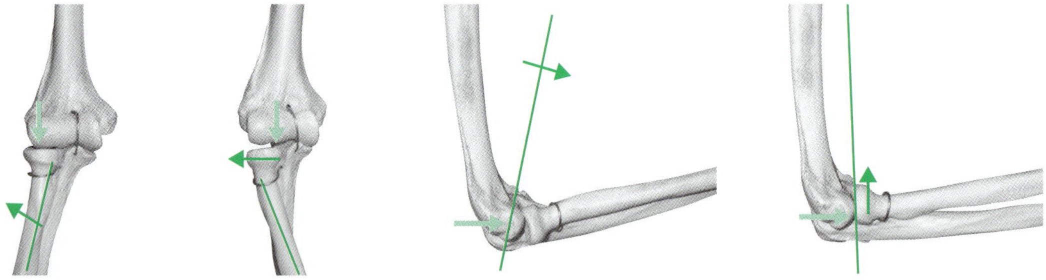

a．回外　　b．回内　　c．回外側面　　d．回内側面

図１－43　腕橈関節アライメントからみた応力

12－2．評価

❑X 線像で関節裂隙狭少，骨棘，骨硬化像など，変形性関節症に特徴的な所見がみられる（図 1-44）．

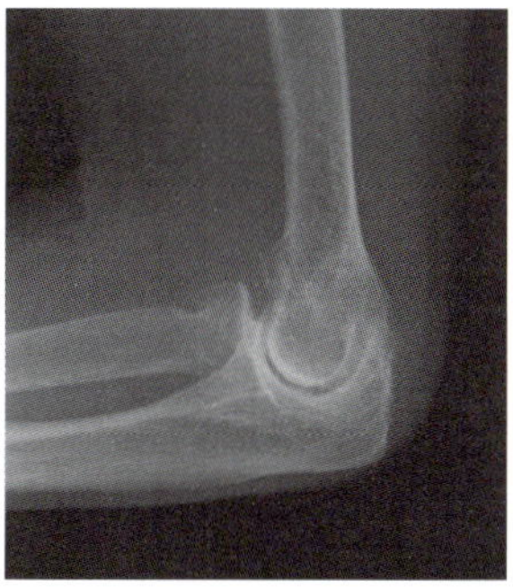

側面像

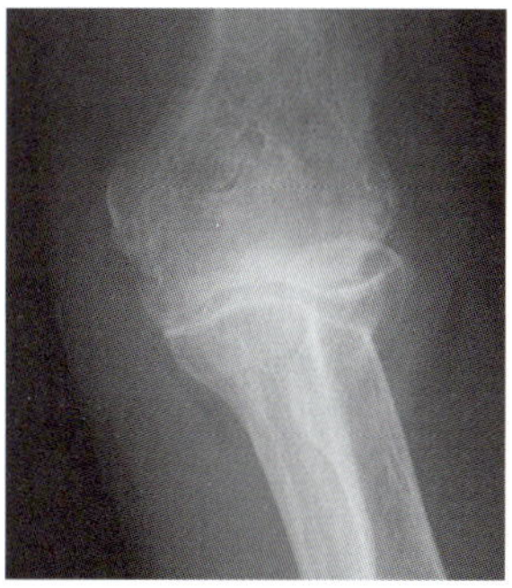

正面像

図１－44　変形性肘関節症のＸ線像

12－3．理学療法

❑鎮痛目的の温熱，拘縮に対する関節可動域練習，筋力低下に対する種々の運動療法，ADL 練習などが主である．

❑肘関節痛は骨棘の大きさにより決定されるのではなく，むしろ機械的な滑膜炎により引き起こされる．このため滑膜炎に対する理学療法が除痛に対して有効である．

❑可動域の目安として，スプーン・箸を口へ運ぶには，屈曲 110° 回外 30°，洗顔動作では屈曲 120° 回外 50° が必要とされている．

調べてみよう！
ADL上、膝関節の必要可動域を調べてみよう！

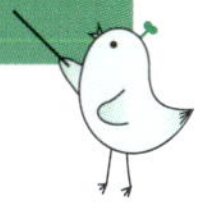

12－4．術後理学療法

❑関節症の進行に応じて，O-K 関節形成術，骨棘切除関節形成術，関節切除関節形成術，人工関節置換術が行われる．

❑術後～１週まで：

・局所の血流増加と浮腫の軽減のため，肘の隣接関節の積極的な早期運動を行う．

・肘関節を固定した状態で，肘屈筋，伸筋群に等尺性運動を行う．15～20 回筋の収縮と弛緩を繰り返し，1 日に数セット実施する．

❑術後１～２週より：

・急性炎症が消退し，創が治癒する術後 1 ～ 2 週から自動運動を開始し，前腕の重みを利用した伸張運動へと進める．アイシングを併用する．

・徒手矯正は軽く力を加える程度にとどめ，肘周辺の異所性骨化の発生に注意する．

❑最近では，肘関節でも術後早期より CPM ユニットによる持続あるいは間歇的他動運動を行う場合もある．

❑肘部管症候群の手術法には，腱弓切離術，上腕骨内側上顆切除術，前方移動術，肘部管形成術がある．

13. フォルクマン(Volkmann)拘縮

13-1. 疾患概念

- 上腕骨顆上骨折や前腕骨折，高度の挫傷など肘関節部の外傷後に生じやすい阻血性拘縮である．
- Richard von Volkmann が骨折に引き続いて発生する前腕筋の拘縮と麻痺として 1881 年に報告したのが始めである．
- 現在では動脈損傷の有無に関係なく，外傷や圧迫などによる急性虚血，阻血による compartment syndrome の結果の拘縮とされている．
- 外傷後あるいは骨折の治療開始後に漸増する疼痛で，やがて不穏状態を伴うほどに激烈なものとなる．
- 動脈閉塞を伴う外傷により毛細管透過性が上昇するため，compartment 内での筋層内浮腫が増大し，さらに小血管閉塞を引き起こし阻血性壊死性変化へ進み，ついには瘢痕化する．
- 肘関節屈曲，前腕回内，手関節屈曲，MP 関節過伸展，PIP 関節屈曲，母指屈曲内転という特有の肢位をとり，手の変形は鷲手変形に類似する．
- 初期の変形は徒手的に矯正可能である．慢性的な筋肉の不均衡と関節可動性の減少により二次的に関節包，靱帯，皮膚の拘縮が発生し，徒手矯正が困難な変形が完成する．
- 典型的拘縮にいたるまで不可逆的に進行することが多く，正中神経，尺骨神経にも圧迫麻痺を生じ，機能回復がきわめて困難である．
- もっとも損傷を受けやすいのは前腕屈側深層の深指屈筋と長母指屈筋である．その他浅指屈筋や手関節屈筋群も損傷されやすい．
- 本疾患は予防が重要で，前腕部の骨折や挫傷，腫脹の始まっている部位に対するギプスシーネ・ギプス固定の際には，常に本疾患の発生を念頭において治療を行うべきである．
- Intrinsic Volkmann 拘縮は，手内筋の阻血性拘縮であり，手部の圧挫や中手骨基部の多発骨折にともなって発生する．高度の腫脹がもっとも顕著な所見である．

13-2. 検査

- 疼痛 (pain)，指尖蒼白 (pallor)，腫脹 (puffiness)，末梢の拍動消失 (pulslessness)，運動麻痺 (paralysis) の 5 P 徴候が知られている．
- 深指屈筋が初期から侵されるので，中指あるいは環指の他動伸展時痛が早期診断に有効である．
- 皮膚表面がテカテカと光るほどの腫脹があれば，compartment syndrome が発症しはじめている危険性が高い．
- Compartment 内圧の測定．通常の前腕の筋内圧は 8 mmHg 以下であり，40mmHg 以上の内圧であれば compartment syndrome と診断される．
- 固定の解除と血行改善の処置により 3 ～ 5 時間以内に回復徴候がみられないときには，前腕の筋膜切開による減圧手術が行われる．

13－3．理学療法

- 挙上は浮腫・腫脹を消退させる手段として有効であり，病変部位の挙上が行われるべきであるが，末梢の動脈血行が不良であれば適切ではない．
- 筋腱の癒着防止のために手指の自他動運動も有効である．亜急性期の治療目的は手の機能の再教育，関節拘縮の予防と神経に対する瘢痕性絞扼の除去にある．
- 関節拘縮と変形発生の防止のため，手関節軽度背屈，指伸展位のギプスシーネ固定や，dynamic splint が利用される．
- 神経麻痺や循環障害があるので，温熱療法には厳重な注意が必要である．
- フォルクマン拘縮の最良の治療法は予防であり，理学療法士もその病態を把握し早期発見に努める必要がある．

13－4．術後理学療法

- 拘縮発生後の手術は壊死組織の除去，拘縮の切離と腱の延長，筋解離術，腱移行術，遊離筋肉移植術がある．
- 術後は，各関節に適切な肢位でのギプスシーネ固定を行い，患肢を心臓の位置より挙上させる．
- 固定除去後，拘縮の矯正を目的に dynamic splint などの機能装具を装着する．
- 夜間は static splint を装着させ，屈曲拘縮の予防に努める．
- 運動療法は，気泡浴などの温熱療法後の持続伸張による再拘縮の予防と可動域の獲得，筋力増強を十分に行う．
- 種々の腱移行術によって再建が図られるが，機能回復は不十分なことが多い．

（原　信二）

3. 手関節とその周辺

確認しよう！

橈骨遠位端の分類、主に3つを確認してみよう！

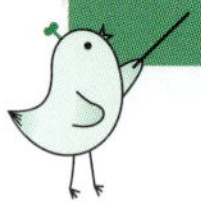

1. 手関節の骨折

❑手関節骨折は，コーレス骨折が有名であるが，その他にスミス骨折やバートン骨折などもある（図 1-45）.

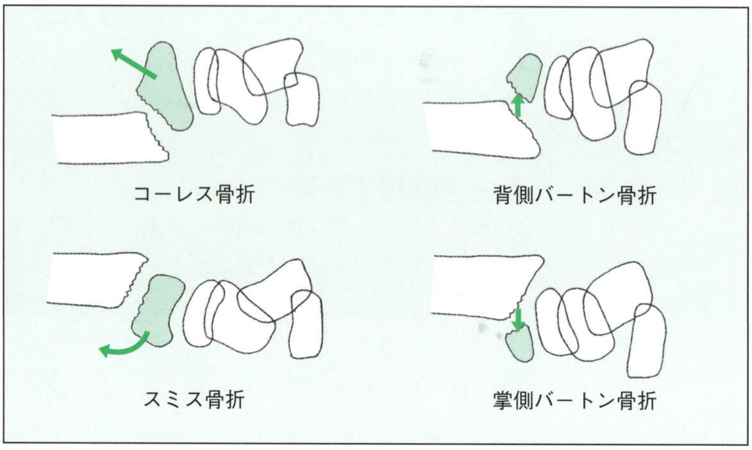

図1－45　橈骨遠位端骨折の分類

❑上記疾患に対する理学療法の目的は，ADL の制限をできる限りなくし，受傷前の生活へ戻すことにある.

❑疾患を理解し，その時期の適切な理学療法を実施していくことが重要である.

1－1. コーレス骨折（Colles' fracture）

1）疾患概念と症状

❑手関節背屈位，前腕回内位で手掌を地面についたときに起こる骨折で，発生頻度は全骨折の 10% 程度と高く，高齢者女性に多い.

❑その理由は，橈骨遠位端部には海綿骨が多く，骨粗鬆症の影響を強く受けることによる.

❑骨折線は手関節の上 1 ～ 3 cm の所で掌側から斜背側上方へ，遠位骨片は背側・橈側・回外転位をきたすことが多い.

❑外観は，側面からはフォーク状変形，正面からは銃剣状変形を呈する（図 1-46）.

❑骨髄・軟部組織からの出血で，前腕遠位端から手関節・手部にかけて著明な腫張が出現する.

❑限局性疼痛，叩打痛，運動時痛は明瞭に出現する.

2）治療法

❑基本的には保存療法を選択する.

確認しよう！
コーレス骨折の特徴的な変形２つを確認してみよう！

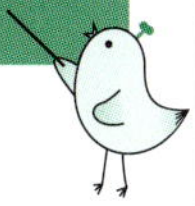

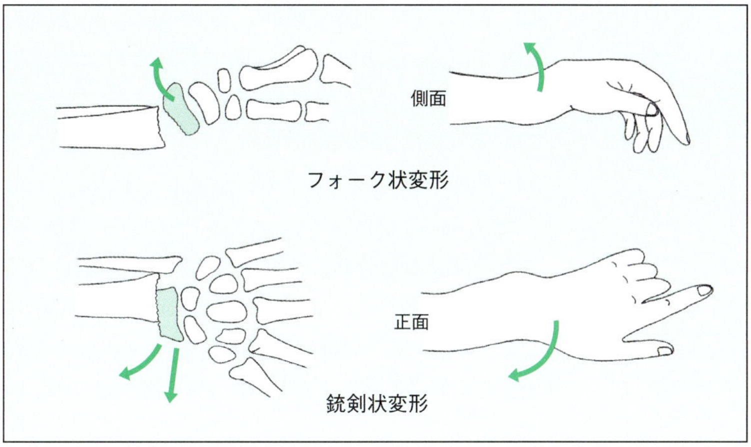

図１－46　コーレス骨折の変形

- ❑ポイントは，①長軸牽引によって整復可能か，②整復位を保持できるかである．遠位端骨折の場合は容易に整復できるが，整復位保持が困難なことが多い．
- ❑徒手整復後，手関節掌屈・尺屈位にてギプス包帯による外固定を行う．
- ❑固定後の整復保持が困難な場合は，手関節背屈や前腕回外の可動域制限を残す場合もある．
- ❑骨折部が不安定な場合，重度の粉砕を伴う場合，整復後に再転位の可能性がある場合には，観血療法を選択する．

3）合併症と後遺症

⑴ 反射性交感神経性ジストロフィー

調べてみよう！
ＲＳＤの特徴的な症状がたくさんあるよ。
疼痛以外のものを調べてみよう！

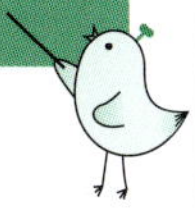

- ❑骨折，脱臼，神経損傷などの外傷に起因して起こる交感神経性の血管運動機能不全の状態．
- ❑激しい疼痛，著しい腫張，関節機能障害，皮膚色調異常を主症状とする．特に疼痛は灼熱痛として訴えることが多い．
- ❑ RSD は難治性疼痛であるため，後遺障害を残しやすい．早期診断と早期治療が重要となる（図 1-22 参照，p34）．

⑵ ズデック（Sudeck）骨萎縮

調べてみよう！
ＲＳＤのＸ線像にどのような症状があるのか調べてみよう！

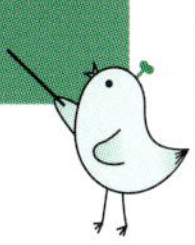

- ❑RSD に併発してよくみられる．
- ❑血管運動神経の異常による末梢循環障害が原因となり，手指に腫張がみられ，皮膚は温かく光沢がある．
- ❑指の運動制限と圧痛が高度に出現する．
- ❑ X 線上には，斑点状骨萎縮が認められる．

⑶ 神経損傷

- ❑整復後の固定肢位により，正中神経が圧迫を受け麻痺する．

❑これにより手根管症候群（carpal tunnel syndrome）を起こす．

❑猿手（ape hand）を呈し，知覚障害と対立運動障害が認められる．

(4) 遠位橈尺関節機能障害

❑三角線維軟骨複合体（triangular fibrocartilage complex : TFCC）の損傷によって起こる．

❑尺骨茎状突起骨折，遠位橈尺関節脱臼と複合していることが多い．

❑X 線画像所見で，ulnar plus variant（尺骨末端が橈骨末端より長い状態）の強い手関節では，TFCC 損傷を受けやすい傾向にある．

❑TFCC 部の圧痛およびクリック音，最大回内外運動時での自発痛を訴える．

(5) 伸筋腱断裂

❑骨折により，伸筋支帯と橈骨の間で摩擦を生じ，疼痛の原因となる．

❑この場合，リスター（Lister）結節の背側を通る長母指伸筋腱は摩擦により皮下断裂しやすい．

(6) フォルクマン拘縮

❑ギプス固定などの圧迫により動脈血流障害が起こり，前腕屈筋群の不可逆的変性を発症する外傷後遺症である（2 の 13. 参照，p56）．

(7) 関節拘縮

❑ギプス固定時の関節肢位により，肩，肘，前腕，手関節，手指に関節拘縮が起こる．RSD などを併発すると後遺障害として残る場合がある．

4）理学療法評価

❑X 線画像（受傷時・整復後）をもとに，問診や視診および触診の理学的所見評価を行う．その後，一般的な理学療法評価を行う．

❑各評価のつながりを考えて，評価し考察を考えていく．

(1) X 線画像所見（図 1-47）

❑受傷時は，骨折の部位，骨折の分類および種類，骨片の転位方向を中心に読影する．この際，靭帯の損傷程度や骨膜の損傷程度を推測しておくと，固定除去後の評価に役立つ．

❑整復後は，整復の状態，アライメント，骨折端の位置関係，手術式や固定材料，術後固定性を読影する．仮骨のでき方や骨萎縮等合併症の有無についても判断基準となるので，しっかり読影すること．

❑X 線画像の撮影日をメモしておく．骨癒合期間の把握や経過観察に重要である．

確認しよう！
骨折線と転位方向を必ず確認しよう！

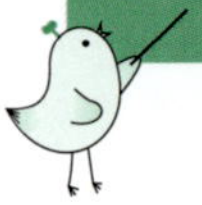

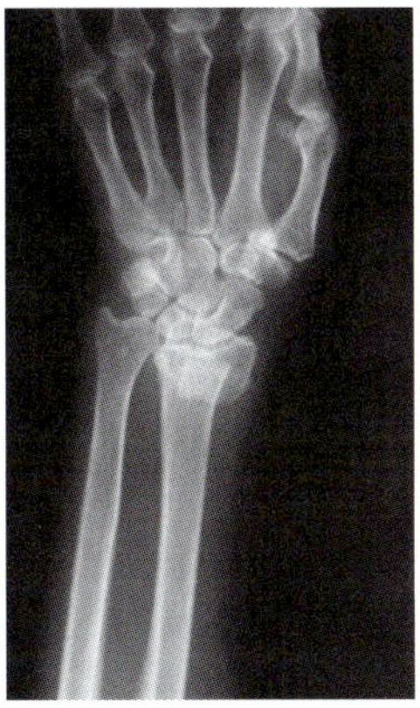

正面像

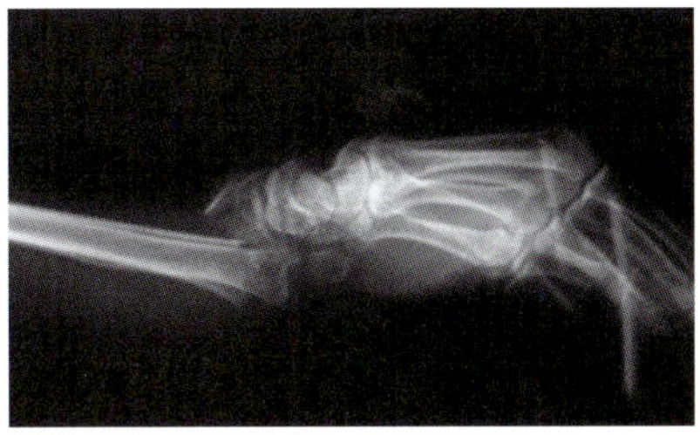

側面像

図1－47　コーレス骨折のX線像

(2) 問診

- コミュニケーション能力の評価は，必ず行う．橈骨遠位端骨折は高齢者に多く，コミュニケーション能力に障害がある場合が少なくない．
- 知覚検査や疼痛検査など質疑応答が必要となる評価の信憑性が変化するので，認知症検査を含めしっかり行う．
- 受傷機転の問診を行う．受傷日時や場所，受傷時の状況などできるだけ詳しく具体的に問診する．
- あわせて，受傷前の動作能力や利き手，仕事の有無など，受傷前ADL動作能力を問診する．利き手については，ゴール設定に有用であるため，必ず調べておく．
- 疼痛や痺れの問診も行う．合併症のRSDの早期発見に有用である．

(3) 視診および触診

- 視診は，対象者の状態の全てを観察していく．
- ギプス固定の場合は，固定肢位および範囲，方法について観察する．これらにより，固定除去後の二次的な可動域制限部位を推測する．
- 次に健側と比較して，患側の状態を観察する．具体的には，皮膚色，浮腫，関節の変形，外傷等創の有無などであり，ギプス障害や合併症の発見に有用である．
- 触診は，実際に触れてみて対象者の状態を把握する．問診や視診で得た情報をもとに実施していく．
- 視診と同様に，健側と比較する．具体的には，患側の熱感および冷感，浮腫の程度，異常発汗などの自律神経症状の有無，皮膚の弾力性，関節拘縮，筋萎縮などである．
- ギプス固定の場合で，浮腫の程度が強い場合は血液還流異常（ギプス障害）を起こしている場合がある．これに伴う疼痛や痺れを併発していることもある．

(4) 他部門からの情報

- ❑主治医へは，X線画像所見や手術時の状況，今後の治療方針などを聴取しておく．
- ❑また，固定期の運動療法の許可や禁忌事項なども併せて確認しておく．
- ❑看護師へは，病棟内での活動性やADL動作能力，コミュニケーション能力を聴取する．特に疼痛の訴えや管理については，必ず聴取しておく．
- ❑キーパーソンとなる家族からは，受傷前の生活状況などを聴取しておく．ゴール設定に有用である．
- ❑その他，必要に応じてリハスタッフ，医療相談員（medical social worker : MSW）より情報収集を行う．

(5) 理学的所見

- ❑ギプス固定除去後や術後に骨折部の叩打痛，圧痛を確認する．疼痛により骨癒合の状況把握ができる．X線画像所見や文献的な骨癒合期間と併せることで，より正確に骨癒合の進行状況が把握できる．
- ❑CRP（C-reactive protein）検査値を確認する．CRPは，各種炎症性疾患，外傷，術後などで高率に増加する．
- ❑合併症に関する評価を行う．特に好発のRSDの評価は，必ず行う．

(6) 関節可動域検査（ROMT）

- ❑ギプス固定期間は，固定部以外の関節について可動域検査を行う．自動可動域を主に測定するが，必要に応じ他動可動域も測定する．
- ❑特に肩関節は，疼痛や固定による二次的な可動域制限を起こしやすいため，必ず測定しておく．
- ❑手指は，浮腫の影響を受けやすく可動域制限を起こしやすいため，可能な範囲の測定をしておく．
- ❑固定除去後は，疼痛や対象者の恐怖心などを考慮して，自動可動域を測定する．その際必ず対象者の表情を確認し，過度な疼痛を与えないように配慮する．
- ❑特に肘関節は，ギプス固定時の肢位や浮腫の影響により可動域制限を起こしていることが多いので，必ず測定しておく．
- ❑他動運動が許可された段階で，必要に応じ他動可動域も測定する．
- ❑また，常に可動域制限の原因を考察しておく．

(7) 徒手筋力検査（MMT）

- ❑ギプス固定期間や固定除去後早期は，自動運動の範囲内で大まかな筋力を測定しておく．骨折部の整復不良（ズレが大きい）の場合は，腱の走行を考慮して測定する．
- ❑特に固定除去後早期は，X線による仮骨の状態，疼痛や恐怖心を考慮しながら測定を行う．

❏注釈として，ギプス固定の状況，検査肢位および検査方法などを明記しておくとよい．

❏骨癒合がある程度進行した段階や医師より許可が出た段階で，抵抗運動，握力，ピンチ力を測定する．

(8) 知覚検査および自律神経検査

❏骨折部の整復不良や浮腫などの血液還流異常時，不良固定肢位による手根管症候群で神経障害，神経損傷を起こすことがあるため，神経領域ごとに検査を行う．この際，筋力検査と併せて行うとよい．

❏損傷がある場合は，ティネル徴候（Tinel sign）にて評価し経過を追う．

❏疼痛と浮腫などRSD症状に則した評価を詳しく行い，X線所見や疼痛などと一緒に経過観察を行う．

(9) 疼痛検査

❏疼痛の部位，種類（安静時痛・運動時痛，自発痛など），再現性を検査する．

❏疼痛検査は対象者の主観的な部分に影響を受けやすいので，各種疼痛検査スケールを用いると客観的に捉える事ができる．

❏評価はできる限り詳細にしておく．疼痛が主な問題点となる場合が多く，プログラム立案や経過観察に必要である．

❏鎮痛剤の服用中は，服用時間により再現性に影響を及ぼすこともあるため，与薬の情報収集を事前に行っておく．

❏関節可動域検査やRSD検査と併せて行うとよい．

❏必ず日内変動を含めた経過観察を行う．

(10) 形態測定

❏浮腫が強い場合は，周径を測定しておき，必ず経過観察を行う．

❏X線所見や視診上の変形，短縮を認める場合は，肢長を測定しておく．

(11) ADL検査

❏必要な項目について，介助量も詳細に観察，評価しておく．

❏FIM（Functional Independence Measure）などを用いると数値的に経過観察が可能となる．

5）理学療法

(1) 固定期（1～3週）

＜非固定関節（肩・手指）への理学療法アプローチ＞

❏～1週：

・ギプスの固定肢位を確認する（特にMP・IP関節）．

・ギプス障害などの循環障害を起こしやすいので，浮腫予防の患肢挙上の指導を行う．

確認しよう！

固定期にもギプス障害や疼痛の変化について確認しよう！

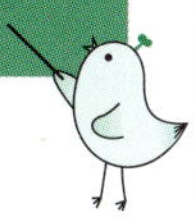

❑～3週：

・マッサージ，関節可動域および筋力維持練習を開始していく．
・まず，肩関節周囲のマッサージおよび関節可動域練習を行う．浮腫による血液循環不全がある場合は，中枢側の血行改善およびリラクセーションを最初に行う．その後，末梢側（手指）より中枢側へのマッサージを行う．
・関節可動域練習は原則として他動運動で行う．骨折部への影響や疼痛がなければ自動運動も併用して行う．
・固定肢位を考慮し，肩関節外転・外旋や手指屈伸を中心に行う．
・疼痛緩和目的で温熱療法（ホットパックなど）を用いる場合もある．

＜固定関節（肘関節・手関節）への理学療法アプローチ＞

❑～1週：

・受傷後早期のため，炎症も強い．熱感が強い場合は，クーリング（冷却）も検討する．
・固定部の疼痛と浮腫の管理を行う．重度の場合は，医師へ報告する．
・浮腫予防の患肢挙上の指導を行う．

❑～3週：

・関節可動域練習は原則として他動運動で行う．
・自動運動を行う場合は，骨折部の影響を考慮する．
・自動運動は循環改善などの効果もあるが，不用意な筋収縮が骨折部の安静固定を阻害することもあるので注意が必要である．
・患肢の ADL 使用も自動運動になるため，制限が必要になる場合もある．
・骨折部に影響がない場合は，手指の自動運動を開始する．
・抵抗運動を行う場合は，弱い抵抗となるようにする．
・浮腫がある場合は，患肢挙上位で行う．

※固定期の理学療法アプローチにおいて注意すべき点

・RSD が併発しやすいことを考慮してアプローチを実施する．
・疼痛や浮腫を伴う場合は，過剰運動による RSD 増悪に注意する．疼痛があれば，部位の確認を行う．

（2）固定除去期（4週～8週）（図 1-48）

❑～6週：

・必ず X 線と理学的所見にて骨癒合の状態を確認する．叩打痛がある場合は，骨癒合が未完成と判断でき，注意および管理が必要である．
・また，関節可動域制限因子の確認も必要である．
・上記確認後，手関節および前腕の関節可動域練習を自動運動より開始していく．
・他動運動は，必ず医師の許可を得て，疼痛の程度により徐々に開始していく．
・強い疼痛が残存する場合は，他動運動は絶対禁忌であり，自動運動により関節可動域拡大を図る．

確認しよう！

舟状骨と月状骨を必ず確認してから関節を動かそう！

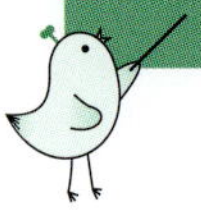

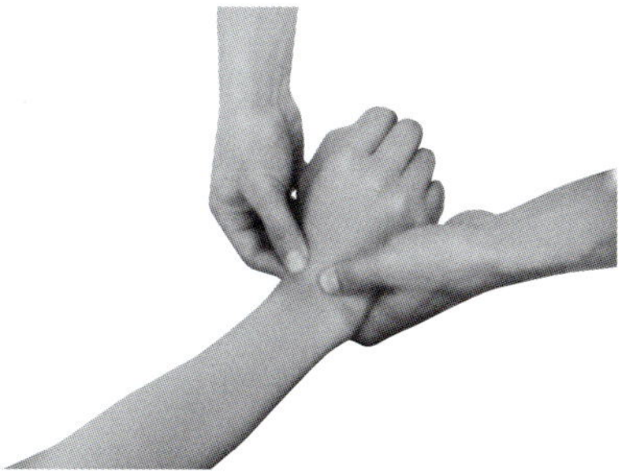

a．手関節の背屈

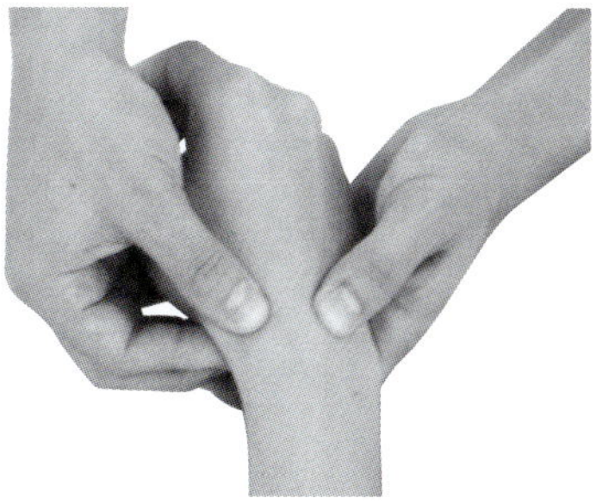

b．手関節の掌屈

図１−48　手関節の可動域訓練

a：舟状骨を中心に一側の母指および示指にて把持する．反対側の手指で手掌面を把持し，舟状骨を背側方向に滑らせながら背屈していく．
b：舟状骨を中心に一側の母指および示指にて把持する．反対側の手指で手掌面を把持し，舟状骨を掌側方向に滑らせながら掌屈していく．

❑〜８週：

・他動運動による関節可動域拡大を図る時期である．
・疼痛の減少が確認できたら，積極的に他動運動による関節可動域練習を行う．
・手指の抵抗運動を開始する．抵抗は徐々に増やしていく．
・ADL を考慮した練習内容を立案，実施していく．

※固定除去期の理学療法アプローチにおいて注意すべき点

・練習中は常に疼痛の確認，管理をしておく．
・他動運動や抵抗運動は over work に十分注意する．

6）術後理学療法

❑術式により理学療法開始時期が異なるため，医師への確認が必要である．

(1) プレート固定術

❑〜２週：

・X 線により術前後の骨折部の状態を確認する．
・手術により出現した疼痛，減少した疼痛を確認・管理する．
・浮腫予防のため，患肢挙上を指導する．
・非固定関節の関節可動域練習を行う．

❑２週〜：

・疼痛に応じて，積極的に関節可動域練習を開始する．
・その後，5)の(2)（p64）に準じて理学療法を行う．

(2) 創外固定術

❑〜４週：

・手指の関節可動域練習は，早期より開始する．MP 関節（特に示指）は，拘縮をきたしやすいので必要である．

❑ 6 週～10週：
・医師が癒合状態に応じ，創外固定器のジョイントを調節する．指示に従い，創外固定下に手関節の関節可動域練習を開始する．
・この期間内に，創外固定を完全に除去していく．
・その後，5)の(2)（p64）に準じて理学療法を行う．

1－2．スミス骨折(Smith' fracture)

1）疾患概念と症状

❑手関節を掌屈し手背をついて倒れたときに発生する．
❑骨折線はコーレス骨折の逆方向で，背側遠位から斜掌側近位方向へ，遠位骨片は掌側転位をきたすことが多い．
❑逆コーレス骨折ともいわれる．

2）治療法

❑コーレス骨折と逆の方法で整復を行う．
❑骨折部が不安定な場合や重度の粉砕を伴う場合，整復後に再転位の可能性がある場合には，観血療法を選択する．

1－3．バートン骨折(Barton' fracture)

1）疾患概念と症状

❑手関節の関節内骨折である．
❑遠位骨片が手根骨とともに背側に転位しているものを背側バートン骨折といい，逆に掌側に転位しているものを掌側バートン骨折という．
❑靭帯や関節包の損傷があるため整復も困難で，整復後の固定性も悪い．

2）治療法

❑不安定で固定性が悪い場合は，キルシュナー鋼線やプレートを用いて内固定をする．

（松本 真一郎／岡　一）

4. 月状骨軟化症（Kienböck 病）

1. 疾患概念

- 月状骨軟化症は，特有な硬化像や圧壊像を示す無腐性壊死で，月状骨への栄養血管の途絶により引き起こされる．1910 年，Kienböck により初めて報告されて以来，Kienböck 病ともいわれる．
- 壊死を生じる原因については不明であるが，月状骨は近位手根骨列の中央にあって，手関節中間位では手指に加わった荷重を有頭骨から橈骨に伝える荷重伝達の中心にあり，絶えず慢性の外力にさらされやすいため，何らかの外力が基盤になって起こる無腐性骨壊死であることは疑いがない．

確認しよう！
手根骨の配列や名称を確認してみよう！

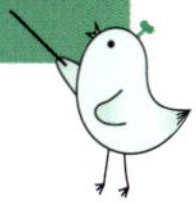

- 20 歳代に頻発し，好発年齢は 20 歳～50 歳前半である．男性の利き手に発症することが多く，その比率は 5 : 1 で男性，3 : 1 で利き手に多い．また，手関節への衝撃や負担の多い職業やスポーツも誘因となる．
- 職業としては，大工，工員，左官，農漁業など手をよく使う manual worker の人に多く発症する．また，スポーツ障害としての報告はそれほど多くないが，空手や相撲などの格技，バレーボール，体操など手関節に大きく衝撃の加わる種目で比較的多く発症する．また，卓球，テニス，ゴルフ，剣道，野球など，道具を使う種目でも発症の報告がある．そして，25% に外傷の既往を認めているという．
- Hulten は，手関節 X 線前後像による橈骨遠位尺側関節面と尺骨遠位端との位置差，すなわち variant を計測し，尺骨遠位端のほうが短い，いわゆる minus variant が月状骨軟化症に 74% の高率で認められるとした．これは minus variant の場合，月状骨にかかる長軸方向の圧迫力が大きいためと考えられる．

2. 症状

- 初期には手に負担のかかる運動時や運動後に手関節に漠然とした疼痛や重苦しい感じ（特に背屈運動時）があるが，安静にて比較的短時間に消退する．しかし，自然に修復されることはほとんどなく，進行すると手関節の腫脹疼痛や握力の低下，可動域制限（特に背屈）が生じてくるため，作業やスポーツ活動のみでなく ADL にも障害となる．
- さらに進行して月状骨が圧壊し骨片が掌背側へ突き出すと，伸筋腱皮下断裂や手根管症候群を発症する場合もある．

3. 所見

- 臨床症状と X 線像とから 4 病期に分けられる（Lichtman 分類を改変）（図 1-49, 50）．
- Stage Ⅰ：手関節の軽度の疼痛があるものの X 線上変化があきらかでないか，あるいはわずかな骨梁の不規則化や断層撮影でときに骨折線が認められる．MRI や骨シンチグラフィーなどでは明らかな異常所見．

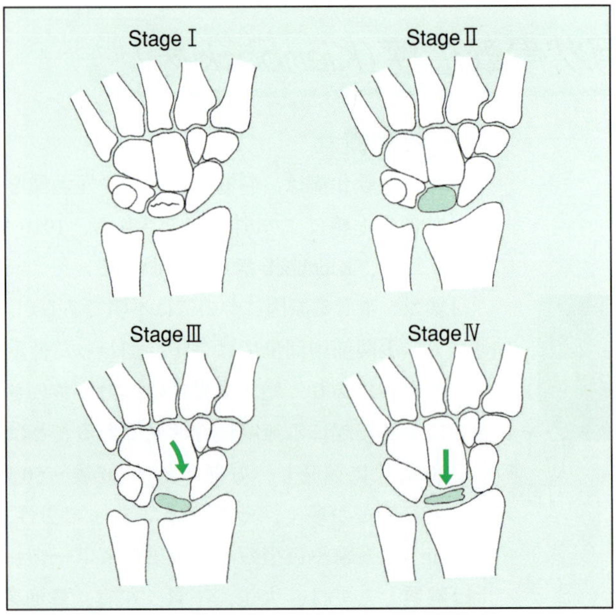

図１−49　月状骨軟化症のLichtman分類（文献３より引用）

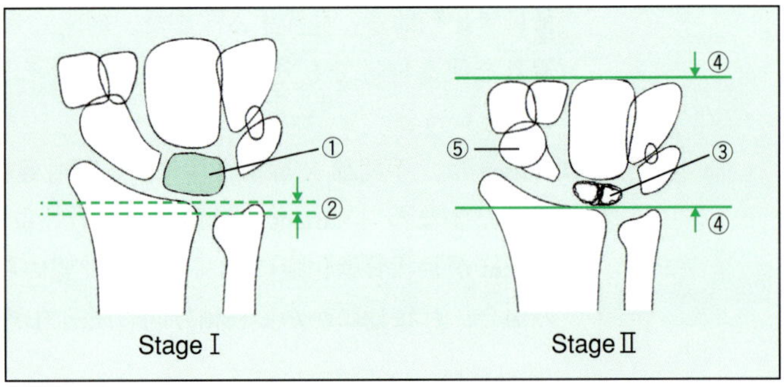

図１−50　月状骨軟化症のＸ線像（文献２より引用）

①月状骨の硬化像
②minus variance（3 mm 以上尺骨が橈骨より短い）：日本人では正常の variance や Plus variance での発症も多く，必ずしも minus variance が月状骨軟化症に特徴的にあるわけではない．
③月状骨の扁平分節化
④carpal hight の減少
⑤舟状骨掌屈回転による cortical ring sign

❑StageⅡ：手関節の腫脹・疼痛があり骨陰影濃度増加，骨梁の不規則化，月状骨の骨硬化が認められる．

❑StageⅢ：腫脹・疼痛に加え運動制限が著明になり，濃淡陰影または扁平化を主体としたもので月状骨の圧潰，分節化があり，進行すると有頭骨の近位移動，舟状骨の回旋が見られる．

❑StageⅣ：変形性関節症に陥り，分節化し，関節裂隙狭小，軟骨下骨硬化などが認められる．

4．整形外科的治療

❏はじめに保存的に，消炎鎮痛剤の投与，手関節内注射などを行う．後骨間神経ブロックが著効を呈することもあるが，いずれも根本的療法ではなく，急性期の強い疼痛対策として用いるべきである．

❏そして，3 ～ 6 か月間，手関節良肢位でのギプス固定または 1 年近くの装具療法を行う．X 線上は修復像が得られず，疼痛の消失あるいは軽減まで平均 4 年を要するものの，労働能力は従前の 70～80% で転職もなく，ADL 上もほとんど問題ないとしているものもある．

❏次に運動選手の場合は，手術療法によって長期間のスポーツ活動の停止を余儀なくされることもあるため，まず保存療法を試みる．

❏まずは，急性期の強い疼痛対策を行う．保存療法の主体をなすのは安静の保持のための固定である．症状が強い時期にはギプス固定を 2 ～ 3 週行うと強い疼痛が除去される．

調べてみよう！
どのようなサポーターがあるか調べてみよう！

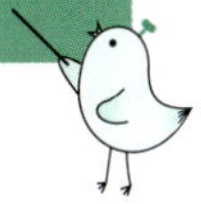

❏その後，手関節固定用サポーターを装着する．サポーターは種々のものが考案されているが，スポーツ選手には手関節の可動性をまったく許さないタイプのものは不向きで，多少の可動性をもたせたものがよい．

❏保存療法は通常 3 ～ 6 か月程度は行うが，無効の場合や X 線上 stage の進行がみられる場合は手術療法へ移行する必要がある．ことに StageⅢ 以上で症状の強いものは，保存療法の効果に限界があるので早めに手術を行ったほうがよい．

5．理学療法

❏①装具療法による手関節良肢位，②物理療法による疼痛軽減，③肩甲帯，肩関節周辺，上腕二頭筋，上腕屈筋群，前腕回内筋群，手関節，手指の過剰筋緊張の予防，④関節可動域の維持・改善を目標に行う．

6．術後理学療法

❏手術療法としては，StageⅢ までの手関節では Levelling 手術が最も安定した成績が得られる．

❏Levelling の方法としては種々考案されているが，尺骨長が相対的に短い minus variance での橈骨短縮骨切り術が代表的手術法である．手関節に直接の侵襲を加える手術法としては月状骨摘出後スペーサー挿入術，血管束移植術，手関節部分固定術などがあり，stageⅢ の症例には単独または種々の組み合わせで施行する（図 1-51）．

❏さらに進行した例では月状骨を切除後，有頭骨を骨切りして橈骨関節面を再建するとともに手根中央関節を固定する Graner 法や，近位手根骨列切除術や全手関節固定術の適応となることがある．

❏これらの手術療法はいずれもスポーツ復帰には長期間を要するので，スポーツ選手には施行困難であることが多い．その点，後骨間神経切除を中心とした神経切除術は，可動域制限は発生せずスポーツへの早期復帰が可能である．

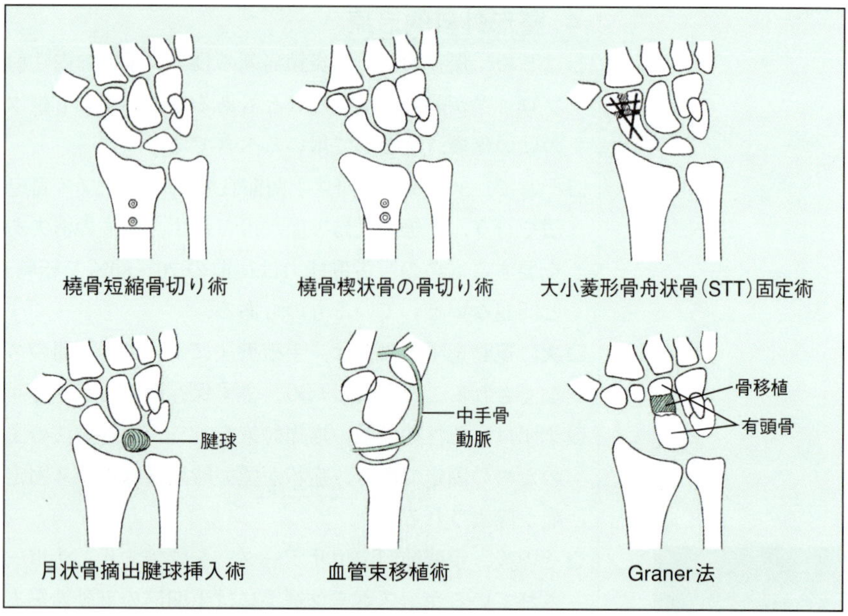

図1－51　月状骨軟化症の手術法（文献2より引用）

❑ただし神経切除術は月状骨軟化症そのものの治療を行っているわけではなく，疼痛が軽減してスポーツでさらに手関節に負担をかけているとcollapseが進行する可能性もあるので，慎重な経過観察が必要である．

❑術後理学療法は，浮腫のコントロール・手術による関節可動域制限の改善・疼痛管理・筋力維持と増強・ADLの拡大が目的である．その方法は前述の理学療法に準ずる．

5. 手指の骨折脱臼

1. 疾患概念

❑手指の骨折脱臼は転倒，衝突などの際に生じる場合が多い．受傷時の応急処置として，擦過傷は水で十分に洗浄し泥や砂を落とす．指の変形が著明なときは，末梢に軽く牽引して変形を整復し，シーネで固定する．隣接指とともに，あるいは単独でテーピング固定してもよい．テーピングがきついと血行障害を生じるので注意が必要である．指の変形がないときに引っ張ることは，疼痛や腫脹を増強させるので禁忌である．

❑手指の外傷には骨折，脱臼，靱帯断裂などさまざまな病態が含まれている場合が多い．後遺症を残さないために，早期の専門医による正確な診断と治療が大切である．

❑手指は外傷の程度を過小評価されやすく，陳旧化して後遺障害を残すこともある．後遺障害はたとえ手術を行っても完全に元通りにすることは困難である．一方，骨折，脱臼，靱帯断裂のない軽症であれば，ほとんど後遺症もなく治癒する．

❑これら手指の外傷の重症度を判断する指標は，疼痛，腫脹，変形，自動運動による関節可動域である．すなわち，軽度の疼痛と腫脹があっても変形がなく，自分で指を動かして正常な動きがあれば軽症と判断できる．また中等度の疼痛と腫脹があり，変形はなく，正常な指の動きができなければ中等度，著しい疼痛と腫脹があって，変形もあり指がまったく動かなければ重症であり，直ちに専門医に行く必要がある．

2．母指

2－1．Bennett 骨折（母指CM関節脱臼骨折）

1）症状

❑母指先端に物が当たったり，母指を引っかけるなど，母指に長軸方向の外力あるいは外転力が加わったときに発生する．

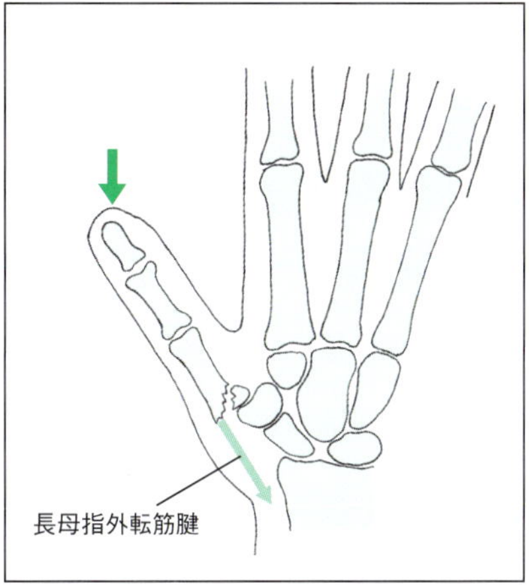

図１－52
Bennett骨折の受傷機転と長母指外転筋腱によるCM関節の脱臼

2）所見

確認しよう！
長母指外転筋を含め母指周囲筋の走行と作用を確認しよう！

❑中手骨は基部掌側尺側の三角骨片を残して，長母指外転筋の作用で背側橈側に脱臼する（図 1-52）．

3）整形外科的治療

❑保存療法として徒手整復とギプス固定は簡便であるが，整復位の保持が困難でしばしば再転位をきたすので，経皮的に鋼線で固定する場合が多い．

❑徒手整復法は，母指を外転位で牽引し中手骨の基底部を圧迫する．良好な整復位が得られれば，X 線透視下に鋼線を刺入する．鋼線は 1 本は三角骨片を，1 本は CM 関節を固定する．整復後はギプスで 4 ～ 6 週間の外固定を行い，ギプス固定内の筋の等尺性収縮練習をできるだけ早期から行い，ギプス固定外の関節の自動運動は直後より行う．

❑このとき，浮腫，疼痛のコントロールが重要であり，過剰練習となって反射性交感神経性ジストロフィー（CRPS* typeⅠ）を起こさないよう注意する．6 ～ 8 週で抜釘する．保存療法で整復固定が困難であれば手術療法を行う．

4）理学療法

❑まず整復固定肢位の確保と浮腫のコントロールを行う．外固定期間中は，手の

＊ CRPS：複合性所痛症候群（complex regional pain syndrome）．難治性の慢性疼痛症候群のことであり，typeⅠが反射性交感神経性ジストロフィー，typeⅡがカウザルギー．

挙上を指導し，安全肢位，特に MP 関節の屈曲位が維持されているか定期的にチェックする．母指は IP 関節の自動運動を行う．骨折が安定したら，MP 関節の自動運動を行い，キルシュナー鋼線を抜去した後は CM 関節の自動対立および伸展運動を最大範囲で行う．

❑また，将来 CM 関節症になる可能性があり，それによる痛みはピンチ力の低下を招くので，痛みを誘発させない範囲で CM 関節の自動運動を行い，徐々に関節可動域を獲得する．その後は母指の外転，対立運動が伴った軽いつまみ動作を行う．運動時以外は骨折部の保護を兼ねた内転拘縮予防，または矯正用の静的スプリントを装着する．

5）術後理学療法

❑手術は母指球基部より侵入し，母指球筋を剥離して CM 関節を展開する．固定には鋼線またはスクリューを用いる．Herbert screw は固定性がよいためほとんど外固定を必要とせず，後療法が早く始められ抜釘の必要もないので，早期社会復帰を目指す対象者にはよい適応である．手術療法でも復帰には 2 ～ 3 か月を要する．

2－2．母指 MP 関節尺側側副靱帯断裂

1）症状

❑スキーで転倒したときにストックで母指が外転されて受傷することが多いので，skier's thumb とよばれる．

2）所見

❑MP 関節橈屈ストレス検査による関節不安定性を健側と比較して診断される．靱帯付着部の剥離骨折を認めることもある．

3）検査法とストレステスト・日整会機能障害評価

❑MP 関節橈屈ストレス検査（図 1-53）．関節不安定性を健側と比較して診断（矢印の向きに力を加えると母指示指側側方の MP 関節が開く）．

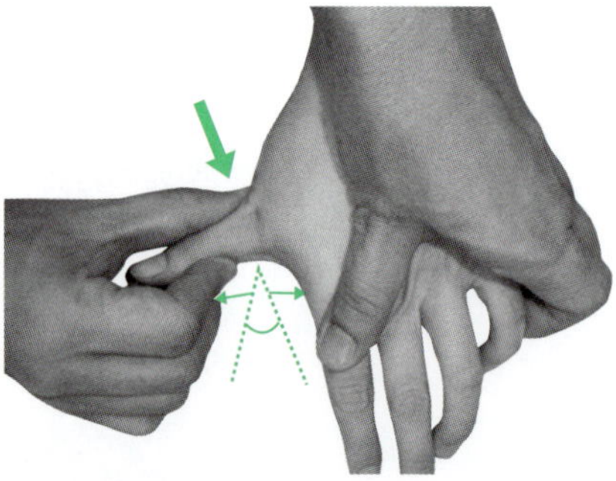

図 1 ―53　MP 関節橈屈ストレス検査

4）整形外科的治療

❑保存療法では 4 週間の外固定を行う．断裂した靱帯の断端が expansion hood により整復を障害され内転筋腱の表層にでるので，手術療法以外では修復しえないとの意見が多く，手術したほうが確実に早期社会復帰が可能である．以上の理由などから，保存療法はあまり行われていない．

5）術後理学療法

❑剥離骨片転位例は手術適応になる．手術は背側尺側縦切開で展開し，靱帯を端端縫合するか，一方の断端が短いときは pull out wire 法で骨に縫着する．骨片があるときはキルシュナー鋼線または pull out wire 法で固定する．術後 3 ～ 4 週間のギプス固定を行う．

❑靱帯が繰り返すストレスで弛緩したものは game keeper's thumb とよばれる．テーピングなどで対処するが，遊離腱移植による靱帯再建術が必要なこともある．

2－3．母指 MP 関節背側脱臼

1）症状および所見

❑母指が過伸展されて受傷する．母指 MP 関節過伸展により中手骨骨頭は掌側板を破り脱臼し，長母指屈筋腱，母指球筋により絞扼されたり，種子骨が嵌頓（かんとん）*したりして徒手整復不能となることがある．

2）整形外科的治療

❑観血的に整復し，一時的にキルシュナー鋼線により固定する．徒手整復後に 3 週間の外固定を行うが，中枢で断裂した掌側板が整復障害となれば手術療法が必要になる．

3．中手骨

3－1．第 1 中手骨骨折

1）症状および所見

確認しよう！
長母指外転筋・母指球筋・長母指屈筋の走行・作用を確認しよう！

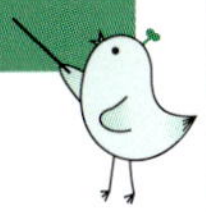

❑中手骨が CM 関節外で骨折すると，中枢骨片は長母指外転筋により外転位を，末梢骨片は母指球筋，長母指屈筋により屈曲位をとり，橈屈凸の変形となる．

❑一方，中手骨底部で CM 関節掌側面が骨折（Bennett 骨折）すると，長母指外転筋のため容易に脱臼して整復位固定が困難となる．変形治癒して変形性関節症となりやすく，pinch，grip の力の減弱をきたす．

2）整形外科的治療

❑外転方向に引っ張って整復し，MP 関節屈曲，手関節背屈・橈屈位で 3 週間ギプス固定を行う．

❑一方，中手骨底部で CM 関節掌側面が骨折の場合は，X 線透視下に母指を牽引，整復しキルシュナー鋼線を中手骨底部より大菱形骨に向けて刺入し，4 ～ 6 週間固定する．理学療法は，2-1.（p71）の Bennett 骨折同様に行う．

＊　嵌頓：何かにはまり込んで抜けなくなった状態．

3－2．中手骨基部骨折

1）症状および所見

❑母指以外のCM関節は靱帯により強固に固定されているため，骨転位を伴うことが少ない．またCM関節は可動域が少ないのであまり障害は残らない．

2）整形外科的治療

❑骨転位を伴うことが少なく，また，可動域障害を残すことも少ないため，保存療法を行う．保存療法は3週間の外固定で十分である．

3－3．中手骨骨幹部骨折

確認しよう！
骨間筋の位置・作用を確認しよう！

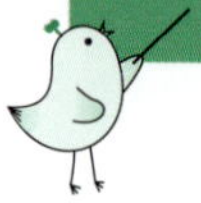

1）症状および所見

❑横骨折や斜骨折が生じ，骨間筋によって背側凸変形となる．

2）整形外科的治療

❑背側凸変形が存在すると骨折部で強い伸筋腱の癒着が生じ，MP関節の屈曲が障害されるおそれがあるので，確実な整復固定が要求される．

❑整復は，指を末梢方向に牽引し，骨折部を背側より圧迫する．軽度の短縮転位であれば機能障害は軽いが，回旋転位は指を屈曲する際に隣接指と交差することになり障害が強いので注意を要する．

❑正常の指屈曲時には各指尖は舟状骨の方向に向くので，これを指標に整復する．回旋転位が整復されなければ手術療法の適応となる．手術は背側より侵入し，キルシュナー鋼線かミニプレート，スクリューで固定する．

3）理学療法

❑まず整復固定肢位の確保と浮腫のコントロールを行う．外固定期間中は，手の挙上を指導し，安全肢位，特にMP関節の屈曲位が維持されているか定期的にチェックする．骨折が安定したら，手関節，MP関節，PIPおよびDIP関節の自他動運動を開始する．

❑ただし，MPおよび手関節においては軽度な自他動運動にとどめる．MP関節においては，完全屈曲が不可能なことが多く，骨折部の指伸筋腱癒着により自動運動による伸展不足も発生することがある．そのような症例では最大関節可動域までの持続的な他動屈曲と，指伸筋の自動収縮を行う．MP関節単独の持続的他動屈曲の後はMP関節からPIPおよびDIP関節までを同時に自動屈曲運動し，指伸筋腱をさらに末梢に滑走させる．

❑また，手内在筋の拘縮を橈・尺側個別に評価し，手内在筋の拘縮があれば骨折部に負担がかからないよう手内在筋を伸張する．第4・5CM関節の動きは横のアーチの形成に重要であり，第4・5中手骨骨折の場合は中枢骨片が把持可能であれば，骨折部より近位部を把持して徒手的にCM関節の動きをだすことも忘れてはならない．

❑骨癒合後早期に，MP関節屈曲用の動的スプリントを装着したうえでMP関節以遠を同時屈曲し，MP関節の伸展拘縮および伸筋腱の癒着をさらに軽減させる．

3－4．中手骨頚部骨折

1）症状

❑中手骨頚部骨折はboxer's fractureあるいはfighter's fractureとよばれ，こぶしで殴ったとき第5中手骨に発生することが多い．

2）所見

❑骨折部は，骨間筋・手根伸筋の作用により背側凸変形を生じ中手骨骨頭が掌側に転位し，MP関節は過伸展位となり，いわゆる鉤爪指となるので，著明な転位を示すものには早期の整復が必要である．

3）整形外科的治療

❑背側凸変形が存在すると骨折部で強い伸筋腱の癒着が生じ，MP関節の屈曲が障害されるおそれがあるので，確実な整復固定が要求される．

❑整復はMP関節90°屈曲位で末梢側に牽引しながらPIP関節90°屈曲位で中手骨骨頭を背側に突き上げるようにする（90-90method）（図1-54）．

❑整復後は手関節軽度背屈，MP，PIP関節を50～60°屈曲，DIP関節を軽度屈曲位で背側にシーネをあてて3～4週間固定する．隣接指と一緒に固定することもある．

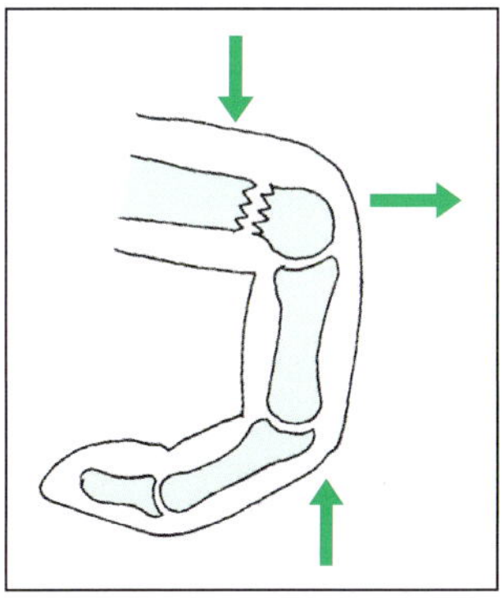

図1－54
中手骨頚部骨折の整復方法

4）理学療法

❑中手骨骨幹部骨折同様に行うが，特に第4・5 CM関節の動きは横のアーチの形成に重要であり，第4・5中手骨骨折の場合は中枢骨片が把持可能であれば，骨折部より近位部を把持して徒手的にCM関節の動きをだすことも忘れてはならない．

5）術後理学療法

❑整復後の保持が困難なときは，X線透視下に経皮的キルシュナー鋼線固定を行う．整復も困難であれば観血的に整復固定する．手術はできるだけ関節軟骨を損傷しないようキルシュナー鋼線を交差して刺入し，術後は3～4週間のギプス固定を行う．

4. MP関節脱臼

1）症状および所見

❏示指，小指の過伸展によって基節骨が中手骨骨頭の背側に脱臼することがある．特に示指 MP 関節脱臼は button ho1e 脱臼といわれ，中手骨頸部を諸靱帯が絞扼しているため徒手整復が不可能で，観血的整復が必要である．

2）術後理学療法

❏これまで同様，ギプス固定内の筋の等尺性収縮をできるだけ早期から行い，ギプス固定外の関節の自動運動は直後より行う．このとき，浮腫・疼痛のコントロールが重要で，過剰練習となって反射性交感神経性ジストロフィー（CRPS type Ⅰ）を起こさないよう注意する．

5. 基節骨

5－1. 基節骨骨折

1）症状および所見

確認しよう！
骨間筋、虫様筋の位置・作用を確認しよう！

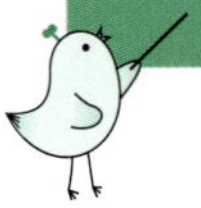

❏横骨折が多く，骨間筋，虫様筋，側方索により屈側凸の転位を示し，掌側凸変形を呈する．この部では，屈筋腱は基節骨と靱帯性腱鞘のなすトンネル内を通過するため余裕がなく，骨折部が転位を残したままで治癒すると強く癒着を起こし重大な障害をきたすので，早期の完全な整復および運動が必要である．

2）整形外科的治療

❏整復は，側副靱帯を緊張させ牽引力をより有効に働かせるために，MP，PIP 関節とも軽度屈曲位で末梢方向へ牽引し，骨折部を掌側より圧迫する（図 1-55）．整復固定に際しては，中手骨骨折と同様に回旋転位に十分注意する．

❏固定は手関節軽度背屈，MP，PIP 関節 70° 屈曲位で背側シーネ固定を 3 ～ 4 週行う．斜骨折などで整復後の固定が得られないときは，背側侵入により手術を行う．

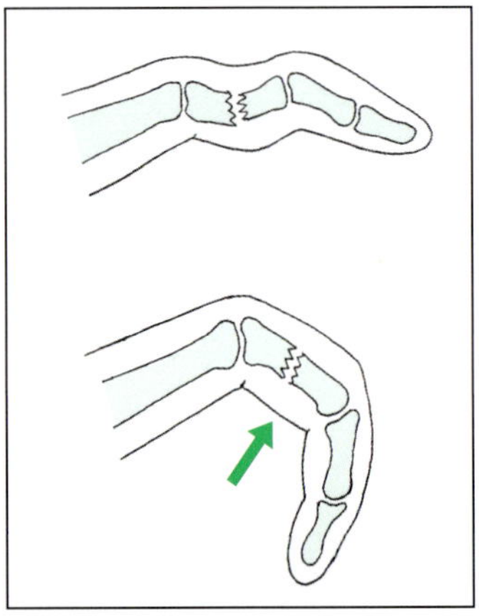

図 1 －55 基節骨骨折の整復方法
掌側凸変形を呈する．整復は MP，PIP 関節とも軽度屈曲位で骨折部を掌側より圧迫する（矢印）．

3）理学療法

❏まず整復 2 週間後から，DIP 関節の他動運動とその後の自動運動を行い，指背腱膜と深指屈筋の滑走を促進させる．

❏その後 1 週間経過してからは，基節骨の骨折部を徒手にて強固に固定し，PIP および DIP 関節の軽度な力による他動屈曲と他動伸展を行い，徐々に関節可動域を獲得する．

❑ある程度の他動可動域が得られたら，同様に骨折部を固定して，その獲得された可動域内を自動で屈曲，伸展させ，側索をはじめとした指背腱膜や浅指および深指屈筋腱をさらに滑走させる．

❑これらの運動は1日5～6回行い，運動時以外は保護スプリントを装着する．4週経過した頃から，前に示した骨折部を徒手で固定して行うPIPおよびDIP関節の他動運動の矯正を，これまでよりやや強く持続的に行う．骨癒合が完成したら，残された他動可動域制限に対し，積極的に他動運動を行う．

4）術後理学療法

❑斜骨折では整復位保持が困難で，キルシュナー鋼線による固定が必要であるが，回旋転位を残すと指屈曲時に指が重なり合うので注意しなければならない．

5－2．PIP関節内骨折

1）症状および所見

❑比較的頻度の高い骨折で，基節骨骨頭の顆部骨折として発生するため，指はPIP関節で側方偏位する．両顆部の逆Y字型骨折となることもある．

2）整形外科的治療

❑徒手整復が困難なことが多い．

3）理学療法

❑術後翌日より3週間は愛護的なDIP関節の他動運動と自動屈曲を行い，側索と深指屈筋腱の癒着を予防する．外固定除去後は，積極的なMPおよびDIP関節の自他動運動を開始する．

❑PIP関節においては，この時点では骨折は完全癒合していないので自動屈曲のみ行う．外固定除去1週間経過したら，PIP関節の自動伸展を開始する．骨癒合後には，軽くPIP関節を他動伸展し，術後7週ほど経過したら，最終的に残存した屈曲拘縮に対して矯正力の強いPIP関節伸展用装具を装着する．また握力の強化を行う．

4）術後理学療法

❑側正中切開で展開し，関節軟骨を損傷しないように注意しながらキルシュナー鋼線で固定する．関節内の正確な整復が大切である．術中の固定性の程度により術後は3～5週間の外固定を行い，8～10週で抜釘する（図1-56）．

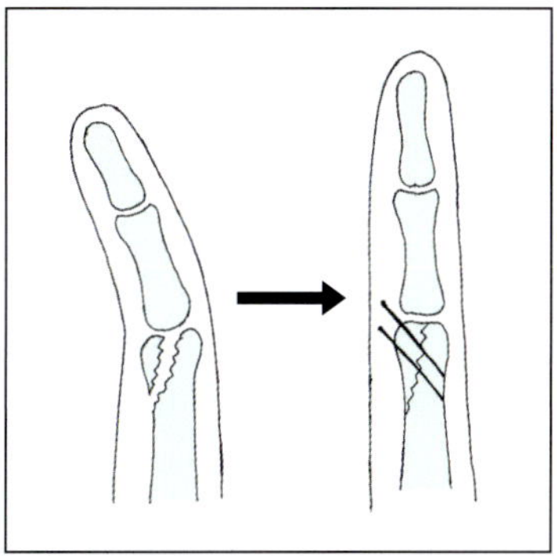

図1－56　PIP関節内骨折

基節骨骨頭部骨折を整復し，キルシュナー鋼線2本で固定する．

確認し、考えよう！
なぜ末梢側骨折は掌側凸変形、中枢側骨折は背側凸変形を呈するか、浅指屈筋腱の付着を確認し、考えよう！

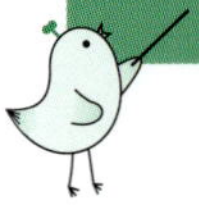

6. 中節骨

6－1. 中節骨骨折

1）症状および所見

❑浅指屈筋腱付着部より末梢側の骨折は掌側凸変形を，中枢側の基底部骨折は背側凸変形を呈する（図 1-57）．横骨折が多く徒手整復は容易で固定性はよい．

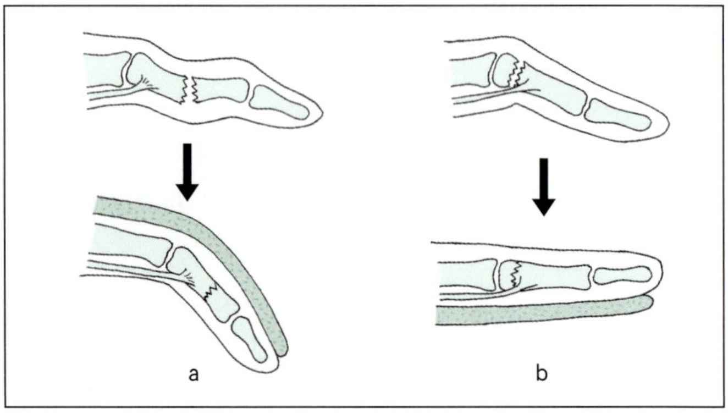

図１－57　中節骨骨折の転位

a．浅指屈筋腱付着部より末梢側の骨折．掌側凸変形→各 IP 関節屈曲位で整復固定．背側シーネ．

b．浅指屈筋腱付着部より中枢側の基底部骨折．背側凸変形→各 IP 関節伸展位で整復固定．掌側シーネ．

2）整形外科的治療

❑整復後，掌側凸転位は MP 関節軽度屈曲位，各 IP 関節屈曲位にて背側シーネ固定を，背側凸転位は各 IP 関節伸展位にて掌側シーネ固定を 3 ～ 4 週間行う．

3）理学療法

❑まず整復固定肢位の確保と浮腫のコントロールのため，手の挙上を心がける．

❑骨整復後 3 週間経過した時点から，可能であれば骨折部より近位部を徒手的に PIP 関節に対し他動運動を行い，PIP 関節の拘縮を改善する．内固定例では，4 週経過すると骨折部を徒手的に固定した上で DIP 関節の他動運動を行い，その後は徐々に自動運動を行うことによって指背腱膜や深指屈筋の癒着を解離する．

❑拘縮に対してはスプリントを用いる．また抵抗練習を開始し，ピンチ力や握力を増加させる．

4）術後理学療法

❑斜骨折などで整復後の固定が得られなければ，背側切開によりキルシュナー鋼線で固定する．

6－2. PIP関節脱臼

1）症状および所見

❑ PIP関節軽度屈曲位で指先に強い外力を受けたときに発生し，中節骨基部掌側に三角骨片を伴い，中節骨は背側に脱臼する．

2）整形外科的治療

❑ 整復されても再脱臼する傾向が強く，キルシュナー鋼線による3方向牽引で治療するか，観血的に整復固定する．

3）理学療法

❑ PIP関節内骨折（p77）を参照のこと．

4）術後理学療法

❑ 手術は掌側より侵入し，腱鞘を縦切して屈筋腱を側方によけ掌側板の側方より展開し，整復した骨片をキルシュナー鋼線で固定する．理学療法は，5-2. のPIP関節内骨折（p77）を参照のこと．

7. 末節骨

7－1. 末節骨骨折

1）症状および所見

❑ 指を挟まれたときに生じる骨折で転位は少ない．

2）整形外科的治療

❑ DIP，PIP関節軽度屈曲位でシーネ固定を2～3週間行うが，爪がシーネの役目をするので外固定なしでもよい．

3）理学療法

❑ 骨片の転位が起こらないように，DIP関節伸展スプリントの装着を徹底する．スプリントは，痛みの緩和や骨折部の保護のためにも有効である．そして，PIP関節から近位の関節運動を十分に行う．

❑ また，掌側基部骨折では，指の伸展運動や深指屈筋の収縮をさせないように指導する．4週経過後に，DIP関節の自動屈曲運動を徐々に行う．

❑ 運動時以外はDIP関節伸展スプリントを骨折部の保護の目的で装着し，これを2週間程度継続する．指先でのタッピングや指先を使うような活動を徐々に行わせる．しかし，物をつまむ動作は過大な力が加わることがあり，早期から使用を開始すると疼痛が残存したり偽関節になったりすることがあるので，軽い動作から徐々に行うように心がける．骨折が完全癒合したら深指屈筋の筋力を高める．

7－2．槌指（mallet finger）

1）症状

❑突き指によって DIP 関節が屈曲を強制された際などに起こり，野球による突き指でよくみられるため baseball finger ともよばれる．

2）所見

❑DIP 関節で伸筋腱が断裂するか，または伸筋腱付着部の剥離骨折を生じるため，末節骨は屈筋腱の作用で特徴的な屈曲位を呈し，他動的には伸展可能であるが，自動伸展不能となる（図 1-58）．腱断裂型，剥離骨折型，DIP 関節脱臼骨折型に分類される．

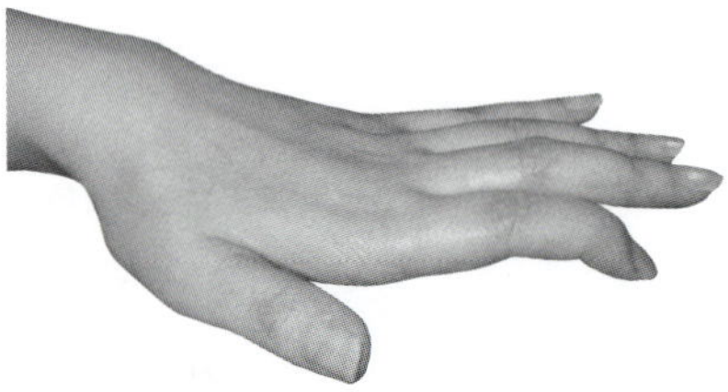

図１－58　左示指槌指

3）整形外科的治療

❑腱断裂型と剥離骨折型は保存療法で十分治癒する．PIP 関節伸展位でシーネやスプリントで 6 ～ 8 週間固定し（図 1-59），その後の 1 ～ 2 か月は夜間のみ固定する（night splint）．6 ～ 8 週間の固定期間中は常にスプリントを装着しなければならず，対象者の理解と協力がなければ良好な治癒は望めない．受傷後 2 ～ 3 週放置されやや陳旧化した症例では，固定期間を長くする．

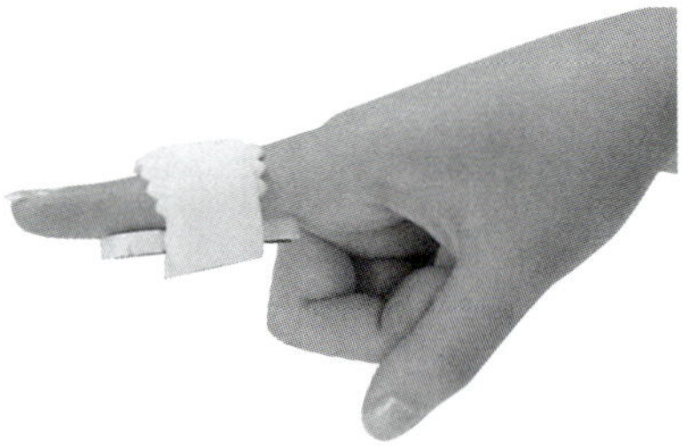

図１－59　槌指に対するスプリント固定
（（社）日本義肢協会編：義肢・装具カタログより転載）

4）理学療法

❑理学療法は，7-1. の末節骨骨折（p79）を参照のこと．追加として，4 週経過後に DIP 関節の自動屈曲運動を徐々に行う．特に DIP 関節屈曲運動は PIP 関節屈曲位で行い，終止伸腱付着部に過剰な負荷が加わらないよう慎重に行うことが大切である．

5）術後理学療法

❑DIP 関節脱臼骨折型で，骨片が大きく関節面の 1 / 3 以上を占め，末節骨が掌側に脱臼するものは手術適応である．手術は，DIP 関節を屈曲すると骨片が掌側に移動することを利用したキルシュナー鋼線による経皮的整復固定法が非常に有用である（図 1-60）．

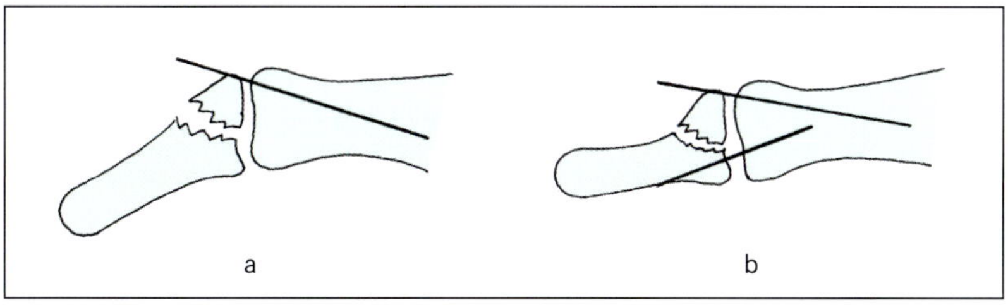

図１－60　槌指に対する手術（石黒法）

a：DIP 関節を屈曲位にして骨片が掌側に移動するのを X 線透視下に確認し，背側からキルシュナー鋼線を刺入する．
b：DIP 関節を伸展位に戻し骨折部を整復した後，キルシュナー鋼線で DIP 関節を固定する．

❑この方法で整復不良のものは，背側 S 字切開で pull out wire 法か，キルシュナー鋼線 2 本で固定する．DIP 関節脱臼骨折型で陳旧性のものに対してはいろいろな治療法が試みられているものの，成績は概して不良である．

6. 炎症性疾患

❑炎症性疾患にはいくつかの原因がある．最も多いのは，繰り返し手を使用することによる機械的な刺激が腱周囲組織に加わり，炎症を起こすものである．その他には関節リウマチによる腱鞘炎，結核性腱鞘炎や他の細菌による化膿性腱鞘炎などがある．これらの炎症性疾患は原因別に治療法が異なるため，各々を鑑別診断することが大切である．

確認しよう！
腱鞘の構造を確認しよう！

1．狭窄性腱鞘炎

1－1．ばね指（snapping finger，trigger finger）

1）疾患概念

❑MP 関節部の靱帯性腱鞘が肥厚し，屈筋腱の滑動が障害され，指の屈伸に際して最も近位の靱帯性腱鞘を肥厚した腱が通るときに弾発現象を起こし，バネ様に引っ掛かる（図 1-61）．

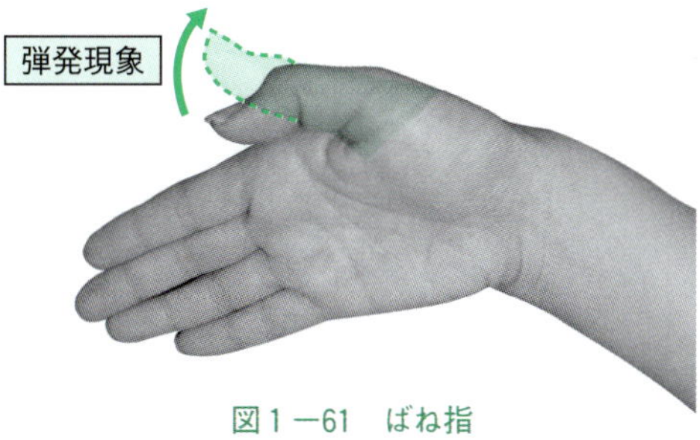

図１－61　ばね指

❑乳幼児の母指に起こる先天性のものと，中年以後の主として女性の母・中・環指に好発する後天性のものがあり，先天性の場合は完全伸展がしばしば不能で強剛母指（rigid thumb）といわれる．

2）症状および所見

❑成人の腱鞘炎は，女性，右手に多く，指別では母指，中指，環指，示指，小指の順である．手の MP 関節掌側を触れると小結節・圧痛があり，対象者に指を動かせると運動時痛を生じ，自動屈伸運動により小結節はわずかに移動する．触診で引っ掛かりとはずれたときの弾発を感じ，手指のこわばりや弾発現象のみを訴える場合もある．関節リウマチ，ガングリオンとの鑑別を要する．

- 小児のばね指は多くが 1 歳から 2 歳までに発症する．原因は先天性の腱鞘の狭窄あるいは腱の肥厚であるという説があるが，明らかではない．母指に多く，ほとんどが母指 IP 関節の伸展制限か弾発現象を訴える．

3）整形外科的治療

- まず保存的治療を行う．局所の安静とステロイド剤の腱鞘内注入が保存療法の主体になる．脆弱化をきたし自然断裂の危険もあるので 2 ～ 3 回にとどめる．2 ～ 3 回のステロイド注入でも疼痛が残存する場合や，弾発現象が残存する場合は腱鞘切開術の適応となる．

4）理学療法

- 物理療法の低反応レベルレーザー照射や，夜間のみの装具療法も効果的である．
- 小児のばね指では半数以上が自然治癒し，6 ～ 7 歳までは改善が期待できる．治療については，早期手術を勧める意見と自然治癒を期待して 5 ～ 6 歳までは手術を待つべきとの意見がある．また装具療法を行う場合もある．改善しない例や疼痛を訴える例では腱鞘切開術を行う．

5）観血的療法

- 切開は横切開で，血管，神経などを傷つけないように鈍的に剥離し靱帯性腱鞘に達する．肥厚した靱帯性腱鞘を尖刃で縦に部分切開し，遠位・近位に弾発現象がなくなり，対象者に指を動かさせて引っ掛かりがないことを確認する．上記同様，装具療法を用いる．

1－2．橈骨茎状突起痛（de Quervain 病）

1）疾患概念

- 手関節背側の第 1 伸筋腱区画の中を長母指外転筋と短母指伸筋腱が走行している．同部は長く，表面が強靱な伸筋支帯により被覆され，しかも母指外転時に強い緊張が生じるため，この部の長母指外転筋と短母指伸筋が腱鞘炎を起こす．中年の主婦，タイピストなどに同部の疼痛，時に前腕部への放散痛を生じることがある．母指基部から手関節橈側にかけての疼痛，橈骨茎状突起部の腫脹・腫瘤形成と圧痛がある．

2）検査法とストレステスト・日整会機能障害評価

- Finkelstein test（母指を中に入れ手を握り尺屈する）で茎状突起部に疼痛を生じる（図 1-62）．

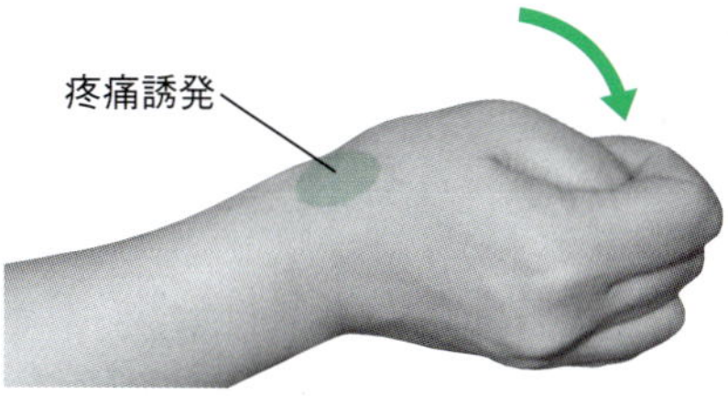

図1－62 Finkelstein test

3）整形外科的治療

❑副腱など解剖学的破格が多く橈骨神経浅枝の障害など愁訴を残すこともあるが，保存療法で1年以内にほとんどが寛解するので，第一選択肢である．しかし，さまざまな理由により治療期間の短縮を望む人には腱鞘切開術を行う．

❑保存療法では，注射後の安静が守られるならば3～4回まではステロイド腱鞘内注を行ってよい．

4）理学療法

❑湿布・抗炎剤の軟膏などの外用薬，使用・運動後のアイシング，低反応レベルレーザー照射，6裂弾性包帯やテーピングを手関節背側より8の字に母指に巻く，また外転・伸展位での装具固定などを行う．

❑ステロイド局注後は使用や運動を制限する．使用や運動前後のストレッチング，使用・練習後のアイシングを行うことを指導する．

7. 腱断裂

1. 伸筋腱断裂

確認しよう！
伸筋支帯および指の伸展機構を確認しよう！

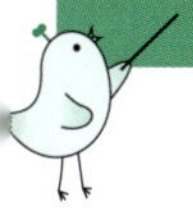

1）疾患概念

❑ガラス，ナイフ，機械などにより鋭的に，あるいは鈍的に損傷されるが，後者の場合は皮膚，軟部組織だけでなく，骨・関節も損傷されていることがあり，特に伸筋腱損傷に多くみられる．

❑伸筋腱は指背腱膜という特有な構造をもち，腱鞘をもたず，正常移動範囲も屈筋腱に比べ少ないなどの特徴があり，これらは腱損傷時の治療にあたり注意すべきことである．

❑屈筋腱に比べて扁平であるため縫合が難しく，骨関節に接しているため，これらの組織の同時損傷が起こった場合には癒着しやすいことが特徴である．

2）症状・所見および治療

(1) DIP関節部での断裂

❑突き指や刃物により伸筋腱が断裂すると，屈筋腱の作用でDIP関節は屈曲して，いわゆる槌指（p80参照）となる．

❑治療は，原則として非観血的に治療される．すなわち伸筋腱の緊張を弱めるために PIP 関節屈曲，DIP 関節過伸展位ギプス固定またはキルシュナー鋼線による固定あるいはコイルスプリントによる固定を行う．

(2) PIP 関節部での断裂

- この部には 1 本の中央索，2 本の側方索が走っており，中央索のみ損傷されると，受傷後数日して側方索が側方に転位し，PIP 関節を屈曲するように働き，さらに DIP 関節を過伸展させ，いわゆるボタン穴変形を起こす．
- 受傷時の症状は PIP 関節背側の疼痛，腫脹，伸展障害であるが，初期に見逃されることがあるので注意を要する．
- 治療は指伸展位でシーネ固定を 4 ～ 6 週間行う．陳旧例は手術の適応となり，拘縮のない症例には長掌筋腱移植による方法などがある．

(3) MP 関節部での断裂

- 虫様筋，骨間筋の作用で MP 関節は屈曲し，指を伸展できない．結節縫合し指伸展位で 4 週間固定する．

(4) 手背部，手関節での断裂

- 観血的に結節縫合するが，伸筋支帯の損傷を伴う場合は靱帯との癒着を防ぐため，一部靱帯切除が必要である．

(5) 長母指伸筋腱の皮下断裂

- 長母指伸筋腱は Lister 結節部で強く橈側に屈曲するため，橈骨骨折あるいはリウマチなどで，この部で皮下断裂を起こすことがある．固有示指伸筋腱の移行術などが行われる．

3）理学療法

(1) DIP 関節部での断裂

- スプリントを用い，DIP 関節を軽度過伸展位に 4 週間固定する．その際 PIP 関節の屈曲運動は，制限しないよう配慮する．
- DIP 関節背側は解剖学的に血行に乏しく，DIP 関節の過伸展は背側への血流をさらに低下させ，スプリントによる圧迫で褥瘡をつくりやすいので注意する．
- 固定期間は一般的に 6 ～ 8 週間で，再断裂の危険を十分に説明し常時スプリントを装着する．6 週経過後は過流浴や温浴中に DIP 関節の自動屈曲運動を 1 日 1，2 度行う．
- 8 週間経過後は基本的に夜間スプリントに移行し，これを 2 週間継続する．

(2) PIP 関節部での断裂

- 皮下断裂例で中央索のみの断裂と，中央索と一側の側索断裂の場合は，保存的治療を行う．ただし，この部分における伸筋腱は薄く脆弱なため，いずれの損傷においても PIP 関節に自動伸展不足が発生しやすく不可逆的である．したがって適切な伸展位固定を行い，固定後には慎重に屈曲運動を行う必要がある．

❑ PIP 関節は，4 週間伸展位に固定し，その間は DIP 関節の自・他動屈曲を積極的に行うことで指背腱膜の末梢への移動を促し，中央索の離開を防止する．

❑ 4 週間経過後は，PIP 関節のみにスプリントを装着し，PIP 関節の自動屈曲と自動伸展を開始する．練習時以外は，PIP 関節を伸展位に保持する静的スプリントを初期治療後 8 週まで装着する．

(3) MP 関節部での断裂

❑観血的治療のため 4)の(3)にて後述．

(4) 手背部，手関節での断裂

❑観血的治療のため 4)の(4)にて後述．

(5) 長母指伸筋腱の皮下断裂

❑ IP 関節部での断裂の場合は，3)の(1) DIP 関節部での断裂（p84）同様に行う．MP 関節部での断裂は，4)の(3) MP 関節部での断裂同様に行う．

4）術後理学療法

(1) DIP 関節部での断裂

❑ 3 週間仮固定を行い，抜去後は軽度な負荷により徐々に DIP 関節を自動屈曲させる．DIP 関節の屈曲は機能解剖学的に PIP 関節を屈曲位で行った方が安全であり，終止伸筋腱を過剰に伸長しないように徐々に行う．運動時以外は DIP 関節伸展スプリントを装着する．

(2) PIP 関節部での断裂

❑中央索の断裂に加え両側の側索が断裂した場合は，腱縫合後 3 週間は前腕から DIP 関節まで外固定する．PIP 関節は伸展位にキルシュナー鋼線で仮固定し，手関節は背屈位，MP 関節は軽度屈曲位，DIP 関節は伸展位に固定する．

❑ PIP 関節においては，さらに 1 週間伸展位固定を延長し，その後スプリントを 2 週間装着させ，PIP 関節の自動屈曲および伸展を行う．

❑練習時以外は静的スプリントで PIP 関節を伸展位に保持し，PIP 関節の伸展可動域に応じて屈曲運動量と伸展位保持時間を調節する．術後 7 ～ 8 週で，最終的に残存した PIP および DIP 関節の伸展拘縮に対し同時に他動屈曲運動を行う．

(3) MP 関節部での断裂

❑術後 3 週間：

・手関節背屈 30°，MP 関節 10～15° 屈曲，PIP 関節伸展位で固定する．

❑術後 3 週～：

・PIP 関節以遠を自動屈曲できるように部分的にキャストをカットし，PIP および DIP 関節の自動屈曲を行う．

❑術後4週〜：

・外固定を除去し，掌側スプリント内での自動伸展を開始する．自動伸展時は，縫合された伸筋腱の近位方向への滑走が得られず内在筋優位の伸展になりやすいので，MP 関節の屈曲を制限して行う．またこの時期から PIP，DIP 関節の同時他動屈曲，MP 関節の自動屈曲，手関節の掌屈運動を徐々に開始する．

❑これらは個別の関節ごとに行うが，MP 関節の屈曲で最も負荷がかかるので，損傷部位や合併損傷に応じて慎重に可動域を獲得していく．

(4) 手背部，手関節での断裂

❑術後3週間：

・手関節背屈 30°，MP 関節 10〜15° 屈曲，PIP 関節伸展位で固定する．

❑術後3週〜：

・PIP 関節以遠を自動屈曲できるように部分的にキャストをカットし，PIP および DIP 関節の自動屈曲を行う．

❑術後4週〜：

・外固定を除去し，掌側スプリント内での自動伸展を開始する．自動伸展時は，縫合された伸筋腱の近位方向への滑走が得られず内在筋優位の伸展になりやすいので，MP 関節の屈曲をブロックして行う．またこの時期から PIP，DIP 関節の同時他動屈曲，MP 関節の自動屈曲，手関節の掌屈運動を徐々に開始する．

❑これらは個別の関節ごとに行うが，手関節掌屈で最も負荷がかかるので，損傷部位や合併損傷に応じて慎重に可動域を獲得していく．

(5) 長母指伸筋腱の皮下断裂

❑IP 関節部での断裂の場合は，DIP 関節部での断裂同様に行う．MP 関節部での断裂は，上記 MP 関節部での断裂同様に行う．

2．屈筋腱断裂

1）疾患概念

> **確認しよう！**
> 浅指屈筋と深指屈筋の解剖学的特徴と機能を確認しよう！

❑屈筋腱断裂は部位によって解剖学的条件が異なるので，Zone に分けて論じられる（図 1-63）．

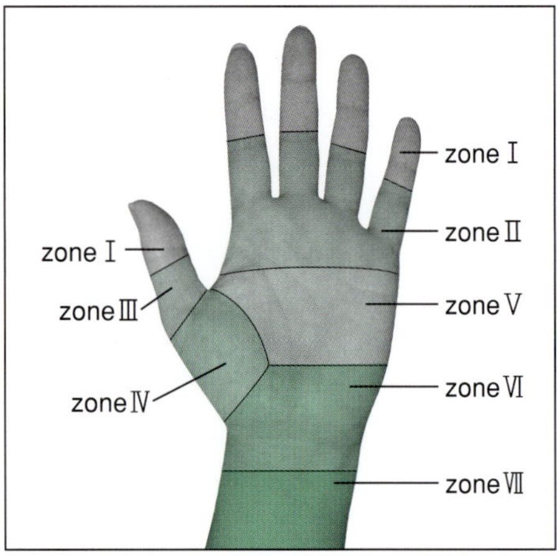

図1－63　屈筋腱の区分（Verdan）

2）症状・所見および治療

(1) Zone Ⅰ での断裂

❑この部では深指屈筋腱のみが断裂するので，周囲の靱帯性腱鞘を切除した上で縫合するか，末節骨付着部で断裂していれば，pull out wire 法を用い腱前進法により腱縫合する．

(2) Zone Ⅱでの断裂

❑noman's land ともいわれるこの区域は，遠位掌側皮膚線から近位掌側指皮膚線までの範囲をいい，靱帯性腱鞘の中を浅・深指屈筋腱の 2 腱が通るため，腱損傷後，癒着を起こし予後の悪いところとして知られている．

❑しかし，ナイフやガラスなどによる新鮮な clean cut は，一次的に 2 腱が縫合されても成績は良好である．術後，手関節掌屈，背側副子で 3 週間固定する．端端縫合ができなくなった陳旧例では遊離腱移植が行われる．

(3) Zone Ⅲ，Ⅳでの断裂

❑母指の屈筋腱は長母指屈筋腱 1 本のみであるため，予後は比較的良好である．縫合部をできるだけ遠位部に移動させる注意だけでよい．

❑手関節軽度掌屈，母指屈曲位として背側に副子をあて，3 週後より自動運動を開始する．Dynamic splint は 6 週以後用いる．

(4) Zone Ⅴ，Ⅵ，Ⅶでの断裂

❑一次的に縫合するのが原則である．多数腱損傷のとき，浅指屈筋腱については放置する場合と，その付着部までたどって摘出する場合とがある．また腱の癒着を防ぐため，手掌腱膜や隔壁を切除することもある．

3）術後理学療法

❑術後～ 3 , 4 週間：

・腱の治癒を促し，腱と腱周囲組織との癒着を最小限にすることに主眼がおかれる．

・対象者へは，十分なオリエンテーションを行う．その中で現時点の理学療法内容，禁忌事項について説明する．

・禁忌事項は，患手の使用禁止と挙上を説明し，健手による ADL の自立を促し，健側を用いて過大な筋収縮動作など日常の生活で再断裂が発生しやすい状況について解説する．

・術後は手関節 0～10° 掌屈，MP 関節 30～70° 屈曲，PIP および DIP 関節 0° 位の背側スプリントを装着し，4 指ともゴムバンド牽引にて屈曲位を保持する．

❑術後翌日～：

・指全関節を最大他動屈曲位に保持し，その肢位を保持するのに必要な深指屈筋の最低限の力による等尺性収縮練習を行う．また，等張性収縮による完全自動屈曲と自動伸展を行う．

・ 1 セット 15 回程度の運動を，1 日 3 ～ 4 セット行う．この運動プログラムを術後 3 ～ 4 週間継続する．夜間は軽度伸展位で固定する．

❑術後 3 ～ 4 週間：

・目標は，治癒組織の保護と，腱と腱周囲組織との間に形成された癒着組織の伸縮性を促すことである．

・まず，指の牽引を除去する．対象者はこれで完全に治癒したと勘違いしやすく，過度な運動を行う可能性があるので，修復部に過度なストレスが加わるような運動，現時点の練習内容，禁忌事項について再度説明する．
・患手の運動は背側スプリントの伸展ブロックを常時継続し，伸展ブロック内での持続的な自動屈曲を開始する．この時の自動屈曲は，虫様筋など他の筋の収縮を過度に収縮させず，深指および浅指屈筋の収縮の仕方を再学習すること，屈筋腱の近位への滑走を増加させることを目的に行う．決して強力な自動屈曲は行わない．
・損傷指の他動屈曲可動域に制限がある場合は，その拘縮が自動屈曲の抵抗になるので，自動屈曲の前には必ず他動的な可動性を回復させておく必要がある．

❑術後 5 週間：

・手関節を 0 ～30° 背屈位に支持して指の自動屈曲を行う．自動屈曲可動域が不良な症例は高度な癒着を招いており，腱の滑走は非常に乏しい．
・この場合は，癒着により近位関節に動きがとられてしまうので，近位関節の屈曲運動を健側手でブロックしながら遠位関節を持続的に自動屈曲させる．
・ただし，この練習は屈曲に対して抵抗が加わることにもなるので注意深く開始し，この段階では MP 関節をやや屈曲位に把持して屈曲に対する抵抗をごく軽めにとどめる．術後 6 週になるとやや強めの練習に徐々に移行していく．
・術後 5 週頃から徐々に，非損傷指を伸展位に固定して損傷指の浅指屈筋を単独に収縮させて行う浅指屈筋の分離運動を開始する．自動伸展に関しては，MP 関節から DIP 関節までの同時自動伸展を開始する．

❑術後 5 ～ 6 週間：

・腱の癒合はまだ完全でない．したがって，ここでは治癒組織を保護しながら，腱とその周囲との癒着組織の伸縮性を増加させ，関節拘縮を徐々に改善させることを目的とする．屈曲拘縮が高度な場合では，他動伸展を単関節ごとに軽く開始する．
・その後は屈筋腱を遠位方向に滑走させる目的で，MP 関節以遠の関節を同時に軽く他動伸展する．
・伸展ブロックは一般的に除去するが，自動屈曲可動域の良好例は術後 8 週間経過時まで装着する．また手関節を伸展させた時に，強く指が屈曲位をとる場合は，屈筋が短縮していることを示し，この場合も他動的ストレスは再断裂を招きやすいため，伸展ブロックの装着を延長する．

❑術後 6 ～ 7 週間：

・腱の癒合が完全ではないがほぼ完了する時期であり，腱の滑動性をさらに増大させることを目的とする．また徐々に握力とピンチ力を回復させ，術後 12 週の最終段階までには手を実用レベルまで高める．
・自動屈曲可動域の不良例は，患手でバーをグリップさせて重りを引かせる練習を行うが，この練習は筋力強化の目的ではなく，腱の滑走を増大させるために行うので，把持するバーは何とか把持できる程度の太さのものを用いる．

・この運動は強い筋収縮を必要とするので，強固な癒着を解離するのに有効である．
・軽い抵抗運動の練習として，動的な伸展スプリントを使用する．スプリントに用いる抵抗は指の屈曲力よりも弱いものにし，必ず最大の自動屈曲可動域まで屈曲させ，その肢位で5秒間の等尺性収縮を行わせる．
・この運動は，筋力強化と腱癒着の解離を同時に促すものである．自動屈曲可動域の良好例ではペグの把持や紐結びなどを行わせ，きわめて軽度に患手を使用させる．
・また，他動運動として，術後7～8週間経過時点で屈曲拘縮が高度な場合は，癒着解離を目的に，押す作業などで手関節以遠の関節を同時他動伸展する．

❑術後8週間：

・腱の癒合は完了しており，自動屈曲可動域の不良例では，比較的強い筋収縮を必要とする理学療法を行う．
・ADLでは，ほとんどの活動は許可するが，重量物の把持，瞬発力を必要とする手の動作は避けるように指導する．

❑術後12週間：

・腱の再断裂の可能性はなくなり，ADLおよび仕事，余暇活動で制限なく患手を使用するように指導する．

8. Dupuytren拘縮

1. 疾患概念

❑手掌腱膜の肥厚収縮により次第に指，特に環・小指の屈曲拘縮を起こしてくるもので，Dupuytrenによりはじめて報告された．

❑病理組織学的には腱膜の結合組織増生がみられ，病態は手掌腱膜の線維腫症であるが，原因は不明である．発症には遺伝的要素が関係し，白人に比べ日本人では頻度が少ないといわれ，中年以後の男性に発生し，初診時年齢は50歳代後半以降が多く，また両側罹患が多く，足底腱膜にも合併することがある．

2. 症状および所見

❑初期には遠位手掌皮膚線尺側皮下に硬結があり，徐々に手掌腱膜の縦走線維に沿って拡がり，環・小指のMP関節，PIP関節の屈曲拘縮を引き起こす．洗顔の際に指が邪魔になる，手袋をはめられないなどの症状を訴える．

3. 治療

❑保存的療法は無効である．指の屈曲拘縮があまり強くならないうちに手術を行う．観血的に腱膜切除を行うが，腱膜より中手骨掌面へ向かう隔壁も切除する．

拘縮した皮膚にはZ形成術を行うが，開放のまま創治癒をはかる方法もある．

- 術後2週目より自動運動をなすが，再発傾向が強いので夜間副子を長期に装用させる．
- PIP関節の罹患では術後に変形再発の率が高い．変形が高度になると，切断を余儀なくされることもある．

9. 手関節・手指の運動器疾患に共通する理学療法

1. 具体的な過剰筋緊張の減弱および関節可動域確保・改善方法

- 手関節・手指の運動器疾患の理学療法を行う際に，手関節および手指のみを対象とするだけでは不十分である．これらの運動器疾患患者は，疼痛・観血的治療による関節可動域制限・浮腫などにより，肩甲帯，肩関節周辺，上腕二頭筋，上腕屈筋群，前腕回内筋群，手関節，手指に過剰筋緊張をともなっており，これらに対して理学療法を行った後で，手関節・手指の理学療法を行わないと効果は半減する．また，その際には，中枢部から行う必要がある．
- ここでは，各部について過剰筋緊張の軽減および関節可動域維持・改善を説明する．

1－1. 肩甲帯周囲・肩関節

- 多くの手関節・手指の運動器疾患患者は，疼痛などにより，胸郭に対して肩甲骨が挙上位にあり，下制させることができない．この場合，上腕骨頭の前方突出をともなっている対象者もみられ，触診により僧帽筋・大胸筋・小胸筋・大・小菱形筋・肩甲下筋などに過剰筋緊張が認められる．
- これらに対して理学療法を行い，より末梢へ理学療法を進めなければ，手関節・手指の効果は半減する．また，同時に胸郭の固さなどを認める対象者もおり，その際には胸郭から理学療法を開始する．

1－2. 肘関節

- 対象者は，上腕二頭筋・腕橈骨筋・上腕筋・深指屈筋の働きにより肘関節屈曲になりがちである．また，上腕筋の影響により回内の要素となっており，上腕三頭筋の働きを阻害している．
- 疼痛などの影響によってこのような肢位になり，自動的な過剰筋緊張を呈している筋に対して，小さくリズミカルに圧迫を加えることにより，ゴルジ腱器官経由のIb抑制の作用を利用して緊張を軽減させていく．

1－3. 前腕

- 尺骨と橈骨は上下橈尺関節で連接し，2本の骨の間には強靱な骨間膜が張っている．この骨間膜が，不動により粘弾性を失い，回内・外の可動性を制限する．

そのため，骨間膜に理学療法士の手指をあて，粘弾性の回復が行えるよう圧迫しながら回内・外の運動を行っていく（図 1-64, 65）.

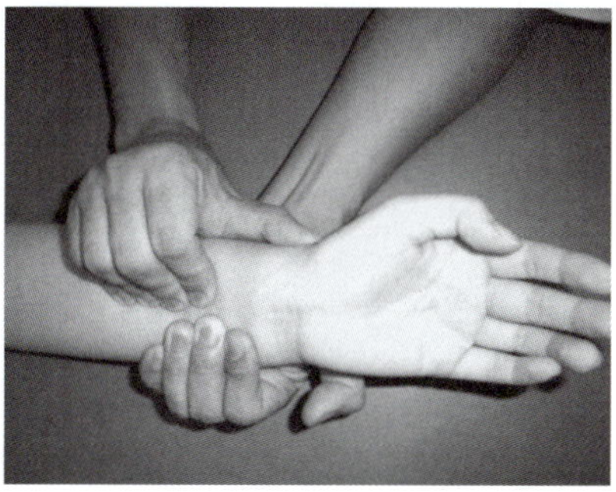

図１―64　骨間膜への圧迫

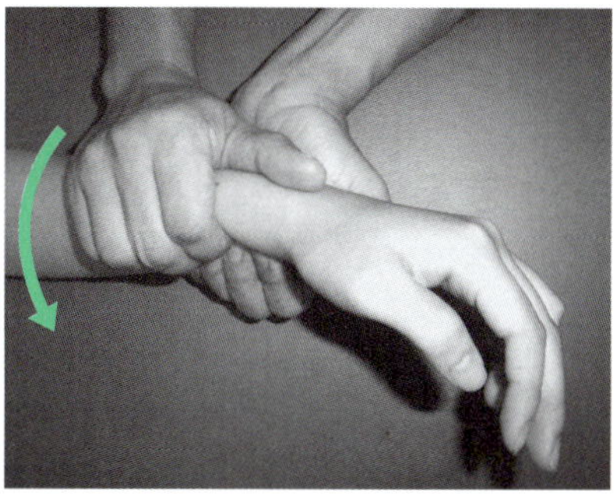

図１―65　骨間膜への圧迫を加えながらの回内（回外も行う）

1-4. 手関節・手指

❑ここで大切なのは，手関節・手指の関節間の伸張である．対象者の手関節・手指の各関節間距離は狭小化しており，通常の関節間距離が保たれていない．そのために，筋などの軟部組織が関節運動を阻害し，関節可動域制限を引き起こしている場合もあるので，十分な関節間の伸張が求められる．

❑手関節では，屈筋支帯および伸筋支帯に小さくリズミカルに圧迫を加え，緊張を軽減させていく（図 1-66）．その後，手関節の関節間距離の狭小化に対して十分な伸張を加える（図 1-67）.

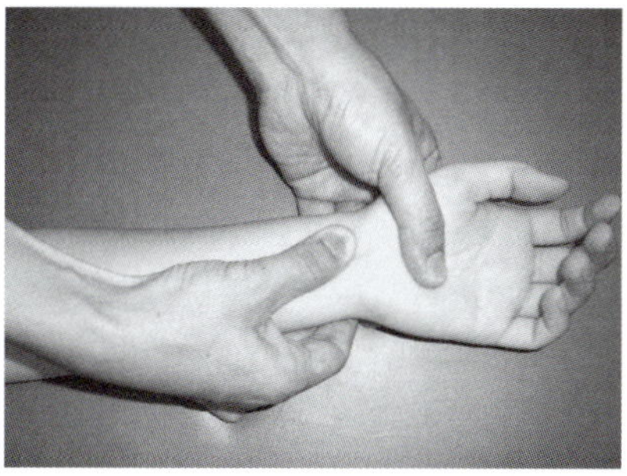

図１―66　屈筋支帯の粘弾性回復

屈筋支帯及へリズミカルに圧迫を加え，屈筋支帯の粘弾性を回復する．

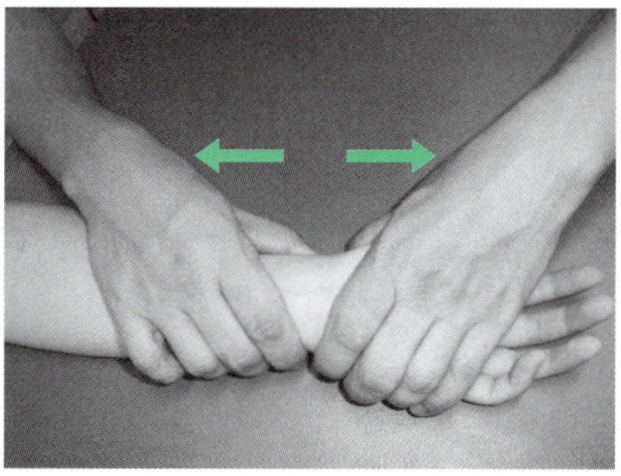

図１―67　手関節の関節間距離の狭小化に対する伸張

❑手指においては，手指の動きを阻害しているのは深指屈筋と骨間筋の癒着である．特に，CM 関節のうち第 2・3 関節は可動性が少なく，連結は強固で安定している．そのため，第 2・3 中手骨の骨間筋の癒着がみられる対象者が多い．

❑骨間に理学療法士の指をいれて癒着を解放しながら（図 1-68），十分な横アーチを作る（図 1-69）.

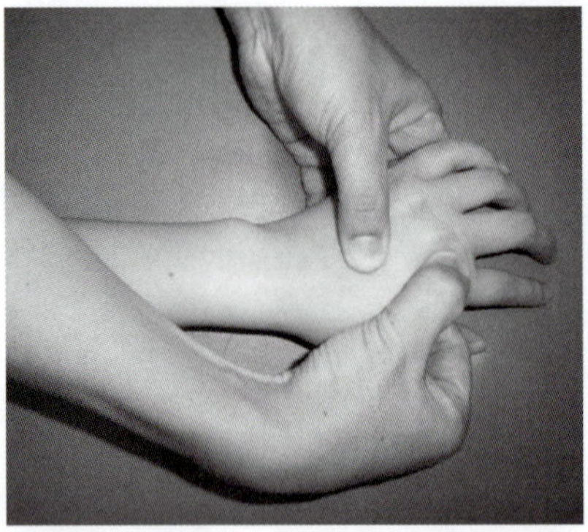

図1－68　骨間筋の癒着の解放

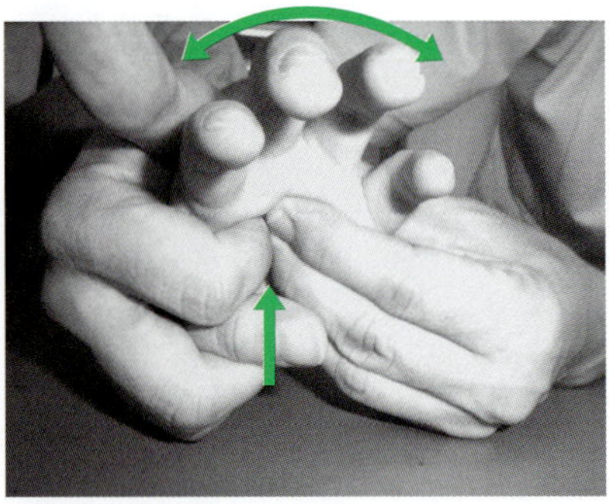

図1－69　骨間筋の癒着の解放を行いながら十分な横アーチを作る

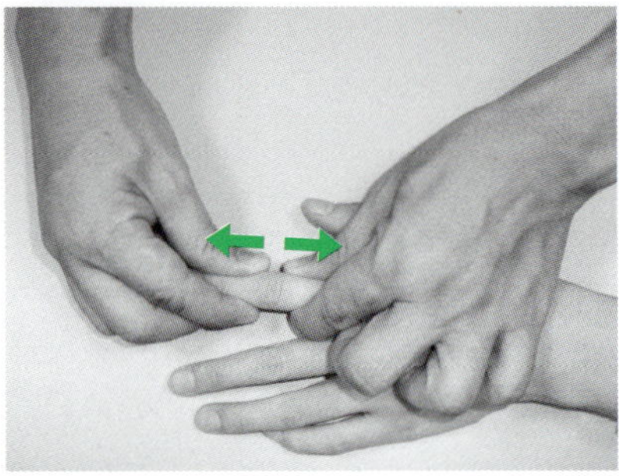

図1－70　狭小化した手指の関節間距離の伸張

- 手指の各関節間距離が狭小化し，通常の関節間距離が保たれていない状態に対して，十分な関節間の伸張を行う（図 1-70）．すると，指の屈伸や grasps や release が行いやすくなる．
- また，これらを行う上で疼痛を軽視すると，反射性交感神経性ジストロフィーを引き起こすので，疼痛に対しては細心の注意が必要である．すでに反射性交感神経性ジストロフィーを引き起こしている対象者に対しては，絹状の手袋をはめて，弱過ぎない適切な圧を加えて把持を行うと，痛みは軽減し理学療法が遂行できる．
- 以上のような準備を行い，筋力増強や動作練習に繋げていき，手関節・手指の機能性を向上させていく必要がある．

（松﨑 哲治）

●引用・参考文献●

（1.1. 肩関節とその周辺）
1．高岸憲二編：最新整形外科学大系-肩関節・肩甲帯, 中山書店, 2006
2．信原克哉編：肩疾患保存療法, 金原出版, 1997
3．高濱　照・他：運動器の機能解剖－肩関節 3 －, 理学療法 21：572-576, 2004
4．高濱　照・他：運動器の機能解剖－肩関節 1 －, 理学療法 21：340-344, 2004
5．西川仁史：関節の障害および不安定性の検査・測定：肩関節, 理学療法 20：41-52, 2003
6．越智隆弘・他編：NEW MOOK 整形外科－10 肩の外科, 金原出版, 2001
7．高濱　照・他：運動器の機能解剖－肩関節 8 －, 理学療法 21：1120-1123, 2004
8．高濱　照・他：運動器の機能解剖－肩関節 10－, 理学療法 21：1328-1331, 2004
9．高濱　照・他：肩関節の機能解剖とバイオメカニクス, 理学療法 23：1581-1589, 2006
10. Nobuhara, K: THE SHOULDER-Its Function and Clinical Aspects, World Scientific, pp202-240, 2003
11. Codman E. A: THE SHOULDER, Florida, Robert E. Kreiger co., p202, 1984
12. 高濱　照：肩の機能解剖と触診のポイント, 理学療法学 30：210-213, 2003
13. 大木　勲・他偏：整形外科診療プラクティス, 金原出版, p409, 1995
14. 高岡邦夫編：別冊整形外科－肩関節－病態・診断・治療の新たな展開, 南江堂, 1999
15. 井樋栄二：外傷性肩関節脱臼の病態と治療, 日整会誌 79：42-47, 2005
16. 菅谷啓之：反復性肩関節前方不安定症に対する鏡視下 suture anchor 法, 整・災外 45：49-55, 2002
17. 菅谷啓之・他：新鮮関節窩脱臼骨折に対する鏡視下手術－スーチャーアンカーを用いた骨片修復術－, 関節鏡 26：67-72, 2001

（1.2. 肘関節とその周辺 1 － 8 ）
1．天児民和・他：神中整形外科学各論, 南山堂, pp385-416, 1994
2．寺山和雄・他：肘と手・手関節の痛み, 南江堂, pp7-69, 2001
3．石井清一・他：肘診療マニュアル, 医歯薬出版, pp31-57, 1996
4．今谷潤也：上腕骨顆上骨折・通顆骨折, MB Orthop.15(11)：8-16, 2002
5．齊藤育雄・他：肘関節周辺の骨折・脱臼, 関節外科 24(3)：25-34, 2005
6．横山一彦・他：上肢骨折のリハビリテーションのポイント, 臨床リハ 10(12)：1056-1063, 2001
7．牧　　裕：上腕骨外顆骨折・内上顆骨折, MB Orthop.15(11)：17-24, 2002
8．千田益生・他：リハビリテーションアプローチ, JOURNAL OF CLINICAL REHABILITATION 10(12)：1064-1070, 2001
9．松崎交作：外傷後肘関節拘縮, 関節外科 25(1)：42-46, 2006
10. 高山真一郎：後療法・拘縮の予防と治療, MB Orthop.15(11)：79-85, 2002
11. 村上恒二：前腕～肘, スポーツ外傷・障害の理学診断・理学療法ガイド, 文光堂, pp25-34, 2003
12. 佐藤雅人：診断に注意を要する小児の肘外傷, 関節外科 25(1)：33-40, 2006
13. 瀧川宗一郎：肘頭骨折, MB Orthop.15(11)：48-54, 2002
14. 吉田竹志：上肢骨折の治療のアウトライン, 臨床リハ 10(12)：1047-1055, 2001
15. 関口　隆：上腕骨顆上骨折における内反肘の発生機序, 関節外科 16(12)：65-71, 1997

（1.2. 肘関節とその周辺 9 － 13）
1．岩倉博光・他：運動器疾患とリハビリテーション, 医歯薬出版, pp108-110, 1985

2．寺山和雄・他：肘と手・手関節の痛み，南江堂，2004
3．石井清一・他：肘診療マニュアル，医歯薬出版，2007
4．西浦康正・他：上腕骨外上顆炎の治療，関節外科 25：60-64，2006
5．日本整形外科学会診療ガイドライン委員会：上腕骨外側上顆炎診療ガイドライン，南江堂，2006
6．小田明彦・他：テニス肘，臨床スポーツ医学 18：202-206，2001
7．堀居　昭：テニス肘における筋力強化による予防について，Sportsmedicine 74：37-41，2005
8．薄井正道：肘の筋・腱付着部障害，MB Orthop. 18(1)：23-29，2005
9．鈴木克彦：上腕骨外側上顆炎に対する徒手的運動療法，PT ジャーナル 38：31-37，2004
10．二見俊郎：上腕骨外上顆炎の病態，関節外科 25：55-59，2006
11．松木圭介：中高年者のテニスによる上肢障害，臨床リハ 15：252-256，2006
12．柏口新二：野球肘のみかたと対応，sportsmedicine 92：22-25，2007
13．堀居　昭：野球肘のメカニズムとチェックポイント，sportsmedicine 70：32-35，2005
14．山嵜　勉：整形外科理学療法の理論と技術，メジカルビュー社，pp252-276，2004
15．正富　隆：野球肘，臨床スポーツ医学 18（臨時増刊号）：197-201，2001
16．井上貞宏：変形性肘関節症の成因，MB Orthop. 12(7)：1-8，1999
17．村田英明・他：変形性肘関節症の発生進展過程，関節外科 13(2)：31-44，1994
18．宮野須一・他：変形性肘関節症，関節外科 13(2)：47-54，1994
19．多田浩一：変形性肘関節症の病態と治療，関節外科 13(2)：83-92，1994
20．薄井正道：肘関節形成術，MB Orthop. 5(11)：27-31，1992
21．石田　治・他：フォルクマン拘縮，MB Orthop. 9(8)：29-37，1996
22．佐々木孝：上肢の compartment syndrome，MB Orthop. 9(13)：9-17，1996
23．福田隆一：フォルクマン拘縮，理学療法 16：108-112，1999
24．和田卓郎・他：前腕骨折後の拘縮とその治療，MB Orthop. 13(8)：21-26，2000

（1.3. 手関節とその周辺）
1．武田　功・他：上肢骨折の保存療法，医歯薬出版，pp187-191，2005
2．高橋　昭：反射性交感神経性ジストロフィーの病態と診断，神経内科 54：292-296，2001
3．日本浮腫療法協会著：新浮腫療法の理論と基本手技，メディウェル出版，pp49-50，2006
4．鳥巣岳彦・他：標準整形外科学，医学書院，pp681-682，2006
5．佐々木孝：手関節，手根骨骨折，救急医学 20：787-790，1996
6．柳澤　健：運動療法学，金原出版，pp143-146，2006
7．冨士武史：整形外科疾患の理学療法，金原出版，pp134-136，2006

（1.4. 月状骨軟化症(Kienböck病)／1.5. 手指の骨折脱臼／1.6. 炎症性疾患／1.7. 腱断裂／1.8. Dupuytren 拘縮／1.9. 手関節・手指の運動器疾患に共通する理学療法）
1．今村宏太郎：手関節のスポーツ障害，日本整形外科スポーツ医学会誌 15：287-292，1995
2．黒澤　尚・他：スポーツ外傷学 Ⅲ 上肢，医歯薬出版，2002
3．Gelberman, R. H., et al: Orthop. Clin. North. Am. 15: 355, 1984
4．石井清一・他監修：標準整形外科学 第 8 版，医学書院，2002
5．中田眞由美・他：作業療法士のためのハンドセラピー入門，三輪書店，2006
6．河野卓也・他：当科におけるスポーツ外傷・障害の統計的検討，臨床スポーツ医学 6：26-32，1989

7. Stener, B: Displacement of the ruptured ulnar collateral ligament of the Metacarpophalangeal joint of the thumb, JBJS44-B: 869-872, 1962
8. 津下健哉：手の外科の実際 第6版, 南江堂, 1985
9. 加倉井周一・他：運動器疾患とリハビリテーション 第2版, 医歯薬出版, 2002
10. 千野直一・他：骨関節疾患のリハビリテーション, 金原出版, 2003
11. Oyama M, et al: Postoperative management of the dorsal fracture-dislocation of the proximal interphalangeal joint, J Tech Hand and Upper Extremity Surg3: 66-73, 1999

2 体幹

学習目標

①脊髄損傷，体幹の外傷，頸部，胸・腰椎部，脊柱変形の疾患概念，理学所見，整形外科的治療法を説明できる．
②脊髄損傷，体幹の外傷，頸部，胸・腰椎部，脊柱変形の理学療法評価，理学療法プログラムを説明できる．
③腰痛の評価，理学療法プログラム，予防運動などを説明できる．

1. 脊髄損傷

1．脊髄損傷の概念

❑高齢者の頸髄不全損傷が増加傾向にある．

❑尿路管理は障害レベルから膀胱障害を分類し，適切な排尿指導が必要である．

❑脊髄損傷，特に頸髄損傷はわずかなレベルの違いで ADL 障害が大いに異なるため，評価チャートを利用して詳細に検査することが重要である．

❑運動療法施行時，頸髄損傷では肩関節，腰髄損傷では股関節の動きによる影響を十分考慮する必要がある．

2．分類

2－1．原因による分類

1）外傷

❑発生頻度は 4 人／10 万人で，交通事故，転落事故，スポーツ外傷によるものが多い．

❑最近では高齢者の発生頻度が増加傾向にある．このような症例では，X 線像では骨折や脱臼がみられない非骨傷による脊髄損傷例が，頸椎部に多く認められる．

❑これは加齢による後方骨棘や後縦靱帯骨化症などの変化が現れたもので，頸椎に過剰伸展が加わることで，脊髄が圧迫され頸髄に微細外傷が生じた結果，発生する．

2）腫瘍

❑脊柱管内に生じた腫瘍を脊髄腫瘍とよぶ．脊髄腫瘍は発生部位から硬膜外腫瘍，硬膜内髄外腫瘍，髄内腫瘍に分類される．

3）二分脊椎

❑椎弓の癒合障害によって脊柱管の後方の骨性保護が欠如したもので，開放性二分脊椎と潜在性二分脊椎に大別される．

調べてみよう！
二分脊椎には色々な合併症があります。
どのようなものがあるでしょう？

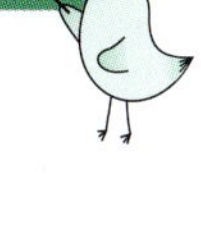

❑開放性二分脊椎は髄膜，神経組織が脊柱管から脱出し，潜在性二分脊椎は脱出を認めないが，脊柱管内に色々な病変を伴うことがある．その結果，二分脊椎の部位に一致して下肢麻痺が起こる．

2－2．損傷高位による分類

❑損傷高位により障害される部位が異なる．代表的な分類を表に示す（表2-1）．

❑好発レベルは中・下位頸椎と胸腰椎移行部で最も多い．頸髄損傷と胸髄損傷の比率は3：1である．

表2－1　損傷高位による分類（国分の分類一部改変）

損傷高位	運動・感覚喪失	分類
脳幹－第1頸髄	頸部，上肢，下肢，横隔膜	Pentaplegia
第2－3頸髄	上肢，下肢，横隔膜	respiratory quadriplegia
第4－8頸髄	上肢，下肢	quadriplegia
第1胸髄－第1仙髄	下肢	paraplegia
第2－5仙髄	直腸，膀胱，性機能	perineal paraplegia

2－3．麻痺の程度による分類

1）完全麻痺

❑定義は明確ではない．

・運動麻痺と知覚麻痺が一致

・運動麻痺と知覚麻痺が完全かつ左右差がない．

・水様便の失禁

・持続陰茎勃起

・早期の褥瘡形成

・仙骨領域の知覚，肛門反射（sacral sparing）の消失

以上の項目が認められると完全麻痺を推定する．

2）不全麻痺

❑損傷髄節以下に感覚，運動機能が部分的に残っているもの．四肢が完全麻痺であっても，会陰部の感覚や肛門反射が残っている場合は不全麻痺である．

調べてみよう！
脊髄の横断面を描き、伝導路を描き加えて症状を理解しましょう。

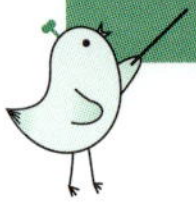

(1)　前脊髄損傷

＜原因＞

・前脊髄動脈の障害や外傷による脊髄前部の障害

＜病態＞

・知覚（痛覚・温度覚），運動の全麻痺，尿閉を示す．

・後索を通る触角，深部覚（位置覚・振動覚）は正常

(2) 中心性脊髄損傷

<原因>

・頸椎の過伸展損傷により，頸髄の循環障害の抵抗減弱部位である中心部が障害される.

<病態>

・上肢優位の運動麻痺

・回復は下肢から生じる.

・知覚障害は軽度

・痙性は強い.

❑背景に脊柱管狭窄（後縦靭帯骨化，変形性頸椎症）を呈する高齢者に多発.

(3) Brown-Sequard（ブラウン・セカール）症候群

<原因>

・外傷で生じる例は少なく，頸椎症によって生じる場合がほとんどである.

<病態>

・障害側の運動麻痺

・障害側の触覚・深部感覚障害

・反対側の温度・痛覚障害

・障害高位の全知覚脱失

2-4. 病理

❑外力により脊髄の機械的破壊と脊髄内出血が起こる．それにより脊髄の循環障害，代謝障害，生化学的障害が引き起こされる.

1）脊髄ショック

(1) 発生機序

❑上行性，下行性伝導路の遮断

❑運動ニューロン・介在ニューロンのシナプス機能の脱落

(2) 症状

❑損傷高位以下の反射の消失

❑弛緩性麻痺

❑尿閉

❑自律神経麻痺による徐脈

❑血圧低下

❑低体温

2－5．随伴症・合併症

❑随伴症状と合併症は自律神経障害を含め，多岐にわたって生じる．代表的な症状を表にまとめた（表 2-2）．

表２－２　随伴症・合併症（文献１より引用）

随伴症状	合併症
運動麻痺（痙性，弛緩）	拘縮
知覚麻痺	褥瘡
呼吸障害	疼痛
循環器障害	骨萎縮
消化管障害	異所性骨化
起立性低血圧	静脈血栓
自律神経過緊張反射	肩手症候群
発汗障害	外傷後脊髄空洞症
排尿・排便障害	肺合併症
性機能障害	麻痺性イレウス

調べてみよう！
脊髄レベルの交感神経と副交感神経の中枢はどこでしょうか？

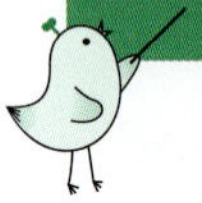

2－6．膀胱障害（図 2-1）

❑膀胱障害は障害レベルで障害のタイプが異なり，排尿指導も障害のタイプに合わせた方法が選択される．

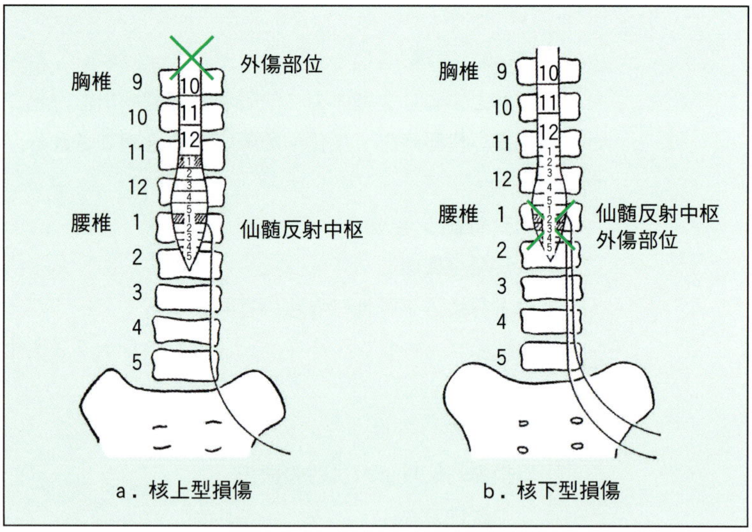

図２－１　膀胱障害のシェーマ（文献２より引用）

1）核上型膀胱

＜原因＞

・排尿反射中枢（第 2，3，4 仙髄）より上位の損傷

＜特徴＞

・自動膀胱（痙性膀胱・反射膀胱）

＜症状＞

・一定量の尿が貯留すると自動的に膀胱利尿筋が収縮して尿を排泄する．

＜排尿指導＞

・トリガーポイントを探して手圧，叩打を用いた反射性排尿．

2）核・核下型膀胱

＜原因＞

・排尿反射中枢またはそれ以下の損傷

＜特徴＞

・自律膀胱（弛緩性膀胱）

＜症状＞

・最大膀胱容量に達すると，こぼれるように尿が排泄される．

＜排尿指導＞

・下腹部への手圧，腹圧による圧迫性排尿．

3．理学療法評価

3－1．障害の評価

1）機能レベルの評価

(1) 知覚検査

❑表在感覚，深部感覚，2点識別覚を行い，皮膚知覚脊髄支配図に記載する．

(2) 運動機能検査

❑徒手筋力検査により，障害レベルを判定する．上肢の場合は左右差が認められる場合が多いため，必ず左右の比較を行う．

(3) 反射検査

❑深部反射，表在反射，病的反射および痙性が強い場合には姿勢反射も検査する．

(4) 可動域検査

❑自動・他動可動域検査を行う．脊柱に対しては原則として自動可動域検査のみを行う．

(5) その他

❑必要であれば痙性，平衡機能，呼吸・循環機能，X線検査も加える．

2）重症度の評価

(1) ASIA評価（図2-2）

❑american spinal injury associationの略であり，麻痺の程度と麻痺高位の両方を評価する．

ASIA機能障害尺度（1992）

□A＝完全：S4－S5 仙髄節の運動・感覚機能の欠如	
□B＝不全：運動機能の欠如．感覚は神経学的レベルから S4－S5 仙髄節にかけ残存している	
□C＝不全：運動機能は神経学的レベル以下で残存．標的筋群の大多数は 3 以下である	
□D＝不全：運動機能は神経学的レベル以下で機能残存．標的筋群の大多数は 3 かそれ以上である	
□E＝正常：運動・感覚機能障害は完全に回復．反射の異常はあってもよい	
臨床症候群	□脊髄中心 □Brown-séquard □前脊髄 □脊髄円錐 □馬尾

脊髄損傷の神経学的分類基準

運動
検査筋群

	右	左	
C2	□	□	
C3	□	□	
C4	□	□	
C5	□	□	肘屈曲筋群
C6	□	□	手背屈筋群
C7	□	□	肘伸展筋群
C8	□	□	手指屈曲筋群（中指の遠位指節間関節）
T1	□	□	手指の外転筋群（小指）
T2	□	□	
T3	□	□	
T4	□	□	
T5	□	□	
T6	□	□	
T7	□	□	
T8	□	□	
T9	□	□	
T10	□	□	
T11	□	□	
T12	□	□	
L1	□	□	
L2	□	□	股屈曲筋群
L3	□	□	膝伸展筋群
L4	□	□	足背屈筋群
L5	□	□	足指伸展筋群
S1	□	□	足底屈筋群
S2	□	□	
S3	□	□	
S4-5	□	□	□肛門の随意収縮（はい/いいえ）
計	□	□	□**運動スコア**
（最大）	(50)	(50)	(100)

0＝完全麻痺
1＝収縮の触視可能
2＝自動運動，重力除去位で
3＝自動運動，重力に抗して
4＝自動運動，ある程度の抵抗に抗して
5＝自動運動，かなりの抵抗に抗して
NT＝検査不可

感覚
感覚検査点

	触覚 右	触覚 左	痛覚 右	痛覚 左
C2	□	□	□	□
C3	□	□	□	□
C4	□	□	□	□
C5	□	□	□	□
C6	□	□	□	□
C7	□	□	□	□
C8	□	□	□	□
T1	□	□	□	□
T2	□	□	□	□
T3	□	□	□	□
T4	□	□	□	□
T5	□	□	□	□
T6	□	□	□	□
T7	□	□	□	□
T8	□	□	□	□
T9	□	□	□	□
T10	□	□	□	□
T11	□	□	□	□
T12	□	□	□	□
L1	□	□	□	□
L2	□	□	□	□
L3	□	□	□	□
L4	□	□	□	□
L5	□	□	□	□
S1	□	□	□	□
S2	□	□	□	□
S3	□	□	□	□
S4-5	□	□	□	□
計	□	□	□	□
（最大）	(56)	(56)	(56)	(56)

0＝消失
1＝鈍麻
2＝正常
NT＝検査不可

・：感覚検査点

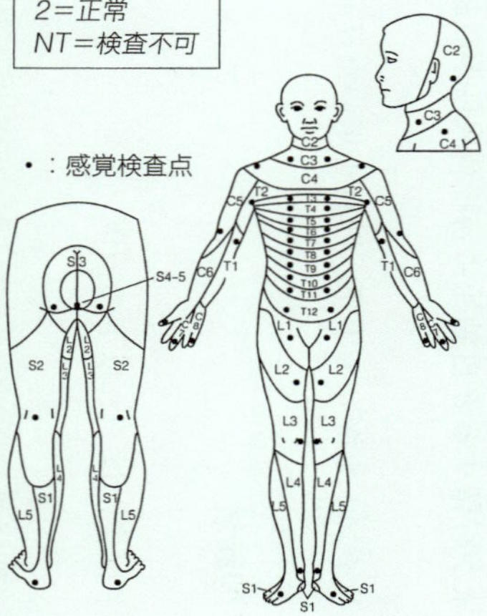

□肛門周辺の感覚（はい/いいえ）
□**痛覚スコア**（最大：112）
□**触覚スコア**（最大：112）

神経学的損傷高位 正常機能最下髄節	右	左	**完全あるいは不完全？**□ 不完全＝仙髄最下髄節感覚または運動機能の残存	**部分的残存域** 部分的神経支配髄節	右	左
感覚	□	□		感覚	□	□
運動	□	□		運動	□	□

この様式は複製可能であるが，American Spinal Injury Association の許可なく変更することを禁止する．

図２－２　ASIA（文献 1 より引用）

(2) Zancolliの分類（表2-3）

❑頸髄損傷の麻痺のレベルを評価する．

表2－3　Zancolliの分類（文献1より引用）

型	最低機能髄節	基本的機能筋	亜型	
Ⅰ 肘屈筋	C 5	上腕二頭筋 上腕筋	A．腕橈骨筋（－）	
			B．腕橈骨筋（＋）	
Ⅱ 手関節伸筋	C 6	長短橈側手根伸筋	A．弱い手関節背屈	
			B．強い手関節背屈	1．円回内筋（－） 橈側手根屈筋（－）
				2．円回内筋（＋） 橈側手根屈筋（－）
				3．円回内筋（＋） 橈側手根屈筋（＋） 上腕三頭筋（＋）
Ⅲ 指の前腕伸筋	C 7	総指伸筋 小指伸筋 尺側手根伸筋	A．尺側の手指の伸展は完全であるが，橈側の手指と母指の伸展は麻痺	
			B．すべての手指の伸展が完全であるが，母指の伸展は弱い	
Ⅳ 指の前腕屈筋 母指伸筋	C 8	深指屈筋 示指伸筋 長母指伸筋 尺側手根屈筋	A．尺側の手指の屈曲は完全であるが，橈側の手指と母指の屈曲は麻痺．母指の伸展は完全	
			B．すべての手指の屈曲が完全であるが，母指の屈曲は弱い．母指球筋は弱い．手内筋は麻痺 浅指屈筋は（－）または（＋）	

(3) Frankelの分類（表2-4）

❑神経症状から麻痺の程度（完全または不全）を分類する．

表2－4　Frankelの分類（文献1より引用）

A．運動・知覚喪失
損傷部以下の運動・知覚機能が失われているもの

B．運動喪失・知覚残存
損傷部以下の運動機能は完全に失われているが，仙髄域などに知覚が残存するもの

C．運動残存（非実用的）
損傷部以下に，わずかな随意運動機能が残存しているが，実用的運動は不能なもの

D．運動残存（実用的）
損傷部以下に，かなりの随意運動機能が残されており，下肢を動かしたり，あるいは歩行などもできるもの

E．回復
神経学的症状，すなわち運動・知覚麻痺や膀胱・直腸障害を認めないもの．ただし，深部反射の亢進のみが残存しているものはこれに含める

3）能力障害（disability）の評価

❑Barthel Index や functional independence measure：FIM を用いて能力障害を把握する．

4．理学療法

❑急性期の骨傷治療には，手術による内固定術を施行した観血的療法と保存療法がある．この違いによって，急性期の管理とその後の理学療法に大きな違いが生じる．

❑手術は，通常受傷後 24 時間以上経過してから行う．不全麻痺は骨傷のない脊髄損傷を除いてほとんどのケースで適応となる．

❑完全麻痺では麻痺の回復を期待するのではなく，早期座位，起立練習を行うため脊椎不安定性に対する整復・固定術が行われる．保存療法は骨傷のない脊髄損傷で局所安静，装具による保存的治療を原則としている．

4－1．胸・腰髄損傷の理学療法

❑胸・腰髄損傷のリハビリテーションの目標は，車いすを用いての ADL 自立である．理学療法で重要となる動作はプッシュアップ（図 2-3）である．この動作のために残存筋と下肢伸展挙上（straight leg raising：SLR）の可動性（図 2-4）が重要となる．

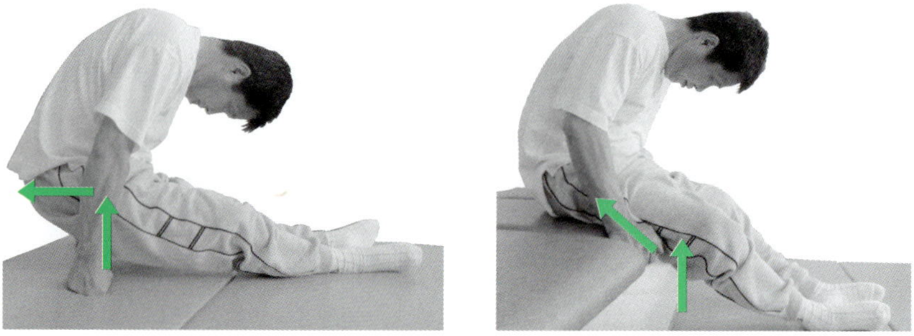

a　　　　　　　　b

図２－３　Push up動作

a：臀部を床から持ち上げ，後方へ引くように指示する．
b：臀部挙上が上手になると，段差を引き上げるような応用動作へ移行する．

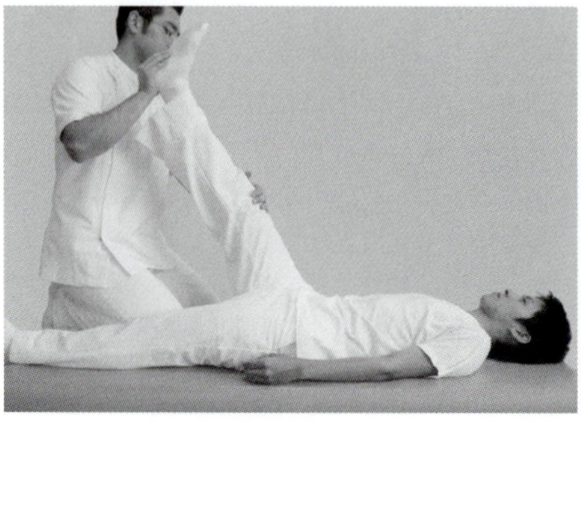

図２－４　下肢伸展挙上

❑また中位胸髄，特に第5胸髄損傷では起立性低血圧を呈し，ADL自立の阻害因子になることが多い．このような症例に対しては，起立傾斜台を用いての起立練習が処方される．その際，血圧の低下を防止するため，下肢から腹部に弾力包帯を巻き，さらに上肢に対して積極的な筋力増強練習を行う（図2-5）．

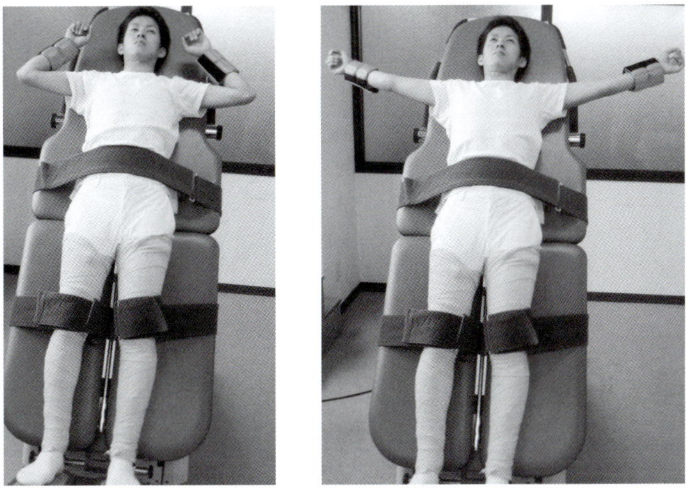

図2－5　起立訓練台練習

1）保存療法と観血療法による違い

❑保存療法では1～3か月の長期臥床が必要となり，全身体力調整に長期間を要することになる．観血療法では，手術翌日からベッドサイドでの積極的なリハビリテーションが可能である．

❑しかし，腰椎骨盤リズムの関係から，股関節の過剰な屈曲，伸展運動は制限されるので注意が必要である（図2-6）．また，臥位姿勢により腰椎は多様に変化することから，ベッド上安静姿勢にも十分な指導が必要となる（図2-7）．

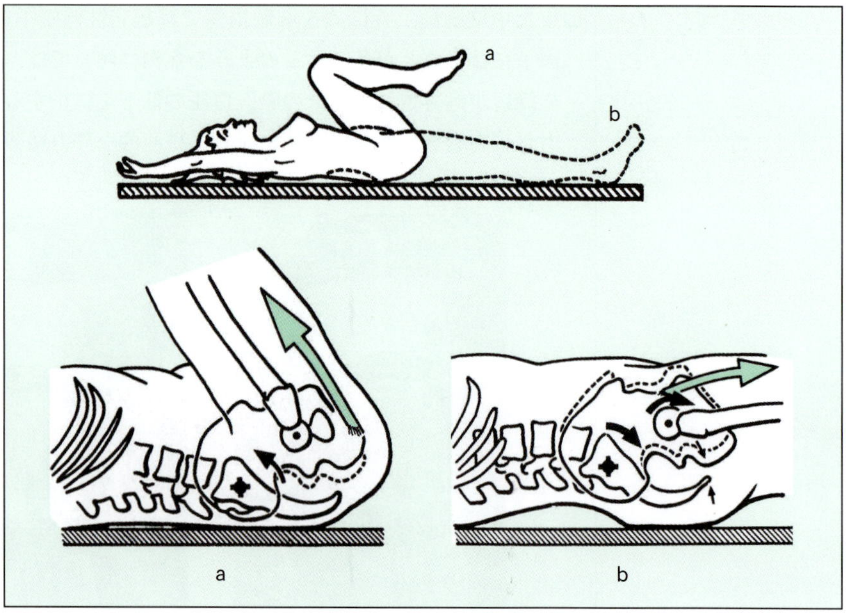

図２－６　腰椎骨盤リズム（文献３より引用）

a：股関節屈曲時に骨盤が後方回旋し，下位腰椎から屈曲が生じる．
b：股関節伸展時には骨盤が前方回旋し，腰椎が伸展する．

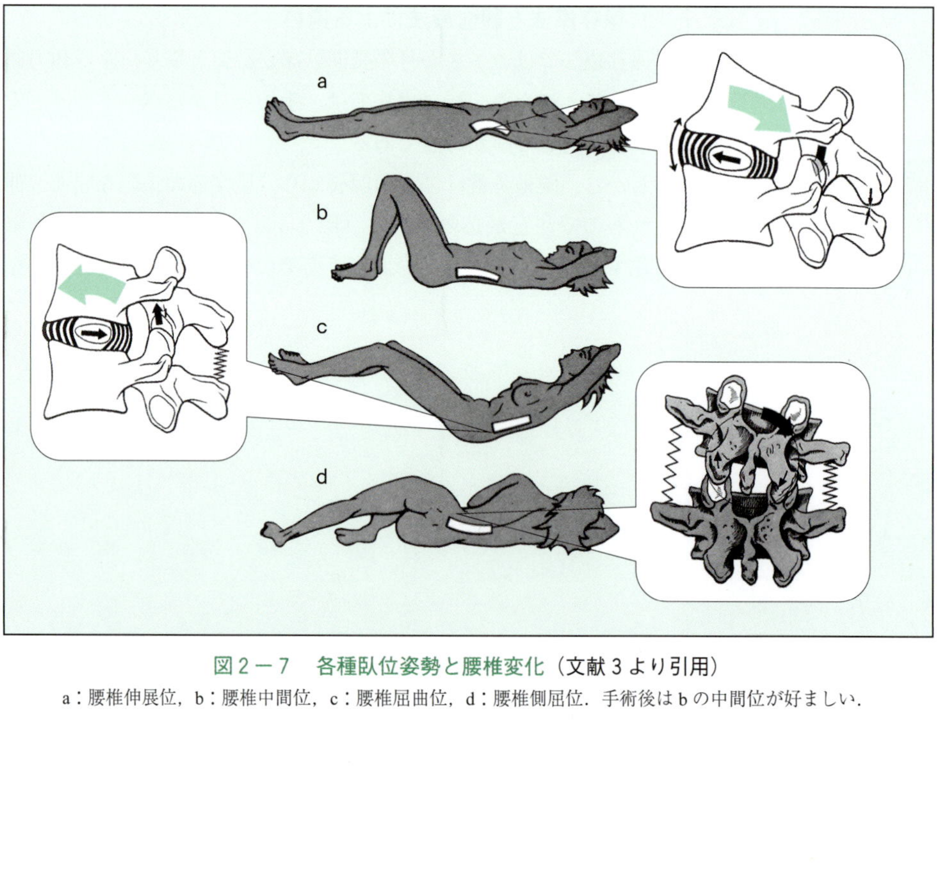

図２－７　各種臥位姿勢と腰椎変化（文献３より引用）

a：腰椎伸展位，b：腰椎中間位，c：腰椎屈曲位，d：腰椎側屈位．手術後はｂの中間位が好ましい．

2）観血療法後の理学療法

❑代表的な運動療法の手順を表にまとめた（表 2-5）.

表２－５　胸・腰髄損傷の理学療法（文献１より引用）

急性期 受傷～2週	○受傷・入院 骨傷治療（観血的） 翌日 ○ベッドサイドでのリハビリテーション開始 7～10日　●関節可動域運動　●ギャッチベッドにて座位練習 ○理学療法室で開始 ●車いす座位および駆動　●残存筋力増強運動 ●長座位保持　●プッシュアップ
回復期 3週～3か月	○車いす⇔プラットフォームトランスファー練習（直角アプローチ） ●床上動作練習　●排尿練習（自己導尿） ○車いす⇔ベッドトランスファー練習（直角アプローチ） トランスファーボードを要す ○側方トランスファー練習 ○高低差のあるトランスファー練習 ●入浴練習　●排便練習 ●車いす応用練習 受傷後2～3か月――院内 ADL 自立
完成期 4～6か月	○床⇔車いすトランスファー練習 ●歩行練習　●スポーツ 社会・家庭復帰への準備（回復期から他部門と協力） ・身体障害者手帳申請　・車いす作製 ・復学・復職への働きかけ　・住宅改造 ・職業訓練　・自動車免許 ・福祉サービスなどの情報収集　・自己管理教育 ○退院

4－2. 頸髄損傷の理学療法

❑頸髄損傷では障害レベルのわずかな違いにより ADL 能力に大きな差異が生じる.

1）保存療法と観血療法による違い

❑胸・腰髄損傷とほぼ同様で，保存療法は1～3か月の長期臥床後の全身調整運動に長期間を要する.

❑頸椎手術後では固定方法による安定性の違い（図 2-8）と，肩関節との複合運動に注意する必要がある．特に，肩関節屈曲が 150 度以上では，胸椎の伸展と下位頸椎の反対側への回旋運動が生じる（図 2-9）.

❑この頸椎の回旋運動は，肩関節を両側同時に挙上させることで抑制されるので，150 度以上の肩関節挙上運動は両側同時に行うように指導する必要がある.

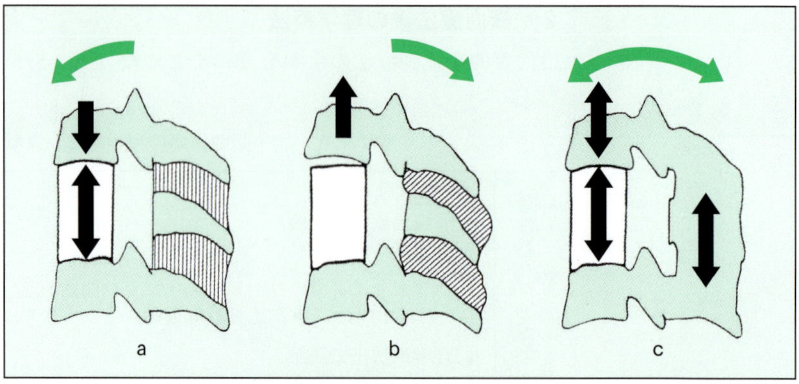

図２－８　脊椎固定術直後の安定性（文献４より引用）

a：屈曲時の圧縮には抵抗し，安定は維持できる．
b：伸展時の引っ張り負荷には抵抗できず，固定部分が不安定になる．
c：前後方両方からの固定では屈曲，伸展ともに安定を維持できる（図は頸椎であるが，腰椎の前方固定に関しても同様である）．

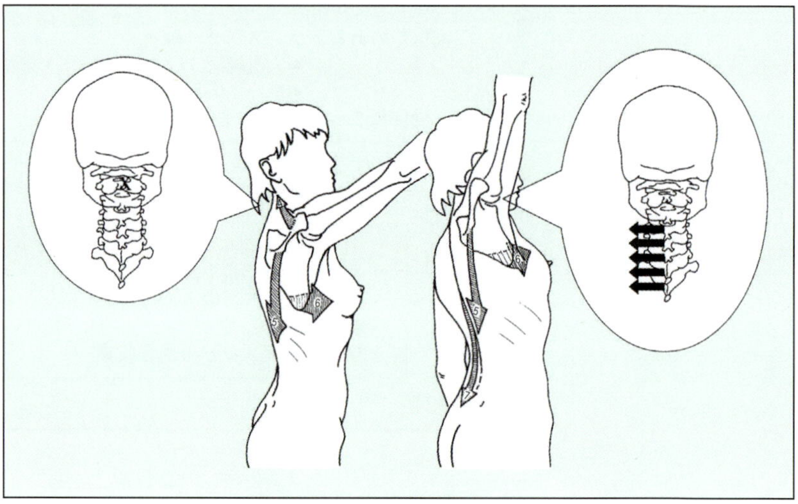

図２－９　肩関節挙上運動と頸椎回旋（文献３より引用）

肩関節が 150 度以上挙上位になると，脊柱の代償運動が必要となり，頸椎が反対側へ回旋運動を生じる．

２）観血療法後の理学療法（表 2-6）

❑代表的な運動療法の手順を表にまとめた．

表２－６　頚髄損傷の理学療法（文献１より引用）

時期	内容	（目標残存レベル）
急性期	○受傷・入院	
	骨傷治療（観血的）	
	翌日	
	○ベッドサイドでのリハビリテーション開始	
	7～10日　●関節可動域運動　●人工呼吸器（C3，C4）	
	●肺理学療法　●IPPBによる呼吸運動	
	●ギャッチベッドにて座位練習	
受傷～3か月	○全身体力調整期間	
	理学療法室で開始	
	●車いす座位および駆動	C4
	●残存筋力増強運動　●食事などの身のまわり動作練習	C5A
	●長座位保持	
	●前方移動練習（長座位保持可能となれば側・後方移動）	
回復期　4か月～1年	○基本および応用動作練習	
	基礎体力および基本動作の修得（残存筋力増強，柔軟性）⇒ADL拡大	
	トランスファー／床上動作／ADL	
	●プラットフォームでの前方移動	C5B
	●プラットフォームでの側・後方移動／寝返り（ベッド柵）／シャツの着脱	C6A
	●車いす⇔プラットフォーム	
	●車いす⇔ベッド／起き上がり／ズボンの着脱	C6B1
	●端座位での側方移動／片肘立ち位保持／排便	
	●自動車への移乗／自動車	C6B2
	●側方トランスファー／入浴	C6B3
完成期　9か月～1年半	●高低差のあるトランスファー	C7A
	社会・家庭復帰への準備（回復期から他部門と協力）	
	・身体障害者手帳申請　・車いす作製	
	・住宅改造　・自動車免許	
	・環境制御装置などの環境整備　・復学・復職への働きかけ	
	・自助具作製（トランスファーボードなど）　・スポーツ	
	・福祉サービスなどの情報収集　・介護者への介助指導	
	○退院	

2. 体幹の外傷

1．体幹の外傷の概念

- ❑骨粗鬆症による圧迫骨折では，早期離床を目的とした装具療法と歩行練習が重要である．
- ❑頚椎捻挫では治療の原則に準じ，過剰な安静固定は好ましくない．
- ❑鎖骨骨折では，手術方法により理学療法が大きく異なるため，手術後の関節可動域練習の角度に関しては，主治医への確認が必要である．
- ❑骨盤骨折では神経・筋・血管などの損傷に注意し，主治医との緊密な連絡が必要である．

2. 脊椎損傷

2-1. 胸椎以下の脊椎損傷の解剖学的特徴

❑上，中位胸椎は胸郭により固定され，腰仙椎部は腸腰靱帯により固定されているため骨折の頻度が低い．胸腰椎移行部は生体力学的に後彎から前彎への移行部にあたる．

❑解剖学的には靱帯系が脆弱であるのに加え，第 11，12 肋骨は上下 2 椎体にまたがっていない．そのため，圧迫，屈曲，伸展，回旋により損傷しやすく，脊椎損傷の好発部位となっている．

2-2. 分類と臨床像

1）分類

⑴ 圧迫骨折

❑屈曲外力による椎体の損傷である．圧迫骨折の素因として骨粗鬆症があり，高齢者に多発する．

⑵ Chance 骨折

❑後方支柱に屈曲伸延力が作用して，椎弓と椎弓根の水平骨折したもの．

⑶ 破裂骨折

❑軸圧迫による前方支柱と中央支柱の損傷

⑷ 脱臼骨折

❑屈曲，伸展，回旋，剪断力による外力により発生．

2）臨床像

⑴ 全身症状

❑外傷性ショック，呼吸障害，麻痺性イレウスなど．

⑵ 局所症状

❑疼痛，圧痛，変形，機能障害など．

⑶ 合併損傷

❑脊髄損傷，椎骨動脈不全症候群，肺血気胸，内臓損傷など．

2-3. 理学療法評価

❑頻度の高い骨粗鬆症を基礎とした圧迫骨折を中心にして述べる．

❑骨粗鬆症による圧迫骨折では，遅発性脊髄麻痺を生じることがある．そのため背部痛と ADL 評価に加え，下肢の神経学的所見に注意を払うことが不可欠となる．

1）疼痛検査

❏疼痛部位や疼痛誘発動作を自動運動テストで観察する．疼痛の程度は visual analogue scale：VAS で記録する．

2）知覚検査

❏表在感覚，深部感覚，2 点識別覚を行い，皮膚知覚脊髄支配図に記載する．

3）運動機能検査

❏徒手筋力検査によって，障害分節より末梢筋群の左右差を比較する．

4）反射検査

❏深部反射，表在反射，病的反射を検査する．

5）可動域検査

❏自動・他動可動域検査を行う．脊柱に対しては原則として自動可動域検査のみを行う．

6）ADL の評価

❏Barthel Index や FIM を用いて能力障害を把握する．

2−4．理学療法

❏目標は体幹筋の維持と増強，脊椎および股関節可動性の維持・改善である．

1）急性期

❏廃用症候群予防を目的とした早期離床を可能にするため，体幹装具（図 2-10）や物理療法で疼痛の緩和に努める．疼痛に注意しながら四肢の自動運動より開始するが，プールでの歩行練習は温熱効果と荷重免荷が期待でき，有効な治療法である（図 2-11）．

2）回復期

❏変形予防を目的として徐々に ADL 活動性を広げ，背臥位，腹臥位，座位姿勢と積極的な筋力増強運動を展開することが重要である（図 2-12）．

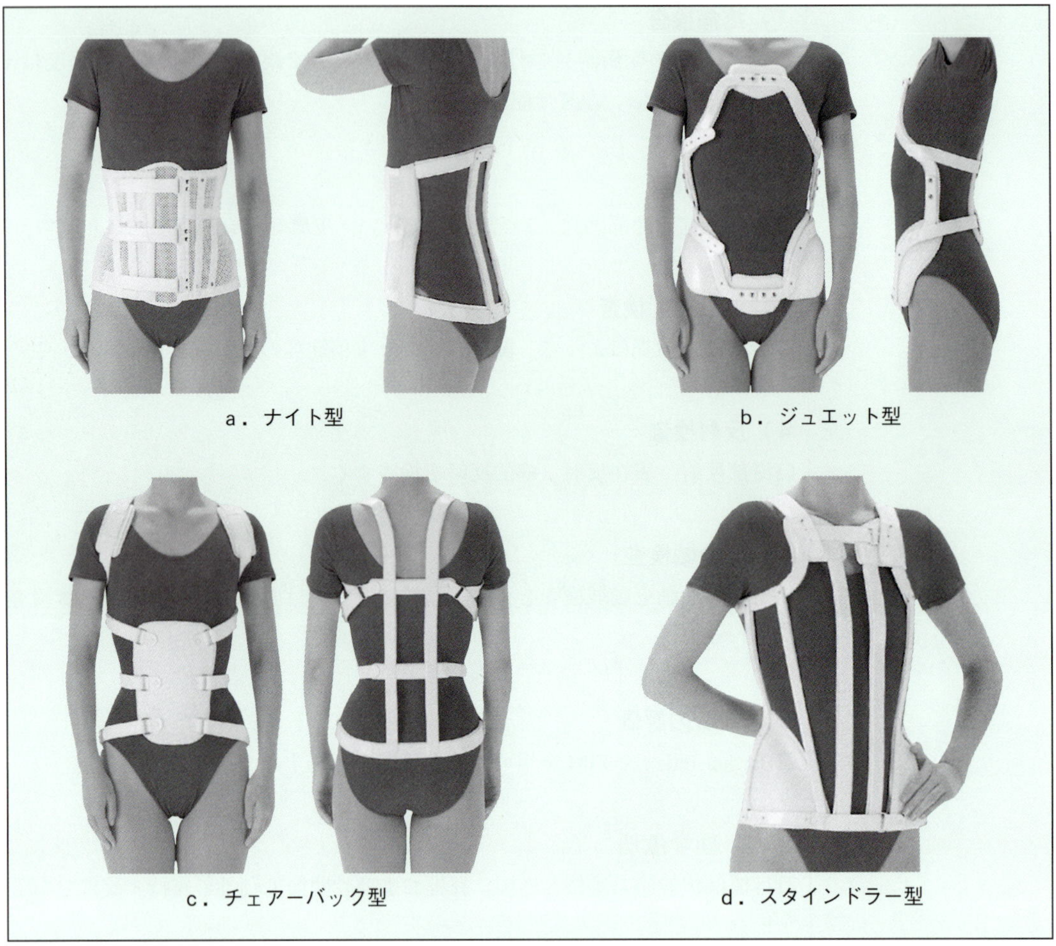

図２－10　各種体幹装具
（社団法人 日本義肢協会編：義肢装具カタログ 下肢装具より転載）

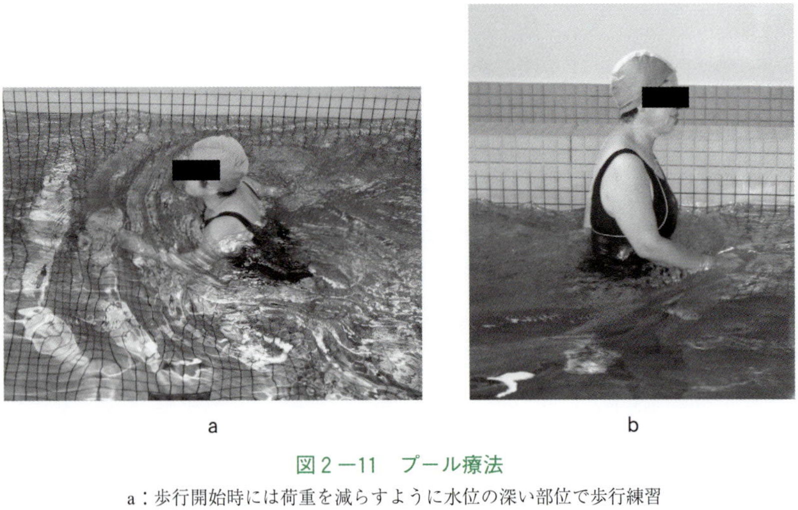

a　　　　b

図２－11　プール療法
a：歩行開始時には荷重を減らすように水位の深い部位で歩行練習
b：徐々に水位の浅い部位での歩行練習へ変更

調べてみよう！

圧迫骨折に対する代表的な運動療法の名称は何というでしょうか？

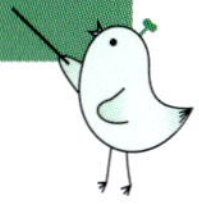

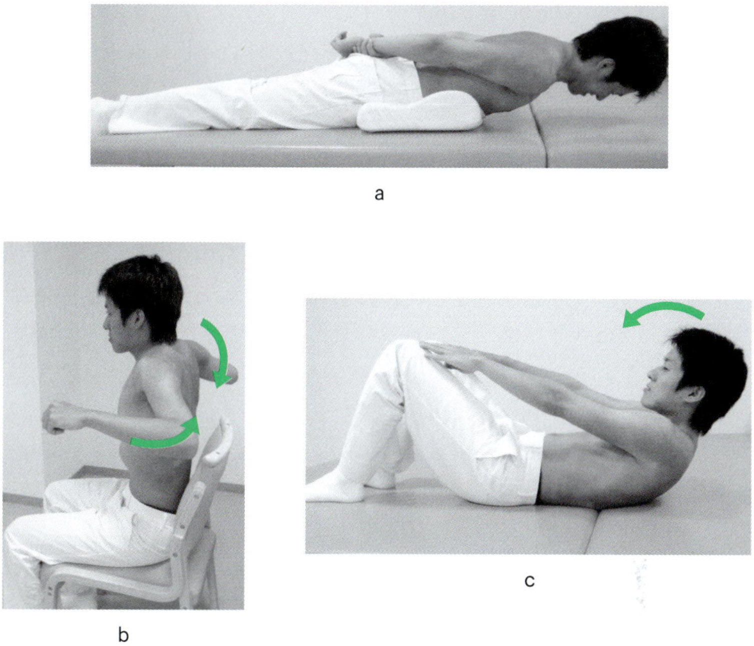

図２−12　圧迫骨折に対する等尺性収縮運動

a：腹部の下に枕を敷いた腹臥位で，体幹中間位保持練習
b：背もたれにもたれない座位で，肩甲骨内転運動
c：膝たて背臥位で，へそのぞき運動

3．頸椎捻挫

3－1．病態

1）概念

❑頸部の急激な外力により生じる頸椎周囲の軟部組織損傷であり，骨折や脱臼，脊髄症状を伴わないもの．

2）症状

❑頸部痛，頭痛，頸椎運動制限が主症状であり，他に自律神経症状（耳鳴り，めまい，吐き気）などを伴う場合もある．

3）病理と病因

(1)　突発的な外力によるもの

❑交通事故のように突発的な外力が作用した場合，または防御反応に付随した反射性筋過緊張による微細損傷．

(2)　不良姿勢によるもの

❑不良姿勢や無理な姿勢を持続することによる軟部組織（筋，筋膜，靭帯，関節包など）の他動的微細損傷（寝違いなど）．

(3) その他

❑重いものの持ち上げや，すばやい動きのような急激な圧縮負荷による軟部組織の他動的微細損傷.

3－2. 理学療法評価

1）問診

(1) 発症時の状況把握

❑事故などに起因する場合，外力の加わり方を詳細に把握する．追突の瞬間，認識していたか，どちらの方向から追突されたのか，など.

(2) 疼痛の評価

❑疼痛の部位，放散痛の有無を詳細に聴取する.

(3) 症状の生体力学的評価

❑症状を悪化させる動作，改善させる動作を把握する．頸椎の生体力学を基礎に，疼痛再現時の病態を検討する．頸椎後屈時に症状が増悪する場合，詳細な神経学的検査が必要となる.

2）視診

❑前額面と矢状面から観察するが，観察するポイントのみを挙げる.

❑ポスチュアー・ミラー（図 2-13）を用いて評価すると，一度に多方面からの観察が可能である.

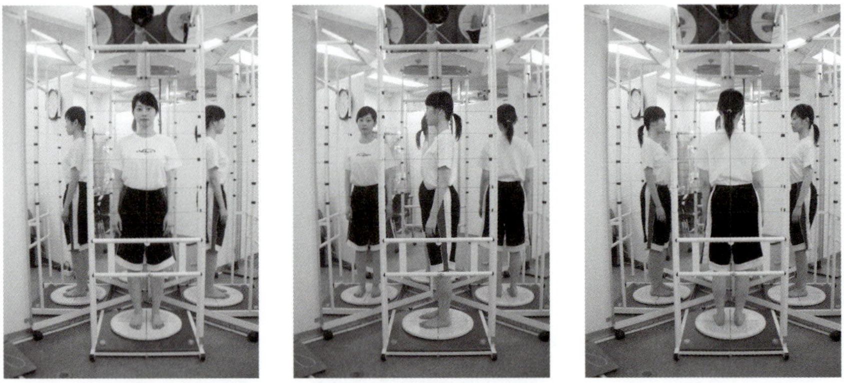

正面　　側面　　後面

図 2－13　ポスチュアー・ミラーを用いた視診

(1) 前額面

❑頭部の傾斜，肩甲帯の高さ，筋緊張の非対称性など.

(2) 矢状面

❑頭部の変位，胸郭の彎曲など.

3）自動運動テスト

❑疼痛の再現と緩解の運動方向を観察する.

4）触診

❑自動運動で再現された疼痛部位の確認．視診で観察された肩甲帯や胸郭アライメントの確認.

5）神経学的検査

(1) 徒手筋力検査

❑髄節ごとに代表的な筋を対象に行い，筋力低下の程度と左右差から神経根レベルでの障害の有無を確認.

(2) 感覚検査

❑頭部，顔面，上肢の表在感覚，深部感覚，2 点識別覚を検査.

(3) 反射検査

❑髄節ごとに代表的な深部腱反射の左右差を確認する．亢進している場合には体幹，下肢の腱反射，かつ病的反射を行い，脊髄症の有無を確認.

(4) 特異検査

❑椎間孔圧迫テストや腕神経叢牽引テストなどがある（詳細は頸椎疾患の項を参照，図 2-41）.

3－3. 理学療法プログラム

1）原則

❑この病態は精神神経的要素が大きく，慢性化防止のため，臨床的には以下の事項を認識する.

(1) 初診時の対応に関して

❑初診時，重篤な印象を与えず，病態は「捻挫」で，対象者自身で管理が可能であることを説明する.

(2) 安静・固定に関して

❑長期間の安静・固定は慢性化へ移行する危険性が高く，神経学的所見が重篤でない場合には極力避けるべきである.

(3) 早期現職復帰に関して

❑症状を的確に把握し，脊髄症状が認められない場合には，傷害前の活動性に早期復帰させる.

(4) 慢性化症例に関して

❑不幸にして慢性化の経過をたどった場合には，臨床心理士を含めた多面的治療が選択されるべきである．

2）理学療法プログラムの実際

❑理学検査により対象者群を分類し，フローチャート（表 2-7）に従い進める．

(1) 受傷直後（受傷後 3 日以内）

❑急性期は，傷害部位の疼痛誘発物質の代謝と疼痛受容器の閾値の上昇による疼痛の軽減を目的とする．ポイントは治療時に疼痛を誘発しないことである．

＜疼痛受容器の閾値の上昇＞

❑寒冷療法（アイシング）や非温熱効果を持たせた超音波療法が適応となる．

＜疼痛誘発物質の代謝＞

❑微弱電流や軟部組織 mobilization が適応となる．

＜頸胸椎移行部の mobilization＞（図 2-14）

❑肋椎関節と肩甲間部軟部組織を含めた mobilization である．

❑方法は，

①左前腕から手で上腕骨全体を支持する．

②右手は肩甲間部で菱形筋に垂直に置く．

③1 相で体幹を左回旋するように肩甲帯を持ち上げる．

④2 相で菱形筋や肋椎関節を軽く圧迫しながら頭側へ滑らせる．

⑤3 相で肩甲帯を下ろし最初の肢位に戻る．

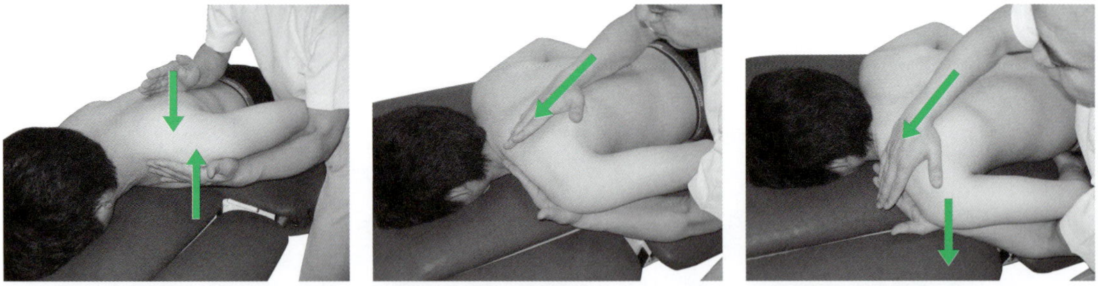

第 1 相　　第 2 相　　第 3 相

図 2－14　頸胸椎移行部の mobilization

(2) 受傷後 3 日以降

❑頸部筋群は受傷後早期から易疲労性が生じやすいため，等尺性収縮練習と疼痛性姿勢反射による不良姿勢の矯正が必要となる．ポイントは，安静固定を長期化させず，早期に社会復帰させることである．

表2－7 頸椎捻挫治療フローチャート（文献5より引用，一部改変）

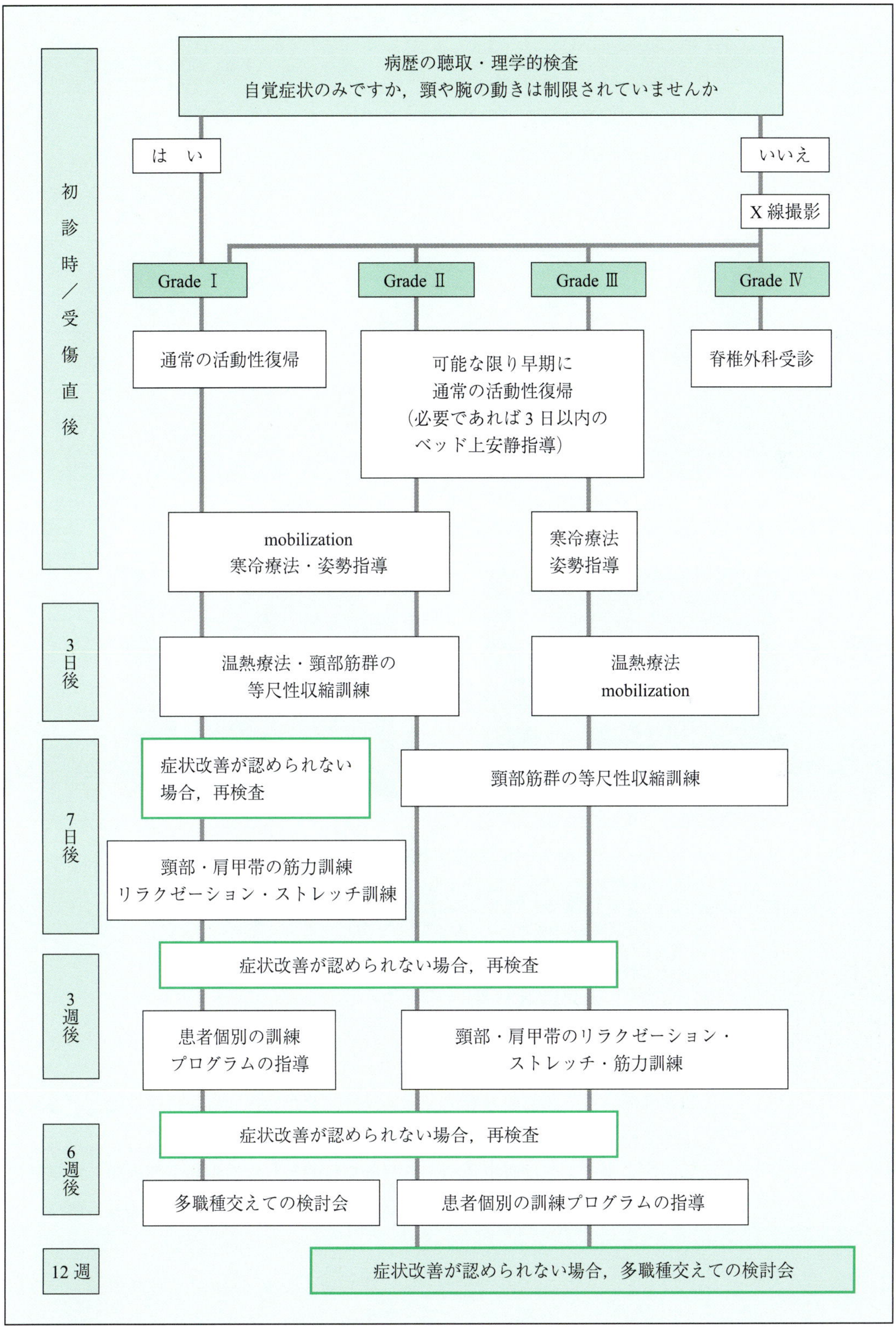
初診時／受傷直後
3日後
7日後
3週後
6週後
12週
病歴の聴取・理学的検査
自覚症状のみですか，頸や腕の動きは制限されていませんか
は い
いいえ
X線撮影
Grade Ⅰ
Grade Ⅱ
Grade Ⅲ
Grade Ⅳ
通常の活動性復帰
可能な限り早期に
通常の活動性復帰
（必要であれば3日以内の
ベッド上安静指導）
脊椎外科受診
mobilization
寒冷療法・姿勢指導
寒冷療法
姿勢指導
温熱療法・頸部筋群の
等尺性収縮訓練
温熱療法
mobilization
症状改善が認められない
場合，再検査
頸部筋群の等尺性収縮訓練
頸部・肩甲帯の筋力訓練
リラクゼーション・ストレッチ訓練
症状改善が認められない場合，再検査
患者個別の訓練
プログラムの指導
頸部・肩甲帯のリラクゼーション・
ストレッチ・筋力訓練
症状改善が認められない場合，再検査
多職種交えての検討会
患者個別の訓練プログラムの指導
症状改善が認められない場合，多職種交えての検討会

＜傷害組織の修復＞

❑血行を改善させるため温熱療法（ホットパックやマイクロウェーブ）を行う．

＜易疲労性の予防＞

❑頸部深層筋は易疲労性が出現しやすいため，受傷後早期より段階的な深層筋収縮練習が重要となる（図 2-15）．

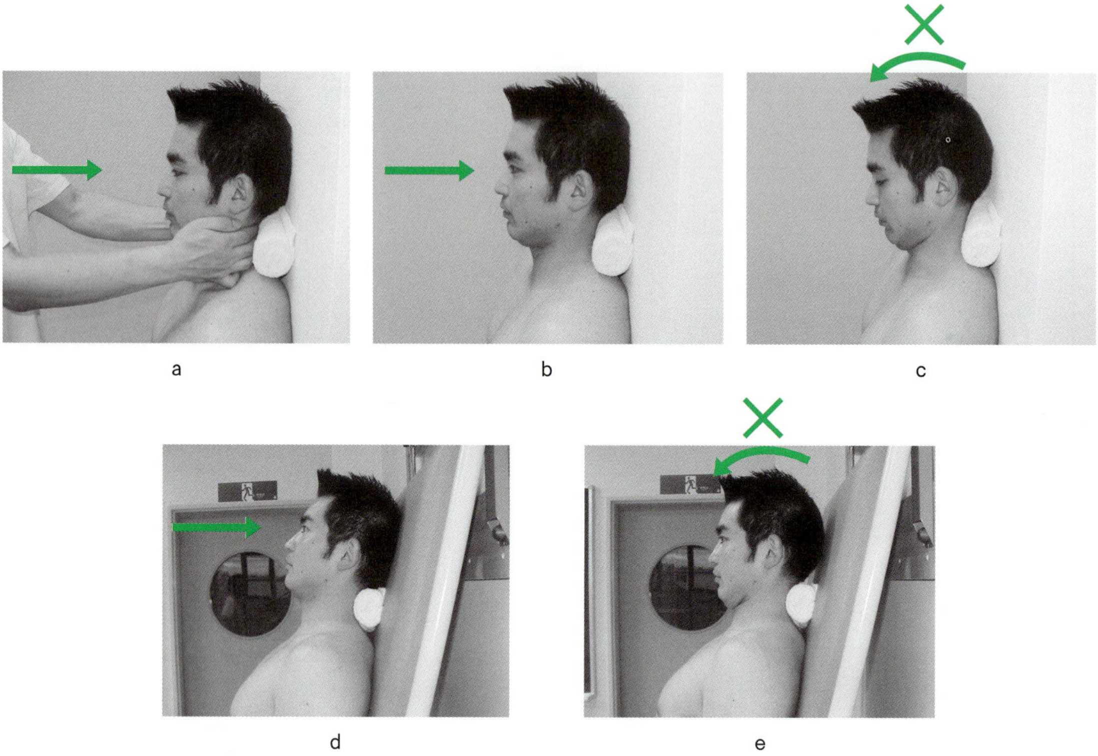

図２－15　頸部深層筋収縮練習

座位または立位にて，頸椎前彎部をタオルで補い，背中を壁に添わせる．
a：顎を引くように頸部後方筋群の収縮を触診する．
b：収縮を確認できたら自主トレーニングとして行う．
c：後頭骨が壁から離れてはならない．
d：同様に行うが，段階的に傾斜台で傾斜させることで負荷が大きくなる．
e：c と同様に，後頭骨が壁から離れてはならない．

＜不良姿勢の矯正＞

❑頸部痛により頭部前方変位と胸郭後彎，それに伴い肩甲帯の外転と下方回旋が生じやすい．

❑治療のポイントは肩甲骨の上方回旋を目的とした僧帽筋下部線維，前鋸筋の再教育運動と，胸郭後彎矯正を含めた肩甲帯安定化運動である（図 2-16）．

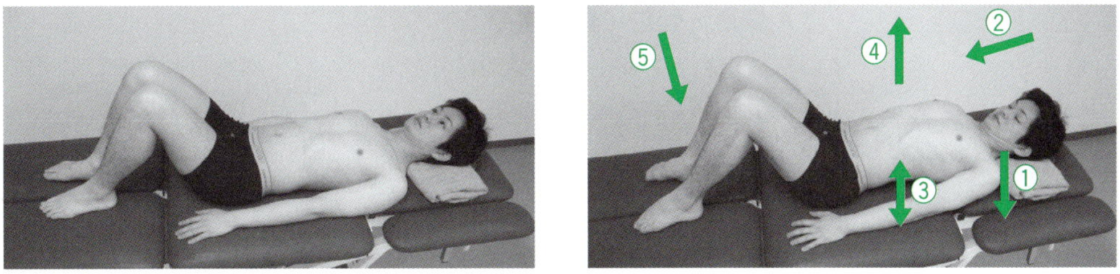

a　　　　b

図２―16　全身安定化運動（MTT）

a：安静時
b：①頸部の下の枕を軽く圧迫する．②頭部は動かさず足部に目線をおく．③上肢をベッドに押しつけ両肩甲骨を狭めるようにする．④胸骨を持ち上げる．⑤腹横筋を収縮させ，足指もベッドを押す．10 秒ほど維持し，5 回ほど繰り返す．

4．肋骨骨折

4－1．病態

1）発症機転による分類

⑴　直達外力による骨折

❑急激な外力が作用して，骨折片が内側に向かう．その結果，胸膜や肺の損傷例が多い．

⑵　介達外力による骨折

❑胸郭が前後から急激に圧迫された場合に起こり，骨折部位は外力の作用部位ではなく肋骨の最も彎曲の強い部位で生じる．骨折端は外側へはじき出されるため，肺損傷などの危険性は少ない．

⑶　筋収縮による骨折

❑激しい咳，くしゃみ，重量物挙上時など肋間筋の急激な収縮によって生じる．老人に多く，好発部位は胸骨と直接連結していない下位肋骨に多い．

2）骨折の好発部位

❑肋骨骨折の好発部位は第 5 ～ 9 肋骨乳頭線上から前腋窩線上に約 6 割，その後方が約 3 割程度であり，肋軟骨部に生じることは少ない．

4－2．臨床所見

調べてみよう！
軋轢音とはどのような音か、調べてみよう！

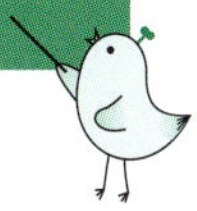

1）自発痛・圧痛

❑骨折部に圧痛を認め，胸郭の圧迫による介達外力によっても疼痛を呈する．深呼吸や咳によって疼痛が増強する．

2）軋轢音

❑聴診や手掌を骨折部に当てて深呼吸を行うことで確認できることがある．

3）変形・転位・異常運動

❏転位が大きい場合，骨折部に骨隆起や陥没，異常可動性を認めることがある．第 1 肋骨骨折の症状は鎖骨上窩の圧痛，上肢や頸部の運動時痛，ときに上肢のしびれ感や脱力感を呈する．

4－3．理学療法評価

1）視診および触診

(1) 背臥位（図 2-17）

❏筋の緊張状態を左右比較する（胸鎖乳突筋や斜角筋）．

❏肋骨角の高さを頭側と尾側から左右比較する．

❏安静時，肋骨間の広さと肋間筋の緊張度，および疼痛を左右比較する．

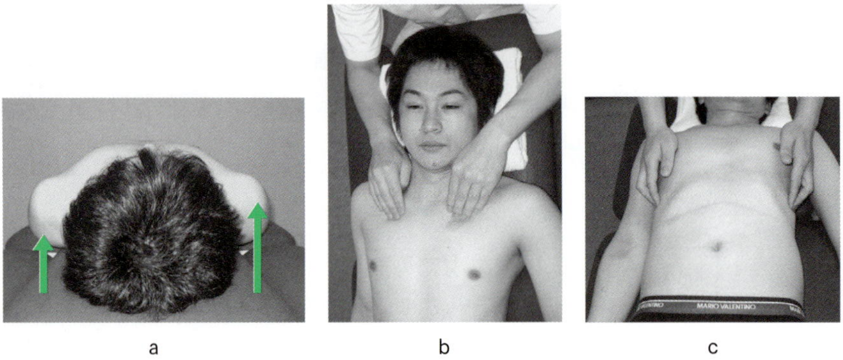

図 2－17 背臥位での視診・肋骨の可動性触診

a：頭側から見ると，右肩甲帯が水平内転しているのが観察できる．
b：上部肋骨は前方から触診して左右差を確認する．
c：下部肋骨は側方から触診して左右差を確認する．

(2) 腹臥位（図 2-18）

❏下方から上方へ肋骨間を触診．

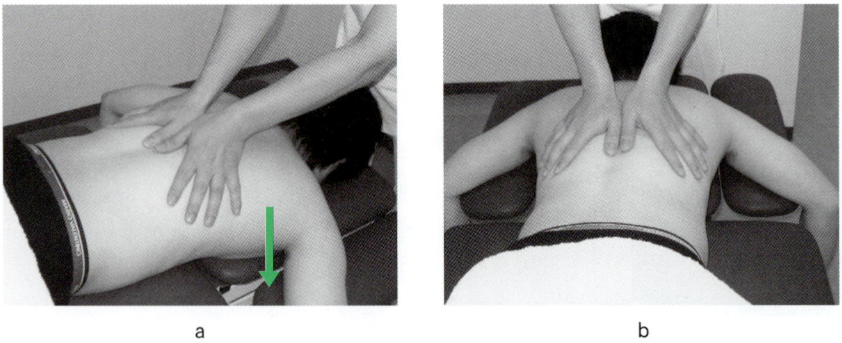

図 2－18 腹臥位での肋骨の可動性触診

a：上部肋骨では菱形筋などにより触診が困難なため上肢を下ろし，肩甲帯を外転させ行う．
b：下部肋骨は外側へ大きく可動し，触診が比較的容易である．

①触診により肋骨間隙と肋間筋の緊張を比較する．
②疼痛はどうかを問診する．
③肋骨間に指を置き，呼吸による広がりを左右比較する．
④中位肋骨は菱形筋や僧帽筋により触診が難しいため，上肢を下垂位とすると容易に触診ができる．

（3）座位（図 2-19）

＜第 2 から第 5 肋骨の触診＞

❑呼吸による肋骨の動きの触診を目的とする．
①対象者は座位で，理学療法士は肩，肘関節屈曲位で把持する．
②右示指で前胸部の肋軟骨付近で肋骨間を触診する．
③吸気に合わせて脊柱を軽度伸展させ，その間の肋骨間の広がりを確認
④呼気に合わせて脊柱を軽度屈曲させ，その間の肋骨間の狭まりを確認

調べてみよう！
呼吸（呼気と吸気）と肋骨の動きは、上位と下位で異なります。どう違うでしょうか？

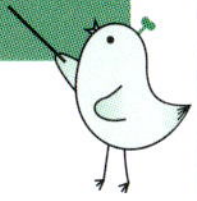

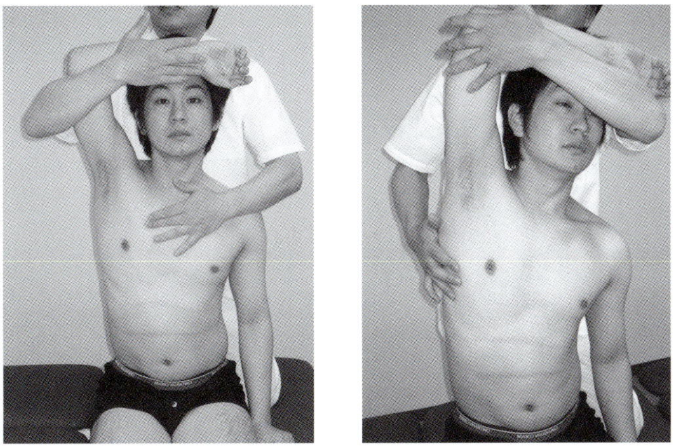

a　　b

図 2－19　座位での肋骨の可動性触診
a：上部肋骨は脊柱を伸展させ行う．
b：下部肋骨は伸展に，左側屈と右回旋を加え，触診する．

＜第 6 から第 12 肋骨の触診＞

❑中下位肋骨では脊柱伸展時に，側屈と反対側への回旋を加える．
①対象者は座位で，理学療法士は肩，肘関節屈曲位で把持する．
②右手の示指と中指で外側肋骨間を触診
③胸椎を伸展，右側屈と左回旋させ，その際の肋骨間の広がりを確認

4－4．理学療法プログラム

❑肋骨の骨癒合平均日数は約 3 週間である．単純骨折では通常 3 ～ 4 週間の安静・固定で自然治癒する．
❑治療原則は局所の固定であり，方法としては絆創膏固定，バストバンド固定などがある（図 2-20）．

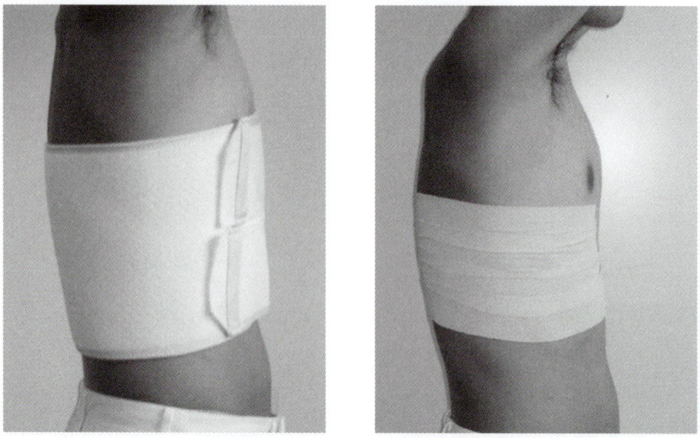

バストバンド固定　　絆創膏固定

図２－20　肋骨骨折の固定

❑一般的には対象者自身によって装着が可能なバストバンドが多用されている．どの方法においても呼気時に圧迫固定することが重要である．

１）受傷直後

❑安静・固定が第１選択であるが，疼痛部位には適宜，寒冷療法や微弱電流などが適応となる．

２）３～４週間後

⑴ 自動運動（図 2-21）

❑骨癒合が得られれば固定を除去する．固定部位の可動性を獲得するため，呼吸練習や体幹の自動運動を行う．体幹は側屈・回旋の複合運動を中心に行う．

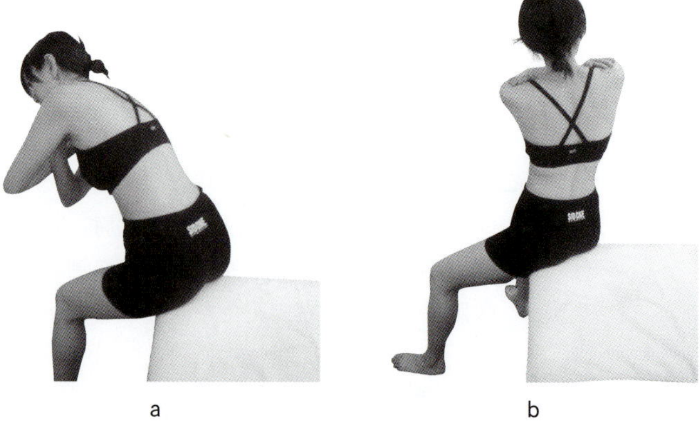

a　　b

図２－21　肋骨骨折後の自動運動

a：屈曲・左側屈・左回旋運動（右肘を左膝に近づけるように）
b：伸展・左側屈・右回旋運動（右上を見上げるように）

(2) 筋の横断伸張

<表在筋> (図 2-22a)

❑脊柱起立筋の内側に母指を平行に置く.

❑他方の母指球と小指球を母指に重ねる.

❑筋の走行に対して, 垂直方向へゆっくりと押す.

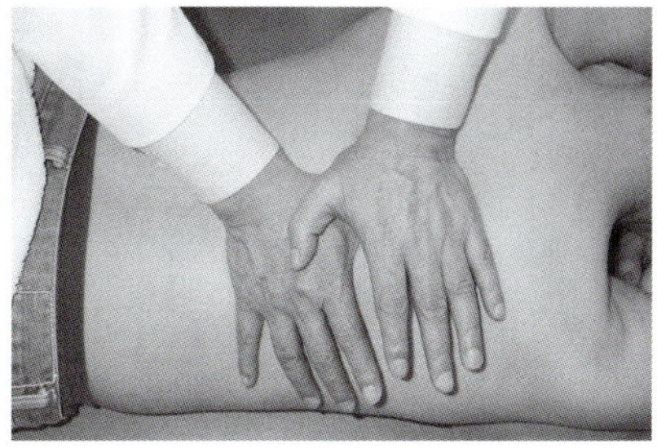

a. 表在筋

(3) 深層筋 (図 2-22b)

❑短回旋筋に平行に母指を置く.

❑他方の母指球と小指球を母指に重ねる.

❑筋の走行に対して, 垂直方向へゆっくりと押す.

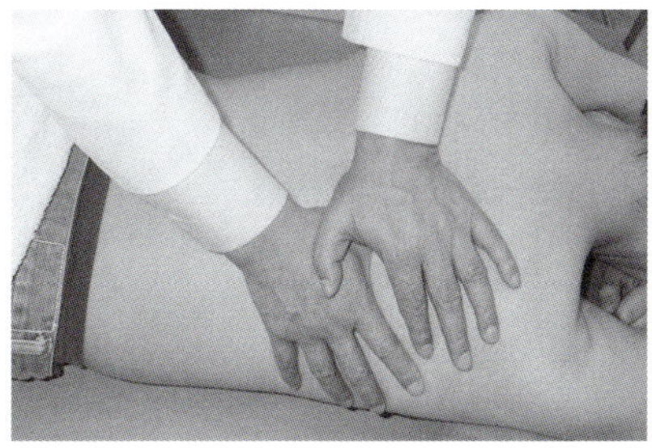

b. 深層筋

図 2−22 脊柱起立筋横断伸張

(4) 下部胸郭の mobilization (図 2-23)

❑肋椎関節と肋間部軟部組織を含めた mobilization である.

・右前腕部で上腕骨頭部を支持して, 上腕部を手で把持する.

・他方の手は肋骨間に沿って置く.

・1 相で体幹を右回旋するように上肢を持ち上げる.

・2 相で筋や肋椎関節を圧迫する.

・3 相で最初の肢位に戻る.

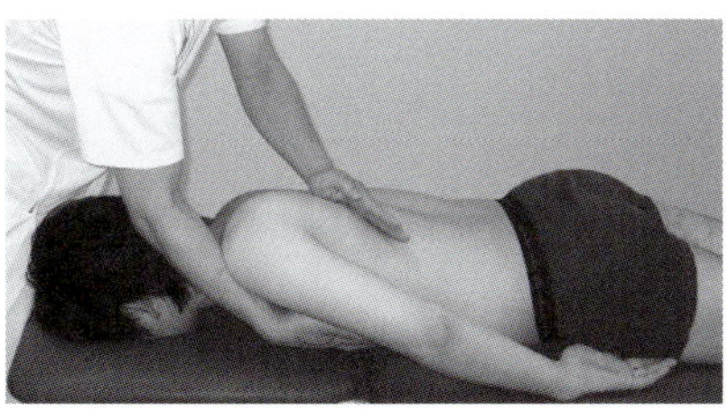

第 1 相

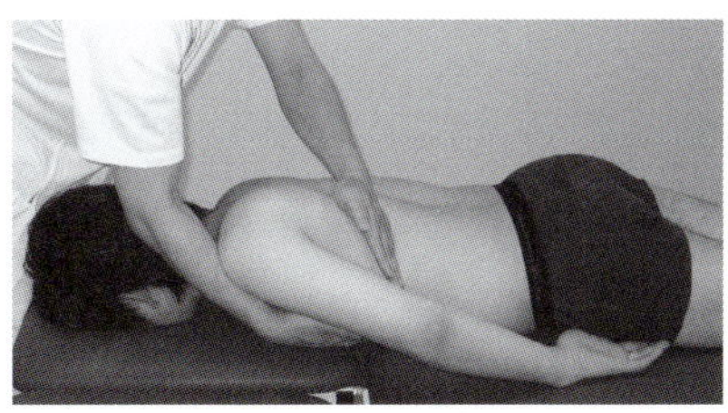

第 2 相

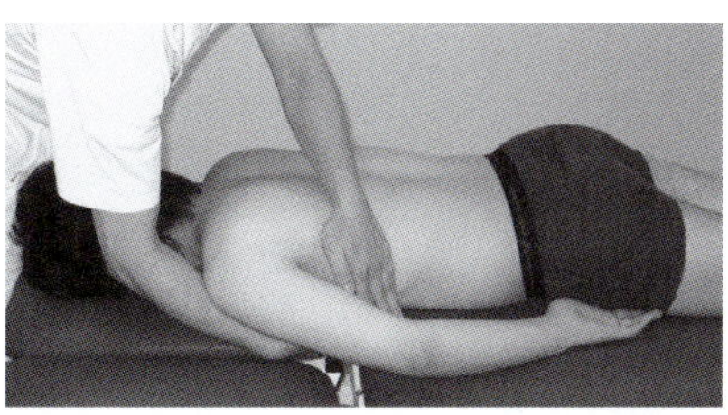

第 3 相

図 2−23 下部胸郭 mobilization

(5) 肋骨 mobilization（図 2-24）

❏過少運動性の肋骨を外側から触診して，肋骨角を確認する．
❏肋骨角に豆状骨を置く．
❏目的とする椎体の横突起に右手小指球を置き，上位胸椎も同時に固定する．
❏対象者に治療側を向かせ，胸椎を反対側へ回旋させ肋椎関節を広げる．

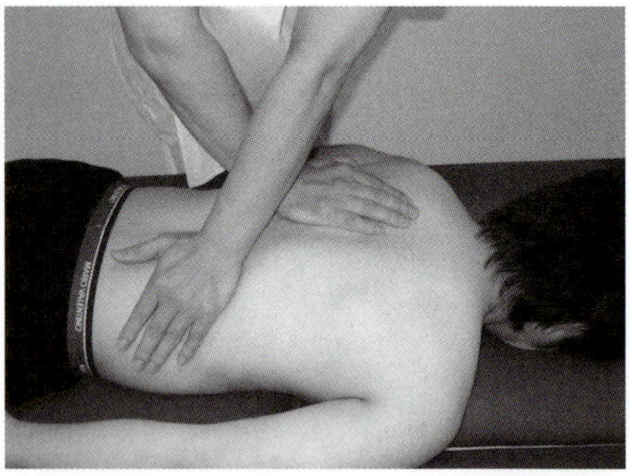

図 2 －24 肋骨 mobilization

❏左手部分の背部の皮膚を緩める．
❏吸気時に上昇する肋骨を固定して，呼気時には体幹を左回旋しながら，下降する肋骨と一緒に下方へついていく．
❏数回繰り返す．

5．鎖骨骨折

5－1．病態

1）発症機転

❏上肢を伸展した状態や肩を下にして転倒した際，介達外力によって受傷するケースが多い．鎖骨に直達外力が働いて骨折する場合もある．

2）好発部位

❏骨折部位は彎曲度が最も大きく，筋肉や靭帯による防御が少ない中央 1 / 3 が約 80% を占める．この部位の骨折は介達外力によるものが多い．
❏外側 1 / 3 の骨折は肩鎖関節脱臼と同様に直達外力によるものが多い．

3）疫学

❏小児において最も多いが，全ての年齢層においても頻度が高い骨折である．性差は男性が女性に比べて 4 ～ 5 倍多く，小児の場合は不全骨折が多く認められる．

4）骨折部位と転位

❏骨折により近位骨片は胸鎖乳突筋に引かれ上方へ，遠位骨片は上肢の自重と三角筋の筋力によって下方へ転位する．

5－2．臨床症状

1）視診

❏骨折後，筋肉の作用で鎖骨は長軸方向に短縮するため，正面から見ると肩幅が狭く見える．疼痛を緩和するため，患側上肢を胸郭につけ，肘関節屈曲，肩関節内転位をとり，健側の手で患側の前腕を支えるような姿勢をとる（図 2-25）．

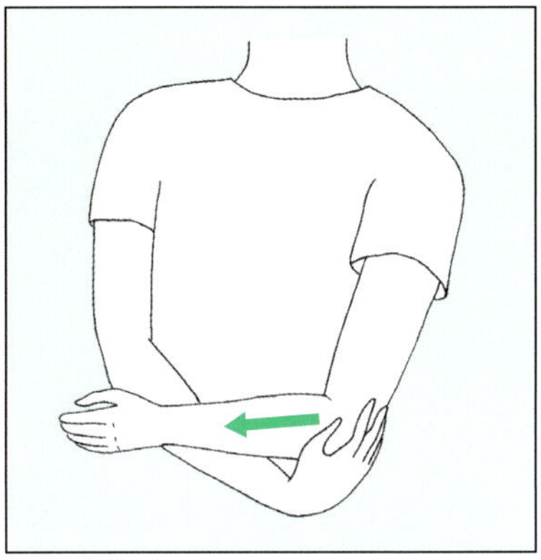
図 2 ―25　鎖骨骨折の定型的姿勢

2）局所所見

❏骨折部の変形，疼痛，異常可動性が顕著となる．直達外力による骨折の場合には，腕神経叢の損傷や血管損傷に注意を要する．

5－3. 理学療法評価

1）視診

❏頭側から鎖骨や肩甲帯の位置を比較する（鎖骨上窩の深さも）．

❏胸鎖関節の高さと深さを左右比較する（鎖骨が頭側に変位している場合，胸鎖関節では前額面上，尾側方向へ下がる）．

❏肩甲骨の位置や肩甲帯の高さの左右差を見る．

❏胸郭の後彎の程度などを観察する．

2）自動運動と触診

❏肩関節屈曲・外転運動時の肩甲・上腕リズムを観察する．

(1) 90 度外転位での肩鎖関節の運動時触診（図 2-26）

＜外旋運動＞

❏正常では肩甲帯が後退して，肩鎖関節は開大する．

＜内旋運動＞

❏正常では肩甲帯が前方突出して，肩鎖関節は圧迫される．

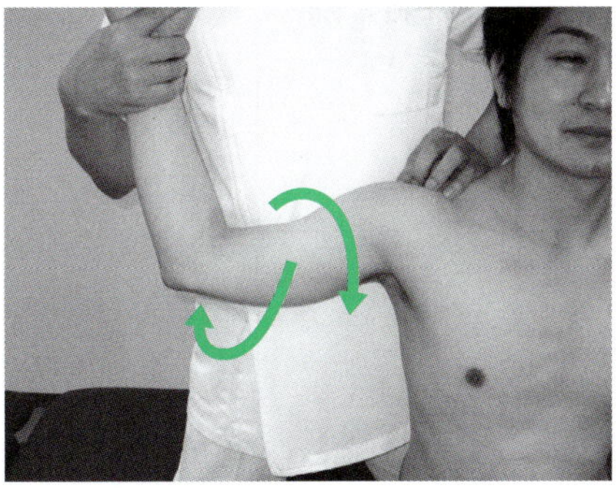
図 2 ―26　肩鎖関節の運動触診

3）肩鎖関節特異検査

(1) 肩鎖関節の前方すべりテスト（他動運動テスト）（図 2-27）

❏鎖骨を前方から把持し，肩甲骨を後方から前方へ押し，可動性を比較する．

(2) 肩鎖関節ストレステスト（疼痛誘発テスト）

＜水平内転テスト＞（図 2-28 a）

❏肩関節を 90 度屈曲位から他動的に水平内転させ，疼痛の有無を確認する．

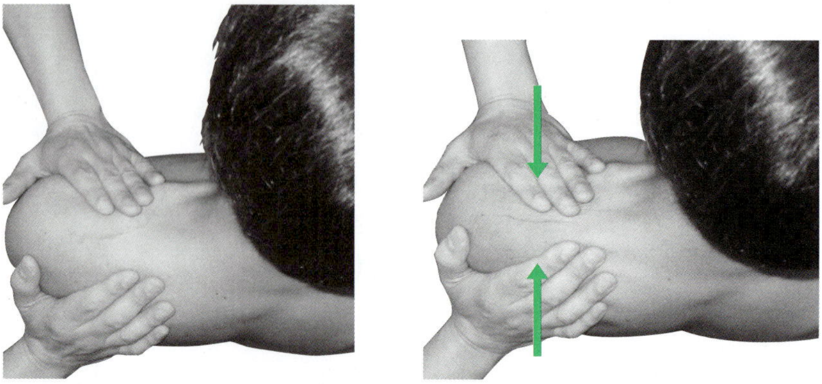

開始肢位　　すべりテスト肢位

図2－27　肩鎖関節すべりテスト

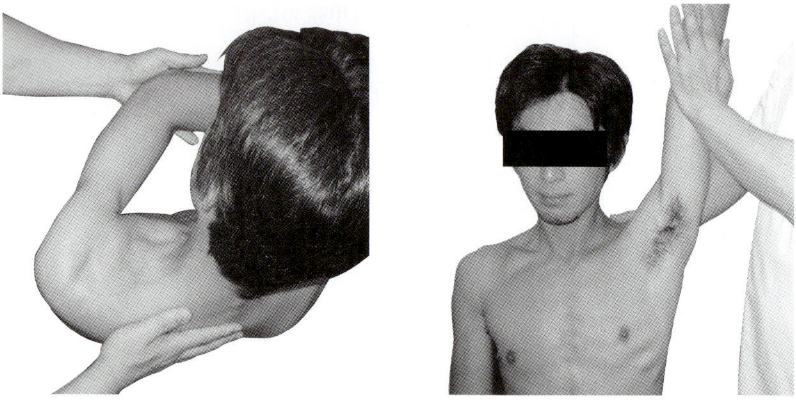

a．水平内転ストレステスト　　b．最大屈曲ストレステスト

図2－28　肩鎖関節ストレステスト

＜最大屈曲テスト＞（図2-28b）

- 肩関節を他動的に最大屈曲させ，疼痛の有無を確認する．

4）胸鎖関節特異検査

(1) 胸鎖関節のすべり運動テスト（図2-29）

- 他動運動テストと疼痛誘発テストを兼ねている検査である．
- 理学療法士の左手指で右側胸鎖関節を触診し，右手指で右側鎖骨を把持する．理学療法士は鎖骨を上下，内外側へ可動させ，可動性と疼痛の有無を確認する．

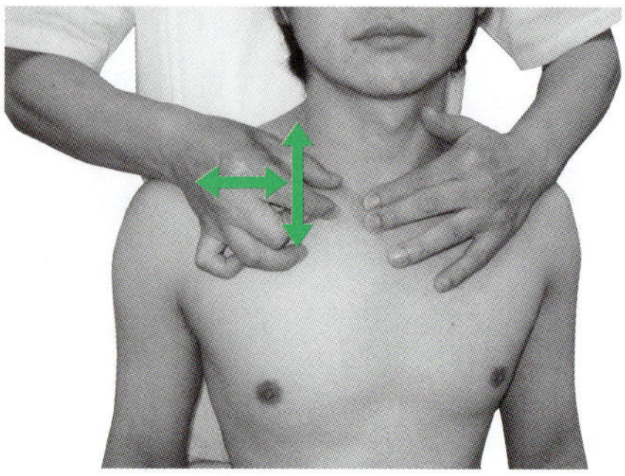

図2－29　胸鎖関節のすべり運動テスト

5－4．治療

1）保存療法

(1) 鎖骨バンド固定法（図 2-30）

❑軽量で着脱が容易であるため，外来加療が可能で，最も適応範囲が広い．疼痛が生じない範囲で徐々に肩関節運動が開始できるため，肩関節の拘縮が少なく，早期社会復帰が望める．

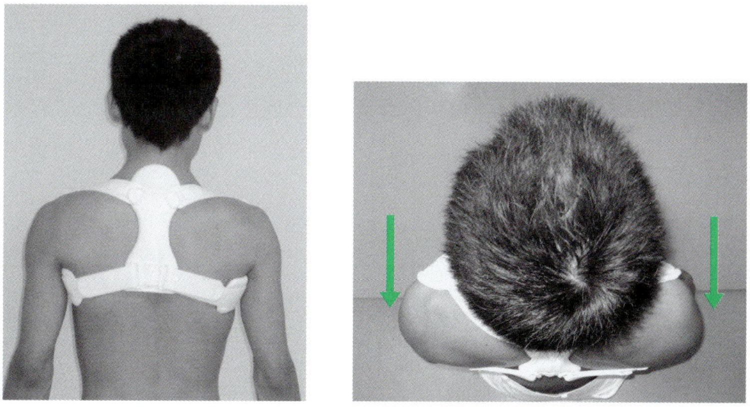

図２－30　鎖骨骨折の固定法

(2) ギプス固定法

❑成人に対しては鎖骨バンドでの整復が不十分である．肢位は両肩関節を強く後方へ引き，できるだけ鎖骨の短縮を矯正した位置でギプス包帯を巻く．最初の約 2 週間はギプス固定を行い，その後鎖骨バンド固定に移行することが好ましい．

(3) 理学療法プログラム

＜注意事項＞

❑バンドの締めすぎによる腋窩神経麻痺に注意する．

❑患側上肢の重量によって整復した骨片が転位しないように，三角巾を使用する．

＜理学療法の実際＞

❑**受傷後２～３週後：**

・疼痛に注意しながら振り子運動を開始（図 1-18 参照，p30）．受傷後 4 ～ 5 週後までは肩関節挙上は 90 度以内にとどめる．

❑**受傷後６週以降：**

・骨癒合を確認後，徐々にバンドを除去させ，可動域改善運動，筋力増強運動を積極的に開始する．

2）手術療法

(1) 手術療法の適応

❑神経・血管系の損傷を伴う場合

❑開放骨折
❑遠位端骨折で烏口鎖骨靭帯が断裂した場合
などがある．

(2) 理学療法プログラム
❑骨折部位や靭帯損傷の有無，手術内容や固定性などを主治医と相談しながらプログラムを進める．

＜注意事項＞
❑遠位骨片と近位骨片の回旋による骨折のひずみが生じやすい．
❑痛みを誘発しない程度の可動域練習，筋力増強練習を基本とする．

＜理学療法の実際＞
❑術後～2週：
・痛みがなければ振り子運動を開始する（図 1-18 参照，p30）．
❑術後4週目：
・積極的な可動域練習を開始する．肩関節の挙上動作と鎖骨の関係は，Kapandji によれば肩関節外転 90 度以上，屈曲 60 度以上より鎖骨の回旋が生じる．つまり骨折部位の線維性骨組織の形成が得られる 4 週までは肩関節 90 度以上の屈曲・外転は十分注意する必要がある．しかし，回旋に対して良好な固定性が得られている場合，早期から積極的な可動域練習・筋力増強運動が開始できる．
❑上述した他動運動テストで，寡少* 運動性が確認された場合，検査手技と同一の方法で mobilization を施行する．
❑挙上動作の視診にて肩甲骨が過剰に可動することで肩甲上腕リズムに異常を来たしている場合，背臥位で肩甲骨の外転を固定して，挙上運動を行うことが重要である（図 2-31）．

調べてみよう！
肩関節の挙上動作に伴う鎖骨の動きを調べてみよう。

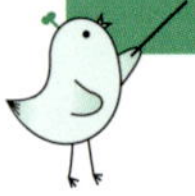

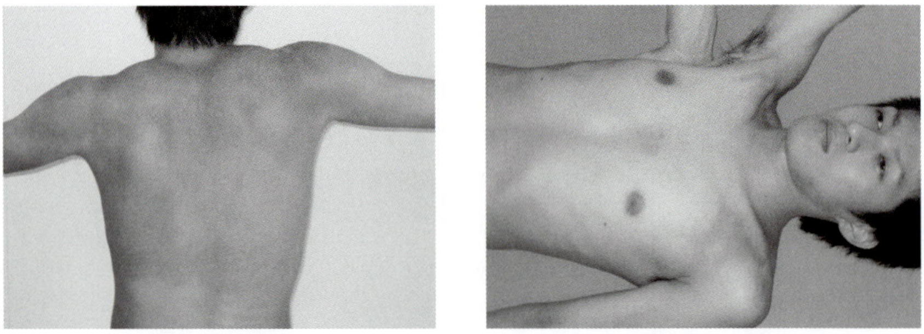

肩甲骨過剰外転　　理学療法の実際

図 2－31　肩甲上腕リズム破綻症例の理学療法

＊ 寡少：数量がきわめて少ないこと．

❑臨床においては内旋可動域制限が残存する例が多い．このようなケースに対しては，肩甲上腕関節での後方へのすべり運動を行い改善に努める（図 2-32）.

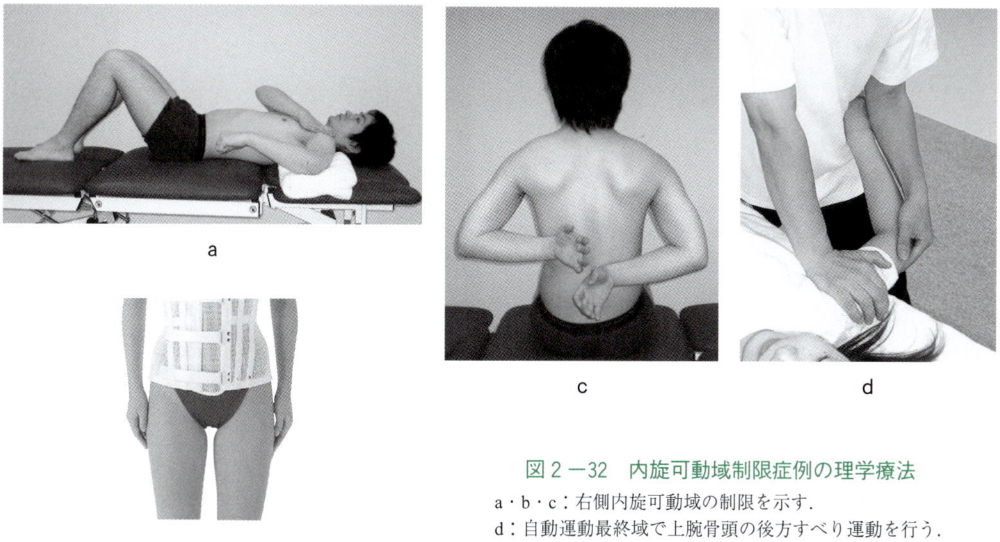

a

b

c

d

図２－32　内旋可動域制限症例の理学療法

a・b・c：右側内旋可動域の制限を示す．
d：自動運動最終域で上腕骨頭の後方すべり運動を行う．

6．骨盤骨折

6－1．分類と合併症

1）骨盤骨折の分類

⑴ 単独骨折

❑筋力による剥離骨折，腸骨翼骨折，恥骨，坐骨単独骨折，仙骨骨折，尾骨骨折

⑵ 骨盤骨折と脱臼

❑恥骨～坐骨骨折，恥骨結合離開，腸骨垂直骨

2）合併症

❑原因は 2/3 以上が交通外傷で，ほとんどが自動車に衝突された歩行者や自転車乗車中の人に起こる．そのため以下のような受傷時ショック症状を呈していることが多い．

・出血性ショック
・臓器損傷
・神経・血管損傷

6－2．理学療法評価

1）視診

❑皮膚の色や光沢を観察する．

2）疼痛の検査

❑腫脹した部位の圧痛は他の検査によって見通しを立て，確認の目的に限って行う．むやみに行うと筋・神経・血管などの軟部組織の損傷を拡大する恐れがある．

3）触診

❑神経・血管損傷の有無を簡便に観察するため，足指に痛みがあるか，自動運動が可能か，血行がよいか拍動を触知する（大腿動脈，膝窩動脈，足背動脈など）．

4）神経学的検査

❑感覚検査，筋力検査，反射検査などを行う．

6－3．理学療法プログラム

❑骨折の部位や程度により異なるため，主治医と密接な連絡をとりあい，注意深く進めることが重要である．

3. 頸部

1．頸椎疾患

1－1．頸椎疾患の概要

調べてみよう！
リウマチ性頸椎障害とはどのようなものか確認してみよう。

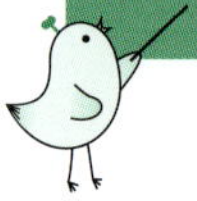

❑頸椎は軽度前彎を呈しており，解剖および機能的にも上位と下位頸椎ではまったく異なる．上位頸椎は後頭骨と連結し，3つの軸と3度の運動自由度をもつ関節複合体をつくる．下位頸椎は後に述べる特殊な関節をもち，屈曲，伸展それと回旋を伴った側屈の2つのタイプの動きを行う（図2-33）．

❑頸椎障害の疾患から代表的な①頸椎椎間板ヘルニア，②頸部脊柱管狭窄症，③後縦靭帯骨化症を選択し，その病態を簡単に触れ，治療の概略の項で保存療法や手術療法，理学療法の評価と治療プログラムについて詳細に述べる．

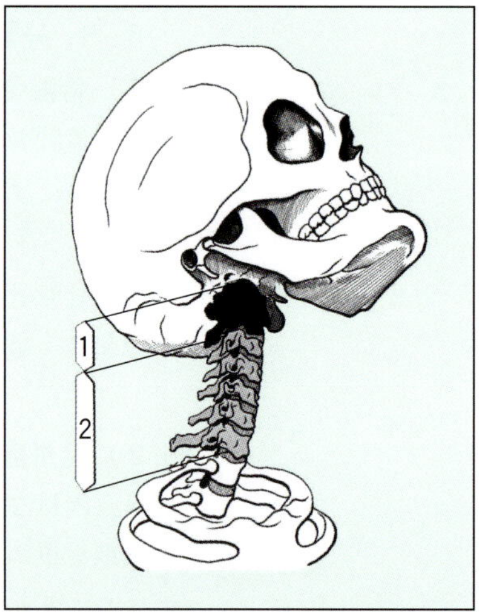

図２―33　頸椎（文献３より引用）
1．上位頸椎といわれる部分：環椎と軸椎，後頭骨下部を含む
2．下部頸椎といわれる部分：軸椎下面から第１胸椎上面を含む

1）頸椎椎間板ヘルニア（Cervical disk herniation）（図2-34）

❑加齢により椎間板内の水分含有量が減少し，コラーゲンに置換されるような椎間板変性が生じる．その結果，線維輪の髄核保持機能が障害され，線維輪断裂部から髄核が脱出する．

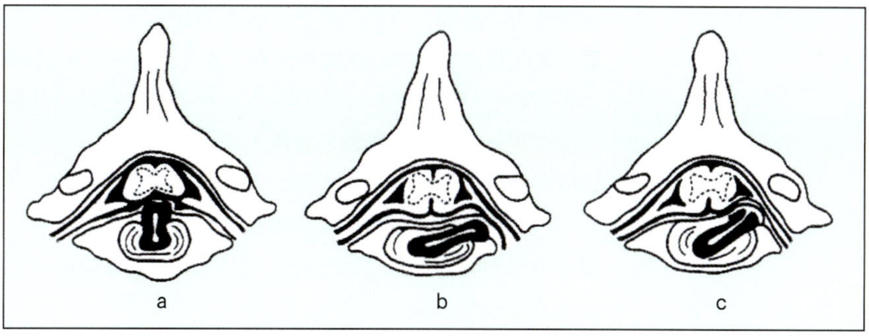

図２－34　椎間板の脊髄・神経根の圧迫部位による分類（文献７より引用）
a．後方正中ヘルニア（正中位障害）：脊髄が圧迫
b．後側方（外側）ヘルニア（前外側障害）：脊髄±神経根が圧迫
c．傍正中ヘルニア（側方障害）：神経根圧迫　（Stookey ら）

❑髄核は通常，後方ないし後側方へ脱出し，神経根あるいは脊髄を圧迫する．好発年齢は 30 ～ 50 歳の男性で，好発高位は C 5 / 6，C 6 / 7，C 4 / 5 椎間板の順である．

（1）症状

＜後方正中ヘルニア＞（図 2-34 a）

❑脊髄自体の圧迫が主たる病変であるため，特徴的な感覚障害（手袋・靴下様）から始まり，徐々に体幹・下肢への感覚障害と運動障害を呈する．日常生活では痙性歩行を呈して，ボタンの掛けはずしや箸の扱いが困難となり，手指全体の感覚麻痺や手内在筋の萎縮を伴うミエロパチーハンドを示す（文献 8 を参照）．

❑また，排尿障害や病的反射も出現し，脊髄症状（上位運動ニューロン障害）を呈する．

❑障害内容にあわせて頸髄症の分類（Crandall）を用いて障害程度を鑑別することができる（表 2-8）．

表２－８　頸髄症分類（Crandall）（文献９より引用）

①Transverse lesion syndrome（１型）： 錐体路障害，脊髄視床路障害，後索障害がほぼ同等 （服部のⅢ型に相当）
②Motor system syndrome（２型）： 錐体路または脊髄前角の障害 感覚障害なしあるいは軽度（一部の Keegan 型に相当）
③Central cord syndrome（３型）： 運動障害と感覚障害が下肢よりも上肢に高度 （服部のⅠ型，Ⅱ型に相当）
④Brown-Sequard syndrome（４型）： 脊髄の半側障害による症状
⑤Brachialgia and cord syndrome（５型）： 1 ～ 4 型に神経性疼痛を伴う

＜後側方（外側）ヘルニア＞（図 2-34 b）

❑椎間孔付近での神経根部の圧迫により，肩甲帯周辺の疼痛の訴えからはじまり，手指のしびれは遅れて生じることが多い．症状の範囲は頸項部から上肢にかけて出現し，特に片側性の愁訴を特徴とする．

❑障害神経根に一致した疼痛が主症状であり，上肢のしびれ，運動麻痺，知覚障害や骨間筋などの手部の筋萎縮などを呈する．

❑その他の神経根障害因子としては，Luschka 関節の骨棘，上関節突起骨棘などが考えられる．

＜傍正中ヘルニア＞（図 2-34 c）

❑上記の①と②の症状を呈する（上記参照）．

2）頸部脊柱管狭窄症（Cervical spinal stenosis）

❑疫学的に年間で約 2,300 人と推計され，男女比では 2：1 で男性に多く，中年以降の特に 60 歳代に多く認められる．先天性の狭窄症は遺伝性が認められており，それ以外は加齢的なものと考えられている．

3）頸部後縦靱帯骨化症
(ossification of posterior longitudinal ligament：OPLL)

確認しよう！
OPLLには民族特異性があります。どこの国（地方）で発生頻度が高いでしょうか。

❑後縦靱帯が肥厚，骨化して，脊髄を徐々に圧迫されることから脊髄症状を引き起こす疾患である．好発年齢は 50 歳前後，1.1 ～ 3.0 の比率で男性が女性より多い．頸椎側面 X 線像でみると，骨化の形態は分節型，連続型，混合型に分類される（図 2-35）．

❑脊柱管前後径を測定し，確定診断を行う．頸椎可動性の減少，肩こり，頸部痛なども認められるが，重要な障害は，圧迫による脊髄症性の麻痺症状である．

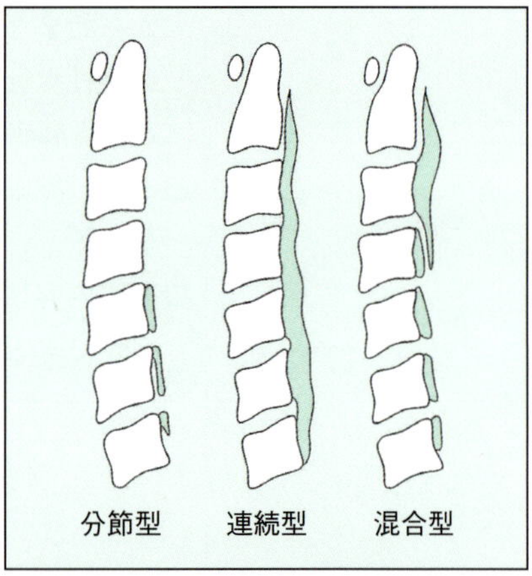

図 2 −35　OPLL の X 線分類（関）
（文献10より引用）

4）その他

❑上肢の感覚障害やしびれ，疼痛など有する場合には，以下の鑑別を行う．それぞれの評価や検査項目は，成書を参照のこと．

・胸郭出口症候群
・肩関節周囲炎
・肘部管症候群
・手根管症候群
・脊髄腫瘍，脊椎腫瘍，神経腫瘍

1－2．整形外科的治療の概略

❑整形外科的治療は，保存療法と手術療法に分けられる．

1）保存療法

❑保存療法には①安静・固定，②装具療法，③薬物療法，④運動療法があり，④の運動療法は運動療法プログラムのところで詳しく述べる．

(1) 安静

＜安静肢位＞

❑頸椎は前彎を呈するため，背臥位では頸椎彎曲を維持するように，頸部と床との間隙を埋めるように枕を敷く．

＜運動制限＞

❑頸椎は伸展により脊柱管や椎間孔が狭小化するため，過剰な伸展をさけるような日常生活のアドバイスと，スポーツや泥酔による転倒や転落の予防に関する生活指導は特に重要である．

(2) 装具

＜頸椎カラー（軟性・硬性）＞

❑上肢のしびれや感覚麻痺を伴う場合，頸椎の過度な運動を避けることと局所の保温を目的に，一時的にカラーを装着する．

＜ソフトカラー＞

❑最も一般的に処方される頸椎装具で，頸部の前・後屈は制限できるが，回旋に対しての制限は少ない（図 2-36a）．

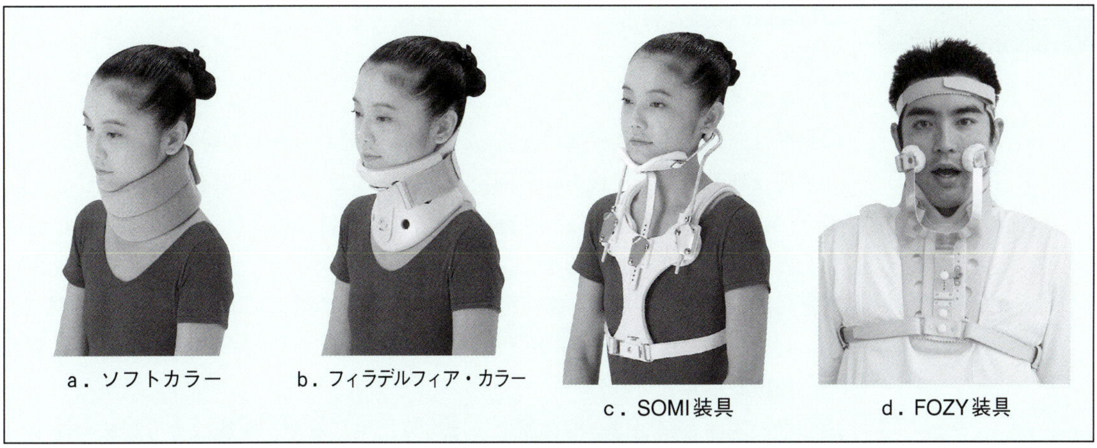

図２－36 頸椎装具

＜フィラデルフィア・カラー＞

❑下顎と後頭部まで支持するソフトカラーであり，前・後屈，回旋，側屈を中程度，制限することができる（図 2-36b）.

＜sternal occipital mandibular immobilizer：SOMI 装具＞

❑前胸部に固定したプレートに下顎パートと後頭パートがとりつけられ，両パーツは顎部にテストラップで連結される．前屈と回旋の制限が良好である（図 2-36c）.

＜front occipito zygomatic：FOZY 装具＞

❑軽量で，背臥位のまま脱着が可能である．特徴は，下顎がフリーになっているために食事動作，会話などの開口動作をさまたげないことである．そのため，開口動作に伴う上位頸椎の不安定性が少なく，リウマチによる上位頸椎固定術後の外固定に適応がある（図 2-36d）.

(3) 薬物療法

❑頸部痛や神経根性疼痛に対し，神経根ブロックや消炎鎮痛薬，筋弛緩剤などが処方される.

2）手術療法

❑痙性歩行障害，手指巧緻運動障害，排尿障害など日常生活上の支障が大きい，脊柱管の狭窄が高度で脊髄圧迫が著しい，あるいは保存療法でも効果がみられない症例の場合，手術の対象となる．手術手技に関しては成書を参照のこと.

3）疾患理解のための運動学的キーワード

確認しよう！
頸椎の解剖学・運動学の知識をもう一度確認してみよう。

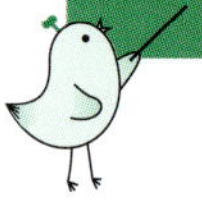

❑アライメント

❑頸椎レベルと可動性

❑Luschka 関節と靱帯系

(1) アライメント

❑頸椎は頭蓋と第 1 胸椎間に介在し，7 個の頸椎からなり 8 対の椎間関節をもつ．強靱な靱帯で前方・後方から固定され，全体では軽度前彎を呈する.

❑上位頸椎（C1-2）は形態が特異的であり，下位頸椎（C3-7）はほぼ同じ形態をとる．大きな可動性を有し，3 つの自由度をもつが，そのために退行変性の好発部位となり，重要な神経組織が内在するため外傷による影響も大きくなる.

(2) 頸椎レベルと可動性

❑頸椎の屈曲と側屈は全椎体間でほぼ均等に生じるが，回旋は全可動域の約 3 / 4 が第 1 －第 2 頸椎間で生じる（図 2-37）．頸椎回旋運動はまず第 1 －第 2 頸椎間で約 45 度まで行われ，その後は徐々に下位頸椎で回旋が生じる．屈曲動作

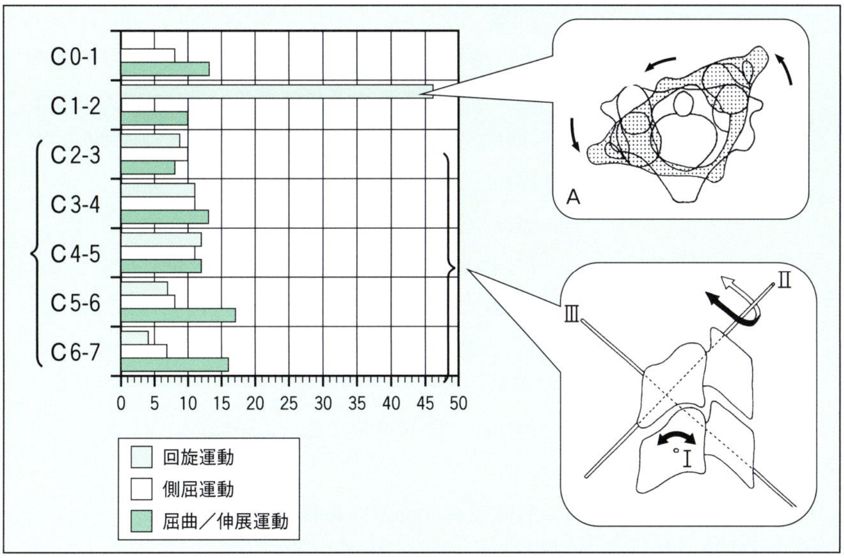

図2－37 頸椎レベルと可動性（文献4より引用）
回旋運動以外は全ての椎体間でほぼ同じ程度の可動域である．
回旋運動は環軸椎から起こり，その後下位頸椎の回旋が生じる．

は全椎体間でみられるが，うなずき動作（顎をのどにつけるような運動）は後頭骨と第1頸椎間にて行われる．

(3) ルシュカ（Luschka）関節

❑ C 2-3以下では，ルシュカ関節という頸椎椎体頭側面の両後外側面にある鈎状突起からなる関節がある．椎体上面全体としては，横方向に凹面を，前後方向に凸面を呈しており，鞍状になっている．

❑ このため，中・下位頸椎では椎体間を一対の椎間関節，椎間板に加え一対のルシュカ関節が加わり，five joint complexをなす．この形状から頸椎安定化の関与が考慮されるが，臨床的には解剖学的位置関係から椎骨動脈や神経根障害への関連も示唆される．

(4) 頸部または肩関節の運動制限

❑ 肩関節が150度以上の挙上動作時，脊柱の運動が必要となり，一側のみの肩関節挙上動作では頸椎が反対側へ回旋運動を生じる．保存療法や頸椎固定術の術後などでは，症状を出現させる状態をつくらないように注意，指導を行う．

1－3．理学療法評価

❑ 脊椎疾患では，関節可動域，筋力，感覚機能検査，疼痛，日常動作活動をはじめ，X線，CTスキャン，MRIなどから評価を行う．その中でも，関節の他動的な運動や神経に対し圧迫や伸張を加えることで症状を誘発し，再現性を確認することも重要な評価である．

1）問診

❑多くの情報や経過を聴取し，疼痛のみでなく可動域や障害の詳細な情報を得る．

・いつ頃から痛みや運動障害が出現してきたのか？
・症状を悪化させる動作，改善させる動作は何か？
・疼痛・しびれの出現部位（左右差・範囲）と時期に変動はあるか？
・痛みの程度と，どんな痛みの種類なのか？
・前回も同じような経験をしたことがあるか？また，その時にどのような治療を受けたのか？

2）視診

❑静的視診，動的視診によって観察する．

⑴ 静的視診（図 2-13 参照，p114）

＜前面から＞

・頭部の傾斜，肩甲帯の左右差，筋隆起の左右差などをみる．

＜側方から＞

・胸郭と頭部位置の関係や胸郭後彎と頸椎前彎の程度をみる．

＜後方から＞

・肩甲骨の位置，筋膨隆の左右差などをみる．

⑵ 動的視診

❑上肢や頸部の運動による症状の出現部位，可動性を左右で比較する．

3）触診

❑疼痛部位の確認と，椎骨の位置異常の有無を動的触診または静的触診により確認する．

⑴ 静的触診

❑頸椎の形態と疼痛圧痛部位を確認する．

⑵ 動的触診

❑運動時の頸椎の動きや疼痛・しびれのある部位を触診する．

4）可動域検査

❑頸椎のみでなく肩甲帯を含めた肩関節や胸椎に対しても行う．

⑴ 自動運動テスト

❑可動性の制限や疼痛の有無，それによる代償運動が出現しているか，などを確認する．

①前屈・後屈運動テスト
②側屈運動テスト
③回旋運動テスト
④複合運動テスト

❑中下位頸椎の場合，椎間関節の方向から側屈と回旋は同じ方向へ動く．それを利用して

→屈曲複合運動テスト（図 2-38a）

「右鼠径部を見るように」「左鼠径部を見るように」と指示する．

→伸展複合運動テスト（図 2-38b）

「右後ろを見上げるように」「左後ろを見上げるように」と指示する．

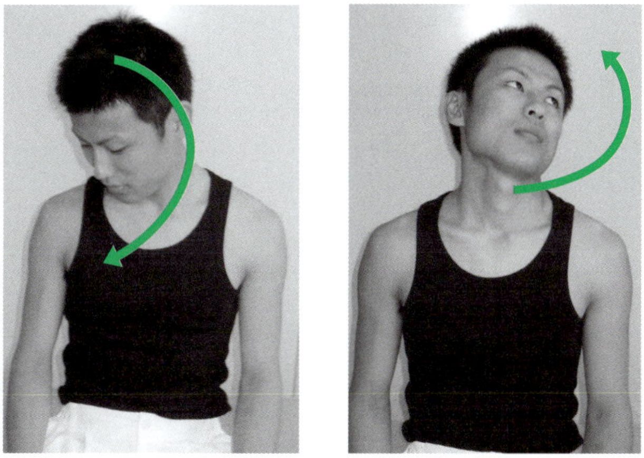

a　　b

図 2－38　頸椎自動複合運動テスト

a：「右鼠径部を見るように」と指示し，屈曲・右側屈・右回旋を行っている．
b：「左上を見るように」と指示し，伸展・左側屈・左回旋を行っている．

(2) 他動運動テスト

①end feel：自動運動最終域で，他動的に運動を加えたときの抵抗から，関節運動の制限が筋性，関節性，あるいは骨性なのかを予測する．

②joint play：関節面の接線に対する垂直または平行方向へ動かし，椎弓を触診しながら椎体間の動きを確認して，障害分節が過剰あるいは過少運動性であるのかを確認する．

5）神経学的検査（図 2-39）

❑頸神経支配に対する感覚や筋力テスト，腱反射検査を行い，神経根部での障害なのか，脊髄レベルでの障害なのかを鑑別する．

❑神経根症は，神経根障害高位に一致して，上肢の脱力および筋萎縮，感覚障害，腱反射が減弱する．脊髄症では，脊髄髄節レベルに一致して，上肢および下肢の脱力感および筋緊張亢進と筋萎縮がみられる．また，腱反射の亢進，病的反射の出現がある（表 2-9）．

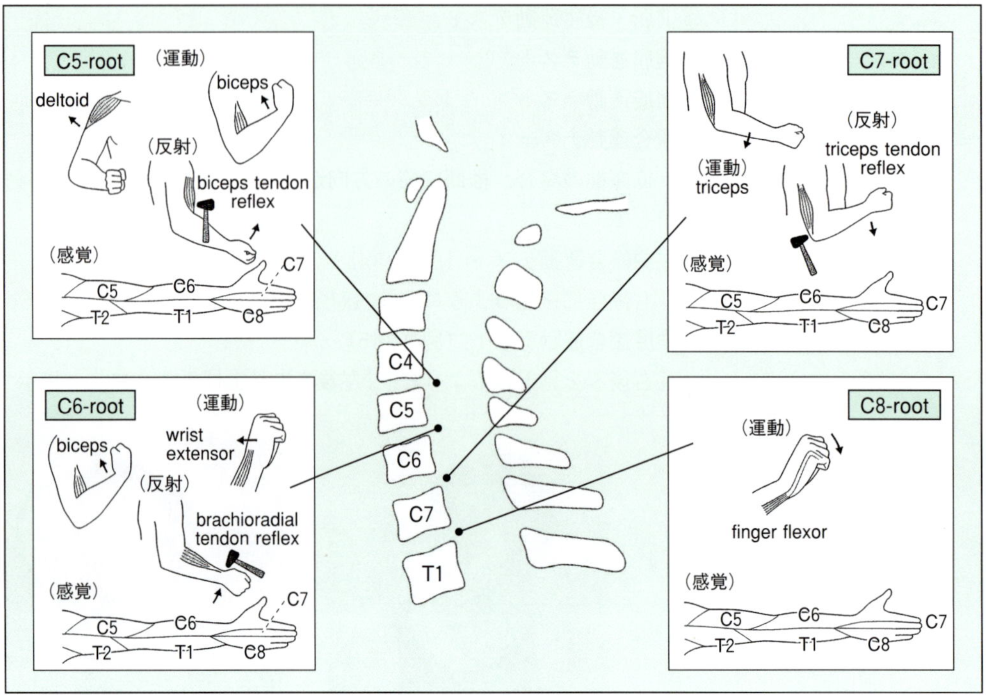

図2－39　神経根高位診断（文献10より引用）

C5～T1までの基本的な神経根症状高位診断．それぞれの神経根にそった感覚検査，筋力テスト，深部腱反射を行う．

表2－9　上下位ニューロン障害の鑑別

	上位ニューロン障害（脳・脊髄）	下位ニューロン障害（神経枝・根，末梢神経）
深部腱反射	亢進	減弱ないし消失
表在反射	減弱	減弱ないし消失
病的反射	（＋）	（－）
筋トーヌス	亢進（痙性）	低下
筋萎縮	（－）または軽度	（＋）

6）神経伸張テスト（詳細は成書参照）

❑頸部障害にかかわる神経は，主に①正中神経，②尺骨神経，③橈骨神経などがあり，どの神経がどの部位で滑走障害があるのか確認する．

7）特殊テスト

❑Spurling test（図2-40a），Jackson test（図2-40b），Eaton test（図2-40c），神経伸張テスト（図2-40d）など．

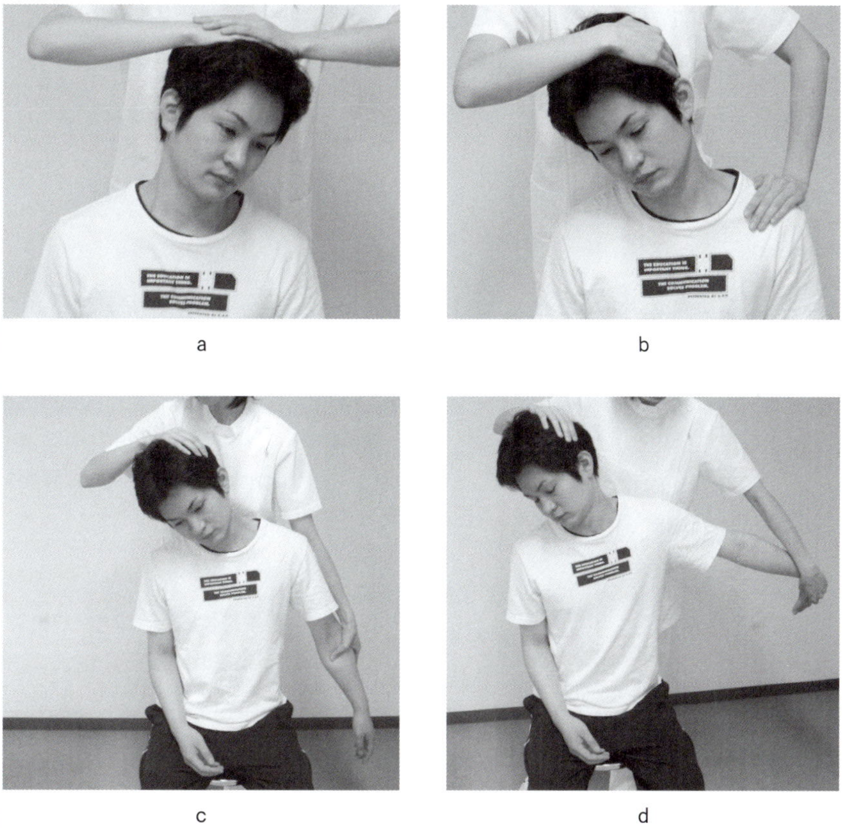

図２－40　特殊テスト

a．Spurling テスト：頭部を患側へ側屈し，上部から軽い圧迫を加える．
b．Jackson テスト：頭部を患側へ側屈し，伸展を加え上部から軽い圧迫を加える．
c．Eaton テスト：患側と反対側へ側屈し，上肢を後下方へ牽引する．
d．神経伸張テスト：患側と反対側へ側屈し，神経を伸張させる（図は橈骨神経）．

8）その他

(1）頸椎牽引テスト（疼痛緩解テスト）

❑徒手的に頸椎を牽引し，症状の変化を観察する（図 2-41）．症状が改善する場合，椎間孔圧迫を疑い，症状が悪化する場合には，神経根の癒着や胸郭出口症候群牽引型を疑う．

(2）等尺性収縮後弛緩（post-isometric relaxation：PIR）

❑軽度の等尺性収縮後に可動域が改善するような場合は，筋緊張性の制限を疑い，筋群に対する治療法を選択する．

(3）頸椎椎骨動脈テスト

❑頸椎の側方に走る椎骨動脈に対し，頸椎の可動により伸張・圧迫させ，めまいや構音障害などの症状が出現しないかをみる．

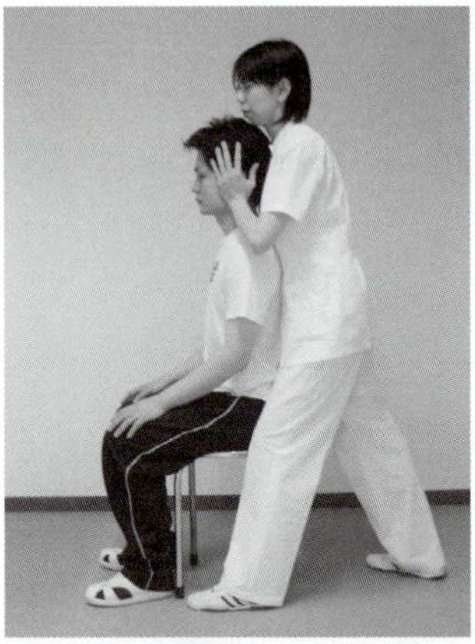

開始肢位

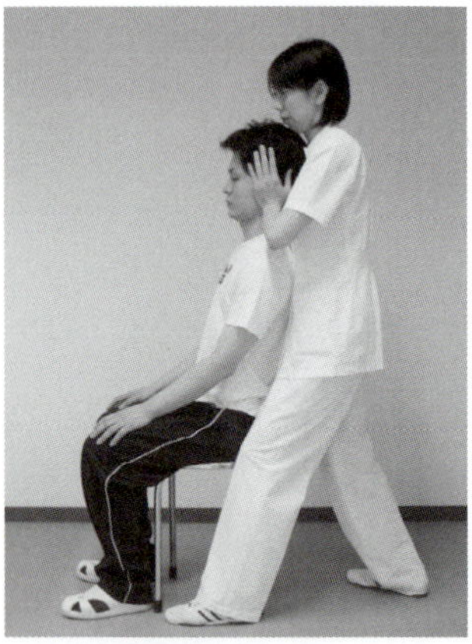

牽引肢位

図２－41　試験的牽引テスト（疼痛緩解テスト）

頭部を両側から把持し，検者の重心を後方へ移動させることによって頸椎への圧迫を除去する．

1－4．理学療法プログラム

1）疼痛軽減

❑疼痛の原因が圧迫であれば，徒手的牽引や，持続牽引，装具などを用いる．筋の過剰な緊張による制限が考慮される場合，軟部組織 mobilization（図 2-14，p116）や等尺性筋収縮後弛緩（図 2-42）を用いる．

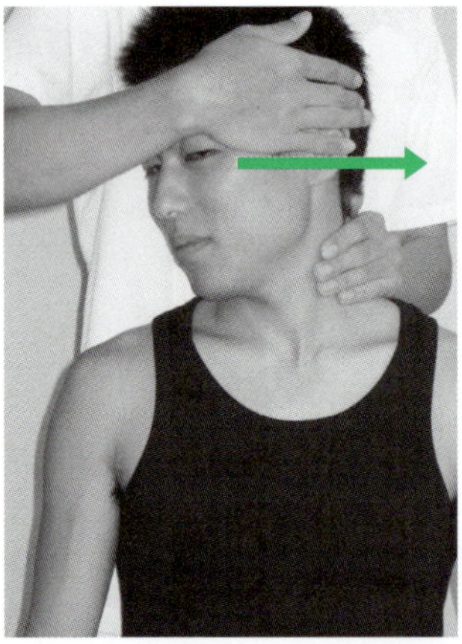

a

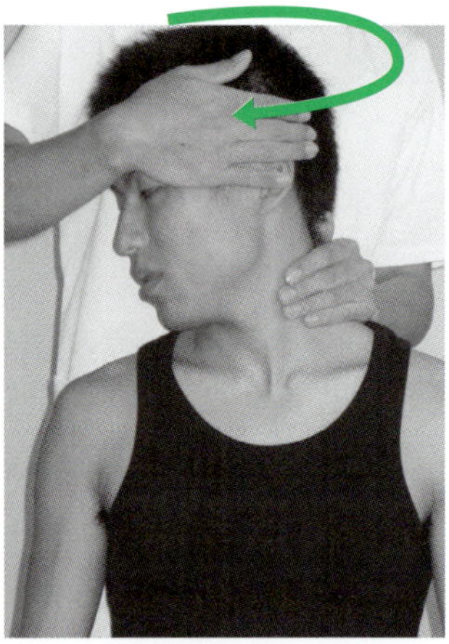

b

図２－42　等尺性収縮後弛緩（右回旋障害例）

a：自動運動最終域で左方向を見るように指示し，約７秒保持する．
b：７秒後，大きく深呼吸して，右側へ回旋するように指示する．

2）可動域改善

❑疼痛を生じない程度の軽度な頸椎運動から開始し，上肢や体幹の回旋運動も愛護的に行っていく．関節包内運動が制限されている場合，関節の mobilization を行い，副運動を改善させる．

❏筋の伸展性がない場合は，ストレッチ，相反抑制やⅠb抑制を用い，筋の伸張性を改善させる．

3）物理療法

⑴ 温熱療法

❏ホットパックまたは赤外線が疼痛や筋スパズムの軽減に有効である．

調べてみよう！
頸椎の間欠牽引の牽引力は、体重比でどの程度からでしょうか？

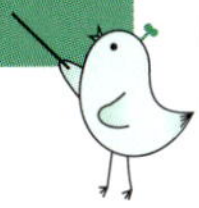

⑵ 牽引療法（図 2-43）

❏椎間板後部の減圧，椎間関節面の減圧，椎間孔の開大を目的に，持続的あるいは間欠的な牽引を行う．

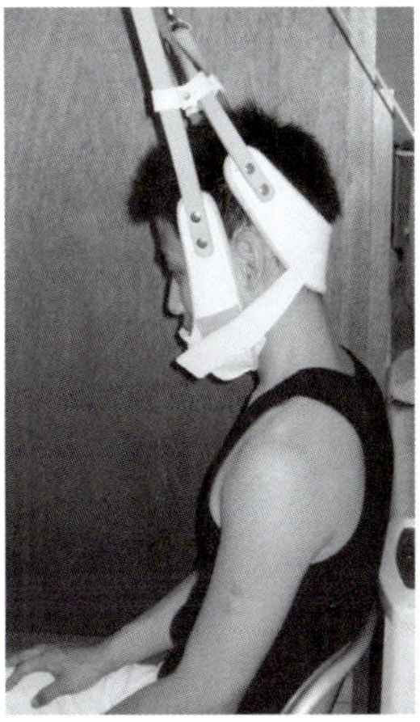

図２－43　間欠的牽引療法
頸椎屈曲角度は障害レベル，症状によって随時調節する．

4）動的安定化運動

❏易疲労性の予防（図 2-15，p118），不良姿勢の矯正（図 2-16，p119）に加え，等尺性運動や抵抗運動などを漸増的に取り入れ，可動域の改善，筋の再教育を行う．

⑴ 頸部安定化運動

❏頸部にベルトなどを掛け，両手でベルトを把持する．

❏左右対称運動（図 2-44 a）

・左右対称に前方へ引く．頸椎は伸展しないように固定する．

❏頸椎回旋抵抗運動（図 2-44 b）

・左右非対称に引っ張る．頸椎は回旋しないように固定する．

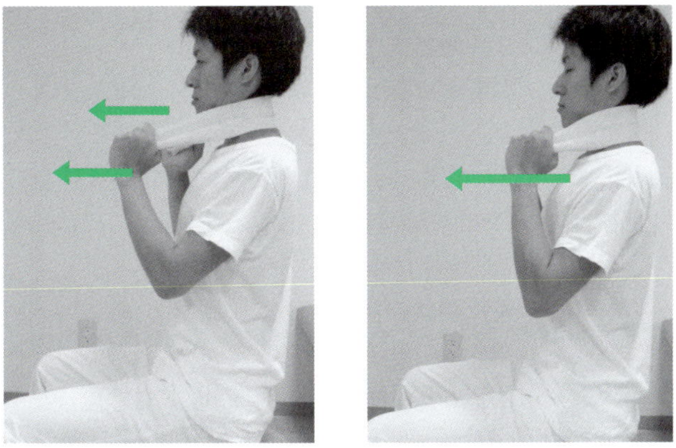

a　b

図２－44　頸部安定化運動
a：左右対称性に前方へ引き，頸部は伸展しないように固定．
b：左右非対称性に引き，頸部は回旋しないように固定．

(2) 全身的安定化運動

❑背臥位，座位で安定化した後，立位での安定化運動へと移行する．滑車やゴムバンドなどを用いて，抵抗運動を行う．運動時，頸椎のみでなく脊柱全体のアライメントに変化が生じないように，中間位保持を心がけることが重要である．

5）ADL改善

❑日常生活の安静肢位の指導や適切な座位姿勢などを指導する．

2．頸肩腕症候群

2－1．病態

1）病理・病因

❑中枢神経説から心因説までさまざまである．局所病態として慢性持続性緊張により筋内圧の上昇から虚血状態を引き起こす．その結果線維性変化をもたらし，機能障害にいたる．最近では腕神経叢の牽引が主体となっている疾患群も報告されている．

2）症状

❑頸，肩・腕に疼痛，凝り，しびれ，脱力感，冷感，発汗異常，手の浮腫など多彩な症状をきたす．

2－2．理学療法評価

❑腕神経叢の圧迫型と牽引型に分類することを目的とする．

1）視診

❑頸椎捻挫の項に準ずる．

2）触診

❑筋硬結，圧痛，放散痛などを確認し，その部位と自覚症状の関連を確認する．

3）可動域，筋力，反射および感覚検査

❑頸椎捻挫の項に準ずるが，基本的には他覚的所見は認められない．

4）姿勢の特徴

(1) 圧迫型

❑筋肉質で怒り肩，肩甲帯の不安定性はなく，男性に多い．

(2) 牽引型

❑なで肩で不良姿勢，肩甲帯の不安定性が強く，易下垂性がみられ，圧倒的に女性に多い（図2-45）．

調べてみよう！

胸郭出口症候群には特殊テストがあります。
どんなものか調べてみよう！

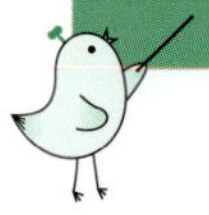

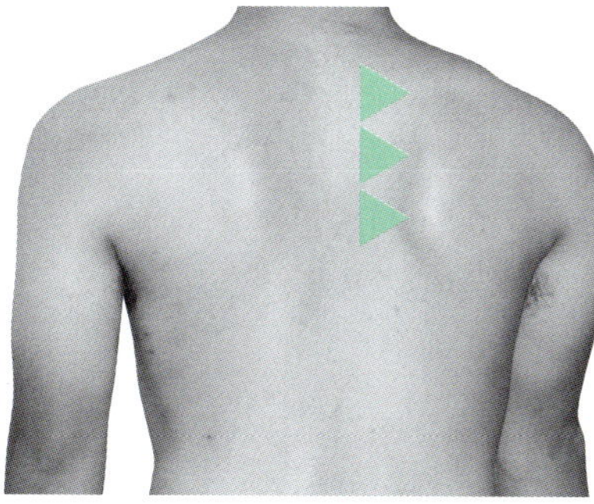

図２－45　肩甲帯外転と下制

5）症状の特徴

(1) 圧迫型

❑上肢挙上時に症状の再現，増悪を認め，脈管テストも陽性．Morley point（鎖骨上窩部）の圧痛が圧迫刺激状態を反映する（図 2-46 b）．

(2) 牽引型

❑上肢下垂時の症状が強く，下方ストレス（荷物の保持）により増悪．午前中より午後に症状が強くなる傾向．斜角筋三角上方部の圧痛は牽引刺激状態を反映する（図 2-46 a）．

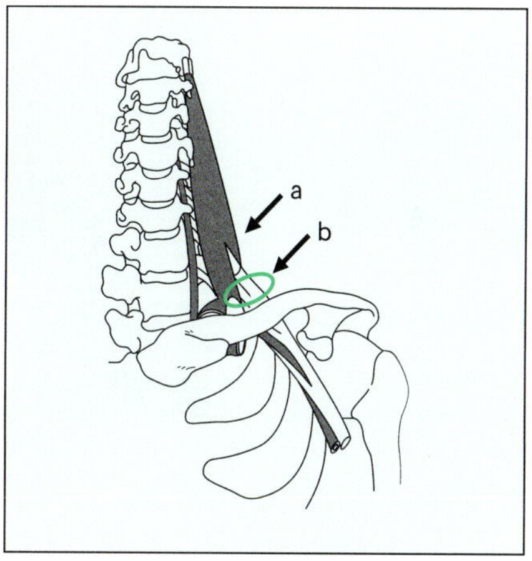

図２－46　腕神経叢のトリガーポイント（文献５より引用）

a：斜角筋三角上方部の圧痛は牽引型を反映する．
b：鎖骨上窩の圧痛は圧迫型を反映する．

2－3．治療

1）原則

❑筋スパズムの軽減，不良姿勢の改善，肩甲帯周囲筋の筋力強化が目的となる．

(1) 圧迫型

❑３～６か月の保存療法を施行し，なおも ADL や仕事に支障をきたすようであれば，観血的治療法が考慮される．

(2) 牽引型

❑手術適応はなく，保存療法のみである．

2）理学療法

(1) 物理療法

❑筋力増強運動の前処置としてのホットパック，極超短波などの温熱療法や筋スパズムの軽減のために超音波，低周波，レーザーを用いる．

確認しよう！
なぜ回旋が反対方向なのか？
僧帽筋上部と肩甲挙筋の付着部をもう一度確認してみよう！

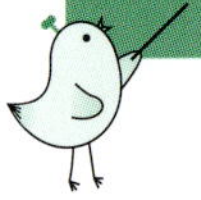

(2) 姿勢矯正

＜肩甲帯筋群の伸張運動＞

❑円背傾向により肩甲帯周囲筋群が短縮した状態にあり，積極的に行う．

a．肩甲挙筋（図 2-47a）
肩甲骨を固定して，頸部を前屈に加え，側屈と同じ方向へ回旋する．

b．僧帽筋上部線維（図 2-47b）
肩甲骨を固定して，頸部を前屈に加え，側屈と反対側へ回旋する．

c．菱形筋（図 2-48）
肩甲帯外転位で，棘突起を固定し，肩甲骨を筋線維に平行に伸張する．

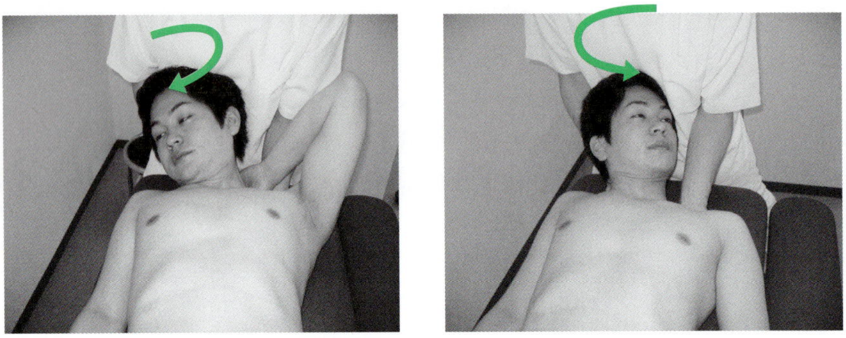

a．肩甲挙筋の伸張運動　　b．僧帽筋上部線維

図２－47　肩甲挙筋・僧帽筋上部線維の伸張

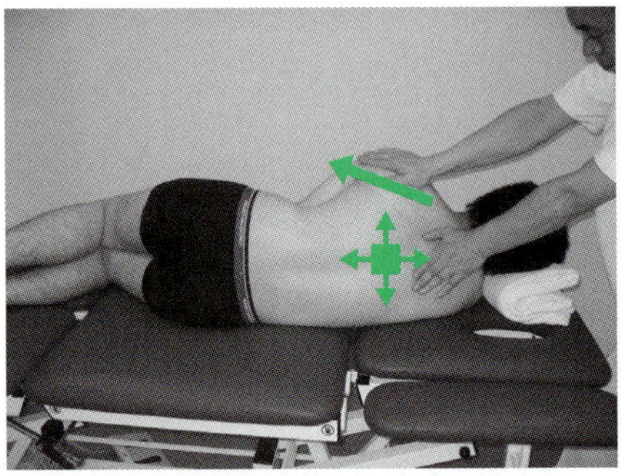

図２－48　菱形筋の抑制

＜全身的安定化運動＞（図 2-16，p119）

❑頭部前方変位，胸郭後彎を矯正することを目的に行う．

＜装具療法＞（図 2-49）

❑不良姿勢の改善の治療効果が得られにくい場合，肩甲骨の挙上と安定化を目的にした KS バンド（熊大式肩甲骨装具）を装着する．

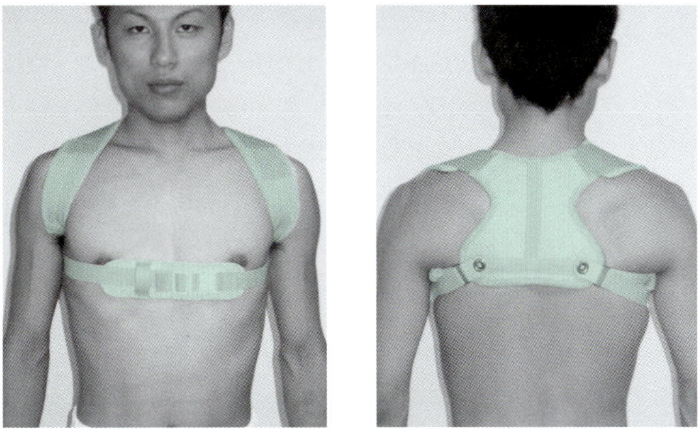

図２－49　KSバンド

＜筋力増強運動＞（図 2-50）

❑不良姿勢に対する姿勢保持筋群（僧帽筋下部線維，前鋸筋）の持久力向上を目的に，低負荷，高頻度にて行う．積極的な筋力増強練習は症状を悪化させる場合が多く，注意を要する．

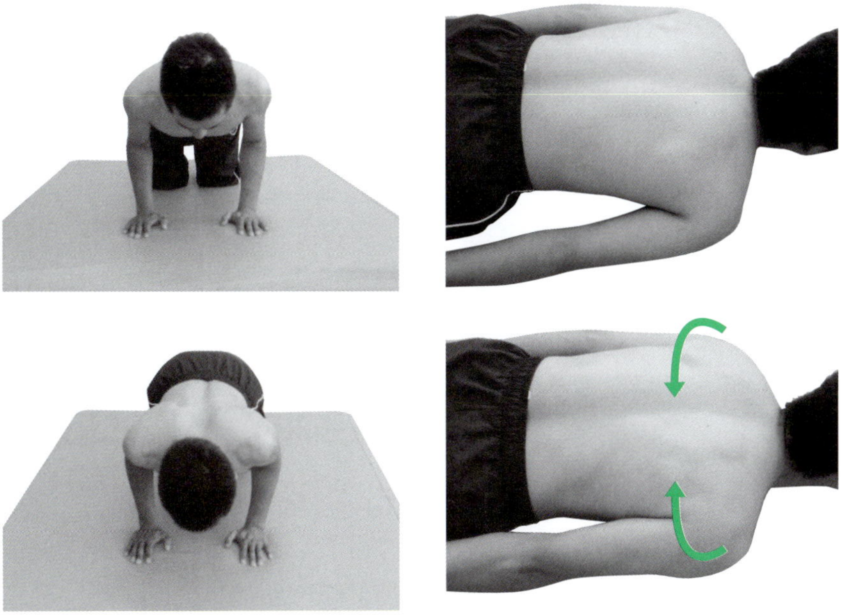

a．前鋸筋　　b．僧帽筋下部線維

図２－50　肩甲帯周囲筋筋力増強練習

a．前鋸筋

肩幅程度に手を広げた四つ這いから開始する．腕立て伏せをする要領で，肘を曲げながら頭を下げるが，肘が外側に広がらないように注意する．

b．僧帽筋下部線維

腹臥位で行う．軽く肩を下げるように指示し，その状態で肩甲骨を内転させる．その際，理学療法士は筋腹部を軽く触れ，収縮している状態を意識させることが重要である．

(3) 日常生活指導

❑作業時の座位姿勢と肩甲帯周囲筋群の活動性を示しており，適切な机と椅子の高さに調整することの重要性が示されている（図 2-51）．

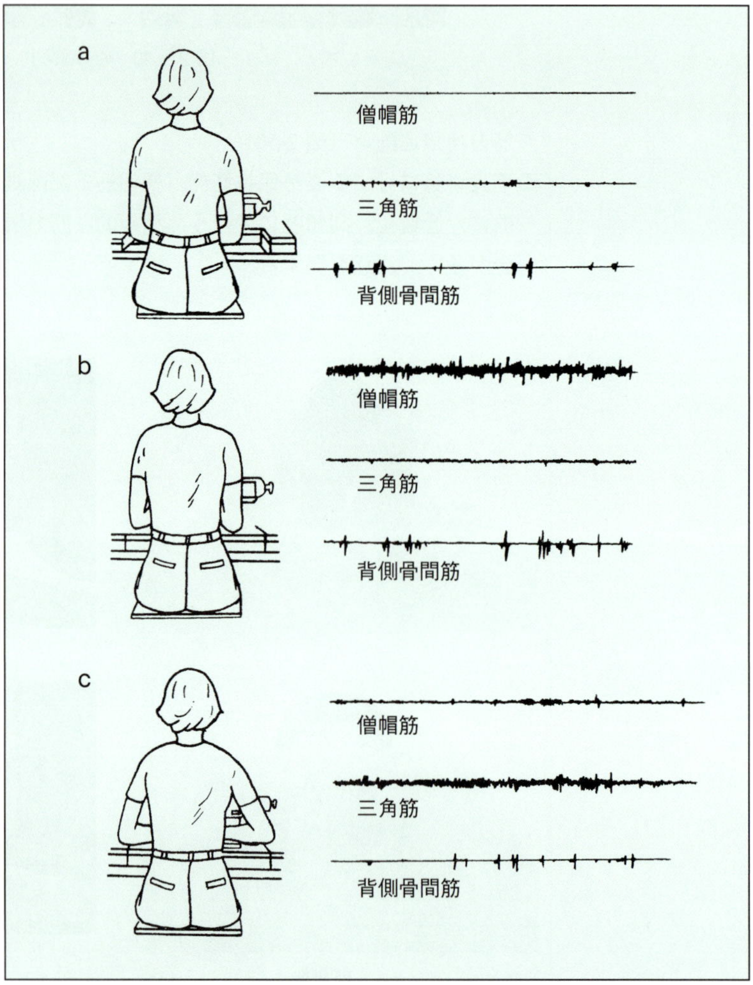

図２－51　座位姿勢と肩甲帯周囲筋活動性（文献11より引用）

a：至適な机と椅子の高さ．
b：机が高すぎ，肩甲帯が挙上し，僧帽筋の活動性が高くなっている．
c：机の高さを肩を外転位にして補正し，三角筋の活動性が高くなっている．

❑座位姿勢では胸郭後彎増強と頭部前方偏位という不良姿勢をとりやすく，そのため肩甲帯周囲筋群の過剰緊張が生じる．そのため，椅子の座面はやや高くして，足を軽度広げ，足に力を込め，しっかりと床をおさえさせる．そして体幹を股関節から軽度前傾させ，胸骨を前方かつ上方へ引き上げるように指示することが大切になる（図 2-52）．

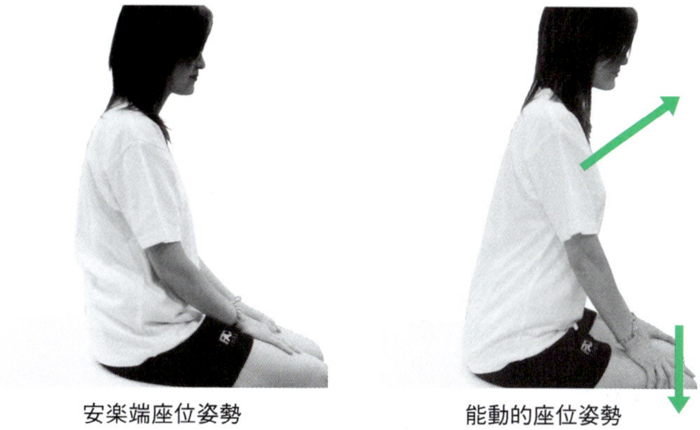

安楽端座位姿勢　　能動的座位姿勢

2－52　脊柱中間保持運動

（荒木 秀明）

4. 胸・腰椎部

調べてみよう！
他の腰痛原因を調べてみよう！

調べてみよう！
剪断力とは？

1. 脊柱周辺の機能解剖

❑抗重力生活で人の脊柱には運動伝達と身体を支える機能が必要となった．身体への過剰な負荷，身体活動量に伴う体幹，下肢の機能不全は，脊柱周辺組織への負担を増大させる．筋骨格由来の腰痛の多くが，脊柱周辺に存在し，筋・筋膜，靱帯，関節包などの微細損傷や機械的刺激が疼痛を引き起こすと考えられている．

❑脊柱を矢状面（頭尾方向）で観察すると，S字に彎曲し骨盤は30度前傾を保ち腰椎は前彎している（頸椎，腰椎は前彎し胸椎，仙椎は後彎している）．この前彎は，特に下位腰椎での前方への剪断力として働く．

❑過度の前彎の防止，剪断力への備えとして，椎間板，靱帯，椎間関節など脊柱支持組織や筋・筋膜がある（図2-53）．しかし，脊柱後方支持組織や腰背部の筋群・筋膜への過度の機械的刺激あるいは組織の微細損傷は疼痛を誘発し，さらに姿勢保持や運動の際の脊柱の不安定性を引き起こす因子となる．したがって脊柱の静的・動的安定化が腰痛対策のひとつに挙げられる．

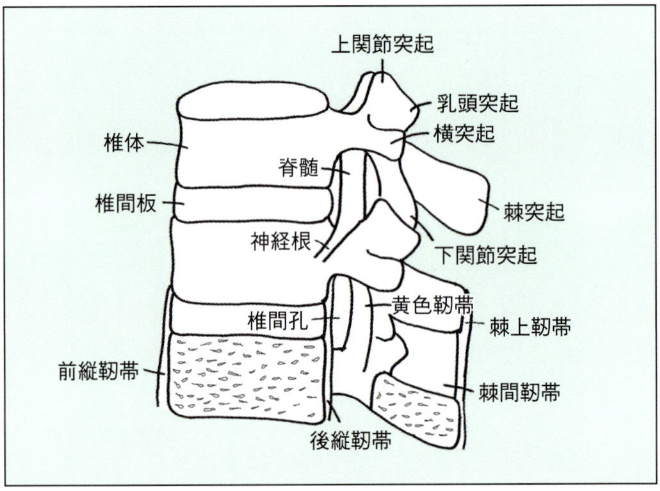

図2－53　脊柱支持組織

❑脊柱安定化には，脊柱周辺筋群の同時収縮や姿勢変化に対応した選択的筋活動が必要となる．また筋と連結をもつ胸腰筋膜や腹筋膜，大腿筋膜などの筋膜も，連結筋との相互作用により筋活動の能力や効率化を高める．以下に，脊柱安定作用を有する筋を一部紹介する（図2-54）．

Point
筋・筋群の走行や位置関係をおさえよう！

＜脊柱起立筋群＞

❑腰椎や腰仙関節への安定作用がある．深層の脊柱起立筋群の収縮は，腰椎への前方剪断力に対し力を発揮する．

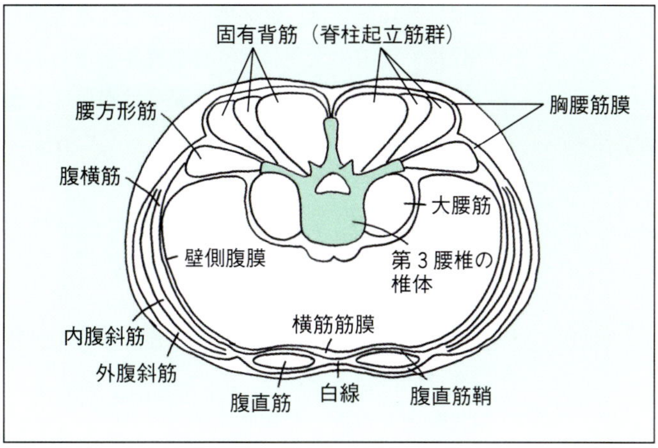

図２―54　脊柱安定筋群

＜多裂筋＞

❑仙腸関節の安定作用，各腰椎間および腰仙椎間の圧縮を高める作用がある．また脊椎・脊柱への過剰な回旋力に対し抵抗力を発揮する．

> 調べてみよう！
> 腰仙角について、正常は何度？

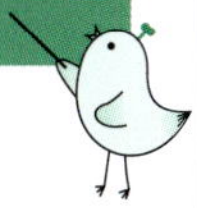

＜大殿筋＞

❑腰椎の安定作用（収縮に伴い胸腰筋膜の緊張を増大させる），骨盤後傾作用がある．骨盤後傾は腰仙角の減少や前方剪断力の減少をもたらす．

＜腸腰筋＞

❑深層の脊柱起立筋群とともに腰椎の安定作用がある．短縮すれば，過度の腰椎前彎の原因となる．

＜腰方形筋＞

❑骨盤と腰椎の安定作用がある．骨盤と腰椎の運動に関与し，特に下位腰椎（第5腰椎）への仙骨上での前方剪断力を防止する．

＜腹筋群＞

❑骨盤後傾作用，脊柱安定作用がある（収縮に伴い胸腰筋膜の緊張を増大させる）．

2．腰痛症

❑異常所見が見当たらない，明らかな原因が特定できないものに対する症候名を腰痛症という．発症や経過によって，急性腰痛症と慢性腰痛症に区分される．

❑急性腰痛症の発生機序は未だ不明だが，腰背部の捻挫・筋損傷によるものと考えられている．俗に『ぎっくり腰』とよばれ，激しい痛みにより重度の場合はまったく動けない．経過の多くは1日から数日で症状が治まるが，再発や慢性化する場合がある．

❑慢性腰痛症には，筋の機能不全によるものと考えられる筋・筋膜性腰痛，姿勢保持や姿勢の変化に伴う姿勢性腰痛がある．筋・筋膜性腰痛は限局性の圧痛がありその部に硬結を触れ，姿勢性腰痛は不良姿勢や長時間の同一姿勢により生じるとされている．

3．脊椎疾患

❑腰椎椎間板ヘルニア
❑腰部脊柱管狭窄症
❑腰椎分離症（腰椎分離すべり症・変性すべり症）
❑脊柱周囲靱帯骨化症
❑化膿性脊椎炎・脊椎カリエス
❑骨粗鬆症・圧迫骨折・変形性脊椎症

3－1．腰椎椎間板ヘルニア

1）病態

❑椎間板の線維輪が亀裂や断裂を起こし，髄核や線維輪が脊柱管内あるいは椎間孔内外へ膨隆・脱出したもので，20～40歳台に多い．好発部位は大半がL4/5間，次いでL5/S1間である．

2）症状所見

❑脊髄や馬尾あるいは神経根に障害（障害高位により変化する）を与え，殿部，下肢への放散痛や感覚異常，筋力低下などの臨床像を示す（表2-10）．他の所見では，疼痛回避性の側彎などに注意を要する．

表2－10 腰椎椎間板ヘルニアの臨床像（文献7より引用，一部改変）

所見	L3-4椎間板，L4神経根	L4-5椎間板，L5神経根	L5-S1椎間板，S1神経根
痛　み	腰部，股関節，大腿後外側，膝蓋骨前面，下腿前内側	仙腸領域，股関節，大腿後外側，下腿前外側	仙腸領域，股関節，大腿／下腿後外側
感覚異常	大腿と膝前内側	下腿外側，第1趾間	下腿後方，踵外側，足，足趾
筋力低下	膝伸展	足趾の背屈	足と母趾の底屈
萎　縮	四頭筋	下腿前方だが少ない	腓腹筋とひらめ筋
反　射	膝蓋腱反射の減少あるいは消失		アキレス腱反射の減少あるいは消失

調べてみよう！
CTとは？MRIとは？梨状筋と坐骨神経の関係は？

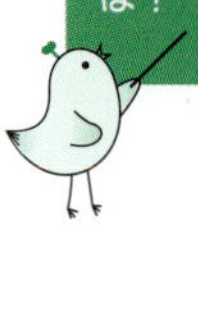

❑診断には，レントゲン（X-P），CT，MRI（図2-55, 56）などの画像を用いる．しかし，画像上ヘルニアが認められても無症状の場合もある．また坐骨神経痛と関連がある梨状筋症候群との鑑別に注意する．

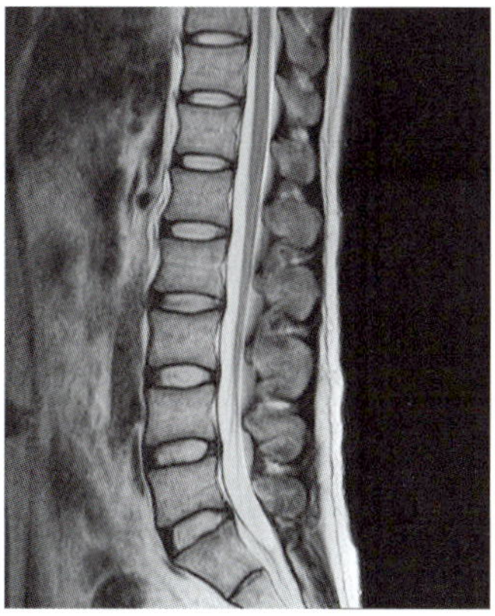

図 2 −55　腰椎正常矢状断

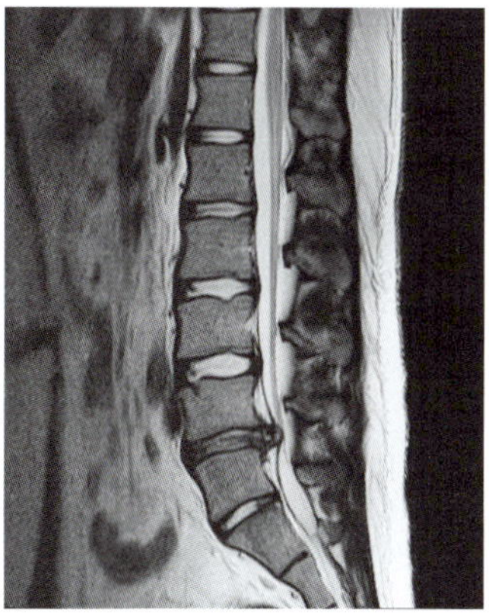

図 2 −56　椎間板ヘルニア（L4-5）

3）治療経過

- 急性期は絶対安静だが安静期間は 3 日以内が妥当とされている．発症早期から理学療法開始となるが，腰椎に負担をかけない方法から症状回復に応じ脊柱安定化に取り組む．なお，発症初期は外固定目的で装具装着下での生活を徹底させることもあるが，体幹筋力低下などの廃用症候群には十分注意する．
- 椎間板ヘルニアの多くは，数か月〜半年の内に治癒し 9 割以上が保存療法で軽快する．しかし，下肢の著しい麻痺や膀胱直腸障害が認められる場合など症状が重度の場合は，手術療法適応となる．
- 手術療法には LOVE 法（椎弓間開窓術・髄核摘出術），腰椎後方椎体間固定術，椎弓切除術，内視鏡下椎間板ヘルニア摘出術がある．術後早期から理学療法開始となるが，肢位による椎間板内圧の変化には注意する（図 2-57）．過度の身体の捻転や屈曲運動は，椎間板内圧を上昇させるため禁忌である．

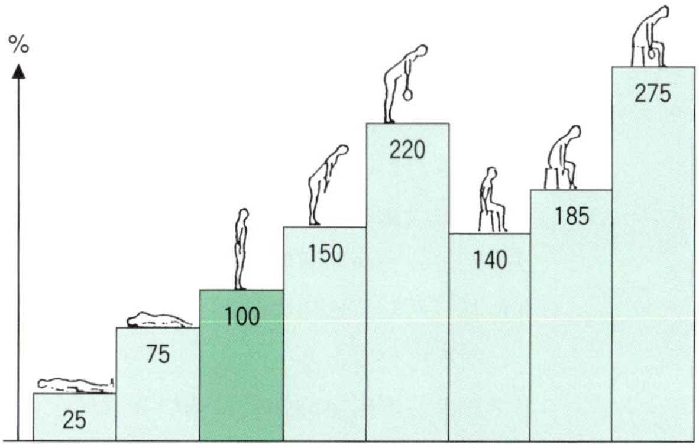

図 2 −57　椎間板内圧の変化（文献10より引用）

調べてみよう！
馬尾神経性間欠跛行について調べてみよう！

3－2. 腰部脊柱管狭窄症

❑脊柱管周囲の骨軟部組織の肥厚が原因で神経根や馬尾に障害を及ぼし神経圧迫症状を呈する．腰痛や下肢痛のほか，馬尾神経性間欠跛行は特徴的な症状である．膀胱直腸障害を生じることもある．著しく硬膜内圧が上昇する場合もあり注意を要する．

3－3. 腰椎分離症

❑骨形成不全に加え，身体の急激な捻転や腰椎への持続的負荷が原因として考えられている．骨疲労の結果，上下関節突起間部が分離し腰椎が不安定となり，周辺の靭帯や筋に負担がかかる．腰痛，下肢痛が主な症状だが無症状のものも多い．過度のスポーツなどで発症し，青壮年の男性に多いとされている．

❑主として，第4腰椎や第5腰椎に起こる．またX線斜位像に“テリアの首輪”とよばれる特徴的所見がみられる（図2-58）．

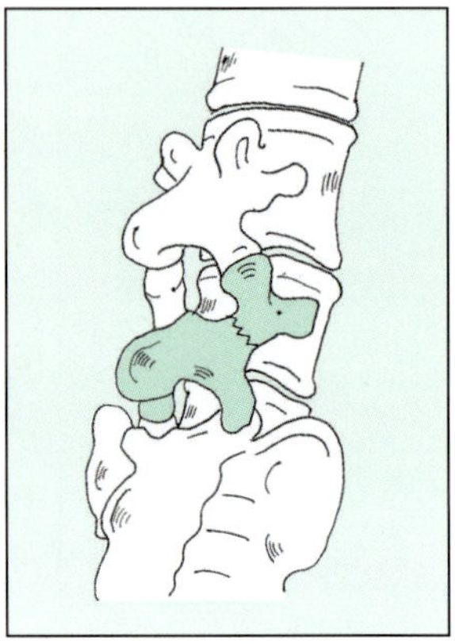

図2－58　腰椎分離症

3－4. 腰椎分離すべり症

❑腰椎分離症が進行したもので，不安定腰椎が過度の前彎を引き起こし椎体が前方へすべる．男性に多く，腰痛，下肢痛を主症状とする．すべりが過度になると脊柱管狭窄症の原因となる事がある．

3－5. 腰椎変性すべり症

❑椎間板の変性や椎間関節の変性が原因で女性に多いとされる．腰痛，下肢痛の他，馬尾神経性間欠跛行などの脊柱管狭窄症様の症状を呈することもある．

4. 腰痛の評価

❑問診は医学的情報と同様に重要な項目である．対象者の疼痛や症状の特徴を把握するために，発症様式や生活習慣，職業歴，家族構成，心理状態などを中心に情報収集を行うべきである．

❑また，いわゆる腰痛症と腰椎椎間板ヘルニアのような他の脊椎疾患との鑑別も重要である．疼痛の範囲，種類に加え運動麻痺や感覚麻痺の存在を確認することは不可欠である．

❑さらに，解剖学的知見に基づき身体全体の観察を行い，徹底したリスク管理の下であらゆる姿勢の評価を行う必要がある．

調べてみよう！
Visual Analog Scaleとは？

4－1. 疼痛

❑疼痛の有無，程度（強さ），種類，範囲に加え，疼痛が出現する状況の把握（安静時，運動時，時間帯など）を行う．疼痛の程度にはVisual Analog Scale（VAS）

が比較的有効である．また，対象者が痺れなどの症状を“痛い”と表現する場合もあり，他の感覚障害との鑑別も重要である．

4－2．視診(観察)

❑姿勢や歩容，動作の観察においては，脊柱外観を中心に全体的観察を行い異常姿勢や変形の有無を把握する．皮膚症状（皮膚の色や状態）の把握も大切である．椎間板ヘルニアの場合や対象者が高齢の場合，下肢筋など萎縮筋の確認も重要である．また，対象者の身体面だけでなく表情の変化も観察する．

4－3．触診

調べてみよう！
坐骨神経の走行を調べてみよう！

❑とくに局所皮膚温の変化や筋緊張を確認する．圧痛や叩打痛の部位が主な観察点となる．腰椎椎間板ヘルニアの場合は，坐骨神経に沿って圧痛点が存在する（図 2-59）．

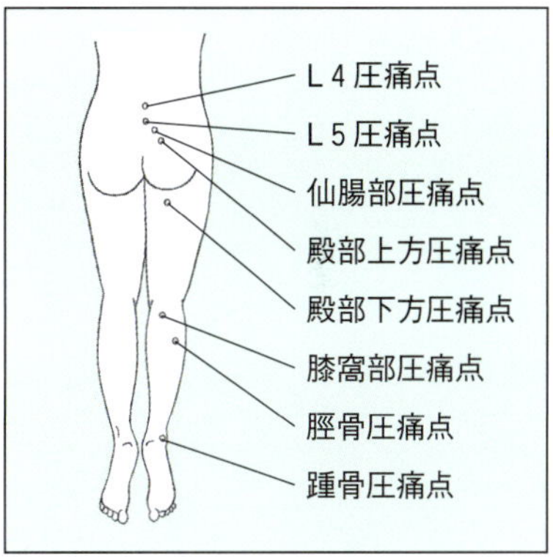

図２－59　Valleixの圧痛点

4－4．運動診

❑体幹の屈曲，伸展，側屈，回旋を検査．可動性のチェックに留まらず，運動方向や程度による痛みの部位や特徴を調べることが重要である．

おこなってみよう！
指床間距離を計測してみよう！

❑体幹可動性の指標に指床間距離（FFD : finger-floor distance）がある．つま先に指先を接触させるように立位体前屈させ，床から指先までの距離を測定する方法である．

❑体幹屈曲の当初（0－60°）は腰椎で行われ，以降は骨盤前傾を伴う．また，運動全体の 60% は股関節で行われる（図 2-60）．したがって，股関節可動性の検査も併せて重要である．

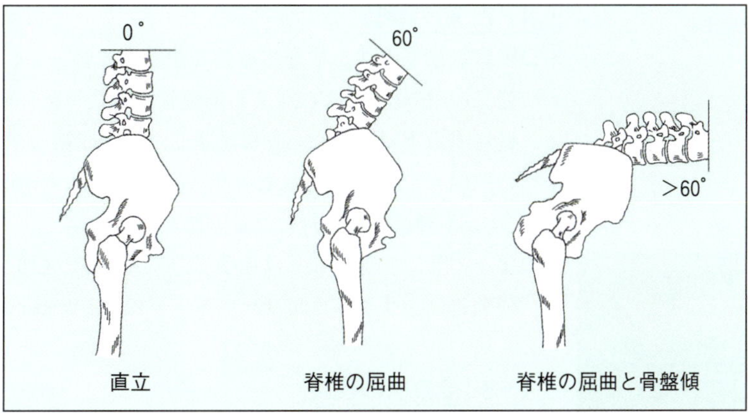

図２－60　腰椎の運動
屈曲の初め 50～60° は腰椎でおこる．体幹のそれ以上の屈曲は主として骨盤の前方傾斜を伴う．

4－5. 神経学的検査（神経根緊張検査）

❑下肢伸展挙上テスト（SLR：straight leg raising test：図 2-61 a）により神経根緊張徴候を診る.

❑腰椎椎間板ヘルニアなど陽性例では 70° 以下の角度で疼痛により挙上困難（正常では 70～90°）となる. 多くは下腿までの坐骨神経に沿った疼痛を生じ，腰部・殿部痛や大腿後面の疼痛を訴える.

❑通常，SLR と併せてブラガードテスト（Bragard's test：図 2-61 b）を行う.

❑大腿神経伸展テスト（FNST：femoral nerve stretch test）も重要である. 陽性の場合は大腿部前面の疼痛を訴える. 上位ヘルニア，特に L4 神経根が圧迫される椎間板ヘルニアの場合は陽性となる.

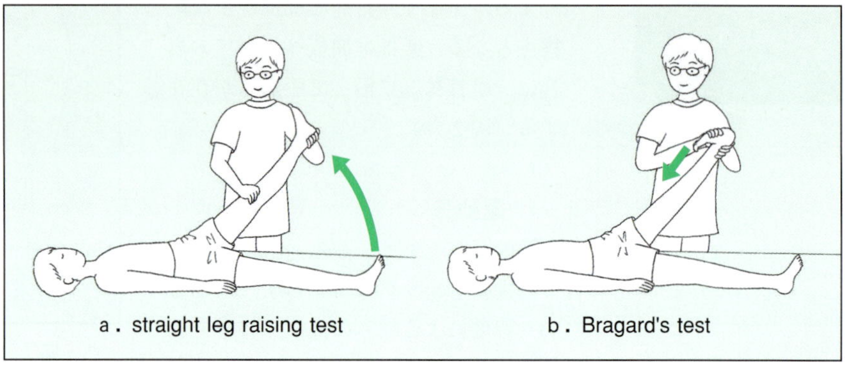

図 2－61　神経学的検査

4－6. 神経学的検査（感覚検査, 反射検査）

❑感覚検査では表在感覚と深部感覚の検査が必要である. 表在感覚では触覚，痛覚を，深部感覚では位置覚，振動覚を中心に検査する.

❑深部腱反射では，特に膝蓋腱反射やアキレス腱反射の減弱や消失を検査する.

4－7. 筋力検査

❑障害髄節筋機能を検査する必要がある. 特に L4 神経根障害に対する大腿四頭筋，L5 神経根障害に対する前脛骨筋，長母趾伸筋，長趾伸筋，S1 神経根障害に対する下腿三頭筋，長母趾屈筋，長趾屈筋の検査は重要である. 簡便なものに，屈んでからの立ち上がり（L4 神経根）や踵歩き（L5 神経根），つま先歩き（S1 神経根）を行わせる方法がある.

❑個々の筋力検査としては徒手筋力検査法が一般的である. 筋持久力，耐容能の検査にはクラウスウェバーテスト（Kraus Weber test）がある.

調べてみよう！
クラウスウェバーテスト、Patric test について調べてみよう！

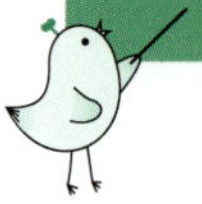

4－8. その他の検査

❑ADL や社会参加度の評価は必須である.

❑歩行観察においては歩容の異常（有痛性跛行や神経性間欠性跛行）に注意する.

また，移動距離や所要時間など歩行評価も大切である．

❑股関節疾患の症状と類似する場合もあるため，Patric test に代表される股関節障害の検査を併せて行う．周径，脚長差など形態測定も重要である．

5．腰痛の理学療法

❑腰痛に対する理学療法は，他の運動器疾患同様に物理療法と運動療法を併用して行う．腰痛は原因や症状が種々多様であるため理学療法の実施や手段の選択，開始時期にあたっては慎重になるべきである．

> **Point**
> 医師の処方、指示については、その判断理由、考えをきちんと確認しよう！あくまでも対象者中心での実施を忘れずに！

❑疼痛管理をするうえで大切なことは医師との連携のなかで対象者を指導することである．理学療法士は，対象者へ身体，環境，生活習慣への意識づけを行い，日常生活での腰痛予防に対し的確な指導を行うことが望ましい．

5－1．急性期

1）安静

> **調べてみよう！**
> ファーラー肢位について調べてみよう！

❑急性期は安静とされているが，3 日以内が望ましい．臥床時は，背臥位で股関節，膝関節軽度屈曲位としたファーラー肢位や側臥位（海老の様に丸くなり膝を抱えるようにする）を薦めることが多い．また，柔らか過ぎない寝具を薦める．

2）物理療法

❑物理療法を選択する場合は寒冷療法を行う．アイスパックやコールドパックで血管収縮，酵素活性の抑制，発熱の抑止，除痛を図る．

3）運動療法

> **調べてみよう！**
> 肺静脈血栓塞栓症について調べてみよう！

❑安静後，順次活動を促すが腰椎への負担となる運動は危険である．負担が軽い運動として，腹筋群の等尺性収縮運動や足関節の自動運動を薦める．足関節の自動運動は肺静脈血栓塞栓症の予防としても重要である．積極的な運動療法は 2 ～ 3 週後から開始する．

5－2．回復期・維持期

1）物理療法

❑急性期を過ぎた頃より疼痛緩和，筋スパズム除去目的でホットパック，極超短波が主に行われる．

2）牽引療法

❏椎間腔の開大，椎間孔の拡大，椎間関節の減圧，筋・靱帯の伸張などを目的に行う．持続牽引は 4 ～10kg 程度の軽めの重りで安静保持目的で行い，間欠牽引は慢性腰痛に対し，体重の 1/2 ～ 1/3 の重りで行う．牽引療法の実施に際しては，担当医によって実施の是非や方法に意見の相違があることを付記しておく．

3）装具療法

❏腰仙椎装具は腰椎の過剰な運動や過度の腰椎前彎を防止する．また，前・外側腹壁の補助で腹圧を高め腰部にかかる負担の減少を図る．しかし，装具の長期間使用は体幹筋力の活動低下をきたすので注意が必要である．その防止のためにも運動療法が行われる．

4）運動療法

調べてみよう！
どんな体操療法があるだろう？

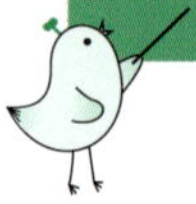

❏回復期，維持期において種々の体操療法が推奨されるが，その目的は，①リラクセーション（relaxation），②筋力強化（muscle strengthning），③モビリゼーション（mobilization），④伸張（stretching）である．つまり，リラクセーションの後，筋を強化し，脊柱の動きを改善させ，硬くなった軟部組織の伸張を図り，過度の腰椎前弯などの不良姿勢の改善や身体柔軟性を向上させる．

❏また，古典的な運動療法のうち伸展運動としてマッケンジー（Mckenzie）の提案する方法がある．マッケンジー法は，機械的ストレスによる腰痛に効果があるとされている．屈曲運動の代表的なものにはウィリアムス体操（図 2-62）がある．

おこなってみよう！
ウィリアムス体操を実際にやってみよう！

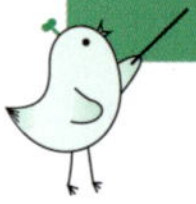

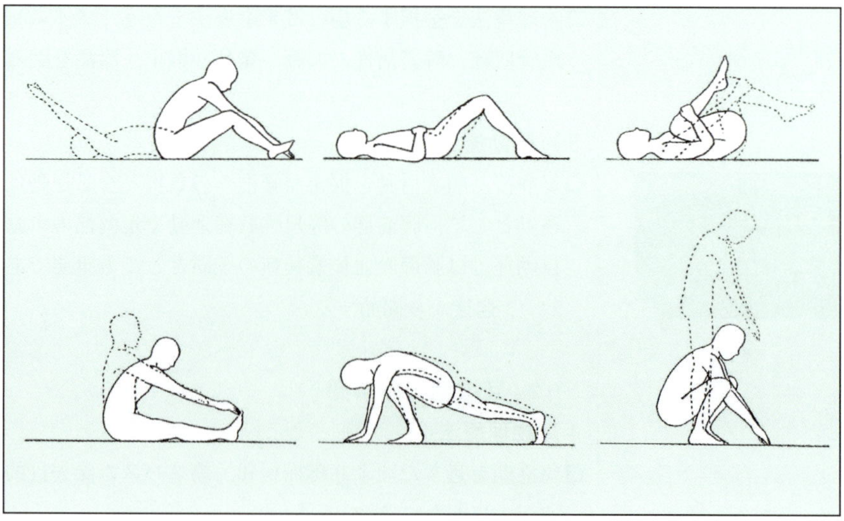

図 2 －62　ウィリアムス体操

❑ウィリアムス体操は下記の筋群の強化・伸張を目的としている.

1．腹筋強化
2．大殿筋と膝屈筋群強化
3．脊柱筋の伸張
4．腰仙椎の屈曲とハムストリングスの伸張
5．股関節屈筋群および腸骨大腿靱帯の伸張
6．腰仙椎の屈曲と大殿筋・大腿四頭筋の筋力強化

❑その結果，次のような効果を期待できる.

1．椎間孔や椎間関節を拡大（神経根圧迫を減少させる）.
2．股関節屈筋群と脊柱伸筋群の伸張（腰椎前彎の増強を防止する）.
3．腹筋と殿筋を強化（腰椎前彎を減少させる）.
4．腰仙関節の柔軟性の向上.

❑腹筋群の強化による腹圧の上昇は背柱の安定化につながる（図 2-63）.

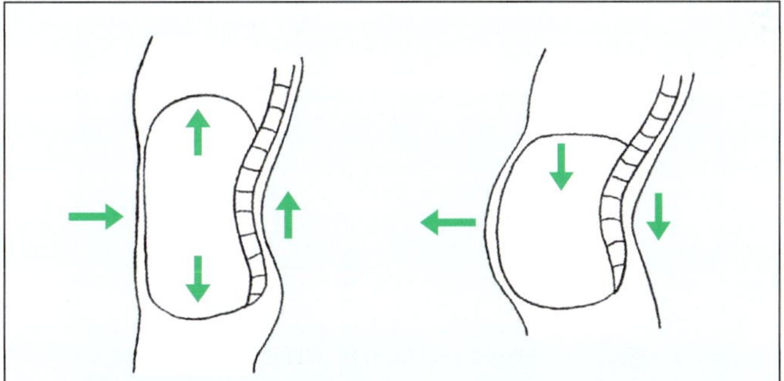

図 2 ―63　腹筋群の収縮と腹圧の関係

❑運動療法の立案では，対象者の肢位の変化による症状出現の有無，脊柱の可動性や安定性を考慮する必要がある．過度の腰椎前彎や脊柱の不安定な場合は，脊柱安定性を目的にスタビリティ（stability）の強化を行う.

❑逆に，脊柱周囲筋群の過緊張など脊柱可動性が著しく制限されている場合は，リラクセーションや伸張，モビリゼーションを通し可動性の獲得を目指す．また，下肢や足部の使い方や機能にも十分に注意する．脊柱不安定の場合，股関節周囲筋群がこれを代償し，腸腰筋やハムストリングスが硬くなり可動性が著しく制限されている場合がある.

❑運動の際は痛みのない範囲で実施し症状が増悪する場合は中止する．なお，運動の際は通常の呼吸を意識させ息を止めないように指導する.

5）日常生活指導

❑日常生活における望ましい姿勢と望ましくない姿勢での動作例を示す（図 2-64）.

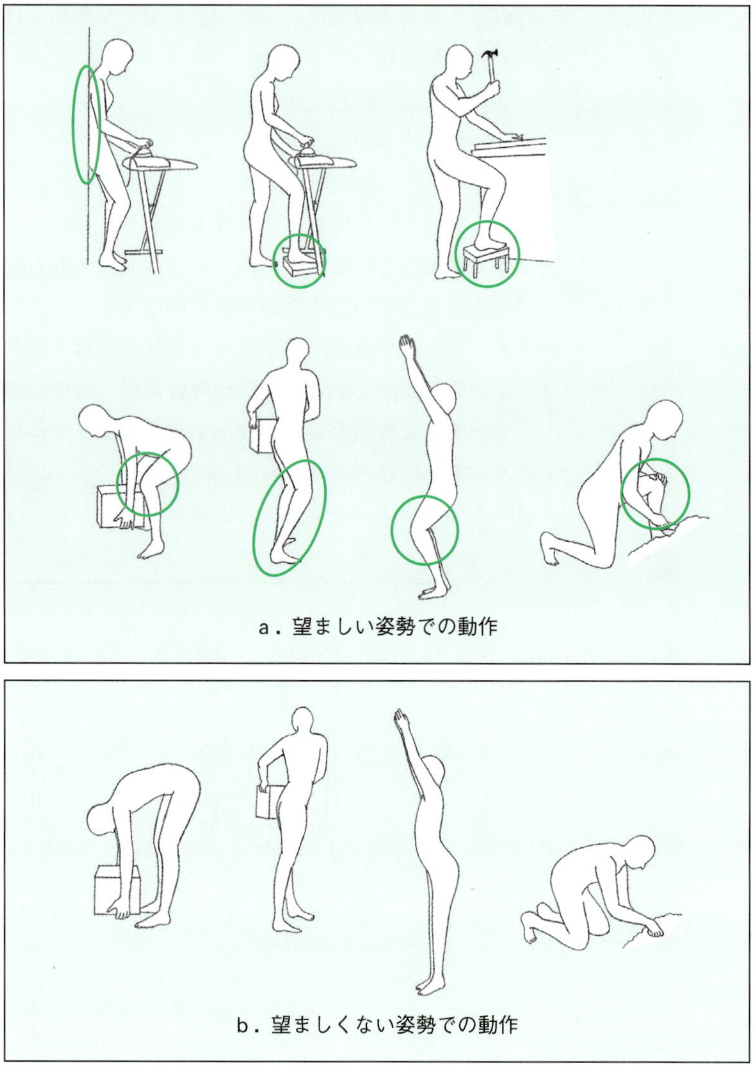

a．望ましい姿勢での動作
b．望ましくない姿勢での動作

図２－64　日常生活における望ましい姿勢と望ましくない姿勢での動作例

❑多くの腰痛は，日常生活の姿勢に注意することで発現を防ぐことができる．まず，予防に際する対象者への教育が重要となる．たとえば，意識的に腹圧を高め，さらに下肢の力を用いて日常のさまざまな動作を行うことや長時間の同一姿勢を避けることで腰椎の負担が軽減することを説明し理解させる．

❑次に重要となるのは対象者の行動変容である．自宅や職場で実施可能な予防体操を提案し，積極的に腰痛予防に取り組めるよう促す．

おこなってみよう！
予防体操を立案してみよう！

6．腰痛の予防運動

❑ここでは，ボール（exercise ball：米国 Thera-band 社製）を使用した座位での脊柱安定化運動を紹介する．

①座位を保つことで腹圧を高め，脊柱の静的安定を図る．

- 対象者にボールの中心で座位をとらせる．膝窩部はボールと接触しないように余裕を持たせる．足部は骨盤幅に開き全足底を接地する．
- 理学療法士は正中位を保つよう上部体幹の安定を図り対象者に意識付けをする（図 2-65）．
- ある程度ボール座位保持が可能になれば，引き続きボールの弾性を利用した運動に移行する．
  - a：理学療法士が正中位を保ち対象者の身体を垂直に弾ませる．
  - b：対象者自身が正中位を保ち身体を垂直に弾ませる．
- これらが獲得された段階で，片脚を挙上し実施する（図 2-66）．
  - a：左右交互に挙上を実施．
  - b：10 秒程度挙上したままにする．
  - c：片脚挙上したまま正中線を保ち身体を弾ませる．

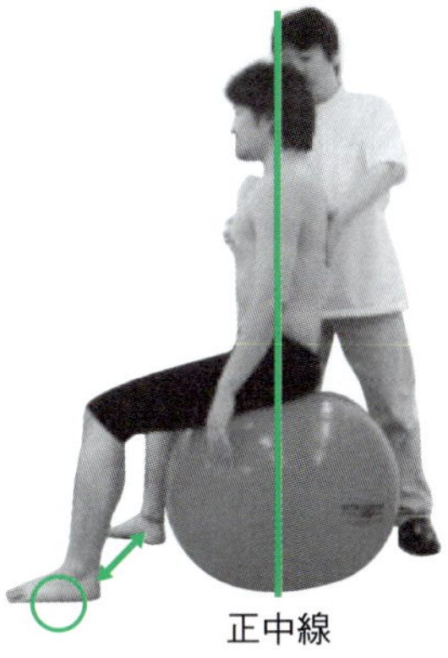

図 2－65

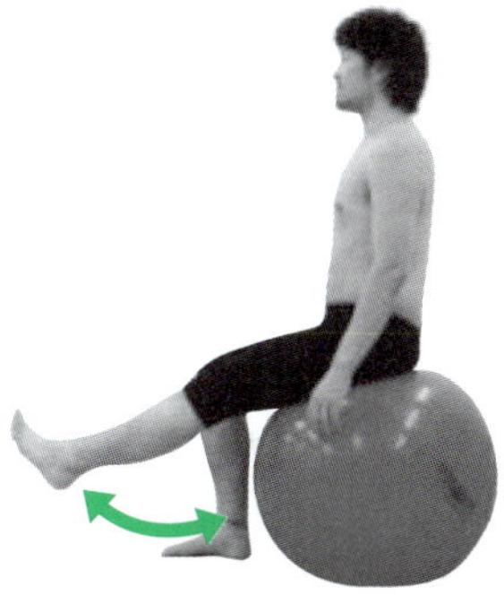

図 2－66

②静的安定が得られれば，腰椎の運動性を向上させる．骨盤でボールを操作することで腹筋群の収縮を促す．この場合，膝の屈伸ではなく，腰椎の運動のみで実施することが望ましい．

- 対象者は正中位を保ち理学療法士の誘導（アシスト）に合わせ骨盤運動を行う（図 2-67, 68）．
- 習得しにくい場合は，平行棒などの前方把持や上肢挙上により上半身の重心位置を前方に取らせる（図 2-69）．
- 最終的には対象者自身でボールを操作する．

③座位から身体を後傾させ，さらに腹圧を高める．

- a：身体を後傾させたままボールを把持した上肢を左右に大きくふりさらに腹圧を高める（図 2-70）．

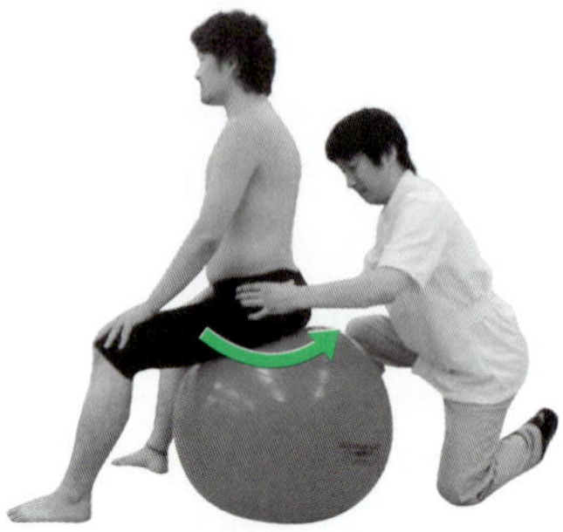

図２－67

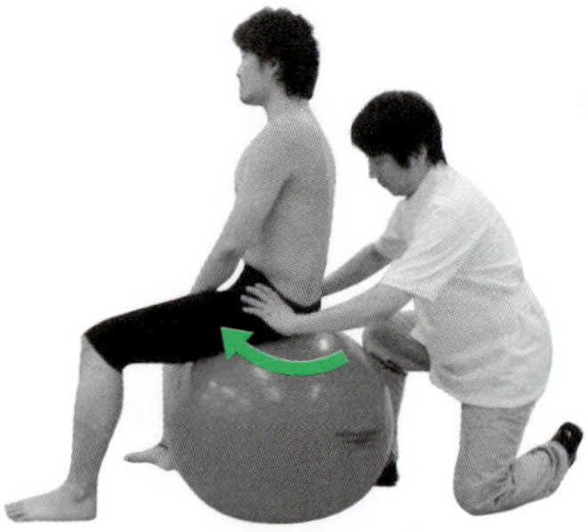

図２－68

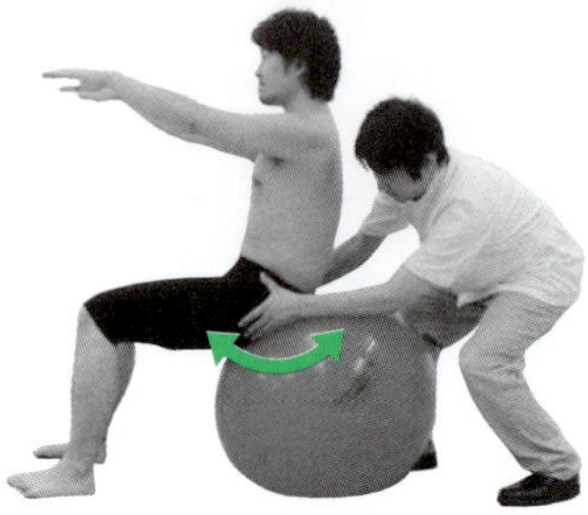

図２－69

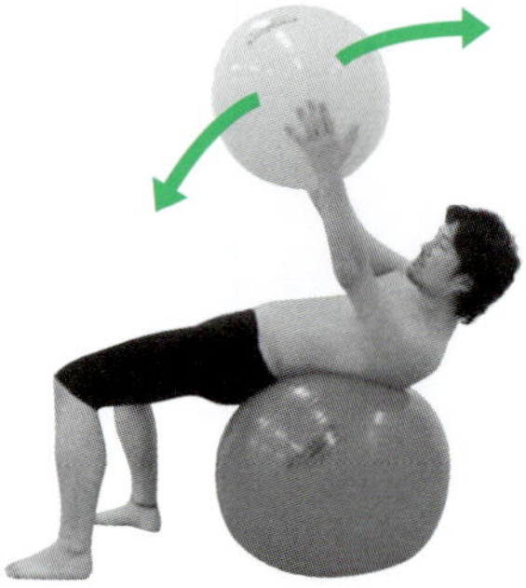

図２－70

（平山 須弥朗／執筆協力者 中元 修）

5. 脊柱変形

1．脊柱側彎症（scoliosis）

1－1．疾患概念

❑脊柱が前額面において側方に彎曲したものが脊柱側彎である．

❑脊柱側彎は，機能性側彎と構築性側彎の 2 つに大きく分類され，このうち構築性側彎が狭義の脊柱側彎症である（表 2-11）．

表 2－11　側彎症の分類

1 ）機能性側彎（functional scoliosis）
　a ）姿勢性側彎，習慣性側彎
　b ）静力学的側彎
　c ）その他　　疼痛性側彎，ヒステリー性側彎など

2 ）構築性側彎（structural scoliosis）
　　　　狭義の側彎症
　a ）先天性側彎症（congenital scoliosis）
　b ）症候性側彎症（symptomatic scoliosis）
　c ）特発性側彎症（idiopathic scoliosis）
　　　　全側彎症の 70%～80%
　　　　原因不明
　　　　発症年齢により 3 型に分類
　　・0 から 4 歳未満の乳幼児期特発性側彎症（infantile scoliosis）
　　・4 から 10 歳未満の学童期特発性側彎症（juvenile scoliosis）
　　・10 歳以上の思春期特発性側彎症（adolescent scoliosis）
　　　　特発性側彎症の 80～90%

❑脊柱側彎症は，脊柱の側方への彎曲だけでなく，椎体の楔状変形と捻れ（回旋）が加わる．

1 ）機能性側彎（functional scoliosis）

❑原因除去で矯正可能な側彎．

❑姿勢性側彎，習慣性側彎は，不良姿勢による一過性の側彎で，学童期に多く，彎曲は臥床などにより消失する．

❑静力学的側彎は，脚長差のある場合など，代償的に脊柱が彎曲した側彎．

2 ）構築性側彎（structural scoliosis）

❑脊柱の構造的変化を伴う側彎で，随意的に矯正困難であり，原因によって，先天性側彎症，症候性側彎症，特発性側彎症の 3 つに大きく分類される．

❑先天性側彎症は，脊椎の先天性奇形が原因である．

❑症候性側彎症は，ある疾患の症状として付随する側彎症で，側彎進行の早いものが多い．

❑症候性側彎症の原因疾患は，脳性麻痺，進行性筋ジストロフィー，神経線維腫症（レックリングハウゼン病），マルファン（Marfan）症候群，ポリオ，外傷によるものなどがある．

❑特発性側彎症は全側彎症の 70%～80% を占め，発症原因は不明で，発症年齢により 3 つに分類される（表 2-11）．

❑乳幼児期特発性側彎症は，男児の左凸胸椎側彎が約 90% である．自然治癒するものが多い．

❑学童期特発性側彎症の男女比は 1：1 である．男児は左凸，女児は右凸の胸椎彎曲が多い．

❑特発性側彎症の 80%～90% が思春期特発性側彎症である．女子における発生が 80～90% と圧倒的に多く，右凸胸椎側彎が多い．発症年齢が低いほど進行する可能性が高い．

1－2. 評価

❑側彎の評価では，頂椎と終椎がよく用いられている．

❑頂椎（apex vertebra，apical vertebra）：最も側方に変位した椎体でカーブの頂点である．

❑終椎（end vertebra）あるいは移行椎：最も傾いた椎体で，1 つのカーブに対して 2 つの終椎がある．

❑Cobb 法：1 つのカーブにおいて頭側の終椎上縁と尾側の終椎下縁のなす角度を側彎角とする計測方法であり，世界的に用いられている（図 2-71）．

❑頂椎の位置により，胸椎側彎，胸腰椎側彎，腰椎側彎などに分類される．

おこなってみよう！
実際にCobb法で側彎角を計測してみよう！

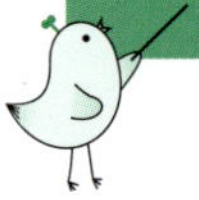

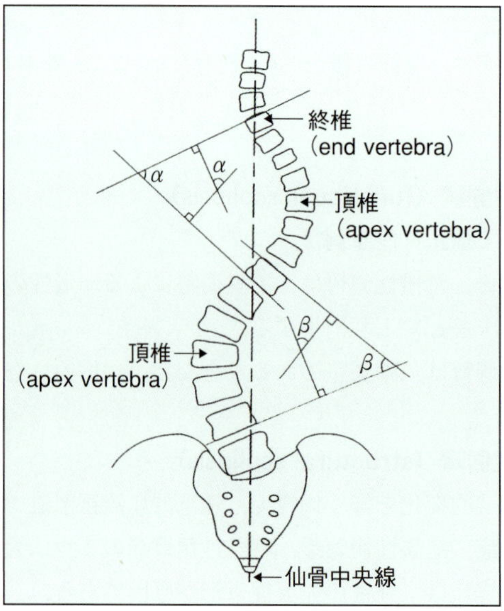

図 2－71　側彎角の計測法（Cobb 法）
（文献 1 より引用）
上，下それぞれの側彎角は α，β として計測される．側彎 Cobb 角である．

❑側彎カーブは，最大で主となるカーブを主カーブ（main curve，major curve），小さい方のカーブを副カーブ（minor curve）とよび，これは代償性カーブである場合が多い．

❑側彎カーブが 1 つの場合を一重カーブあるいは C カーブ，2 つの場合を二重カーブあるいは S カーブとよぶ．

1）X線・CT画像

❑脊柱アライメント（彎曲形態，肋骨形状の左右非対称など）

❑彎曲角度（Cobb 法）

❑椎体の回旋度（Nash and Moe 法）（図 2-72）

❑骨成熟度（Risser 分類）（図 2-73）　骨成長の評価

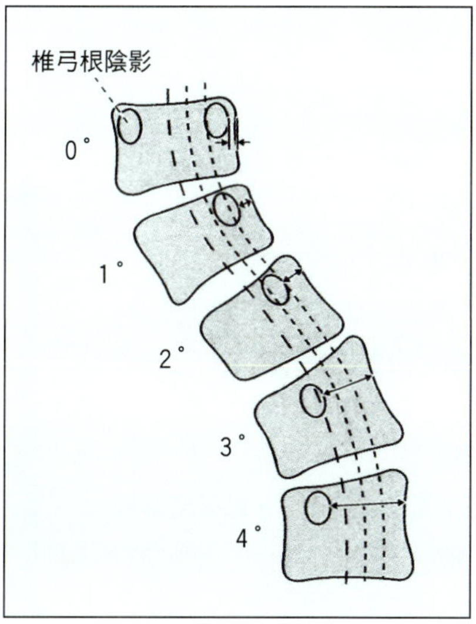

図 2－72　椎体回旋程度の評価（Nash and Moe法）（文献 2 より引用）
椎体は頭側より見て，右（時計回り）に回旋している．

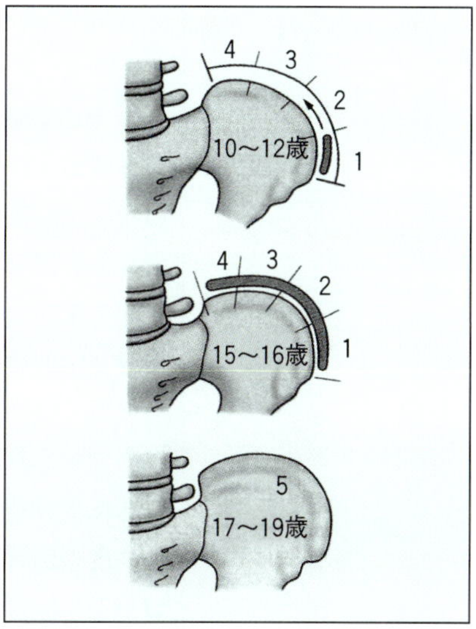

図 2－73　腸骨稜骨端核による骨年令評価（Risser 分類）（文献 2 より引用）
骨端核は領域 1 にまず出現（10～12 歳）し，15～16 歳で領域 4 まで伸び，17～19 歳で閉鎖（5）する．

2）視診（図 2-74）

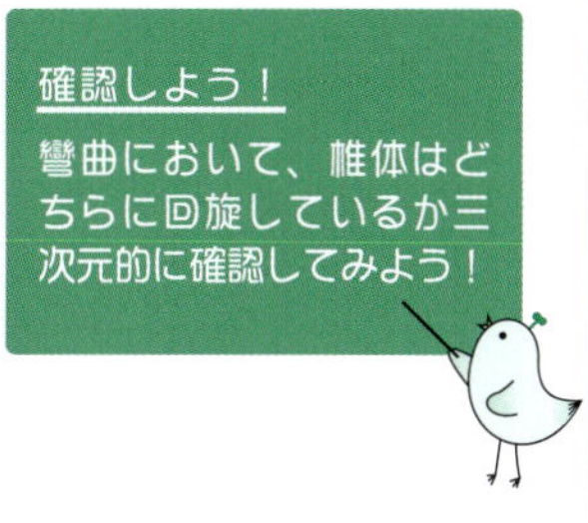
確認しよう！
彎曲において、椎体はどちらに回旋しているか三次元的に確認してみよう！

❑前屈時に肋骨隆起（rib hump）

❑腰のウエストライン→上肢と体幹の間にできる三角形の左右差

❑両肩の高さ，あるいは肘頭の高さ

❑両肩甲骨の高さ，位置

❑正中垂線（plumb line）

❑骨盤の偏位（特に骨盤前傾による腰椎前彎）

❑胸郭変形

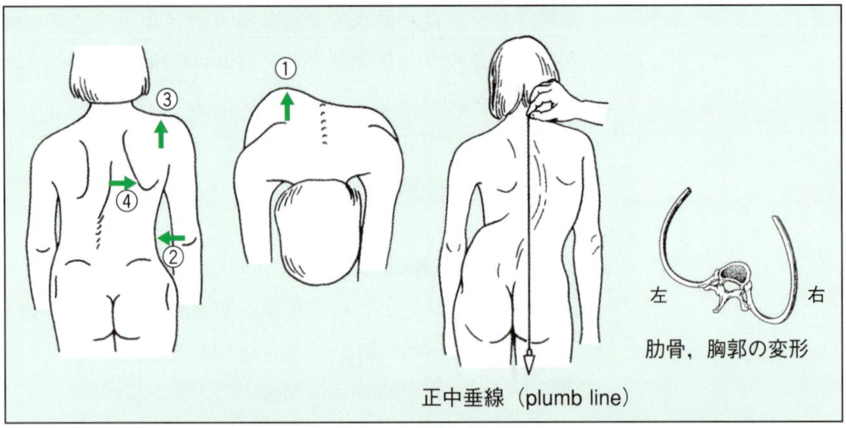

図２－74　側彎変形の視診（右凸胸椎側彎）（文献３より引用，一部改変）
①前屈時背面の左右差，②脇線の左右差，③両肩の高さの差，④肩甲骨の高さ，形の差

3）その他の評価

- ❑体幹および下肢の柔軟性（関節可動域）
- ❑指床間距離
- ❑身体計測（身長，体重，座高，胸囲，指極）
- ❑筋力検査（体幹筋群および下肢，背筋力など）
- ❑神経学的検査（知覚検査，深部腱反射，病的反射，姿勢反射）
- ❑立位重心バランス
- ❑肺機能検査（肺活量，1 秒率）→胸郭変形の高度の側彎症において減少
- ❑モアレ撮影（図 2-75）
- ❑問診（生活習慣，運動習慣，心理面，身体成長過程，腰背部痛の有無など）

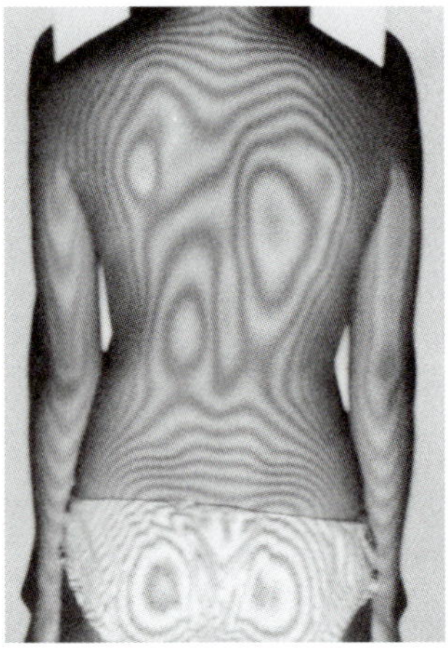

図２－75　モアレ撮影
背部に光の縞模様の等高線をあて，変形があれば左右非対称の模様となる．被爆の心配がない．

1－3. 治療

1）治療法

- ❑側彎症の治療は保存的治療と観血的治療がある．
- ❑保存的治療には，側彎体操を主とする運動療法，装具療法，牽引療法がある．
- ❑現在，保存的治療において主に施行されるのは，運動療法と装具療法である．
- ❑牽引療法は，コトレル（Cotrel）牽引法，ハロー（halo）牽引法などがあり，現在では手術前に軟部組織を伸張させる目的で一時的に使用する．
- ❑観血的治療は，脊椎を金属器具（instrumentation）で矯正・固定する脊椎固定術が主流であり，ハリントン（Harrington）法，ルーキィ（Luque）法，ドワイヤー（Dwyer）法，コトレル・ディユボセット（Cotrel-Dubousset）法などがある（図 2-76）．

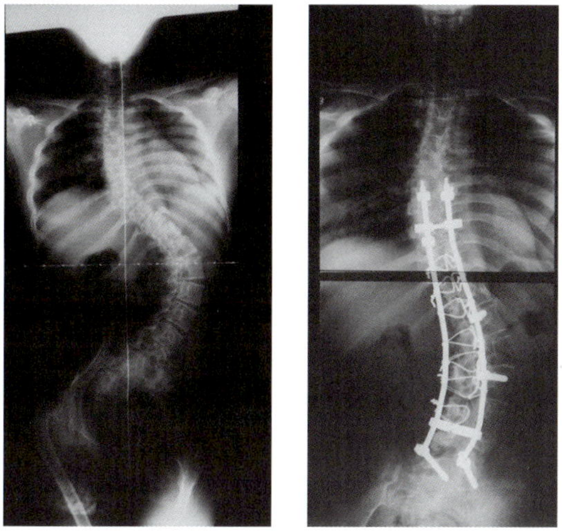

図２－76　観血的治療
14歳，女性，特発性側彎．
術前76°の側彎が術後34°に矯正されている．

2）治療法の選択

- 治療方針は，側彎角度，年齢，原因，脊柱変形のバランスなどを考慮して決定される．
- 側彎角度が大きいと，側彎の進行する可能性が高い．
- 骨の成長とともに側彎も進行することが多い．
- 一般的な治療方針を下記に示す．
  - ・側彎角が20°以下の場合：経過観察，運動療法，日常生活指導
  - ・側彎角が20～50°の場合：装具療法，運動療法，日常生活指導
  - ・側彎角が50°以上の場合：観血療法

3）理学療法

- 側彎症における理学療法の主目的は，脊柱の柔軟性の維持・増大，体幹筋の筋再教育，側彎変形の予防・矯正である．
- 側彎体操としてKlappの匍匐運動，Blountによる装具装着下での運動，生活指導要素の強いside shift法，Hitch法などがある．
- 現在，側彎体操をはじめとする運動療法において，明確な治療効果は証明されていないが，特発性側彎症では，体幹筋等の筋力低下など体力の劣っていることが多く，水泳や鉄棒など積極的に運動することが推奨されている．
- また，特発性側彎症では，腰椎前彎，脊柱の平坦化（胸椎後彎の減少），脊柱の柔軟性低下，ハムストリングスの短縮などを認めることが多い．
- 運動療法は，側彎方向と椎体の回旋方向を考慮して，上記の点の維持・改善に努める運動指導が重要となる．
- その他の理学療法として，徒手による脊柱の矯正，徒手による可動域の維持・改善などがある．また，日常生活指導も重要となる．
- 手術後の理学療法は，筋力増強と呼吸機能訓練が重要であり，筋力増強は腹背筋の等尺運動と上下肢の筋力増強を中心に行う．

4）運動療法の例

(1) Klappの匍匐運動（図 2-77）

・凸側を内側にして，半径 2 m ほどの円を描くように四つ這い移動を行う．

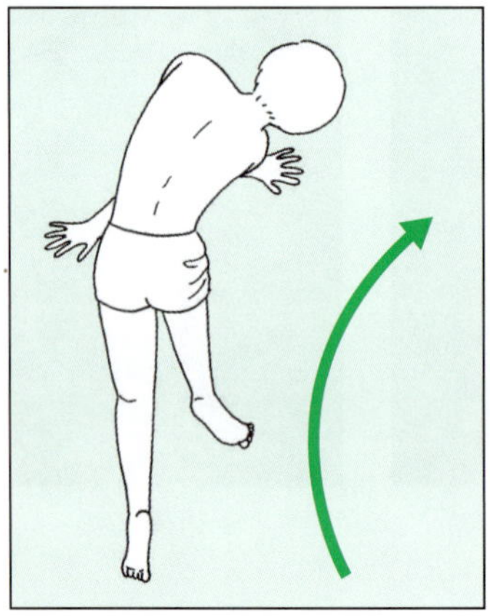

おこなってみよう！
実際に自分で運動療法を施行してみよう！

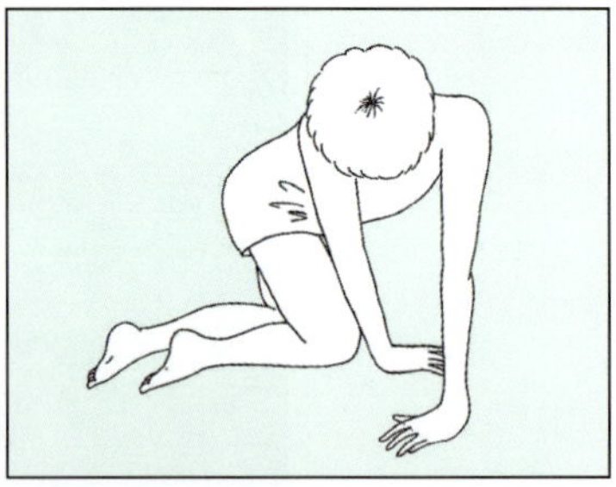

図 2－77　Klappの匍匐運動

右凸胸椎彎（C カーブ）

C カーブでは一側の上肢と反対側の下肢を前に出す．S カーブでは同側の上下肢を同時に前に出す．

(2) 骨盤後傾運動（図 2-78）

・側彎症における運動の基本となるので十分に習得させる．

・最初は腸腰筋がゆるんだ両膝立ての背臥位で行い，立位でも可能となるように練習する．

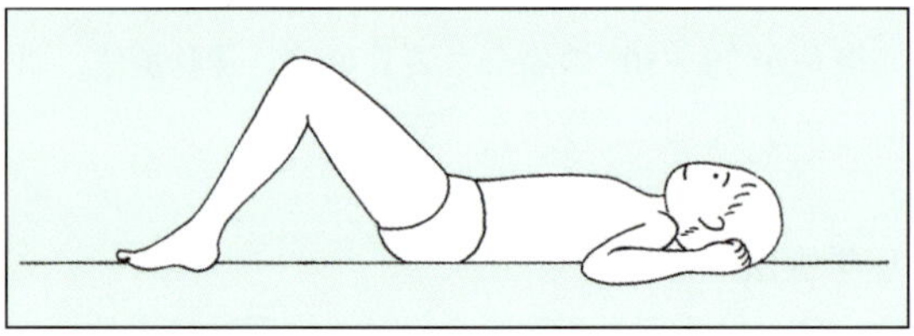

図 2－78　骨盤後傾運動

最初は腰部と床の間に手を入れ，その手を腰で押さえつけるように指導する．

(3) 腕立て伏せ運動（図 2-79）

・大事なことは，腰椎が前彎することなく身体が一直線になっていることであり，困難な場合は膝を床に着けて行う．

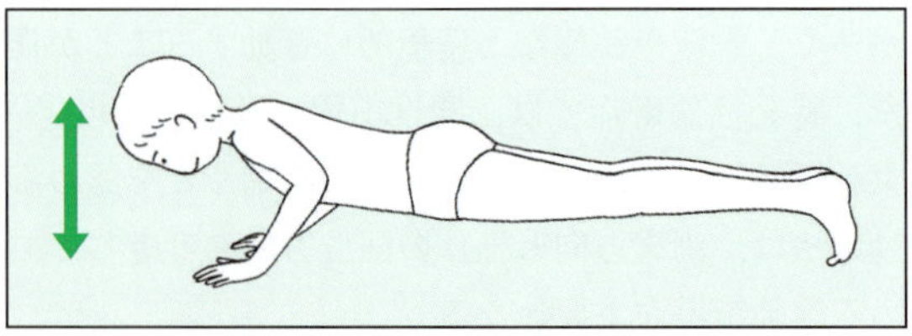

図 2－79　腕立て伏せ運動

(4) 腹臥位での背筋筋力強化運動（図 2-80）

・両上肢を前方に挙上させる方法や上体を反らす方法などがある．腰椎前彎防止のため下腹部にクッションなどを置く．

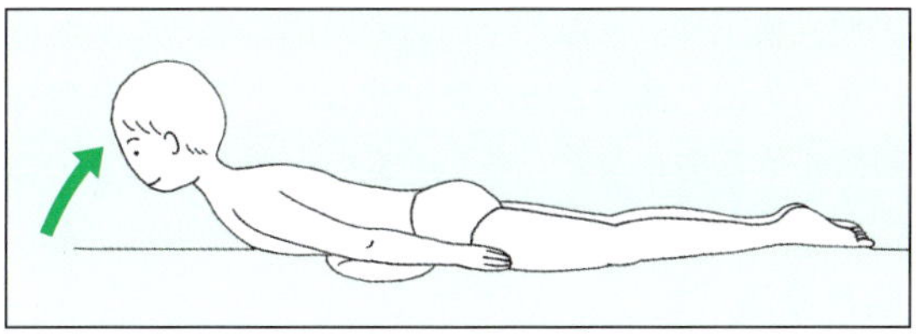

図２－80　背筋筋力強化運動

(5) 背臥位での腹筋運動（図 2-81）

・腰椎前彎を増強しないように両膝立てで行う.

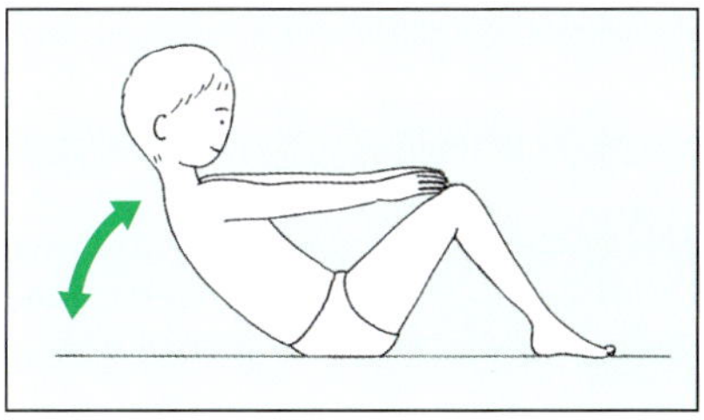

図２－81　背臥位での腹筋運動

両膝を曲げ，背臥位から起き上がってくる方法と，反対にゆっくりと座位から背臥位になる方法がある，どちらも 30 度屈曲程度での保持.

(6) 四つ這い位での上下肢挙上運動（図 2-82）

・同側および対側の上下肢を挙上する.

(7) 鉄棒（肋木）でのぶら下がり・懸垂運動（図 2-83）

・ぶら下がった状態で体を側方に振る動作や，懸垂を行う.

・牽引，筋力増強，矯正効果を期待できる.

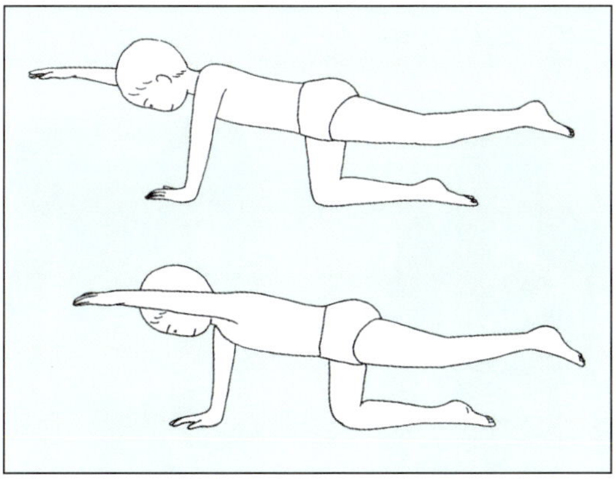

図２－82　四つ這い位での上下肢挙上運動

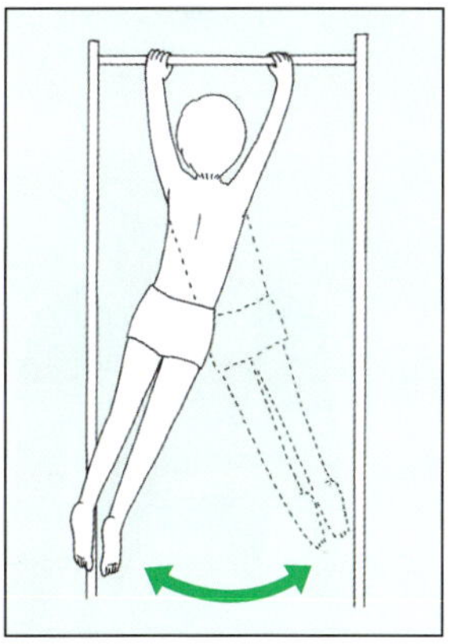

図２－83
鉄棒でのぶら下がり・懸垂運動

ぶら下がり，懸垂，側屈.

側屈は，凸側へは力強く早く，凹側へはゆっくり行う.

(8) 装具装着での運動

・胸椎パッドから体を引き離す運動.

・図 2-78～81 の運動など.

❑その他，横座り，枕などを一側の殿部に敷いた椅座位で，主に腰椎側彎を矯正位にする方法，体幹と床の間に枕などを置き，凸側を下にして側臥位となって姿勢矯正する方法など，多くのものが紹介されている．

5）装具療法

❑適応は 20～50° の側彎で，進行の予防を目的として，成長完了まで使用する．

❑装着時間は，入浴，スポーツ以外のほぼ一日中（22～23 時間）とするのが一般的である．

❑治療終了後 5 ～ 7 年で多くの症例が治療開始時の角度に戻ってしまうが，進行の可能性を考えると意義のある治療法である．

(1) ミルウォーキーブレース（Milwaukee brace）（図 2-84）

❑側彎矯正装具の代表的なもの．

❑頸椎から仙椎までの装具，すなわち CTLSO（cervico-thoraco-lumbo-sacral-orthosis）である．

❑頸部にリングがあるため，身体拘束感と美容上の問題により学校生活や日常生活にも支障をきたし，装着を拒否する対象者もいる．

❑矯正の原理は，垂直方向への牽引力と 3 点支持による側方への矯正力であり，牽引力はネックリングから頭部を離そうとすることより発生する．

❑上位胸椎以上のカーブに用いられる．

(2) アンダーアームブレース（under arm brace）（図 2-85）

❑胸椎から仙椎までの装具，すなわち TLSO（thoraco-lumbo-sacral-orthosis）である．微妙に構造の異なる種々のタイプの側彎矯正装具があり，それらを総称してアンダーアームブレースとよんでいる．

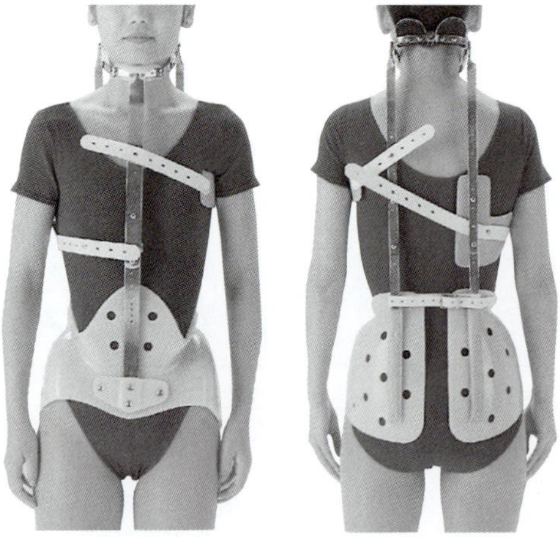

前面　　後面

図 2 －84　ミルウォーキーブレース（Milwaukee brace）
（文献 4 より引用）

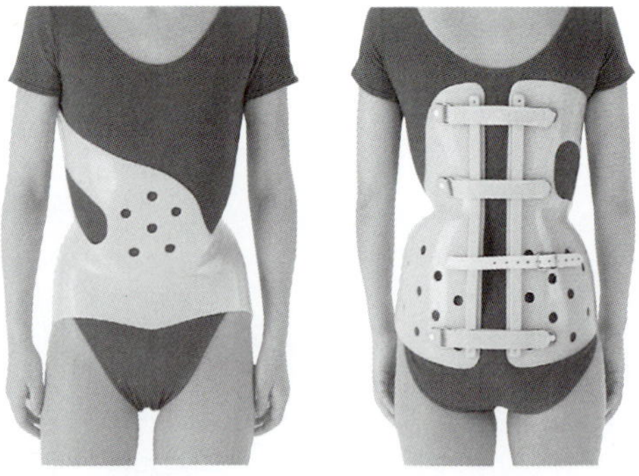

前面　　後面

図 2 －85　アンダーアームブレース（under arm brace）
（文献 4 より引用）
代表的なボストンブレースである．

❑ボストンブレース（Boston brace）が有名で，その他に大阪医大式装具（Osaka medical college type brace：OMC brace），夜間就寝時にのみ着用するタイプのものなどがある．

❑中位胸椎から腰椎のカーブに用いられる．

2．脊柱後彎（kyphosis）・円背（round back）

2－1．疾患概念

❑後彎とは，矢状面における後方凸の異常な彎曲増加である．

❑円背とは，胸椎後彎が増強し，腰椎まで及んだなだらかな彎曲を呈すもの．

❑角状後彎とは，くの字のように局所的に屈曲し，後彎したもので亀背（gibbus）あるいは突背ともよばれる．

❑凹円背とは，胸椎後彎の増大に伴い，代償性に腰椎前彎も増大したもの．

❑胸椎における生理的な後彎は 20～60°（Cobb 法）が正常とされている．

2－2．治療

❑治療は，ほぼ側彎治療に準じたものとなり，装具療法，運動療法，観血療法が行われる．

❑理学療法は，腰背筋群の強化，脊柱の柔軟性維持・矯正，屈筋群の伸張，骨盤傾斜の矯正，日常生活指導などが重要となる．

❑よく見られるのが老人性円背で，骨粗鬆症（osteoporosis）による椎体の圧迫骨折や楔状変形，椎間板の変性，腹背筋および殿筋群をはじめとする全身的な筋力低下などが原因と考えられている．

❑老人性円背の運動療法では，椎体に過剰な負荷が加わらないように特に注意する．また，徒手による矯正も徐々に行うのが安全である．

考えてみよう！
椎体に過剰な負荷が加わらない腰背筋の強化運動を考えてみよう！

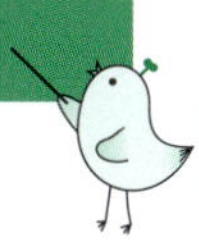

❑ショイエルマン（Scheuermann）病は，10～17 才の思春期で発病し，椎体の楔状変形により胸椎の後彎を呈する疾患である．初期にはミルウォーキーブレースによる装具療法と運動療法が施行される．後彎角が 70° 以上（Cobb 法）になると手術が選択される．

❑その他，脊椎カリエス，先天性の椎体変形，外傷などによる後彎がある．

（戸渡 富民宏）

●引用・参考文献●

（2.1. 脊髄損傷／2.2. 体幹の外傷／2.3. 頸部）

1．戸渡富民宏：脊髄損傷の運動療法，標準理学療法学 運動療法学 各論，医学書院，pp188-207，2006
2．中山彰一：疾患別・理学療法プログラム，理学療法ハンドブック 改訂第 3 版，協同医書出版，pp413-484，2000
3．Kapandji IA: The physiology of the joints Vol.3, Churchill Livingstone, 1982
4．White AA, Panjabi MM: Clinical Biomechanics of the Spine, Lippincott, 1978
5．荒木秀明：頸椎捻挫，頸肩腕症候群，図解理学療法技術ガイド 第 2 版，pp861-873，文光堂，2001
6．原田禎二：鎖骨骨折，図解理学療法技術ガイド 第 2 版，pp758-762，文光堂，2001
7．Stookey B, et al: Lesion of the cervical intervertebral disc, Springfield, 1956
8．Jiri Dvorak. MD: Epidemiology Physical Examination and Neurodiagnostics, Spine 23: 2663-2672, 1998
9．Crandall PH, et al: Cervical spondylotic myelopathy. J Neurosurg 25: 57-66, 1966
10. 鳥巣岳彦・他：標準整形外科学 第 9 版，pp426-455，医学書院，1993
11. Chaffin DB, Andersson GBJ: Occupational Biomechanics, 2nd edn. John Wiley & Sons, 1991

（2.4. 胸・腰椎部）

1．陶山哲夫監訳（David J. Magee）：運動器リハビリテーションの機能評価Ⅱ 原著第 4 版，エルゼビアジャパン，pp1-83，91-123，381-407，2006
2．千葉一裕・他：胸腰推疾患に対する運動器リハビリテーション，脊椎脊髄ジャーナル vol.19 No.12，三輪書店，2006
3．二瓶隆一：整形外科学テキスト 第 2 版，南江堂，pp211-222，2006
4．Rene Cailliet：腰痛症　原著第 5 版，医歯薬出版，2005
5．富田昌夫監訳（Beate Carriere）：スイスボール，シュプリンガージャパン，2003
6．徳橋泰明・他：高齢者の脊椎脊髄疾患，脊椎脊髄ジャーナル vol.20 No.5，三輪書店，2007
7．薄井正道監訳（S. Brent Brotzman, et al）：運動器疾患臨床ガイドブックー診断とリハビリテーションプロトコールー，診断と治療社，pp471-513，2005
8．鳥巣岳彦・他：標準整形外科学 第 9 版，医学書院，pp459-504，2005
9．柳澤　健監訳（Joshua Cleland）：エビデンスに基づく整形外科徒手検査法，エルゼビアジャパン，pp142-238，2007
10. 山元総勝・他：運動療法Ⅱ，神陵文庫，pp145-154，2007
11. Stockmeyer MA: An interpretation of the approach of Rood to the treatment neuromuscular dysfunction. Am. J. phys. med. 46: 900-956, 1967
12. 細田多穂・他：理学療法ハンドブック 第 3 版，協同医書出版，pp773-791，2003
13. 木村彰男監訳（S. Brent brotzman）：Handbook of orthpaedic rehabiritation, 354-374，医学書院
14. 石川　齊・他：理学療法技術ガイド 第 3 版，文光堂，pp951-964，2007
15. 服部孝道・他：脊椎脊髄ジャーナル vol.20 No.6，三輪書店，2007
16. 西良浩一：腰痛－発育期の選手について，整形外科 vol.58 No.8，2007
17. 武智秀夫・他：装具 第 3 版，医学書院，pp79-90，1996
18. Diane Lee：ペルビック・アプローチ，医道の日本社，pp39-65，2005
19. 清水　透：高齢者の腰痛，クリニカルリハ vol.15 No.9，医歯薬出版，2006
20. 川上俊文：図解腰痛学級 第 2 版，医学書院，pp32-51，1992

21. 斎藤明義監訳（Joseph J. Cipriano）：整形外科テスト法, 医道の日本社, pp274-317, 2005
22. 豊永敏宏：運動器疾患の進行予防ハンドブック, 医歯薬出版, 2005
23. 岡西哲夫：骨・関節系理学療法クイックリファレンス, 文光堂, 2006
24. 徳橋泰明：脊椎脊髄ハンドブック, 三輪書店, pp66-69, 2004
25. 米延策雄・他：脊椎脊髄ジャーナル vol.20 No.1, 三輪書店, 2007
26. 加藤征治・他：おもしろ解剖学読本 改訂第3版, 金芳堂, 1998
27. 網本和・他：理学療法チェックリスト, 三輪書店, pp77-87, 2007
28. 原田正孝：腰椎装具, クリニカルリハ vol.13 No.7, 医歯薬出版, 2006
29. 嶋田智明監訳　Donald A. Neumann：筋骨格系のキネシオロジー, 医歯薬出版, pp329-351, 2006
30. 竹井　仁監訳（Shirley A. Sahrmann）：運動機能障害症候群のマネジメント, 医歯薬出版, pp79-119, 2005
31. 鈴木重行：痛み　その世界, sportsmedicine No.93：6-16, 2007
32. 居村茂幸：筋骨格障害系理学療法学, 医歯薬出版, 2006
33. 大谷　清：リハビリテーション整形外科学 第4版, 医学書院, pp159-178, 2002
34. 高岡邦夫：整形外科徒手検査法, メジカルビュー社, pp149-173, 2004
35. 片岡重彦・他：整形外科手術後療法ハンドブック, 南江堂, 2006
36. 石井良章・他：理学診療マニュアル 改訂第2版, 全日本病院出版会, 2000

（2.5. 脊柱変形）
1. 植田尊善：神中整形外科学下巻部位別疾患, 南山堂, pp103-160, 2004
2. 戸山芳昭：標準整形外科学, 医学書院, pp431-439, 2004
3. 四方實彦：臨床脊椎脊髄医学, 三輪書店, pp374-394, 1997
4. 社団法人日本義肢協会編：体幹装具, 義肢装具カタログ
5. 角田信昭：運動器疾患とリハビリテーション, 医歯薬出版, pp231-237, 2003
6. 永田覚三：新臨床整形外科学第12巻Bリハビリテーション各論, 金原出版, pp264-279, 1982
7. Blount, W.P. & Moe, J.H.: The Milwaukee brace（山内裕雄訳）, 医学書院, 1976
8. 米田稔彦：標準理学療法学, 運動療法学各論, pp108-116, 2006
9. 服部一郎・他：リハビリテーション技術全書, 医学書院, pp544-557, 1984
10. 山元総勝・他：理学療法学テキストⅣ 運動療法Ⅱ, 神陵文庫, pp178-183, 1999

3 下肢

学習目標

①下肢（股関節・膝関節・足関節）の疾患の特徴を，解剖学ならびに運動学用語を用いて説明できる．
②下肢（股関節・膝関節・足関節）における損傷や障害に応じた検査法・治療法が説明できる．
③各疾患の治療時期や内容に合わせた理学療法が実施できる．
④各疾患の長期的経過を視野に入れた運動や生活指導が実施できる．

1. 股関節とその周辺

調べてみよう！
四足動物とヒトとの股関節のちがいを調べてみよう！

1. 股関節の役割

❑ヒトの股関節は，重い体幹をしっかり支える安定性と移動をスムーズに行う運動性という，相反する両面の機能を併せ持っている．

❑重力に抗し直立二足生活をおくる人間にとって，股関節はまさに「かなめ」であるため，そこに不都合が生じると，姿勢異常や立位，歩行障害などさまざまな問題が出現することになる．

❑つまり，股関節障害に対して適切な対処が実施できなければ，直立二足生活が困難となり，特に高齢者の場合には「寝たきり」という結末にたどり着く可能性がある．

❑この章では，股関節周辺の外傷や疾患の理学療法について，基本的な事項を中心に解説した．しかし，社会福祉制度や医療技術の変革や進歩は，急速に変化しており，読者には常に最新の情報を入手するように心がけ，ここに示した内容を学んでいただきたい．

Point
高齢者に多い骨折を確認しよう！

2. 大腿骨頸部骨折（fracture of the proximal femur）

❑わが国における大腿骨頸部骨折の発生数は，年間 10 万人を超えており，このうち 60 歳以上が占める割合は，全体の約 94% に及んでいる．

❑高齢社会への移行とともに，この発生頻度はさらに高くなると推定されており，数十年後の大腿骨頸部骨折症例は倍増すると予測されている（図 3-1）．

❑したがって，大腿骨頸部骨折症例に対し安全かつ効果的な理学療法を提供することは，理学療法士の重要な責務である．

2－1. 受傷要因

❑大腿骨頸部骨折の受傷機転は，若年および成人期では交通事故や転落など high energy injury が主であるが，好発年齢である高齢期では，日常生活場面における些細な転倒がほとんどの骨折機転となっている．

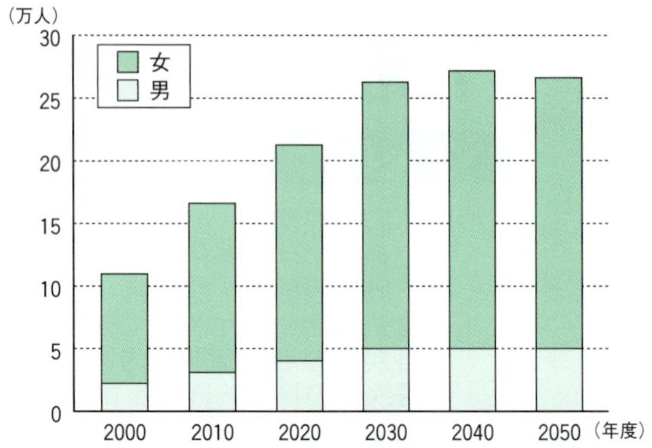

図３－１　わが国の大腿骨頸部／転子部骨折の推計発生数
(文献２より引用)

❏高齢者の転倒は年齢を重ねるとともに指数関数的に増加する．これは骨の脆弱性や感覚器の機能低下などの生理的変化に加え，さまざまな退行変性疾患や内部疾患を併せ持つことを意味しており，高齢者が転倒を引き起こす身体的危険因子をしっかり把握しておく必要がある（表3-1）．

表３－１　転倒しやすい身体的要因
(文献36より引用)

1．精神活動性の低下
2．視力・聴力低下
3．不整脈，起立性低血圧，失神発作
4．脳血管障害，パーキンソン症候群，小脳発作
5．変形性膝関節症，強い円背，歩行能力低下
6．糖尿病治療薬，睡眠薬，降圧薬の内服
7．最近の転倒・骨折歴
8．開眼片脚起立が４秒間以上不可能

❏理学所見としては，転倒直後より股関節痛が著しく歩行不能となるのが典型的な病歴であるが，高度な骨粗鬆症患者では，歩行動作時や介護場面など転倒を伴わないごく軽微な外力で骨折するケースもある．
❏なお，受傷時の疼痛や腫脹は，一般的に大腿骨頸部（関節包内）骨折より骨膜が存在する転子部（関節包外）骨折の方が強い傾向にある．

2－2．骨折分類

❏これまでわが国では，大腿骨頸部骨折の分類について，関節包を境に中枢部を大腿骨頸部内側骨折（関節包内骨折），末梢部を大腿骨頸部外側骨折（関節包外骨折）と呼称してきた．しかしこの分類には，大腿骨頸部の範囲を廻って異論も多く，名称に関してしばしば混乱を生じさせていた．

❑このような現状を受け，2005 年，日本整形外科学会は科学論文のエビデンスに基づいた大腿骨頸部／転子部骨折に関する診療ガイドラインを公表しており，混乱する骨折分類に関しても，用語の統一化に向けた提唱を行った．

❑すなわち大腿骨近位部の骨折は，関節面に近い位置から a 骨頭骨折，b 頸部骨折（骨頭下を含む），c 頸基部骨折，d 転子部骨折，e 転子下骨折の 5 分類である（図 3-2）．この内 b，c，d の骨折は主として高齢者の転倒による low energy injury で発生する．

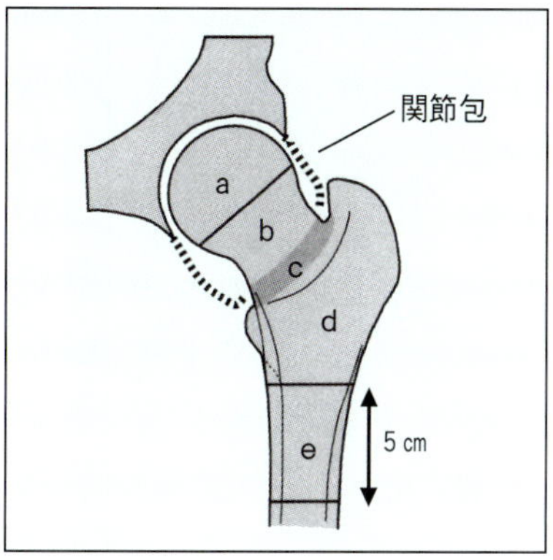

図 3－2　大腿骨近位部骨折の分類
（文献 2 より引用）

a．骨頭骨折（head fracture）
b．頸部骨折（neck fracture）
c．頸基部骨折（basi-cervical fracture）
d．転子部骨折（trochanteric fracture）および
　転子間骨折（intertrochanteric fracture）
e．転子下骨折（subtrochanteric fracture）

❑骨折の程度別分類に関しては，大腿骨頸部骨折に Garden 法（図 3-3），大腿骨転子部骨折に Evans 法（図 3-4）を用いるのが一般的であり，その判定は治療方針を決定する 1 つの所見として重要である．

❑特に大腿骨の骨頭から頸部にかけては，①血液を豊富に含む骨膜が存在しない，②骨折により骨頭部への血液供給路が遮断されやすい，③骨折間に加わる剪断力により適度な圧縮応力が得にくいなど，骨癒合を困難とする特異的構造をともなっている（図 3-5）．

Point
骨折の治癒（骨癒合）について確認しよう！

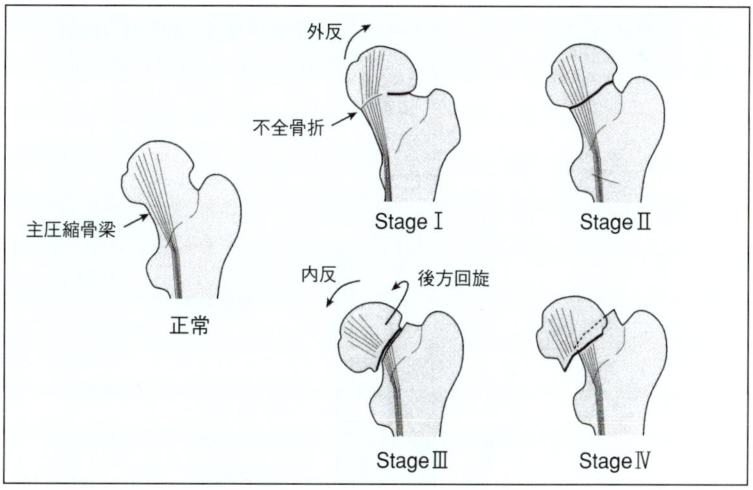

図 3－3　大腿骨頸部骨折の分類（Garden stage）（文献 2 より引用）

Stage Ⅰ：外反陥入不全骨折（骨性連続あり　転位なし）
Stage Ⅱ：完全骨折（陥入する　転位なし）
Stage Ⅲ：完全内反骨折（内反回旋する　転位あり）
Stage Ⅳ：完全骨折（すべての軟部組織が断裂する　転位あり）

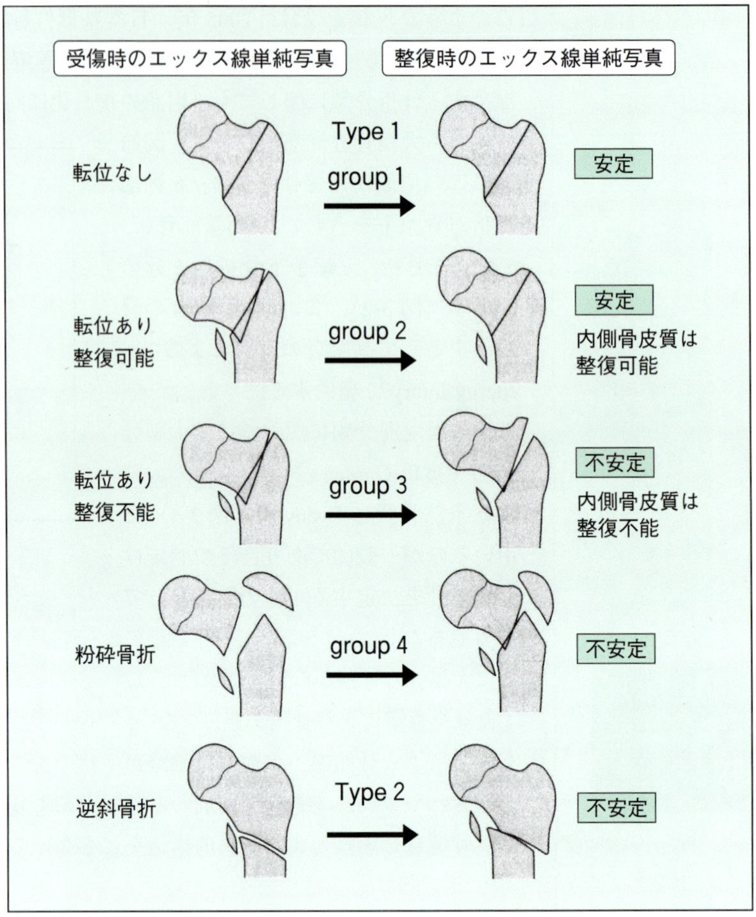

図3－4　大腿骨転子間骨折の分類（Evansの分類）（文献2より引用）

Group1：転位がなく内側皮質の破損もない
Group2：転位を認めるが整復は容易
Group3：転位ならび内側皮質の破損もあり，整復も容易でない
Group4：粉砕骨折でGroup3より損傷程度が強く，なおかつ整復が困難

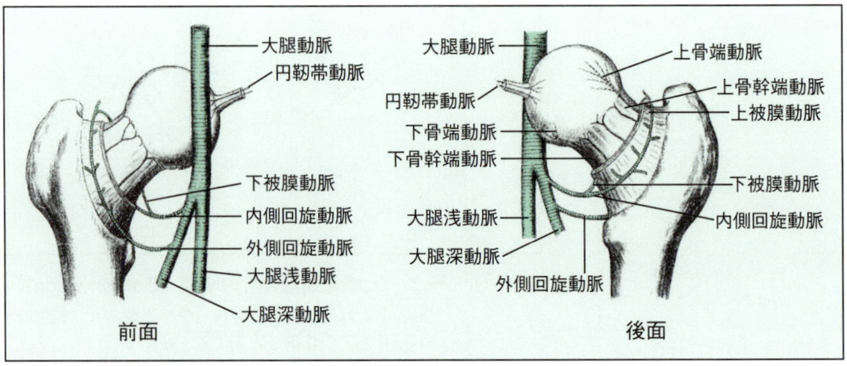

図3－5　大腿骨近位部の血行支配（文献37より引用）

❑したがって大腿骨頸部骨折では，骨折片の転位度が大きいほど（Garden stage が進むほど）骨癒合率が低下し，偽関節や骨頭壊死に陥る可能性が高まる．つまり，大腿骨頸部骨折の治療帰結が必ずしも骨癒合に結びつかないことが，他の骨折治療と大きく異なる点である．

❑大腿骨頸部／転子部骨折の治療方針は，対象者の全身状態に多くの問題を有しない限り，観血的治療が第一に選択される．その理由は，本骨折患者の多くが高齢者であるため，長期安静固定を要する保存的治療では廃用症候を助長させる可能性が高いからである．

❑しかし，重篤な合併症をすでに持ち合わせている場合には，観血的治療を止むを得ず断念するケースもあり，理学療法を進める上では両面を想定しておく必要がある．

❑大腿骨頸部／転子部骨折に対する観血的治療は，骨接合術（osteosynthesis）と人工骨頭置換術（FHR：femoral head replacement）に大別される．

❑それぞれの手術適応の判断は，個々の症例に応じた評価に基づいて行われる．最終的に骨癒合が期待できる場合には骨接合術が，偽関節や骨頭壊死の可能性が大きい，あるいは早期離床を最優先する場合には人工骨頭置換術が選択される．

❑本骨折に対する本格的骨接合術は Smith-Petersen が開発した三翼釘に始まり，その後，さまざまな内固定材料が考案され現在に至っているが，ここ最近の動向としては sliding hip screw（CHS タイプ；compression hip screw type）あるいは short femoral nail（Gamma タイプ；Gamma nail type）のいずれかを用いる手術が主流となっている．

❑どちらを選択するかは医師の経験や考え方に基づいて判断されるが，力学的観点からは CHS タイプよりも Gamma タイプの方が骨接合部における固定強度は優れており，より転位が大きく不安定な骨折に対しては Gamma タイプを適応とするケースが多い．

❑その他，大腿骨頸部骨折における非転位型（Garden Ⅰ，Ⅱ）に関しては，cannulated cancellous screw（CCS）や Hansson pin system など，骨折部を複数のピンで固定する方法もよく用いられる接合術である（図 3-6）．

❑人工骨頭のタイプは単ベアリング型（monopolar type）と二重ベアリング型（Bipolar type）に大別されるが，最近では人工骨頭内に可動性をもつ後者を適応とするケースがほとんどである．

❑また大腿骨ステムの固定方法に関しては，セメント固定とセメントレス固定との 2 つがある．どちらを選択するかは，それぞれに利点と欠点があるため一概にいえないが，対象者が高齢で早期荷重が最重要と判断される場合は，初期固定力に優れたセメント固定法が選ばれる．

調べてみよう！
骨セメントの成分はなんだろう？

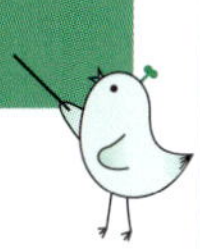

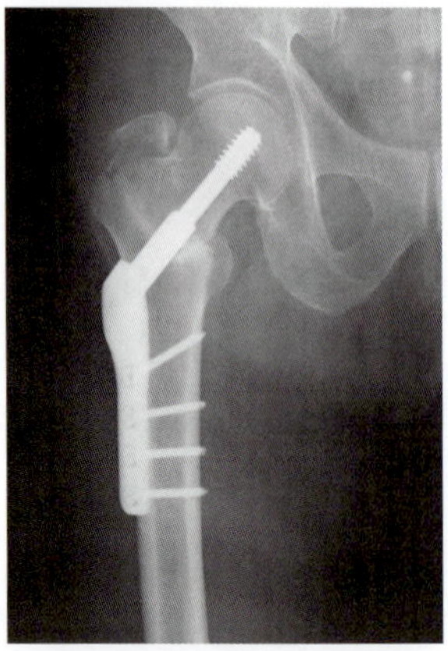

compression hip screw

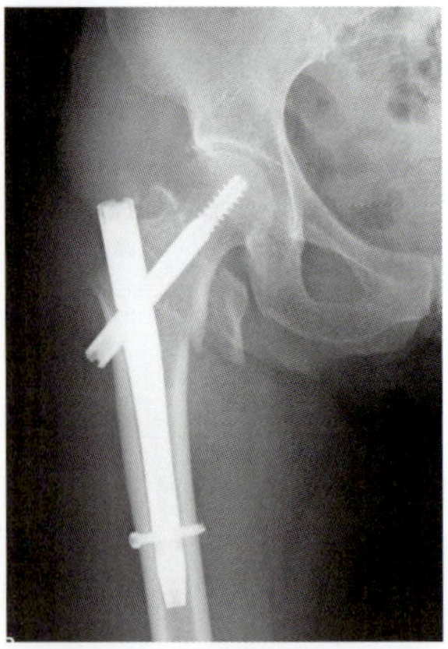

Gamma nail

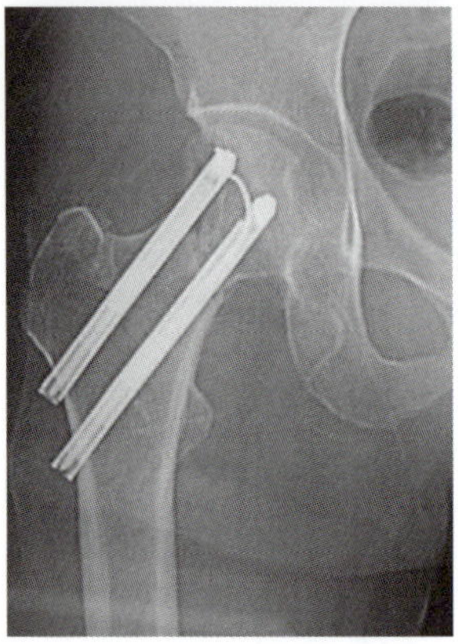

Hansson pin system

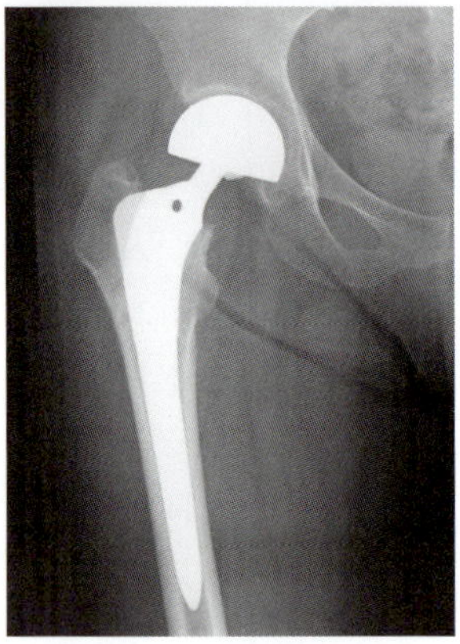

人工骨頭置換術

図３－６　大腿骨頸部／転子部骨折に対する各手術療法

２－３．術後理学療法について

- ❑本骨折における術後理学療法を安全かつ効果的に実施するためには，まず開始前にさまざまな確認が不可欠となる．
- ❑特に重要なポイントは，手術所見を正確に把握することである．これは該当手術の目的や方法，さらには問題点などを周知した上で，骨折部の固定状況，隣接関節の可動性，人工骨頭の脱臼傾向などの局所所見を確認する．また高齢の対象者が多いだけに，出血量・輸血の有無・心電図異常・血圧変動など全身状態に関する術中情報も入手しておく．
- ❑その他 nail や screw を骨に刺入する際の抵抗感，周囲軟部組織の色調や硬度など，執刀医しか知り得ない感覚的評価も聴取しておくと，理学療法プログラムに反映できることが多い．
- ❑次に，理学療法プログラムの作成ならびに目標設定を行う上で，骨折前の生活状況を詳細に聴取する．このとき骨折が起こる「以前の」ではなく「直前の」という観点が重要である．なぜなら，その時点の生活状況が最終治療目標になるからである．

❑この最終治療目標の達成には，術後の合併症や二次的障害を未然に防ぐことに加え，すでに有している疾患があれば，それを悪化させないことが絶対条件となる．

❑中でも深部静脈血栓症（DVT：deep venous thrombosis）は，重篤な転帰が危惧される合併症であるため，迅速かつ適切な対応が不可欠となる．

❑特に本骨折に対する観血的治療は DVT 発症の高リスク要因に位置付けられており，そのほとんどは静脈のうっ血が主因と考えられている．

調べてみよう！
肺血栓塞栓症についても調べてみよう！

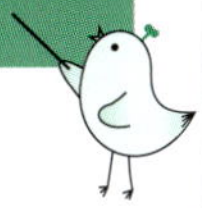

❑ DVT 発症を予防する具体策は①患側下肢の挙上，②足関節底背屈運動（muscle pumping exercise），③弾性ストッキング装着，④間欠的空気圧迫法（IPC：intermittent pneumatic compression），⑤抗凝固療法などであるが，どの治療に関しても DVT の発症を完全に制御できるものではない．

❑ただし，物理的手段を用いる①～④の治療に関しては，筋ポンプ作用を利用した足関節底背屈運動が静脈還流の促進に最も効果があると報告されている．

❑したがって②を重点的に実施することが望ましいが，意欲や理解力に問題を認める症例では，②以外の方法を組み合わせることで対処する．しかし③と④を同時に行うと深部静脈流速が低下するという報告などもあるため，うっ血症状の変化については注意深く評価し，判断することが大切である．

❑なお，持続的な不良肢位によって発症する総腓骨神経麻痺は，足関節底背屈運動を困難にする一要因である．これを防ぐには，総腓骨神経が浅層を通過する腓骨頭周囲を持続的に圧迫する原因に対処することである．

❑臥床姿勢において過度な股関節外旋肢位が圧迫の主原因とされているが，股関節が背臥位で外旋すること自体は，構造学的にも自然な成り行きであるため，無理な外旋矯正を行うより，腓骨頭周辺部の除圧が適切になされているかをチェックすることの方が大切である．

❑また骨接合術に関する合併症としては，術後数年後に発症することの多い遅発性骨頭陥没（LSC：late segmental collapse）がある．

❑この LSC は，骨修復過程において，大きな荷重ストレスが骨頭部に繰り返し加わることにより骨頭の陥没（圧潰）が生じる現象である．

❑つまり LSC は骨接合術後から早期荷重が可能で，その後も活発な歩行が可能な症例ほど発症の危険性が高いため，術側下肢に急激な疼痛が発現した場合には，LSC との関連性を検討し，免荷歩行などの適切な対応が必要となる．

❑なお，CHS 実施症例（大腿骨頸部骨折）の LSC 発生調査では，非転位型（Garden stage Ⅰ, Ⅱ）で 0 ～ 8 %，転位型（Garden stage Ⅲ, Ⅳ）で 26～41% と不安定型頸部骨折に発症する可能性が高いと報告している．

2－4．離床期のアプローチ

❑術中操作および全身状態に大きな問題を認めなければ，できるだけ早期に座位をとらせる．

❑まず，疼痛の状況を確認しながら，ベッドの背もたれを徐々に起こしていく．背もたれ角度が 70° 程度で，5 ～10 分間の保持が可能になれば，端座位に移行させる．

Point
リスクを伴う操作は、健常人で必ずシミュレーションをやっておこう！

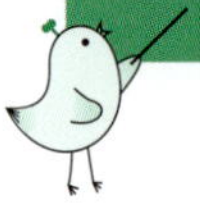

❑理学療法士が心得ておくべき点

①対象者の受症機転が転倒である場合は，再骨折に対する不安や恐怖心が非常に強い

②皮切部を中心とした疼痛部位を確認し，治療を行う上で接触可能な範囲を定める

③術側下肢の可動域は背もたれ座位で得られた股関節屈曲角度を超えないように誘導し，内・外転および内・外旋に関して中間位を保持する

④端座位までの術側下肢の軌道は最短であること

⑤端座位での転倒事故に注意を払う（殿部が前方へ滑り落ちる，上体が後方へ倒れる）

❑安定した端座位の獲得はADLの拡大や二次的合併症の予防に有効である上，立位姿勢獲得への準備段階と捉えることも重要である．

❑立位への準備段階として行うべき内容は，両足底部をしっかりと接地させ，左右前後に重心移動を行う．特に前後方向の動きは重要で，前方へは骨盤の前傾と体幹の伸展，後方へは骨盤の後傾と体幹の屈曲を協調的に行えるよう誘導する（図3-7）．

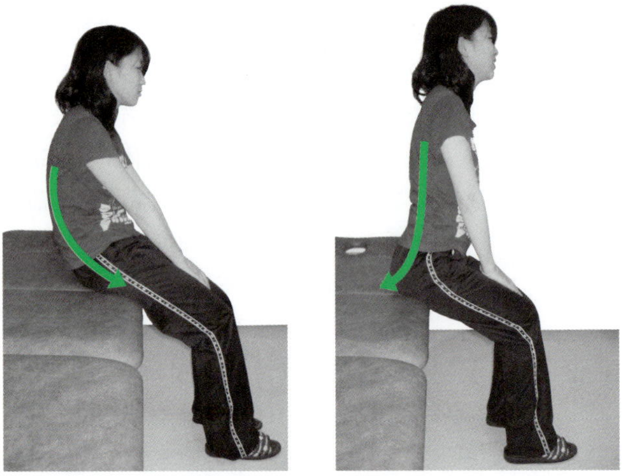

骨盤後傾と体幹屈曲　　骨盤前傾と体幹伸展

図3－7　体幹と骨盤帯との協調性練習

❑なお，この練習を行う時のいすやベッドの高さ（座面高）は，対象者の体格，関節可動域，筋力などを検討し決定するが，忘れず配慮すべきことは，設定した座面高が，対象者に新たな疼痛や恐怖感を与える原因となっていないかを吟味する点である．

❑立位は術側下肢の免荷の要・不要に関わらず，二次的な合併症を阻止する意味でも実施すべき練習内容である．

❑どのような方法で立位練習を行うかは，術側下肢の免荷度，非術側下肢ならびに両上肢の筋力，疼痛，障害の理解度などから総合的に判断するが，主治医から 1/2 免荷～非免荷（全荷重）の許可があり，受症直前まで何らかの方法で歩行可能であった対象者については，平行棒を利用した練習方法から開始する．

- 1/2 免荷より大きな荷重制限が必要な症例に関しては，両上肢を用いた体重制御がどうしても必要となる．したがって，上肢支持力の不足あるいは荷重制限に関する理解が不十分な対象者には，斜面台（tilt table）を用いるなど，立位練習は平行棒以外の治療用具を考えていく．
- 次に，平行棒内における立位姿勢の非対称性について観察する（矢状面・前額面・水平面）．特に前額面上の非対称性は，荷重量の不均等を表現しているため，そうなる理由を追及するとともに，左右の均等荷重を図っていく．
- なお，非対称性姿勢の原因を追求する上で大切なことは，それが手術の影響によるものか，あるいは骨折以前からの問題なのかを見極めることである．
- 立位での左右の均等荷重が可能になれば，歩行練習を開始するが，その前に転倒事故を防ぐため，必ず転倒防止ベルト（腰ひも）を緩みのないように装着する．その際，対象者にもその趣旨を説明し安心感をもたせる．
- まず術側下肢を一歩前に踏み出し，疼痛や安定性の変化に注意しながら体重移動を徐々に行う．体重移動の際，対象者の視線が下がらぬよう頸部・体幹は伸展位を保たせ，同時に股関節伸展運動を誘導する．また荷重制限がある場合は，その上限を体重計で確認しながら同様に実施する．
- このように術側下肢を支持脚としたステップ練習を繰り返し，徐々に平行棒内歩行練習を開始する．屋内歩行練習は平行棒内において軽介助または近位監視で 5 往復程度可能になれば，まずは両手操作歩行補助具（歩行器または歩行車）を利用して開始する．
- 以上は術直後から歩行に至るまでの大まかな流れであるが，この流れの速さには，かなりの個人差がある．重要なことは，流れを阻害する機能障害に対して適切な理学療法を併用していくことである．以下にその要点を記す．

2-5. 関節可動域面

- 炎症が著しい術直後の関節可動域運動は，術側下肢を中心に他動関節可動域運動（passive ROM ex）または自動介助関節可動域運動（active assistive ROM ex）を施行する．
- どの時期においても拘縮予防や改善は大切なことであるが，疼痛が著しい時期に性急な結果を求めては逆効果となる．ゆっくり関節を動かしながら疼痛が自制できる範囲を対象者の訴えや表情から判断することが重要であり，理学療法士はその情報をもとに疼痛自制範囲を徐々に拡大していく．
- 股関節屈曲については，座位保持練習と平行して行うため積極的な ROM ex はそれほど必要ないが，股関節伸展に関しては，日常生活に関連する動作も少ない上，背臥位で過ごす時間が長くなれば，容易に股関節屈曲拘縮（伸展制限）が生じてしまう．

- ❑これを防ぐ簡易な手段としては，早期から腹臥位を積極的に取らせることである．もっとも術後間もない状況では，術中所見をふまえた適切な介助を必要とするが，これを繰り返すことにより，安全な寝返り方法の習得，褥創予防，背筋群の賦活など，腹臥位への体位変換は屈曲拘縮予防以外に複数の利点がある．
- ❑本骨折術後の ROM ex で最も注意を要するのが，FHR を施行された症例である．特に疼痛が強く ROM ex に抵抗性のある症例では，疼痛回避行動として下肢や体幹を思わぬ方向に動かすことがあり，結果的に脱臼が危惧される肢位や角度を取ることがある．
- ❑時に認められる例としては，股関節屈曲矯正時に体幹が非術側へ側屈する，または術側下肢の膝関節が内側に入る（knee in）など，相対的に股関節が内転あるいは内旋肢位となってしまう．
- ❑したがって，ROM ex を実施するときは，対象者の不意な動きにも対応できるよう，股関節と他の部位との相対的な位置関係について常に細心の注意を払う必要がある．

1）筋力面

- ❑筋力強化にはさまざまな手段があるが，対象が高齢者の場合は高負荷でないこと，内容が複雑でないこと，強化ポイントが多岐にわたらないことなど，細やかな配慮が必要となる．以下，本骨折患者にも適応可能ないくつかの例を紹介する．

(1) ブリッジによる背筋・大殿筋強化

- ❑殿部を挙上した際，膝関節から股関節部に圧迫刺激を加えると股関節周囲筋全体に同時収縮が得られる（図 3-8a）．
- ❑さらに支持面に両上肢を強く押しつけるよう指示を与え，上部体幹筋の強化も同時に行う．
- ❑また骨盤後傾方向に軽度の負荷を与えると，股関節伸展と骨盤前傾を同時に誘発できる（図 3-8b）．

(2) 端座位で行う体幹筋・大腰筋強化

- ❑理学療法士が外力を与え端座位姿勢を保持させる．この際，急激で不意な外力を加えないよう注意する（図 3-8c）．
- ❑また両上肢を挙上させバランスをとる．不良姿勢のある高齢者には，かなりの負荷になる場合もあるので適応を選ぶ．
- ❑さらに骨盤後傾位で端座位となっている症例に関しては，骨盤の正中位保持に重要な役割を担っている大腰筋の強化を行う必要がある．具体的な方法としては，仙骨部から坐骨結節部に荷重が乗るよう骨盤を前傾方向に誘導し，その位置を保持するよう指示を与える．

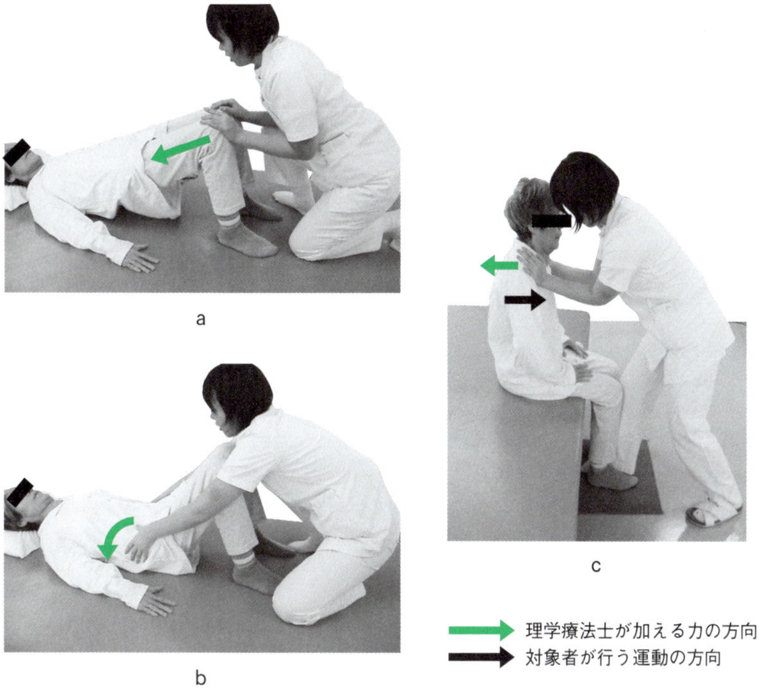

図３－８　臥位・座位で行う筋力強化

(3) 平行棒内で行う中殿筋強化

❑理学療法士は非術側骨盤から術側足底に向け力を加える．対象者は体幹の側屈が生じないよう加えた力に対抗させる（図 3-9）．

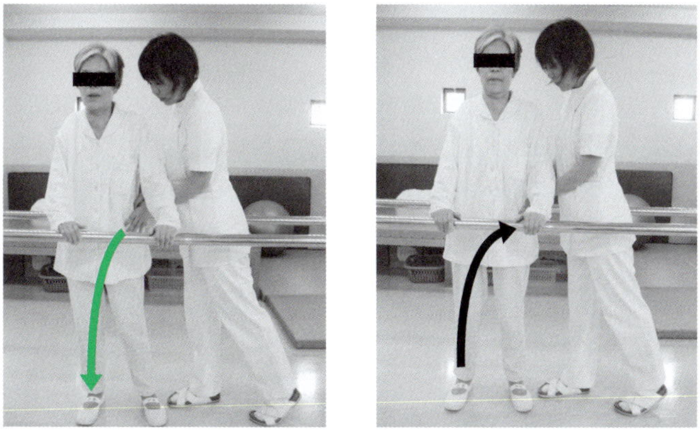

図３－９　立位で行う中殿筋強化

2）ADL 面

❑骨折直前の ADL 能力が治療目標であるということは，たとえそれが達成できたとしても，対象者を取り巻く生活環境に変化がない限り同様の事態を招く可能性があることを意味している．

❑つまり本骨折患者のADL能力向上を図るには，機能レベルの向上に合わせ，環境因子への働きかけが不可欠となる．すなわち，同じような受傷機転から新たな障害を招かぬよう，安全性を重視したADL練習を展開することが大切である．

❑同時に機能面とADLとの関係で考慮すべきことは，転倒予防を目的とした機能向上だけではなく，転倒することを想定した対策（転倒練習など）であり，特に活動性の比較的高い症例には重要である．

❑骨接合術後患者に対するADL指導については，固定状況に問題さえなければ，免荷への配慮を除き特別な注意点はないが，FHR例では術後の脱臼対策として具体的な起居動作指導が不可欠となる．ここではFHR患者に実施するADL指導の注意点について紹介する．

❑指導に先立って把握しておく情報は，手術進入路と脱臼との関係である．前方進入法であれば股関節伸展・内転・外旋位，後方進入法では股関節屈曲・内転・内旋位で脱臼が生じる．

❑脱臼が危惧される具体的なADL場面は，前方進入法であれば，背臥位で非術側下肢のみの支持でブリッジ動作を行う．または術側下肢に体重をかけた立位の状態から非術側への振り返り動作などがある．

❑後方進入法の場合では，股関節過屈曲（しゃがみ込み・低いいすからの立ち上がり・座礼），非術側への横座り，靴下の着脱，爪切りなどの動作に脱臼の危険性が高くなる．

❑また実際に術後脱臼を調査した結果からは，ADL面で活動性が高まってくる術後2～4週目に脱臼が多く発生しており，理学療法士はADL自立度と脱臼リスクはともに増加するという過去の実態をよく自覚し，対象者指導に活かす必要がある．

(1) 臥位～端座位

❑まず非術側方向に側臥位までの寝返り練習を行う．大切なことは体幹と下肢に捻れが生じないよう一塊で寝返ることである．

❑この際，術側下肢の筋出力が十分でない場合は，寝返り初期で術側下肢の挙上ができず体幹部のみの回旋が生じたり，寝返り後期に術側下肢が落下し内転・内旋位となったりすることがあるので注意する．

❑両股関節が内転位とならない大きさのクッションを，両下肢に挟み練習すると効果的な場合がある．この時，内転筋を強く収縮させクッションをしっかり把持するよう指示を与えるのがコツの1つである．

❑側臥位までが自立すれば，非術側の前腕部，続いて手掌部で上体を支持し端座位となるが，この時大切なことは，前腕支持の段階までに両膝関節以遠がすぐに下垂できる位置に寝返っておくことである．

(2) 端座位～立位

❑まず殿部を座面の前方へ移動させる．次に重心移動距離を短くするため，可能な範囲で膝関節を屈曲し，体幹を伸展させながら立位をとる．逆に座るときも，まず座面の前方に殿部を乗せる．FHR における脱臼機転は，この動作時に最も多いと報告されており，座面高が低い場所に座らぬよう厳重な注意が必要である．

3．変形性股関節症（osteoarthritis of the hip）

3－1．疾病概念

- 変形性股関節症（以下変股症）とは，股関節の骨頭・臼蓋の関節軟骨の異常を初期変化とする変性疾患である．
- 臨床的には，関節変形が進行するに従って股関節の疼痛と可動域制限がみられるものをいう．
- この関節軟骨異常は，その原因が明らかでない一次性変股症と先天性股関節脱臼や臼蓋形成不全などの疾患に続発する二次性変股症に分類される．
- わが国における変股症患者の多くは二次性（約 85%）であり，その中でも亜脱臼性（脱臼性）股関節症が 80% を占める．
- 二次性変股症の男女比に関しては，1：7.4 と圧倒的に女性が多く，特に臼蓋形成不全では 1：15.2，先天性股関節脱臼では 1：14.3 と断然女性優位であることが特徴の一つである（ただしペルテス病に関しては 4.6：1 と男性が多い）．
- 大きな荷重ストレスを受ける股関節に，臼蓋形成不全のような関節適合異常があれば，関節軟骨に加わる単位面積あたりの負荷が増大し，関節軟骨の摩耗（変性）が進むことになる．
- ひとたび関節軟骨の変性が始まると，荷重に対しての応力分散が困難になるため，やがて荷重面の軟骨は剥脱し，軟骨下骨の露呈を認めるようになる．
- 軟骨下骨が露呈した関節面に対して，さらに持続的な荷重が加わると軟骨下骨の破壊が生じ，関節液が骨髄腔内へ流入し骨嚢胞を形成する．
- なお，骨棘形成は一極に集中する応力に対抗する生体反応と捉えられており，荷重に対する応力面を拡大し，結果的に応力の分散化が図られることになる．
- このような関節変化を疼痛として感じるのは，骨や軟骨ではなく，その周囲にある靭帯，関節包，滑膜などの軟部組織を支配する神経が関与している．
- 特に滑膜に炎症が生じると関節液が貯留し，これが骨棘とともに関節包を伸展させ，関節包や靭帯に分布する自由神経終末が刺激される．この侵害刺激が疼痛として認知される．
- つまり，変股症患者が痛みを自覚する 1 つの要素は，閉鎖された関節腔内の圧力が高まることである．
- 股関節の関節腔内圧は関節運動によっても変動しており，90° 以上の屈曲，10° 以上の内転で股関節の関節腔内圧は顕著に上昇するといわれており，しゃがみ動作や正座動作時に疼痛が出現しやすいことと一致する．
- 一方，最も関節内圧が低下する関節運動方向は屈曲 30～65°，外転 15°，外旋 15° とされている．

3－2. 臨床症状

1）疼痛

❑疼痛の初発症状は，「重い感じ」「張った感じ」など違和感に近い症状を訴えることが多い．また部位に関しても，股関節以外の大腿部や腰背部などに自覚する症例も少なくない．

❑また，初期の疼痛は長時間の立位や歩行後，動作開始時などに現れることが多いが，病期が進行するにつれ疼痛は持続的となり，安静時痛や夜間痛も出現する．

❑ただし，関節裂隙が消失するほどに変性が進行した変股症の末期状態では，関節の不安定性もないため，疼痛はむしろ軽減する症例が多い．

2）関節可動域制限

❑関節可動域制限は，変股症に伴う疼痛や関節不安定性を回避しようとする生体反応の1つである．したがって，変股症の病期が進むにつれ関節可動域制限も強くなる．

❑このような疼痛回避行動は，股関節周囲の軟部組織（関節包，靭帯，筋肉など）の伸張性を低下させ，さらに関節不適合面を補うように増殖形成される骨棘が股関節の可動性を減少させていく．

❑また，初期の段階においては，股関節の動きが多少制限されていても，骨盤や腰椎部の代償作用によりADL障害を自覚しにくい点も特徴の1つである．

❑変股症の病期が進むと股関節屈曲，伸展，外転，内旋方向に明らかな関節可動域制限をきたす症例が多い．

❑この中で外転制限（内転拘縮）に関しては下肢の仮性脚長差を，伸展制限（屈曲拘縮）では過度な腰椎前彎を生じさせ，姿勢異常や歩行障害を引き起こす要因の1つとなる．

3）筋力低下

❑変股症における筋力低下の主な原因は，①疼痛により活動量が減少したことによる廃用性筋萎縮，②解剖学的な形態異常に基づく筋張力の変化である．

❑この両者の原因は混在しており，それぞれを判別することは困難である．しかし②の原因が主体である場合は，関節角度の違いにより表出される筋出力に差が認められるため，筋力テストでは等張性収縮についても実施してみる．

4）歩行障害

❑以上のような症状を呈する変股症患者では，主となる症状の軽減あるいは回避のために，さまざまな歩行形態をとることになる．

❑代表的な歩行障害（跛行）としては，立脚下肢側に体幹を傾ける中殿筋跛行（Duchenne gait），逆に遊脚期側に体幹が傾く軟性墜下性跛行（Trendelenburg gait），脚長差による硬性墜下性跛行（short leg gait），著明な股関節痛がある時に出現する疼痛回避跛行（antalgic gait）などがある．

❑また跛行出現は歩行距離にも関連しており，短距離では目立たぬ跛行が，歩行距離を延長するにつれ明らかになるケースも少なくない．

3-3. レントゲン所見からみた変股症の病期分類（図 3-10）

❑関節軟骨の破壊，骨硬化，骨嚢胞，骨棘形成の程度により病期が判定される．なお，解剖学的異常があっても臨床症状が全くないものは分類に含まれない．

❑**前股関節症**：臼蓋形成不全が認められる．骨頭変形などの解剖学的異常はあるが，関節裂隙は正常で荷重部の骨硬化や骨嚢胞所見を認めない．

❑**初期股関節症**：関節裂隙の狭小化がわずかに認められ，荷重部における軟骨下組織の骨硬化像が出現する．

❑**進行期股関節症**：関節裂隙は明らかに狭小化し，荷重部の骨硬化像ならびに骨嚢胞の形成が認められる．骨棘形成の兆しもみられる．

❑**末期股関節症**：関節裂隙は広範に消失し，著しい骨棘ならびに骨嚢胞の形成像が認められる．

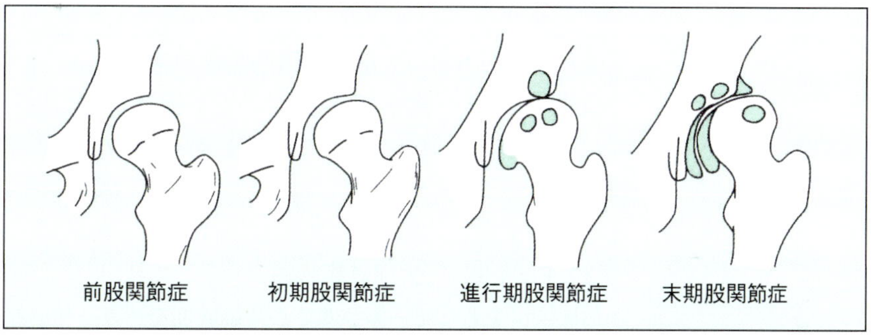

図 3－10　変股症の病期分類（文献40より引用，一部改変）

3-4. 股関節レントゲン計測法（図 3-11）

❑**Sharp 角**：左右涙痕下端の接線と涙痕下端と臼蓋嘴（臼蓋前方縁）を結ぶ線とのなす角．女性で 48°，男性で 45° 以上で臼蓋形成不全と判断する．

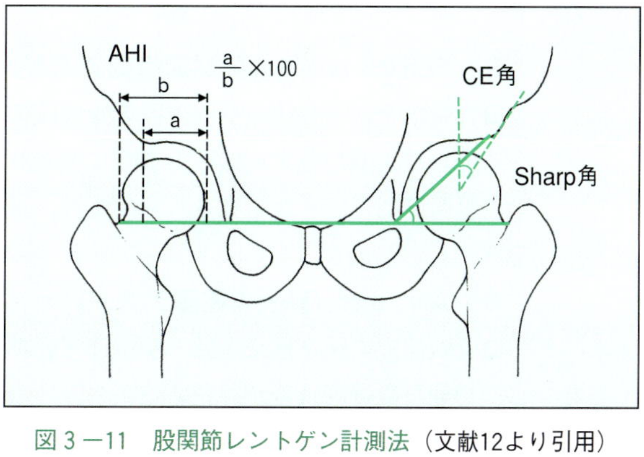

図 3－11　股関節レントゲン計測法（文献12より引用）

❑**CE 角（center edge angle）**：骨頭中心の垂線と臼蓋嘴（臼蓋前方縁）を結ぶ線とのなす角．20° 以下は臼蓋形成不全ないし骨頭位置不良を疑う．

❑**AHI（acetabular head index）**：大腿骨頭内側縁から臼蓋嘴までの距離（a）を大腿骨頭内側縁から大腿骨頭外側縁までの距離（b）で除した値の割合．臼蓋の骨頭被覆度を表している．正常は 80～85% である．

3－5．変股症に用いるスクリーニングテスト（図 3-12）

❑変股症の病期が進行するほど，問題点が幾重にも重なり障害分析が難しくなる．そのような時，以下に示すスクリーニングテストを実施すると，障害像の輪郭や評価の方向性が浮かんでくることもある．一般常識的な検査法としても認知しておくとよい．

1）Thomas test（腸腰筋短縮テスト）

❑検査下肢の対側肢の大腿を腹部まで引き寄せさせ，検査肢の大腿部が床から離れると陽性．この屈曲角度を計測することで程度を表現する．

2）Ober's test（大腿筋膜張筋短縮テスト）

❑側臥位をとり検査下肢の股関節を外転ならびに伸展で保持する．対象者には力を抜かせ，その位置から下肢を静かに離す．スムーズに落下しない場合は陽性．

3）Ely's test（大腿直筋短縮テスト）

❑腹臥位をとらせ一側膝関節の他動屈曲を行う．検査側の股関節屈曲が起これば陽性．股関節の屈曲が出現しなくとも，大腿前面に伸張感を自覚するようであれば大腿直筋短縮傾向．

4）Piriformis test（梨状筋短縮テスト）

❑背臥位をとらせ検査下肢の股関節を約 60° 屈曲（膝屈曲位）し，同側の骨盤を固定した状態で他動内転する．梨状筋走行付近に伸張感があれば陽性．

5）Patrick test（仙腸関節病変テスト）

❑背臥位をとらせ検査下肢の踵を対側肢の膝関節前面にのせる．対側の骨盤を固定した状態から本を拡げるように検査肢膝内側部を床面方向へ押し付ける．仙腸関節部に痛みが誘発されれば陽性．鼠径部の疼痛は股関節病変．

6）Allis test（脚長差確認テスト）

❑背臥位で両踵を揃え，股・膝関節を屈曲する．尾側から膝の高さを観察し，不均等ならば脚長差が存在する．

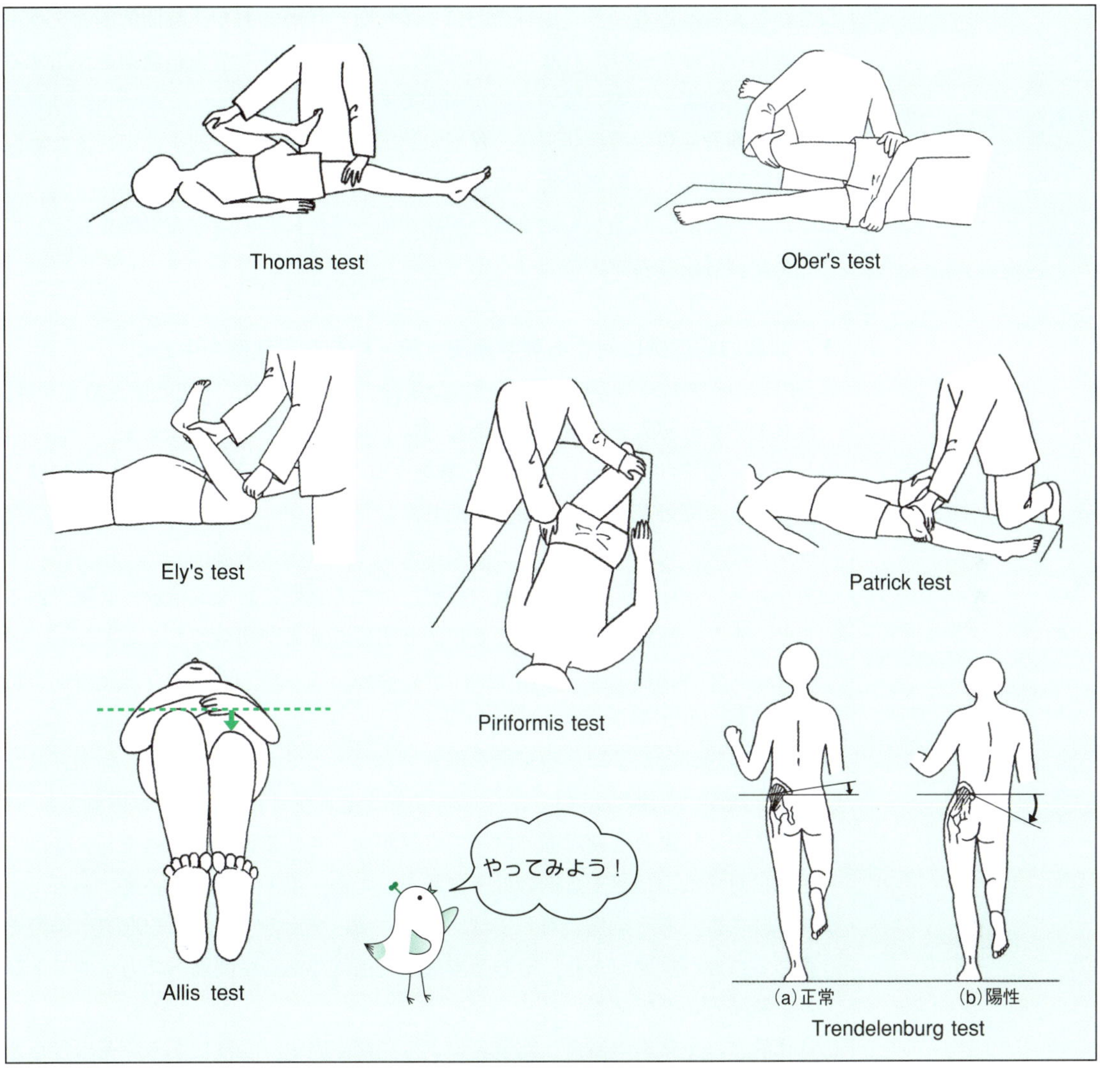

図3－12　変股症に用いるスクリーニングテスト

7）Trendelenburg test（股関節安定性テスト）

- 片脚立位をとらせ，遊脚側の骨盤が明らかに下降したら陽性．ただし，疼痛やバランス能力の影響で検査の目的を果たせない場合があるので注意する．

3－6．変股症の理学療法

- 理学療法は変股症のいかなる病期においても必要不可欠な治療であるが，観血的治療を前提にする場合とそうでない場合に大別できる．
- ただし変股症の観血的治療に関しては，軟骨破壊も極軽度で関節変形の予防を目標とする骨切り術（osteotomy）と，関節変性が著しく構造的改善が不可能な場合に施行する人工股関節置換術（THA：total hip arthroplasty）に分けられるため，理学療法の目的や方法もそれぞれに異なる．

❏しかし変股症患者の多くは社会的にも多忙な年代層であり，時間的制約を理由に適切な治療が受けられない．あるいは一時的な安静や消炎鎮痛剤を使用することで，障害をしのいでいるのが実態であろう．

❏つまり変股症患者の症状には，疼痛に適応してきた歴史が刻まれているため，股関節に限局した障害分析では，それに対処することは困難である．

❏したがって，股関節から始まった症状が他の部位にどのような影響を及ぼしてきたか，対象者の障害歴をひも解く分析作業が重要となる．

1）非観血的症例に対する理学療法（前・初期変股症例を中心に）

❏この病期における理学療法の目標は，進行する関節破壊に一定の歯止めをかけ，観血的治療の導入を遅らせる，あるいはそれを阻止することにある．

❏しかし主要症状である疼痛は，安静をとることにより軽減し，ADL面に関しても大きな障害が認められない病期であるため，多くの対象者は理学療法で掲げる目標を，自らの治療目標として捉えにくい状況にある．

❏すなわち，本症が完治する性質の疾患ではなく長期におよぶ治療が必要であること，正しく治療を継続することにより明確な効果が期待できることなど，変股症に対する理解を理学療法士が十分に深めることが，効果的な理学療法に結びつく第一歩となる．

❏もっとも対象者がこの治療目標を理解できたとしても，主訴である疼痛軽減などの症状変化を伴わなければ，それを実感として受け止めることは困難である．

❏ましてや，対象者と初対面の段階で疼痛が助長されるような刺激を与えては，治療に対する不信感や意欲の低下に繋がるため，慎重な対応が必要である．

❏つまり主訴である疼痛に対しては，まず「痛みを出さずに痛みを取る」手段を講じることが重要であり，その基本は病変部位である股関節への力学的ストレスを減ずることである．

❏具体的には①体重の減量，②装具による免荷や固定，③杖による免荷歩行などが手段として考えられる．

❏中でも体重の管理は，すべての病期において極めて重要な項目であり，筋力や重心の位置などにも左右されるが，体重1 kgの減少により股関節部の荷重はおよそ3 kg低下する．

❏具体的な体重管理および減量法に関しては他書に譲るが，筋力を維持しながらバランスよく減量できれば，疼痛軽減だけでなく，治療に対する意欲や全身的な代謝機能の向上など，相乗的な理学療法効果も期待できる．

❏また股関節装具に関しては，新旧さまざまな装具が報告されているが，装着性を優先したヒップサポーターや機能性を重視した和歌山医大式S-splintなどは，比較的受け入れられやすい股関節装具である（図3-13）．

❏杖を用いた免荷歩行を指導する場合は，疼痛で歩行動作が阻害されないだけの免荷量を算定し，さらにバランスのとれた姿勢で歩行が可能となるよう，各症例に適合した杖の選択と適切な歩行パターンの習得が大切になる．

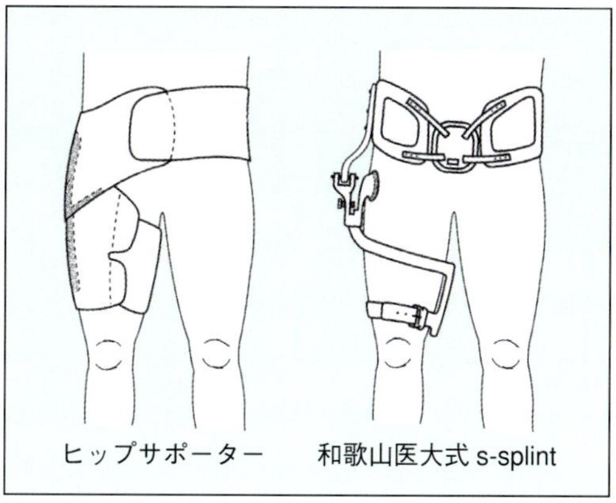

図 3－13　変股症の装具療法
（文献41より引用，一部改変）

❑以上の内容は常識的な基本事項であるが，このような基本事項が変股症患者のライフスタイルに常識として浸透すれば，病態そのものの増悪防止や症状改善へ向けた確かな礎となる．

2）変股症に対する観血的治療

(1) 筋解離術（muscle release：図 3-14）

❑疼痛により過緊張状態にあった股関節周囲の筋肉や靭帯を切離し，股関節を「ゆるめる」ことを目的とした手術で，Voss 法と O'Malley 法がある．

❑特に定まった適応病期はないが，壮年期で疼痛が著しい症例にはよい適応とされている．

❑除痛持続効果は数年から十数年と幅があるが，人工関節置換術に対する time saving としての意義もある．

調べてみよう！
MIS
Minimally
Invasive
Surgery

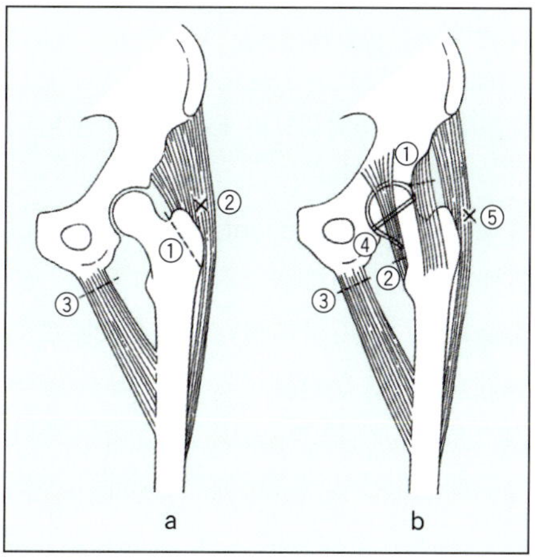

図 3－14　筋解離術（文献17より引用）

a. Voss 法：①大転子切離
②大腿筋膜張筋の切離
③内転筋の切離

b. O'Malley 法：①大腿直筋の切離
②腸腰筋の切離
③内転筋の切離
④Y 靭帯の切離
⑤大腿筋膜張筋の切離

(2) 骨切り術（osteotomy：図 3-15）

❑骨切り術の目的は，荷重関節面の適合性を改善し，荷重面積を拡大することによって疼痛の軽減を図ることである．以下に代表的な手術を挙げる．

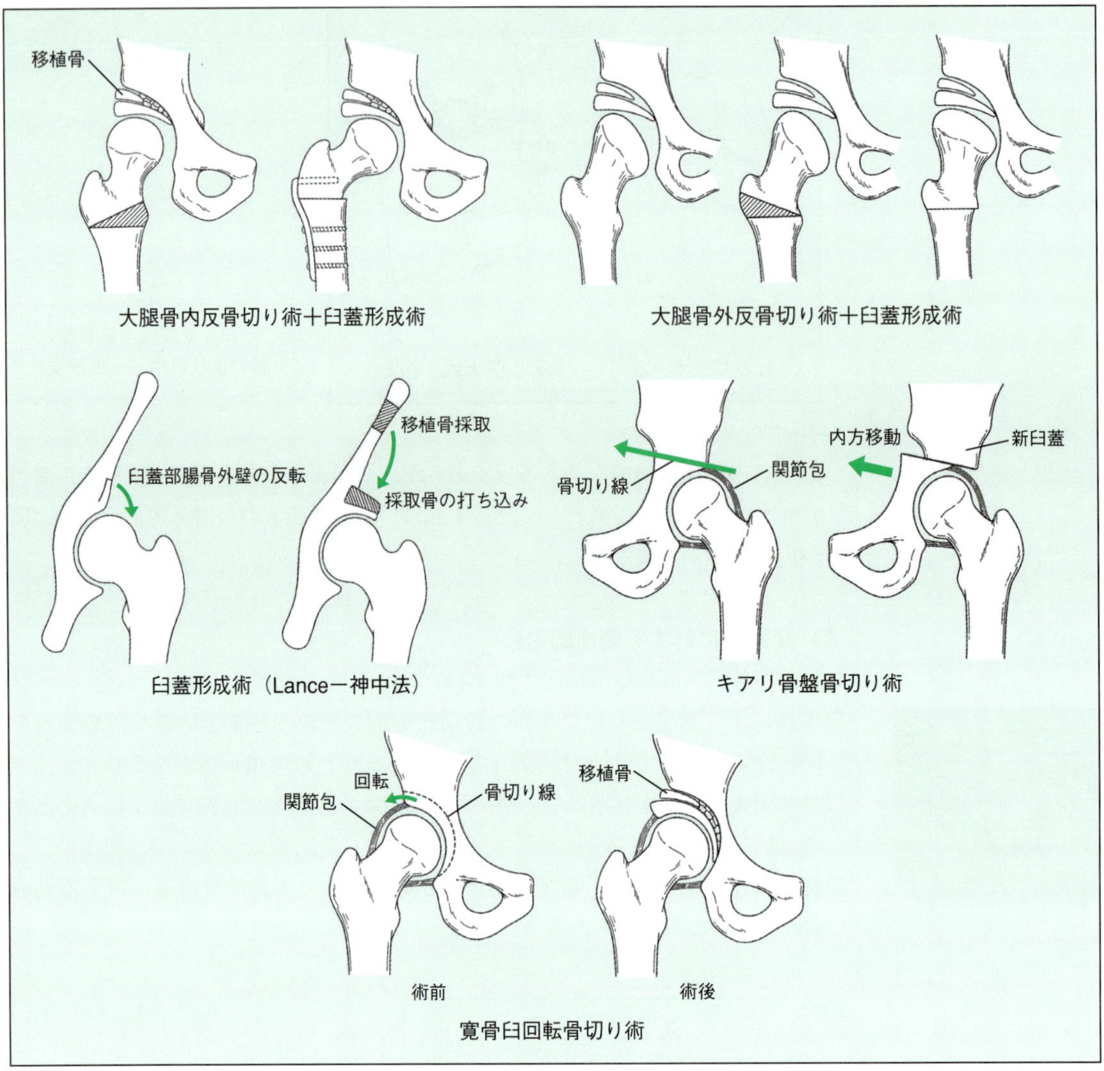

図3－15 変股症に対する骨切り術（文献17より引用）

①大腿骨内反骨切り術（intertrochanteric varus osteotomy）

- 小転子部付近から大腿骨を楔状に骨切除することにより，骨頭を内反させ股関節の適合性を高める．適応は初期～進行期変股症であるが，骨頭変形は軽度でなければ適合性が得られない．
- 機能的問題としては，楔状の骨切除角度 10° に対し 1 cm の脚短縮が発生すること，さらに筋長変化に基づく股関節周囲筋力の低下などがある．

②大腿骨外反骨切り術（intertrochanteric valgus osteotomy）

- 大腿骨転子間の外側から楔状に骨切除し，骨頭を外反させ（Bombelli法では骨頭伸展方向にも矯正を加える），骨頭荷重部の拡大を図る．

❑適応は主に進行期変股症で，骨頭内側部に骨増殖変化（骨棘）が十分あった方が骨頭を外反した際，荷重面の拡大を図る．

③臼蓋形成術（shelf operation）

❑浅い臼蓋の上方に“棚”状の移植骨を設置するため，臼蓋棚形成術ともよばれる．適応は骨頭変形がない前・初期変股症で，CE 角は 10～15° である．

❑手術侵襲は比較的小さい．図に示したのは Lance－神中法である．

④キアリ骨盤骨切り術（Chiari pelvic osteotomy）

❑1955 年に Chiari により報告された方法で，手技としては臼蓋上縁部から骨盤を横断方向に骨切りし，大腿骨頭を内方に押し込むように骨盤を移動させる．

❑適応は臼蓋形成不全の強い初期～進行期変股症で，骨頭変形のある症例．

❑問題点としては，新たな臼蓋荷重部には軟骨がないこと，女性の場合は骨盤腔が狭小し自然分娩が困難になること，手術侵襲が大きく脚も短縮することなどである．

⑤寛骨臼回転骨切り術（RAO：rotational acetabular osteotomy）

❑1974 年に田川により報告された方法である．特徴としては，本来の関節軟骨をつけたまま寛骨臼を回転させるため，臼蓋荷重面においても軟骨が存在しており，骨盤腔も保たれる．

❑主な適応病期は前・初期変股症であるが，進行期であっても新たに荷重面となる部位の関節裂隙が通常の半分程度あれば適応となる．

3）人工股関節置換術（THA：total hip arthroplasty）

❑最近の人工関節に関する研究開発は目覚ましく，さまざまなタイプの人工関節が存在しているが，その原型は 1960 年代初頭に報告された Charnley 型人工股関節である．

❑適応は疼痛および可動制限が著しい末期変股症であり，年齢は人工関節の耐応性能を考え，60 歳以上とするのが一般的である．

❑人工股関節には多くの利点があり，臨床場面ではますます汎用される傾向にあるが，未だ解決できない問題点も少なからず認められる．

4）関節固定術（arthrodesis of the hip joint）

❑本法は 1908 年に Albee が報告したものが最初であるが，現在においても著しい疼痛があり，確かな支持性が優先される場合には実施される．

❑適応は片側性の罹患例で，肉体重労働に従事する働き盛りの男性が主体である．

❑問題は股関節の不動を代償するため，腰部や膝関節に過剰な負荷が加わり，その部位の二次障害を招く可能性がある点である．

5）各観血的治療に対する理学療法

(1) 筋解離術に対する理学療法

- ❑股関節周囲の筋や靭帯を切離した効果を持続するため，術直後から介達牽引（2～3 kg 程度）を 3 週間以上実施する（臥床中は牽引を持続する）.
- ❑座位や筋力強化練習は，疼痛状況を確認しながら漸増していくが，荷重に関しては術後 1 か月までは完全免荷とし，それ以後，徐々に部分荷重をさせていく．全荷重での歩行は術後 6 か月以降に行う.

(2) 骨切り術に対する理学療法

- ❑まず骨切り部の骨癒合を確実に得ることが大切である．これを安全に進めるためには，術前から充分に免荷歩行練習を行っておく必要がある.
- ❑ただし完全免荷歩行に関しては，可能であっても不測の事態（バランスを崩し転倒）に備え，理学療法士の管理下以外では許可をしない.
- ❑筋力低下については術後の疼痛に加え，股関節のアライメント変化に基づく筋力低下を認めるため，筋力評価を随時行い経過を追う.
- ❑筋力強化を行う際には代償運動に細心の注意を払い，正しい関節運動が行える範囲内での負荷量にとどめておく.
- ❑骨癒合状況が良好であれば，術側下肢の免荷は段階的に少なくなるが，それと平行して，新たな跛行が生じていないかを常に注意深く観察する.
- ❑もし跛行が観察されたら，再度免荷量を上げ，跛行が出現しない上限荷重量で再び歩行練習を行う.
- ❑つまりこの段階における杖の目的は，免荷から歩行を行う上で不足している筋力を補う役割に変換されており，筋再教育の手段として重要な意味を持つことを対象者に理解してもらう必要がある.
- ❑骨切り術後におこる股関節周囲の筋力低下は，回復までに 6～12 か月を要する症例も少なくないため，対象者に継続的な筋力強化練習が必要であることを，誤解を招かぬよう説明する.

(3) 人工股関節置換術に対する理学療法

- ❑大腿骨頸部骨折における FHR 後の理学療法と共通点が多いため，ここでは，それ以外のいくつかについて説明をする.
- ❑FHR と決定的に異なる点は THA では臼蓋側も人工物に置換する点である.
- ❑人工臼蓋（socket）の設置角度は THA 後の脱臼と関連が深く，socket の傾斜角度が小さすぎると脱臼の可能性が大きくなり，逆に大きくなると関節可動域制限を認めるようになる．また socket は通常やや前開き（10° 程度）に設置するが，後開きの角度が大きくなると後方脱臼が生じやすくなる.

4．大腿骨頭壊死（avascular necrosis of the femoral head：ANF）

4－1．疾病概念

❏本症は明確な発症原因がある症候性大腿骨頭壊死（symptomatic necrosis of the femoral head）と，病因が不明である特発性大腿骨頭壊死（idiopathic avascular necrosis of the femoral head）に大別される．

❏前者は①外傷性（大腿骨頸部骨折，股関節脱臼），②塞栓性（減圧症，鎌状赤血球症），③医原性（放射線照射後遺症，手術操作）などの原因で起こる．

❏後者は非外傷性に大腿骨頭の無菌性，阻血性の壊死をきたし，放置すれば骨頭の圧潰変形が生じる．この状況をさらに放置すれば変股症に陥っていく．

❏また，ステロイド大量投与歴やアルコールの多飲歴を持つ対象者が特発性大腿骨頭壊死患者の 50～60 %を占めていることから，これらの要素は発症に深い関わりがあると考えられている．

❏好発年齢は青壮年期（20～50 歳，男：女＝2：1）で，罹患側比に関しては，片側発症：両側発症＝1：1 と差はない．両側発症例の内 70～75% はステロイド性が占めている．

4－2．臨床症状

❏一般的に骨頭壊死が発生しても，しばらくは無症状で経過することが多い．発症の自覚契機としては，段差を踏み外すなどのごく軽微な外力が下肢に働いた時に，急激な股関節痛（大腿部痛や腰部痛の場合もある）が出現する．

❏この疼痛は壊死組織が部分的に圧潰を起こした初発症状と考えられ，この段階で正確な診断を行い，適切な治療を開始することが重要である．

❏しかしこの疼痛は 2 ～ 3 週の安静で一時的に消退するため，初期治療が遅れるケースも少なくない．

❏また病態進行に合わせ可動域制限も出現し，特に股関節外転および内旋制限が著しくなるのも特徴である（ドレーマン徴候陽性）．

❏本症の病期分類（表 3-2），病型分類（図 3-16），診断基準（表 3-3）に関しては，厚生労働省特発性大腿骨頭壊死症調査研究班（2001 年 6 月）が公表しているので参照されたい．

表 3－2　病期分類（厚生労働省特発性大腿骨頭壊死症調査研究班）

Stage Ⅰ	X 線像の特異的所見なし．MRI，骨シンチグラムまたは病理組織像で所見を有する．
Stage Ⅱ	X 線上で帯状硬化像はあるが，骨頭の圧潰はないもの．
Stage Ⅲ	圧潰はあるが関節裂隙は保たれているもの．骨頭や臼蓋の軽度の骨棘形成はあってもよい． （Stage ⅢA：圧潰 3 mm 未満，Stage ⅢB：圧潰 3 mm 以上）
Stage Ⅳ	明らかな関節症性変化が出現する．

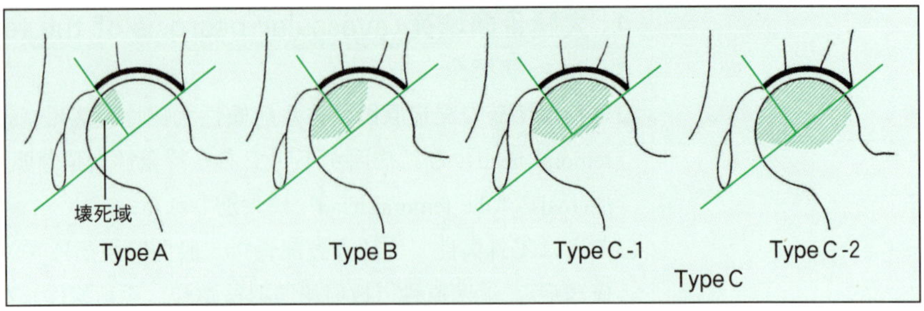

図 3 －16　大腿骨頭壊死症の病型（Type）分類
（厚生労働省特発性大腿骨頭壊死症調査研究班）

Type A：壊死域が臼蓋荷重面の内側 1 / 3 未満にとどまるもの，または壊死域が非荷重部のみに存在するもの
Type B：壊死域が臼蓋荷重面の内側 1 / 3 以上 2 / 3 未満の範囲に存在するもの
Type C：壊死域が臼蓋荷重面の内側 2 / 3 以上に及ぶもの
　Type C－1：壊死域の外側端が臼蓋内にあるもの
　Type C－2：壊死域の外側端が臼蓋縁を超えるもの

表 3 － 3　特発性大腿骨頭壊死症の診断基準
（厚生労働省特発性大腿骨頭壊死症調査研究班）

X 線所見
1．骨頭圧潰または crescent sign（骨頭軟骨下骨折線）
2．骨頭内の帯状硬化像
1, 2 については
①関節裂隙が狭小化していないこと
②臼蓋には異常所見がないことを要する
検査所見
3．骨シンチグラム：骨頭の cold in hot 像
4．骨生検標本での修復反応層を伴う骨壊死層像
5．MRI：骨頭帯状低信号域（T1 強調像）
判定
確定診断：上記 5 項目のうち 2 つ以上を有するもの
除外項目：腫瘍，腫瘍性疾患および骨端異型形成はのぞく

4－3．理学療法（非観血治療例）

❑この治療適応は壊死の範囲が非常に狭い，あるいは壊死層が非荷重部のみに限られて認められる場合であるため，この病期の対象者に理学療法を実施する機会はまれである．

❑しかしこのまま放置すれば，病期が進行する可能性が高いため，疼痛がほとんど認められない状況においても，疾病特性を考慮した対応が大切となる．

❑具体的には杖などの歩行補助具を用いた免荷歩行の指導，リラクセーション，関節可動域の維持または改善練習，減量指導などである．

❑特に関節の動きに関しては，壊死の範囲が僅かであっても，すでに大きな可動制限を有している症例も多く，主な治療内容になることが多い．

❑この際，病変部位である股関節部の疼痛を誘発することなく，その周囲組織の伸張性を高める方法を中心的に施行していくことが重要である．

4－4．術後理学療法

❑手術の適応は病期（stage）により判断される．すなわちstageⅡ～Ⅲでは，大腿骨骨切り術（内反・屈曲・前方回転骨切り術）が施行され，stageⅣでは人工股関節置換術あるいは人工骨頭置換術が選択される．

❑術前後の理学療法に関しては，変股症に記した内容にほぼ準ずるが，いくつか異なる配慮点を以下に挙げる．

❑ステロイド大量投与の既往がある場合は，全身性炎症性疾患（膠原病，脱髄疾患等）を合併していることが多いため，その疾病の状況に応じた運動負荷量を考慮する．

❑対象者の多くは急性発症である上，骨圧潰を伴えば疼痛も著しい．さらに発症年齢も，これからという時期に相当するため，障害受容が進んでいないことが多い．このような症例の心理状態にも十分な配慮をし，理学療法を展開する必要がある．

5．先天性股関節脱臼（congenital dislocation of the hip：CDH）

5－1．疾病概念

❑先天性股関節脱臼とは，新生児，乳幼児において股関節が先天性または後天性に脱臼，亜脱臼または不安定となり臼蓋の発育が不全となる病態である．

❑しかし最近では，奇形性の脱臼以外は周産期および出生後の発育過程で脱臼が生じることが分かってきたため，発育性股関節脱臼（developmental dislocation of the hip：DDH）と称される傾向にある．

❑わが国における本症の発生率は0.1～0.3％で，男女比は1.5：9で女児に多い．また初産児に多く発生する傾向がある．

❑観察所見としては，①背臥位での肢位異常（脱臼側は股関節内転・外旋位），②鼠径部・殿部の皮膚皺襞が非対称，③見かけの脚長差，④殿部・大転子部の外形異常が認められる．また脱臼側には開排制限が認められる（男児では軽度開排制限は正常）．

❑その他の触診検査や画像検査などについては，理学療法士が直接関わることがないため詳細は成書に譲るが，新生児や乳幼児の関節を動かす際，もっとも注意することは，関節の最終可動域で返ってくる抵抗感を越えて矯正力を与えてはならない点である．その理由は容易に関節軟骨の損傷を起こすからである．

5－2．治療方針

❑まず予防につとめることが重要である．具体的には股関節が伸展位を強制されることを避け，屈曲位での自由な下肢の動きを妨げない，ゆったりしたおむつ，産着で育児にあたること．さらに子どもを抱える時は，股関節に大きな力が掛かりがちであるため，抱える姿勢にも注意を払う必要がある（図3-17）．

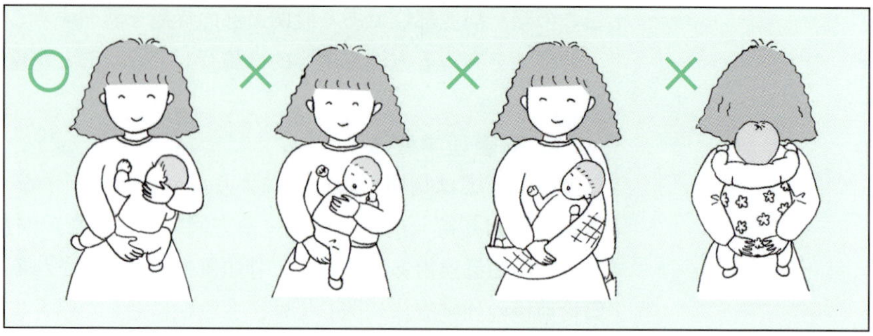

図3－17　正しい新生児・乳児の抱き方

調べてみよう！
リーメンビューゲル(Riemenbügel)を直訳するとどういう意味になるでしょう？

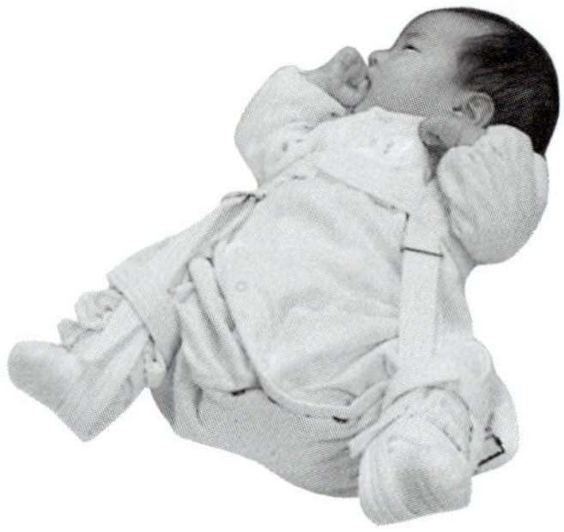

図3－18　リーメンビューゲル装具
(文献44より引用)

❏どの症例においても，まず試みる治療はリーメンビューゲル（Riemenbügel）装具を用いた脱臼整復である．これは1957年Pavlikが報告したもので，股関節を伸展させないよう肩から足底に吊るしたバンドを装着させるだけの簡便な装具である（図3-18）．

❏この装具の特徴は，対象児が自由に下肢を動かす力を利用して，軟部組織の柔軟性を高め，股関節の自然整復が行える点である．最も効果的な装着時期は1歳頃までであるが，それ以後であっても軟部組織の柔軟性を高める意味は大きい．

❏なお，リーメンビューゲル装具の脱臼整復率は約80%に認められている．

❏つまり整復困難であった残り20%の症例は，頭上方向牽引（over head traction），硬性開排位装具，手術療法など，他の治療適応を考えていくことになる．

5－3．理学療法

❏理学療法士が先天性股関節脱臼の初期治療に直接関わる接点としては，正しい装具装着方法の指導，運動発達への援助や相談業務などである．

❏特に，親は治療に対する不安を強く持っているため，その意味を繰り返し説明し，重要な治療メンバーの1人として参加してもらうことが大切となる．

❏また，成長がもっとも著しい時期だけに，装具の適合判定に関しても短い間隔で行う必要がある．

6．ペルテス病(Perthes disease)

調べてみよう！
ペルテス病のほかに骨端症とよばれる病名を整理してみよう！

6－1．疾病概念

❏本症は，3～10歳の発育期に大腿骨頭の骨端部が阻血性壊死に陥る疾患である．

❏この年齢期における大腿骨近位の骨端核は，外側骨端動脈のみで栄養されているが，なぜその栄養血管が閉塞するかは解明されていない．

❑本症の多くは片側のみの発症であるが，15～20%の割合で両側例が認められる．男女比に関しては5：1と男児に多い．

❑初発症状としては，特に誘因なく股関節あるいは大腿から膝関節にかけての荷重痛が出現し，跛行を呈するようになる．同時に股関節の可動域制限（開排制限）と罹患側の殿部や大腿部に軽度の筋萎縮も認められるようになる．

❑骨端核が壊死に陥った場合，一定の病理学的経過（病期）をたどり壊死部は修復されるが，その間，いかに骨頭変形を少なくし，二次的変股症への進展を予防するかが本症の治療目標となる．

❑本症の病期分類は，①初期（滑膜炎期），②壊死期（硬化期），③再生期，④再骨化期（修復期），⑤残余期に分けられている．

❑①～⑤に至るまでは通常3～4年を要し，この間，特に注意が必要な時期は，壊死骨が吸収され新生骨で置換される再生期（壊死発生後2～3年）である．

❑この時期は骨端核の力学的強度がもっとも低下しており，この段階で過度な荷重が骨頭部に加わると，骨再生部に圧潰（陥没）が容易に生じ，致命的な骨頭変形に進展する可能性が大きくなる．

❑以上のことから対象者ならびに家族には，治療が長期間におよぶことを十分理解してもらう必要がある．

❑予後に関しては一般的に良好とされているが，①発症時年齢（低年齢の方が経過が良い），②性別（女児に経過不良例が多い），③壊死の範囲（広い方が経過不良），④治療開始時期（病期が進むほど経過不良），⑤治療の妥当性などの予後不良因子がある．

6-2. 治療内容

❑保存的治療では装具療法が主体となるが，その目的は骨頭部の免荷と股関節の求心位保持（containment療法）である．

❑今日，臨床場面で使用されている主なペルテス病装具は，片側罹患例において股関節を外転・内旋位（図3-19）または外転・外旋位に免荷保持するタイプと，両側罹患例では免荷より求心位保持を重視した両外転タイプに大別される．

❑片側罹患例装具において，股関節を内旋位とするか，外旋位とするかの是非は，装具開発者の治療理念や実績によるもので一概に結論付けられないが，筆者の経験からは外旋位に保持されたSPOC装具の方が，対象者の活動面における制約は少なく受け入れもよい．

❑装具療法期における具体的理学療法内容は，①装具着脱練習，②移動歩行練習，③関節可動域練習，④体重管理等である．

❑特に④に関しては，運動不足や間食の増加を理由に過体重となる症例が多い．もっとも自覚を持ち体重管理できる対象年齢ではないため，保護者を中心とした周囲の大人が，しっかりその意義を受け止める必要がある．

❑また成長期の体重管理は，当然ながら成長に応じた体重増加が認められるため，体格指標（BMIなど）を基にした管理が必要となる．

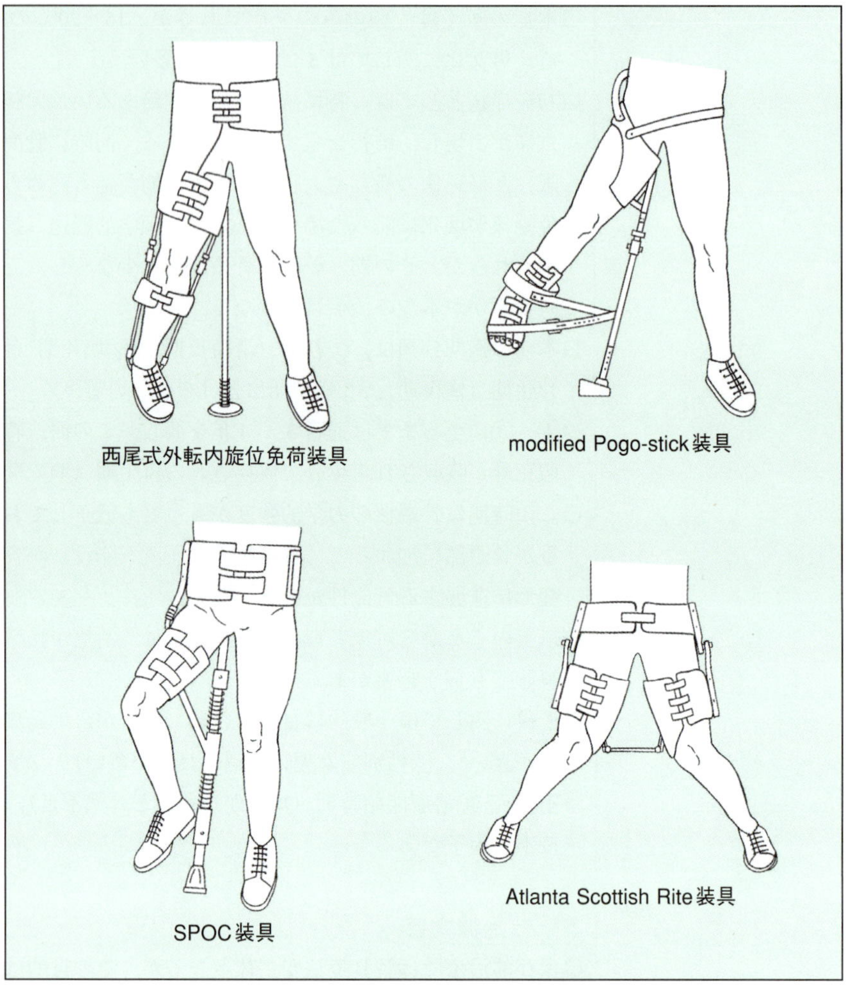

図3－19　各ペルテス病用装具（文献28より引用，一部改変）

❑本症に対する観血的治療は，骨頭の求心位をより確実にし，治療期間を短縮することを目的に行われる．術式は大腿骨側からは内反骨切り術や骨頭回転骨切り術，骨盤側からは骨盤骨切り術（Salter法，Chiari法）などがある．

❑このような手術は骨頭変形のない病期初期に施行される方が望ましいが，この段階での予後予測が困難なため，結果的に観血的治療の対象が重度症例に偏る傾向が実情である．

7．外傷性股関節脱臼（traumatic dislocation of the hip joint）

7－1．疾病概念

❑転落や交通事故など極めて強い外力が加わった時に発症する．典型的な発症機転としては，走行中の車に何らかの理由で（正面衝突や壁への激突など）急激な制動力が働いた場合，膝を強くダッシュボードに打ち付けられ受傷するなどである（dashboard injury）．

❑脱臼の方向は，後方が 90% を占め，あとの 10% が前方および下方への脱臼である（中心性脱臼を除く）.

❑中心性脱臼とは，大腿骨頭から臼蓋に向け強い外力が加わった時に生じる傷害で，骨頭が臼蓋底を突き破り骨盤腔内に脱臼した状態をいう.

7－2．治療方針

❑確定診断がつけばできるだけ早期に脱臼の整復を行う．24 時間以内に整復を行わなければ，高率に阻血性骨頭壊死を合併する．また後方脱臼では，まれに坐骨神経損傷を伴うこともある.

❑整復は全身麻酔下に徒手で行われる．著しい骨折をともなっている場合には，整復ならびに骨接合術が観血的に施行される．中心性脱臼の場合は大転子部と大腿骨顆上部に鋼線を通し，直達持続牽引を 2 方向に数日行うことで整復を図る.

7－3．理学療法

❑徒手整復が可能であった場合には，股関節軽度外転位で尾側方向に介達牽引を 3 週間行う．この間，理学療法はベッドサイドにて実施するが，患側股関節に関しては，疼痛を許容できる範囲での等尺性収縮に止め，関節の不動を保つ.

❑脱臼は関節の安定性に働く関節周囲組織が，その制動力を上回る力学的ストレスにさらされた結果であるため，まずは股関節周囲組織の修復を最優先にする必要があるからである.

❑また股関節の整復が 24 時間以内に行われなかった，あるいは骨傷をともなっているケースでは，長期間の免荷が必要となるため，装具療法も検討していく.

2. 大腿部

1．大腿骨骨幹部骨折

1－1．疾患概念，症状，所見

❑大腿骨は人体の中で最も長い長幹骨である．バイクなどの交通事故や工事現場など高所からの転落事故で強い衝撃によって骨折する．小児は保存的治療が，成人では手術的療法が中心である.

❑しかし大きな衝撃で発生する骨折だけに，単純な閉鎖型骨折に止まらず，状況によっては，粉砕骨折や開放性骨折などの複雑な外傷像を呈する場合もある.

❑したがって，損傷程度が著しい場合には，皮膚を含めた軟部組織の修復処置が優先されるため，皮膚植皮術や一時的な創外固定など段階的な観血治療が行われることもある.

❑なお，皮膚植皮術が行われた場合には，植皮片の生着が確認されるまで不動を保つ必要があり，関節可動域練習の開始時期については，医師の判断を仰ぐ必要がある.

❑症状は，大腿部の著明な腫脹，疼痛，圧痛，大腿部の支持性低下などがあり，理学療法開始時にも継続していることが多い．

❑一般的には単純 X 線写真で正面，側面の 2 方向から撮影され診断される．骨折の粉砕部によって Type I ～Ⅳまでに分類される（図 3-20）．

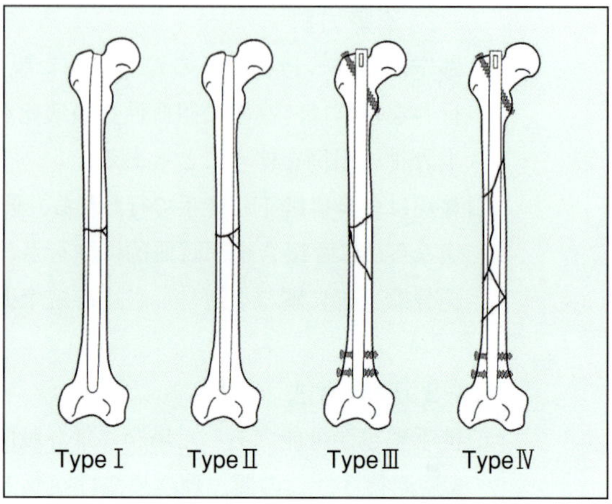

図 3 －20　大腿骨骨幹部骨折の分類（文献42より引用）

1－2．検査法とストレステスト，日本整形外科学会障害評価

❑大腿骨骨幹部骨折のための特別なテストはない．形態計測，脚長差，関節可動域テスト，徒手筋力テスト，ADL テストなどを行う．

❑形態計測は，Winquist のタイプⅢ，タイプⅣでは大腿長などの脚長差と大腿周径を計測する．

❑一側の骨折であれば，左右差を確認し，それぞれの検査結果を総合的に解釈し，優先順位を決定して理学療法プログラムを立てる．

1－3．理学療法（保存的療法：徒手整復，牽引，ギプス固定）

❑保存的，手術的治療法にかかわらず，平均 6 ～ 8 週間の局所の安静が必要である．一般的には図 3-21 のような牽引療法が行われる．X 線写真で仮骨形成が確認できれば関節可動域練習を行う．

❑安静中は，健側下肢，両上肢，患側足部の関節可動域と筋力維持を目的に関節可動域練習，筋力維持増強練習を行う．仮骨が確認できれば，松葉杖を用いて，患側に 1/3，1/2 など部分荷重歩行練習を行い，全荷重負荷歩行へと移行する．

1－4．術後理学療法（観血療法：整復，内固定）

❑成人の大腿骨骨折では，手術を行い早期リハビリテーションが可能となる．多くの手術法は，治療期間の短縮と早期社会復帰を目的とした，新たな治療法の開発の歴史であるといっても過言ではない．

❑一昔前までは，骨折は癒合したが，ギプス固定のため膝関節が拘縮し，社会復

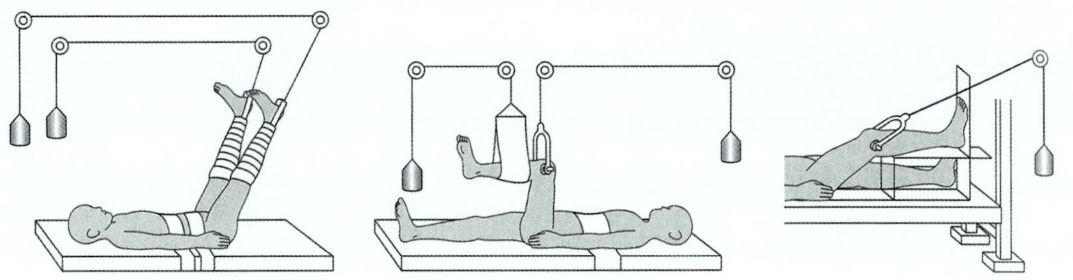

図３－21　小児の大腿骨骨幹部・顆上部骨折に対する牽引療法（文献42より引用）

帰が骨折癒合期間の数倍必要だった時代もある．特に高齢者では，長期臥床による影響は強く，運動機能だけでなく，呼吸循環，代謝，精神機能などに障害を与え，寝たきり老人の原因になることもまれではない．

❑保存的療法に比べ，大腿骨が内固定されているので，早期から理学療法が開始できるのが特徴である．

❑筋力面での問題は，骨折部の状況（開放性骨折，粉砕骨折）や軟部組織の損傷度（筋肉の挫滅・欠損・皮膚植皮術の有無）などにより左右されるが，膝の自動伸展不全（extension lag）は，よく認められる症状の1つである．

❑骨折側への荷重が増えてきた段階でextension lagが著しく残存している場合には，骨折部への過度な力学的ストレスを減じることを目的に，装具療法についても検討する必要がある．

1-5．クリティカルパス

❑骨折部を髄内釘固定した場合は，骨折部に圧迫力をかけて治癒を促進するため，術後ただちに許容範囲で荷重を開始できる．ただし，骨折型（第3骨片転位など）によっては骨折部の安定性に応じて荷重量を調整していく必要がある．

❑術直後～術後１週：

・股関節・膝関節・足関節の自動屈伸運動，殿筋・大腿四頭筋の等尺性運動，移乗練習，松葉杖歩行練習を開始する．

❑術後２週頃：

・股関節・膝関節の他動関節可動域練習も追加する．

❑術後４～６週：

・股関節の自動内外転運動および膝関節・股関節屈伸の抵抗運動も開始する．骨欠損や重篤な粉砕がなければ術後6週までに骨折部は安定するが，安定性に応じて荷重量を増加する．

❑術後８～12週：

・ほとんどの骨折で可能な範囲の荷重（全荷重歩行）を行う．

（駒場　章一）

3. 膝関節とその周辺

1．膝関節の解剖

❏膝関節には大腿脛骨関節と膝蓋大腿関節があり，大腿骨，脛骨および膝蓋骨の3つの骨により構成されている．関節の表面は軟骨で覆われており，関節液とともに潤滑化に貢献している．

❏大腿脛骨関節は前十字および後十字靱帯，内側および外側側副靱帯の4つの主要な靱帯で連結されている．大腿脛骨関節の間には半月板が存在し，荷重の分散や潤滑の役割を果たしている．

❏膝蓋骨は大腿四頭筋腱に含まれる最も大きい種子骨であり，伸展機構の滑車の働きをしており，大腿四頭筋の効率を高めている．

❏膝関節を動かす筋には，大腿直筋，中間広筋，内側広筋および外側広筋からなり膝を伸展させる大腿四頭筋，膝屈曲に働く大腿二頭筋，半腱様筋，半膜様筋，膝を内旋させる膝窩筋などが存在する．

2．変形性膝関節症（osteoarthritis of the knee）

❏関節に慢性の退行性変化および増殖性変化が同時に起こる非炎症性の疾患である．

❏とくに誘因なく発症する一次性関節症（primary osteoarthritis）と，外傷や代謝性疾患など原因が明らかな二次性関節症（secondary osteoarthritis）に大別できる．

調べてみよう！
一次性と二次性とどちらが多いかな？

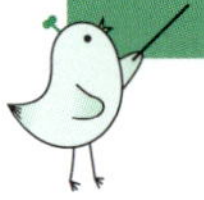

❏中高年の女性に多い疾患で，日本人ではO脚に変形する内側型変形性膝関節症が多い（図3-22）．

❏軟骨に表面が毛羽立つ細線維化が起こり，亀裂が生じてくる．次第に軟骨の厚さが減少し，やがて軟骨下骨が露出する．さらに進行すれば内側顆の破壊と変形が起こってくる．

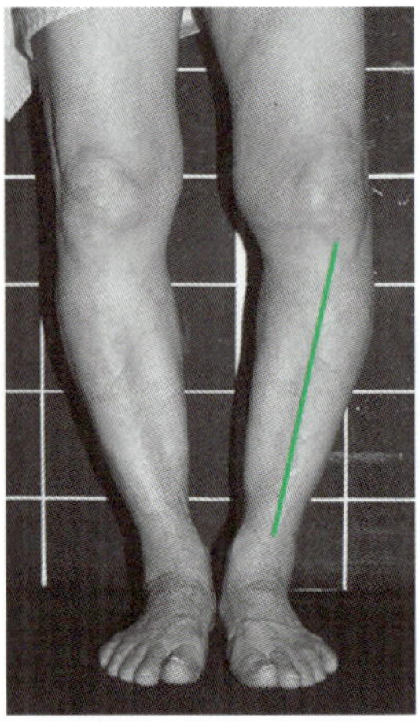

図3－22
内側型変形性膝関節症

2－1．症状

❏初期では起床時や長時間座位の後の動き始めにこわばりや痛みを感じることが多い．歩行時痛は歩き始めにしばしばみられるが，歩いていると消失する．しかし長時間の歩行で再び疼痛が出現する．立つ・しゃがむなどの動作や階段昇降でも疼痛がみられる．

❏進行すると短時間の歩行で疼痛が出現するようになり，関節可動域が制限される．

❏関節には関節液が貯留し（関節水症），局所の熱感を認める．

2－2．検査

❑X 線撮影は不可欠である．初期では骨硬化像や骨棘がみられ，立位で X 線撮影を行うと関節裂隙の狭小化を認める（図 3-23）．

❑進行すると関節裂隙が消失し，骨のう胞* を認め，動揺する関節を安定させようと著明な骨棘形成がみられる．ついには骨の形態に変化が現れる（図 3-24）．

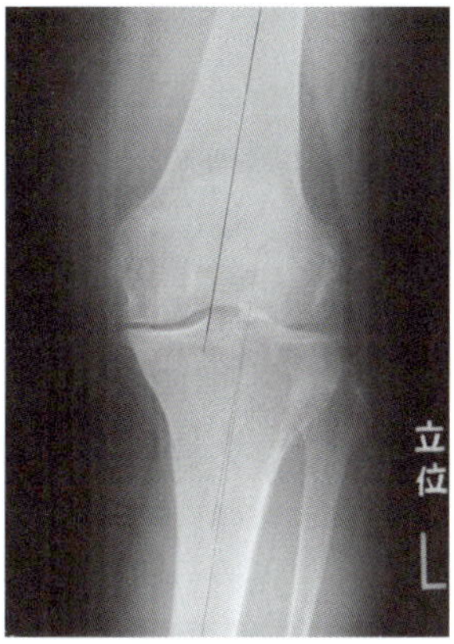

図 3－23
変形性膝関節症の立位 X 線前後像
内側関節裂隙は狭小化し，骨棘を認める．FTA が 179° に増加している．

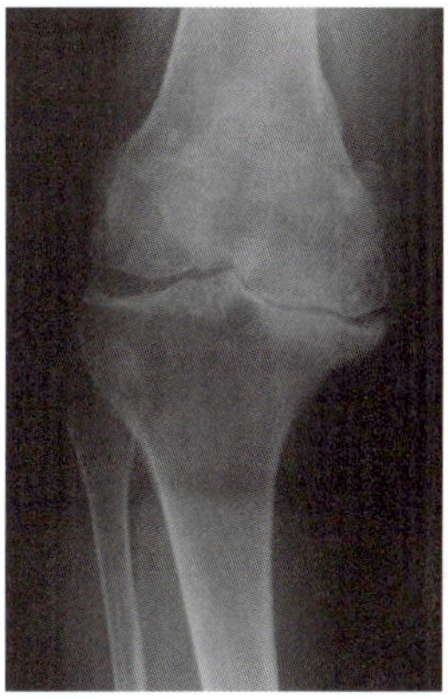

図 3－24
末期の変形性膝関節症 X 線像
内側関節裂隙は消失し，骨硬化像，著明な骨棘形成，内側顆の変形を認める．FTA は 191° である．

2－3．整形外科的治療

1）保存療法

❑関節破壊が軽微な対象者や観血的治療に消極的な対象者は，保存療法が適応となる．

❑消炎鎮痛剤と外用薬の処方とともに，ヒアルロン酸の関節内注射が一般的である．

2）高位脛骨骨切り術（high tibial osteotomy：HTO）

❑保存療法で症状の改善が認められない比較的若い対象者では，高位脛骨骨切り術が行われる．

❑骨切りの方法にはドーム式と楔状式がある（図 3-25）．

❑内側型 OA では，術前内側コンパートメントを通る Mikulicz 線が術後は外側を通るように骨切りする（図 3-26）．骨切り後の膝は内反が矯正され外反膝となる．

❑固定方法には創外固定やプレート固定などがある（図 3-27）．

調べてみよう！
ロッキングプレートとはどのようなものだろう？

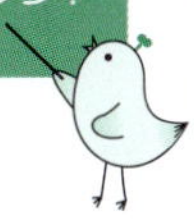

＊　骨のう胞：骨に穴が開いた状態．

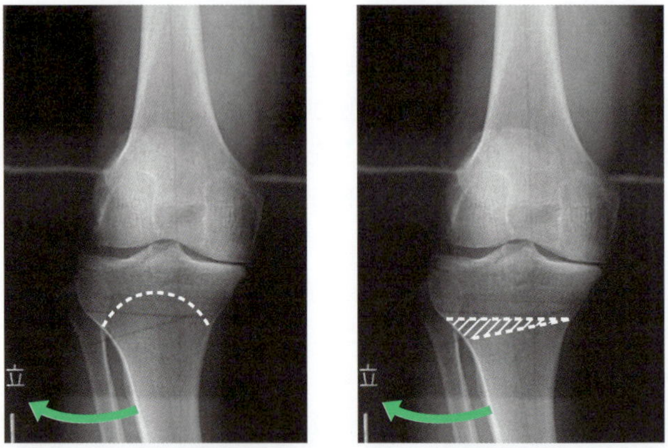

ドーム式　　楔状式

図3－25　HTOの骨切り方法

点線は骨切りライン．

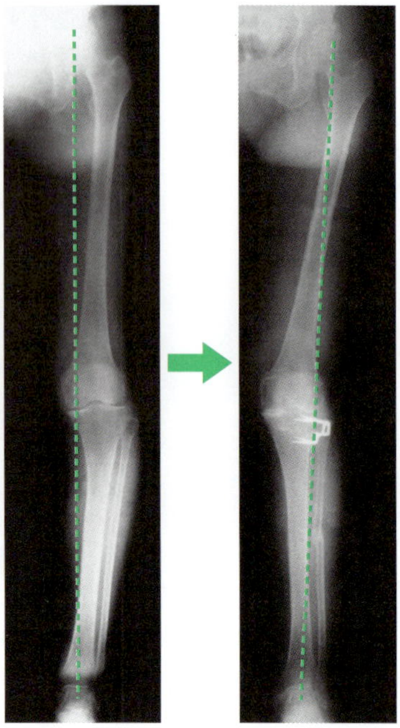

術前　　術後

図3－26　HTO前後のアライメント

術前のMickulicz線は内側コンパートメントを通るが，術後は外側コンパートメントを通過する．

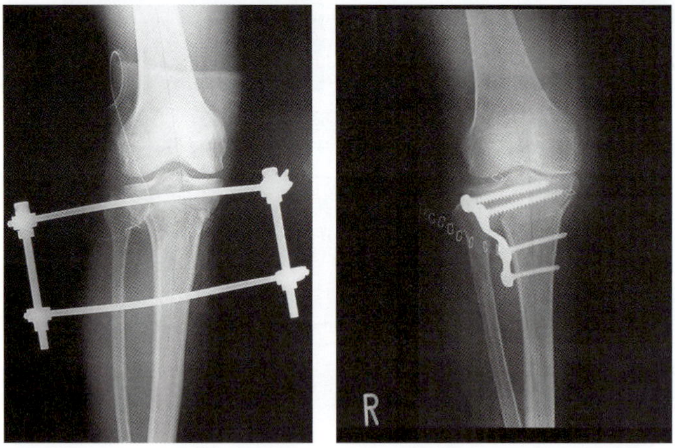

創外固定　　ロッキングプレート

図3－27　HTOの固定方法

3）人工膝関節全置換術（total knee arthroplasty：TKA）

- ❑高齢者で強い痛みや著しい関節破壊がある症例には，人工膝関節全置換術が行われる（図3-28）．
- ❑一般的な適応年齢は65歳以上である．
- ❑後十字靱帯を切除するPS型とそれを温存するCR型がある（図3-29）．これらの非拘束型人工関節では内側および外側側副靱帯の靱帯バランス（緊張度合い）が重要である（CR型ではPCLの靱帯バランスも重要）．変形が重度で良好な靱帯バランスが得られないときは半拘束型の人工関節が使用される（図3-30）．
- ❑許容屈曲角度は機種により異なる．屈曲140～150°を許すものもある．

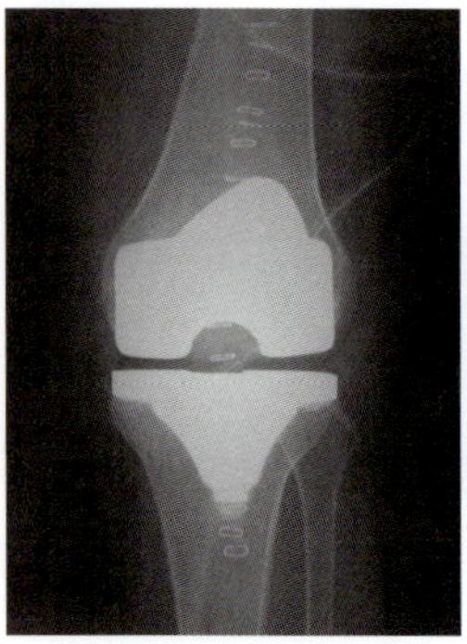

図3－28
人工膝関節全置換術のX線前後像

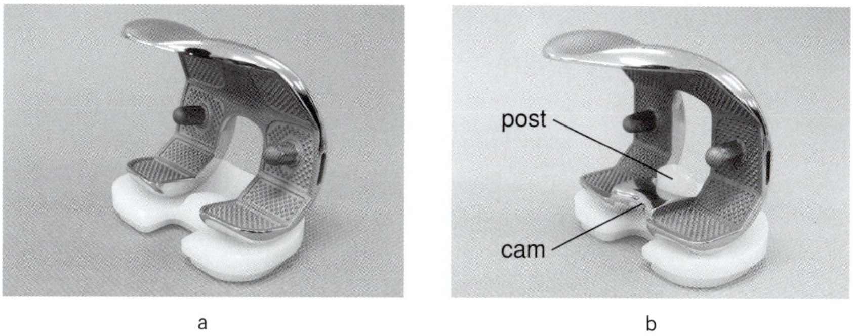

図3－29　人工膝関節の種類と構造

a：後十字靱帯を温存するCR型．脛骨の後方安定化作用はPCLが担う．
b：PCLを切除するPS型．脛骨の後方安定化作用はpost-cam機構に依存する．

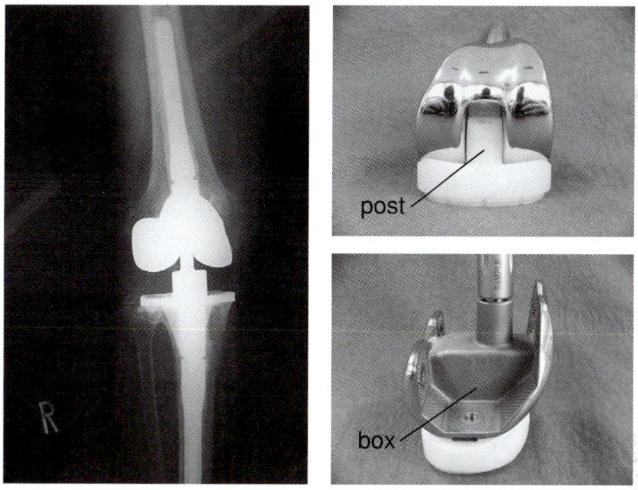

図3－30　半拘束型の人工膝関節

boxとpostで内外反を制動する．
関節部の拘束が強いのでステムが必要となる．

4）人工膝単顆置換術（unicompartmental knee arthroplasty：UKA）

- 膝の内反変形と外側コンパートメントの破壊が軽度で，肥満がなく活動性が低い高齢者には人工膝単顆置換術が行われることもある（図3-31）．
- 対象者の選択が重要で，70歳以上で肥満がなく活動性の低い対象者がよい適応である．適応を誤れば中長期的にトラブルを招く恐れがある．

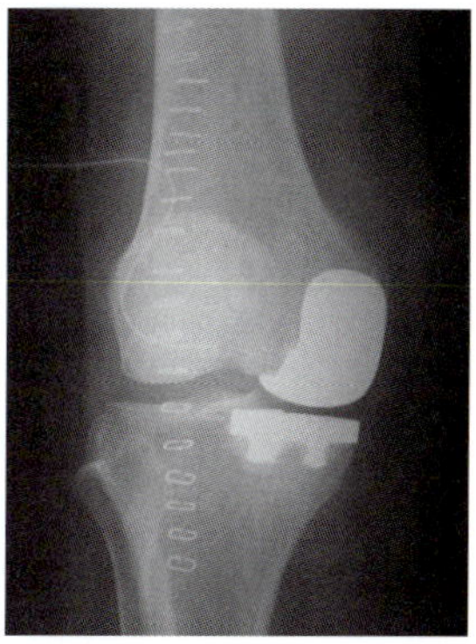

図3－31
人工膝単顆置換術のX線像

2－4．理学療法評価

1）疼痛

❑10cm の線に印をつける visual analogue scale（VAS）や，数字で答えてもらう numerical rating scale（NRS）などで疼痛を評価する．

2）感染兆候の有無

❑いずれの手術でも感染の危険性はあるが，人工関節置換術ではとりわけ感染に対する注意が必要である．感染を起こすと，局所症状として強い疼痛や熱感・発赤，全身的な症状として発熱がみられる．

調べてみよう！
深部静脈血栓症を疑うべきその他の臨床症状は？

3）周径

❑保存療法では水腫を，人工関節術後早期は血腫を認めるため，関節部の周径は増大する．術後における下肢の腫脹は深部静脈血栓症を疑うべき臨床症状の1つであり，大腿・下腿部の周径計測も重要である．

4）関節可動域

❑保存的に加療中の変形性膝関節症では，疼痛や拘縮のため伸展制限や屈曲制限を認めることがある．一方術後においては疼痛により可動域が制限され，時間の経過とともに拘縮が起こってくる．

5）筋力

❑疼痛により筋力が発揮できず，廃用も加わり筋力は低下する．なかでも大腿四頭筋の筋力は，疼痛と機能面に影響を及ぼすため，膝伸展筋力を評価することがとくに重要である．また膝周囲筋だけでなく股関節周囲筋の筋力低下も指摘されている．

6）歩行観察

❑内側型 OA における保存療法においては，立脚初期から中期にかけて膝が外側へ動揺する lateral thrust を観察することが重要である（図 3-32）．

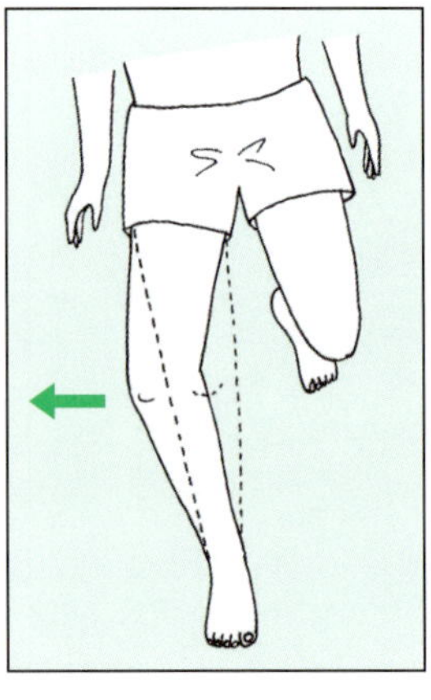

図 3－32　lateral thrust
立脚期に膝が外側へ動揺する．

7）ADL

❑立つ・しゃがむなどの動作，階段昇降や和式生活などが困難となる．

8）その他

❑治療成績を語る上で，Western Ontario and McMaster Universities（WOMAC）や SF-36，日本整形外科学会版膝関節症機能評価尺度（JKOM）などが用いられている．

説明できる？
大腿四頭筋強化が疼痛を軽減させる機序を説明できる？

2－5. 理学療法の実際

1）保存療法

❏整形外科的治療に加え徒手療法，関節可動域運動，筋力増強運動，有酸素運動などが行われる．

❏関節可動域は ADL と密接に関係するだけでなく人工関節術後の可動域にも影響するので，できる限り拘縮を予防することが重要である．

❏保存療法における大腿四頭筋，股関節内外転筋強化は疼痛軽減と機能改善に有効である．痛みが少なく，特別な器具を要しないことからしばしば SLR が用いられる．

❏膝には体重の 3 ～ 7 倍の力が作用するので，肥満があれば，それを改善することも重要である．自転車エルゴメータやプール歩行は膝への負担が少なく有用である．

❏保存療法では足底板がしばしば用いられる（図 3-33）．足底板は thrust を減少させる．膝装具も 1 つの手段である．

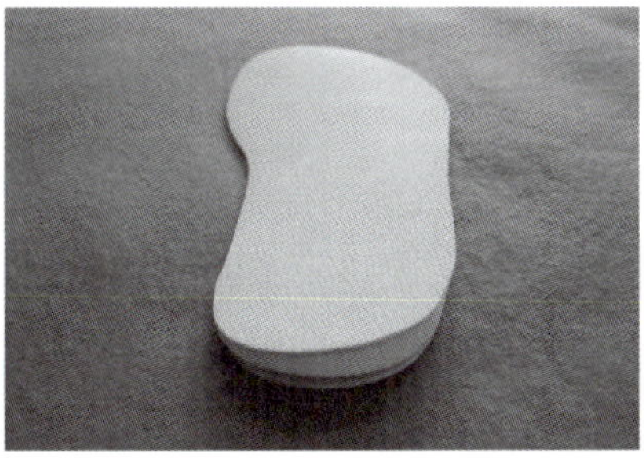

屋外用

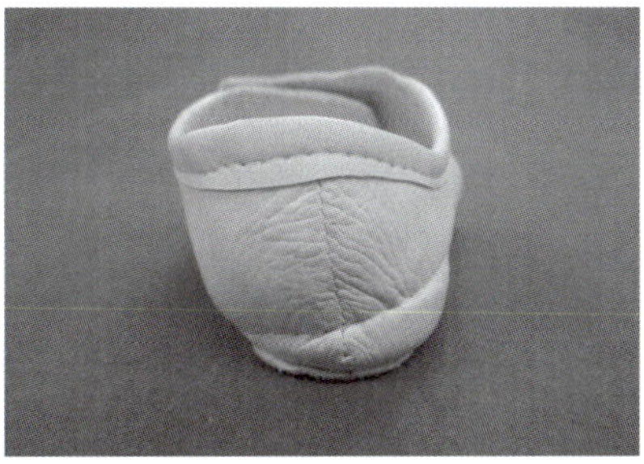

室内用

図 3 －33　足底板

2）高位脛骨骨切り術

❏術翌日ないし 2 日目：

・足趾・足関節の自動運動と SLR を開始する．疼痛軽減と筋力の回復に伴い重錘を負荷する．骨切りは脛骨粗面より近位でなされるので，大腿四頭筋運動を行っても骨切り部に離開力は働かない．

・股関節内外転の等尺性運動を行う．抵抗は大腿遠位部に加える．外転運動において抵抗を骨切り部より遠位に加えると同部に内反力が作用し，矯正角度の減少をもたらす恐れがある（図 3-34）．

・関節可動域運動を開始する．CPM を用いてもよい．過度の疼痛を強いることなく愛護的に行う．

❏術後 3 日～ 1 週：

・ロッキングプレートによる固定では荷重が許可される．平行棒や松葉杖で部分荷重を開始する．骨が脆弱な場合や創外固定ではこの限りではない．

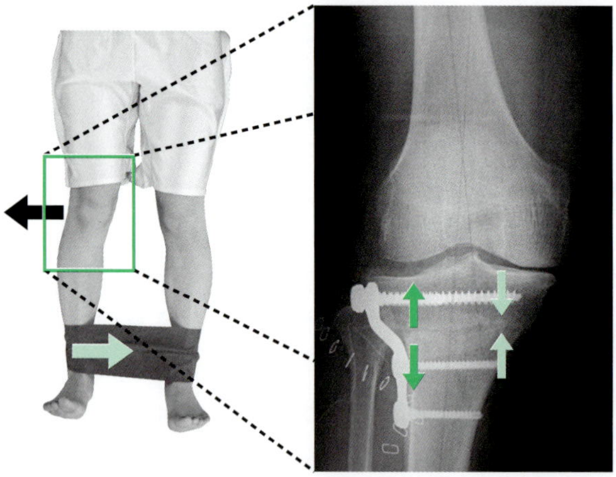

図3－34　股関節内外転運動による膝への影響

❑術後2～4週：

・可能なら自転車エルゴメータを行う．

・疼痛が許容範囲であれば膝伸展位やレッグカールを行う．

❑術後4週：

・全荷重が許可され杖歩行となる．骨が脆弱な場合や創外固定ではこの限りではない．

・疼痛に応じてclosed kinetic chain エクササイズを行う．

❑術後4～6週：

・退院が可能となる．

3）人工膝関節置換術，人工膝単顆置換術

❑術直後：

・人工膝関節全置換術は整形外科手術のなかで最も深部静脈血栓症の発生が多い．深部静脈血栓症は，死に至ることもある肺血栓塞栓症に移行する恐れがある．術後は弾性ストッキングを装着し，間歇的空気加圧装置を使用して，深部静脈血栓症の予防に努める（図3-35）．

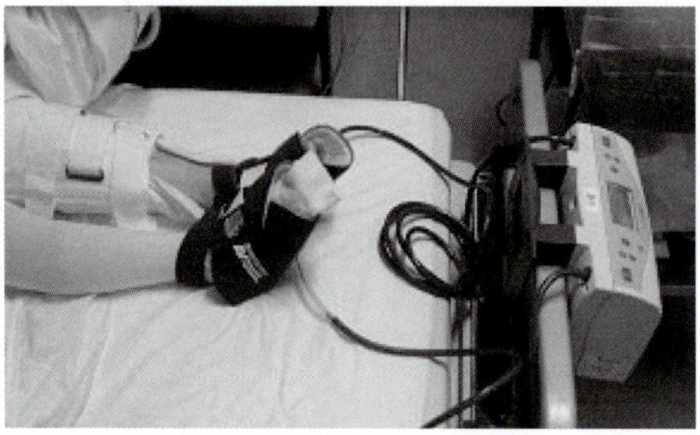

図3－35　間歇的空気加圧装置

❑術翌日：

・深部静脈血栓症予防のため足趾・足関節の自動運動を行う．

・大腿四頭筋運動としてマッスルセッティングや SLR を開始する．数日のうちに SLR ができるようになる．

・関節可動域運動を開始する．しばしば CPM が用いられる（図 3-36）．関節可動域運動は疼痛の許容範囲で時間をかけて行う．

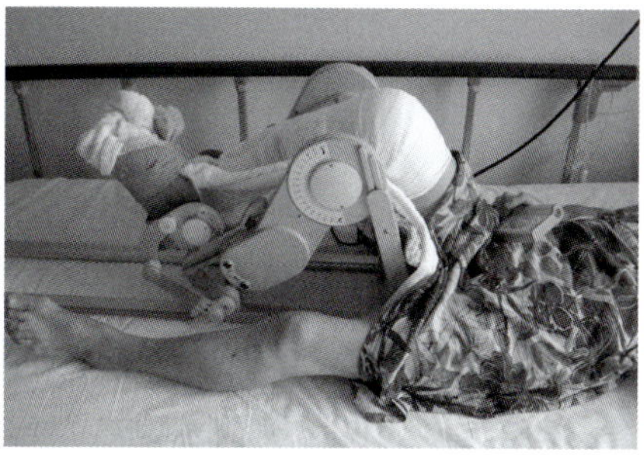

図 3 ―36　CPM による関節可動域運動

❑術後 2 日：

・荷重を開始する．荷重量を制限する必要はなく，疼痛に応じてできるだけ荷重してよい．平行棒歩行から始め，歩行器や松葉杖，杖歩行へと進めていく．

❑術後 1 ～ 2 週：

・この時期になると CPM の全範囲を獲得できる．さらなる関節可動域向上を目指して愛護的な他動運動を開始する．

・杖歩行ができるようになる．

・疼痛の許容範囲内でスクワットなどの closed kinetic chain エクササイズを行う．

❑術後 2 ～ 4 週：

・多くのケースで術前関節可動域に達することができる．深屈曲対応の人工関節ではさらなる関節可動域拡大を目指してよい．疼痛の許容範囲で時間をかけて行えば，多くの場合良好な屈曲角度を獲得できる（図 3-37）．

・階段昇降を練習する．

・可能なら自転車エルゴメータを開始する．減量はルースニングやポリエチレン磨耗の観点から重要である．

・退院が可能となる．

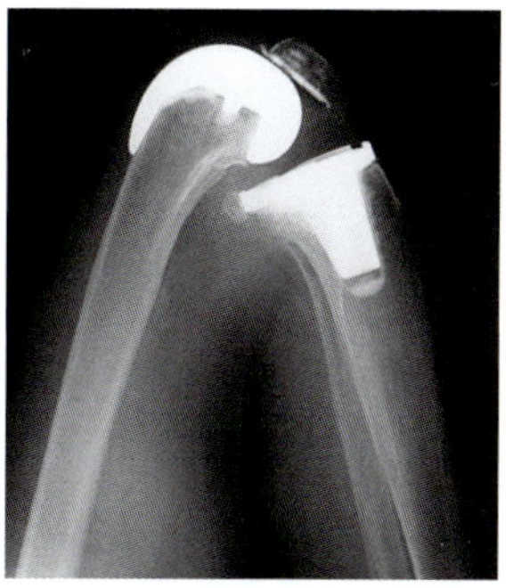

図 3 ―37　術後 5 週経過した症例の最大屈曲位 X 線側面像

注意！
術後屈曲角度は術前屈曲角度に影響を受けるよ。

3．関節リウマチ（rheumatoid arthritis）

❑関節リウマチは，滑膜の異常増殖にともなって骨・軟骨の破壊をもたらす全身性疾患である．

❑20 ～ 50 歳代の女性に多い．滑膜などから分泌されるマトリックスメタロプロテアーゼ（MMP）が軟骨の細胞外基質を分解し，また炎症性細胞を含む増殖した滑膜であるパンヌスが骨組織に浸潤し，骨破壊が起こる．

❑関節外症状としてはリウマトイド結節，肺線維症，アミロイドーシスなどを呈する．

3－1. 症状

❑起床すると関節にこわばりがあり，自発痛や運動痛を訴える．

❑関節が腫脹する．とくに手指 PIP の紡錘状腫脹はよく知られている（図 3-38）．

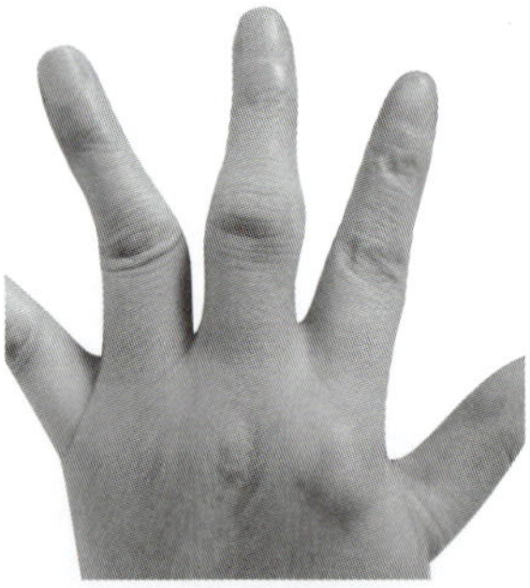

図 3－38　手指PIP関節の紡錘状腫脹

❑関節破壊が進むと，関節動揺性の出現，脱臼・亜脱臼，関節可動域制限や変形が生じる．

❑変形性膝関節症による膝の変形は内反変形がほとんどであるが，関節リウマチにおける変形は外反変形になることも多い（図 3-39）．

❑関節外では腱断裂や神経症状などの整形外科的障害，腎や肺などの内部障害を起こすことがある．

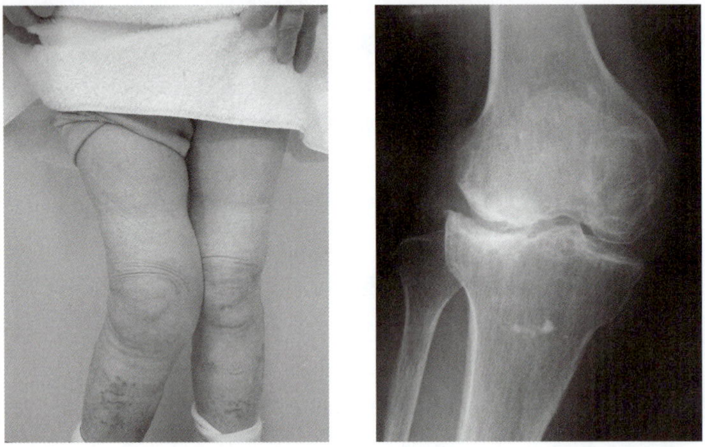

図 3－39　関節リウマチによる膝外反変形

❑関節および関節外の障害によって機能障害や ADL 障害が起こってくる．

3－2. 診断

❑最近の薬物療法の進歩により関節破壊の進行をかなり抑制できるようになった．関節破壊が起こる前にできるだけ早期に薬物療法を開始することが重要である．

❑従来は，アメリカリウマチ学会の診断基準が用いられてきた（表 3-4）．

❑しかし発症初期には診断基準を満たさないこともあるため，より早期に診断することを目的として日本リウマチ学会の早期関節リウマチの診断基準が提唱されている（表 3-5）．

表3－4　アメリカリウマチ学会による診断基準

1．朝のこわばり	少なくとも1時間以上持続する．
2．3関節以上の関節炎	少なくとも3関節の腫脹または関節液貯留を認める．
3．手の関節炎	手関節，MCP関節，PIP関節の少なくとも1関節の腫脹がある．
4．対称性の関節炎	両側が同時に関節炎である（PIP，MCP，MTP関節は完全に対称でなくてもよい）．
5．リウマトイド結節	骨が突出した部分または関節周囲の伸側にみられる皮下結節を認める．
6．リウマトイド因子陽性	正常対照群が5％以下の陽性率を示す方法で異常値を示す．
7．手のX線所見	手関節または指のX線前後像で典型的な関節リウマチの所見（関節もしくはその周囲にびらんまたは限局性の骨萎縮）を認める．

※4項目以上を満たすものをRAとする．なお1～4は6週間以上持続していること．

表3－5　早期RAの診断基準（日本リウマチ学会）

1．3関節以上の圧痛または他動運動痛
2．2関節以上の腫脹
3．朝のこわばり
4．リウマトイド結節
5．赤沈20mm以上の高値またはCRP陽性
6．リウマトイド因子陽性

以上6項目中，3項目以上を満たすもの

※この診断基準に該当する対象者は詳細に経過を観察し，病態に応じて適切な治療を開始する必要がある．

3－3．検査

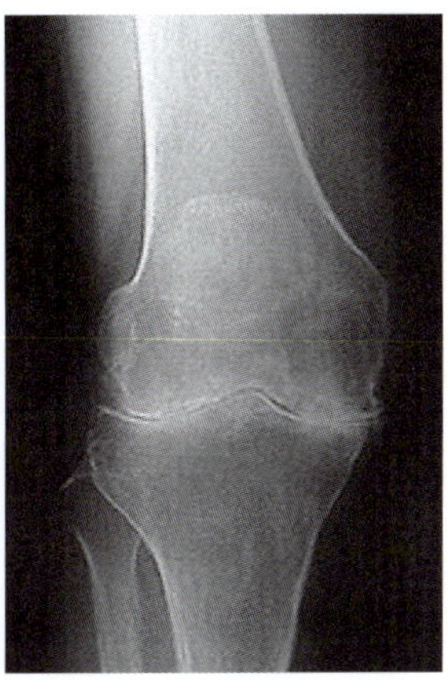

図3－40　関節リウマチの膝X線像

- 血液検査では炎症マーカーである赤血球沈降速度（赤沈）が亢進し，CRP値が上昇する．CRPは赤沈よりも反応が速い．約80％の対象者で自己抗体であるリウマトイド因子が高値となるが，20％は陰性であり，発症初期にはさらに多くの対象者が陰性を示す．また，健常な高齢者でも陽性となることもあるので注意が必要である．そのためリウマトイド因子を検査するだけでは不十分で，疾患特異度の高い抗CCP抗体やMMP-3などの検査が重要である．
- X線検査にて関節近傍の骨萎縮，骨びらん，裂隙の狭小化などを認める（図3-40）．変形性膝関節症にみられる骨の増殖性変化（骨棘）は少ない．関節破壊の分類はLarsenの分類が一般的である（表3-6）．
- MRIではガドリニウムによる造影MRIやSTIR法にて滑膜炎の描出が可能である（図3-41）．

表3－6　Larsen分類

grade 0	正常．
grade Ⅰ	軽度の異常．関節周囲の軟部腫脹，関節周囲の骨粗鬆症，軽度の関節裂隙狭小化のうち1つ以上が存在する．
grade Ⅱ	初期変化．びらんと関節裂隙狭小化．びらんは非荷重関節では必須．
grade Ⅲ	中等度の破壊．びらんと関節裂隙狭小化．びらんは荷重関節でも必須．
grade Ⅳ	高度の破壊．びらんと関節裂隙狭小化．荷重関節では骨変形．
grade Ⅴ	ムチランス変形．関節端が原型をとどめない．

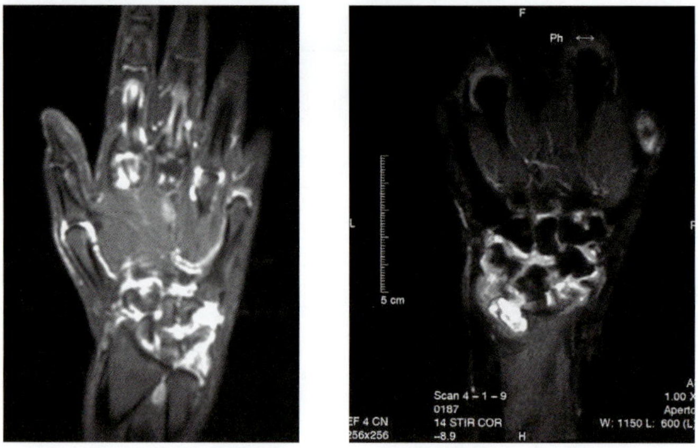

ガドリニウム造影T1脂肪抑制像　　STIR法によるMRI像

図3－41　MRIによる滑膜炎の描出

高信号領域が滑膜炎の所見

3－4．疾患・障害の評価

❏関節リウマチの活動性については複数の評価項目を1つの解析値として表すdisease activity score 28（DAS28）を用いる（図3-42）．

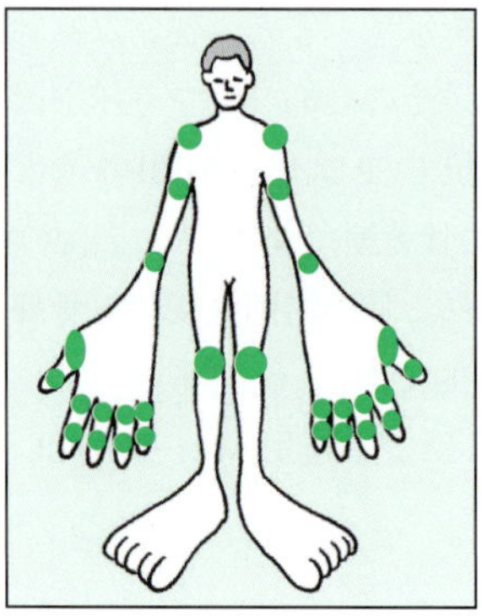

図3－42　DAS（disease activity score）28（http://www.das-score.nl/より）

DAS28計算式：

$$DAS28 = 0.56(\sqrt{t28}) + 0.28(\sqrt{sw28}) + 0.70Ln(ESR) + 0.014VAS$$

t28：圧痛のある関節数
sw28：腫脹のある関節数
ESR：赤沈
VAS：RAの一般状態または全般の自己評価

活動性の目安　低：＜3.2
中：3.2～5.1
高：＞5.1

補足

Ln＝logだよ。

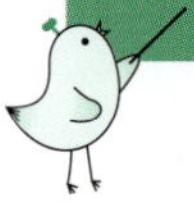

❑関節リウマチの病変進行の程度はSteinbrockerの分類を用いる（表3-7）.

表3－7　Steinbrockerの分類

stage Ⅰ（初期）
1．X線像に骨破壊像はない.
2．骨萎縮はあってもよい.

stage Ⅱ（中期）
1．X線像で軽度の軟骨下骨の破壊，あるいは伴わない骨萎縮がある.
2．関節運動は制限されていてもよいが，関節変形はない.
3．関節周囲の筋萎縮がある.
4．結節および腱鞘炎などの関節外軟部組織の病変はあってもよい.

stage Ⅲ（高度進行期）
1．X線像で軟骨および骨の破壊がある.
2．亜脱臼，尺側偏位，あるいは過伸展のような関節変形がある．線維性または骨性強直を伴わない.
3．強度の筋萎縮がある.
4．結節および腱鞘炎などの関節外軟部組織の病変はあってもよい.

stage Ⅳ（末期）
1．線維性あるいは骨性強直がある.
2．それ以外はstageⅢの基準を満たす.

❑機能障害の分類はアメリカリウマチ学会改訂のclass分類を用いる（表3-8）.

表3－8　関節リウマチの機能分類（アメリカリウマチ学会による改訂基準）

class Ⅰ：通常の日常生活動作は完全に可能（身の回り動作，仕事，趣味・スポーツなど）.

class Ⅱ：日常の身の回り動作や仕事上の動作は可能だが，趣味・スポーツなどの活動は限定される.

class Ⅲ：日常の身の回り動作は可能だが，趣味・スポーツに加え仕事上の動作も限定される.

class Ⅳ：日常の身の回り動作を含め，全ての行動が限定される.

「日常の身の回り動作」とは衣服の着脱，食事，入浴，身づくろい，トイレ動作など.
「趣味・スポーツ」とはレクリエーション，レジャーに関する活動.
「仕事上の動作」とは仕事，学校，家事に関する活動で，年齢や性別に相応する.

3－5．関節リウマチに対する薬物療法

❑薬物療法には，非ステロイド性抗炎症薬（non-steroidal anti-inflammatory drugs：NSAIDs），副腎皮質ステロイド薬，疾患修飾性抗リウマチ薬（disease modifying anti-rheumatic drugs：DMARDs），生物学的製剤が使用される.

1）非ステロイド性抗炎症薬

- ❑痛みの原因となるプロスタグランジンの生合成を抑制する．
- ❑関節破壊の抑制効果はない．
- ❑消化器障害や長期使用による腎障害などの副作用がある．

2）副腎皮質ステロイド薬

- ❑後述する抗リウマチ薬の鎮痛効果が発揮されるには数週間～数か月の期間を要するが，副腎皮質ステロイド薬は即効性がある．
- ❑副作用として易感染性，骨の脆弱化，耐糖能低下，高血圧などがある．

3）疾患修飾性抗リウマチ薬

- ❑DMARDsはリンパ球，関節内を覆う滑膜細胞，骨を破壊する破骨細胞の活性を抑え，炎症の沈静化と関節破壊の進行を抑制するものである．
- ❑副作用は腎障害，肝障害，間質性肺炎などである．

4）生物学的製剤

- ❑インフリキシマブ（商品名レミケード）やエタネルセプト（商品名エンブレル）などは，生物がつくり出すタンパク質などを利用してつくられることから生物学的製剤とよばれる．
- ❑関節リウマチでは，サイトカインのひとつであるTNF α が炎症や関節破壊に深く関与しており，TNF α が細胞表面のTNFレセプターと結合することで炎症反応が引き起こされる．生物学的製剤はこのTNF α を中和したり結合したりしてその働きを抑制し，DMARDsよりはるかに効果的な炎症や関節破壊の抑制作用を発揮する．
- ❑易感染などの副作用がある．

5）膝に対する観血的治療

- ❑既述したように関節リウマチは多関節の障害をきたす疾患であるが，ここでは膝の観血的治療について述べる．

(1) 滑膜切除術（synovectomy）

- ❑関節破壊が進行していないケースに適応がある．
- ❑関節鏡視下に増殖した滑膜を切除する手術である．増殖した滑膜を切除することで炎症を沈静化させる．

(2) 人工膝関節全置換術

- ❑炎症による関節破壊である関節リウマチは，ゆっくり破壊が進行する変形性膝関節症とは異なり，発症後数年のうちに関節破壊が進行する．変形性膝関節症における人工膝関節全置換術の適応年齢は65歳以上であるが，好発年齢が20～50歳である関節リウマチでは若くして人工膝関節全置換術を行うこともある．

❑手術は変形性膝関節症に準ずる.

6）理学療法

❑股関節や足関節および足部の状態を把握しておくことが重要である．また頸椎とくに環軸椎が亜脱臼していることがあり，同部に負担をかけないように注意する必要がある.

調べてみよう！

環軸椎亜脱臼のレントゲン写真の診かたを調べてみよう！

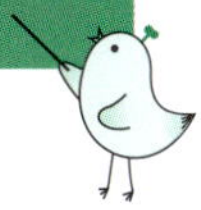

(1) 滑膜切除術

❑術翌日から：

・疼痛に応じて関節可動域運動を行う．術前の可動域が参考となる.

・筋力増強運動を開始する．疼痛があれば SLR から始める．疼痛軽減にともない Closed Kinetic Chain エクササイズへと移行する.

・全荷重歩行が可能である.

❑術後 1 ～ 2 週：

・退院が可能となる.

(2) 人工膝関節全置換術

❑術直後：

・間歇的空気加圧装置にて深部静脈血栓症を予防する.

❑術翌日：

・足趾・足関節の自動運動を行う.

・マッスルセッティングを開始する．疼痛軽減にともない SLR を行わせる．SLR は股関節に負担を強いる動作であり，多関節に障害が起こる関節リウマチでは，SLR で股関節痛を訴えることがある．適宜疼痛の少ない方法で大腿四頭筋運動を行う.

・CPM で関節可動域運動を開始する．CPM がない場合は自動運動あるいは愛護的な他動運動でもよい.

❑術後 2 日：

・疼痛に応じて荷重する．全荷重しても構わない．膝の手術に加え，他の関節障害，廃用症候群の合併，不十分な上肢の支えなどが根底にあり，転倒に対しては十分な注意が必要である．通常，平行棒での歩行から始めるが，手指・手関節に疼痛や変形・拘縮があるときは歩行器歩行の方がよい.

❑術後 1 ～ 2 週：

・CPM の全域を獲得したら愛護的な他動運動を開始する.

・杖歩行が可能となる．上肢機能障害の著しいときはプラットホーム杖を使用する（図 3-43).

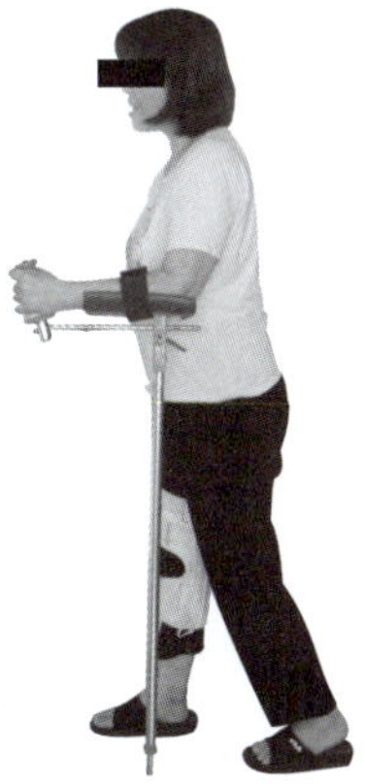

図 3 —43
プラットホーム杖

❑術後2～4週：
・深屈曲が可能な人工関節の場合，さらなる関節可動域拡大を目指してよい．
・階段昇降を練習する．
・退院が可能となる．

4．半月板損傷（meniscus tear）

❑若年者の半月板損傷は，ほとんどがスポーツ外傷もしくは円板状半月（図3-44）によるものである．

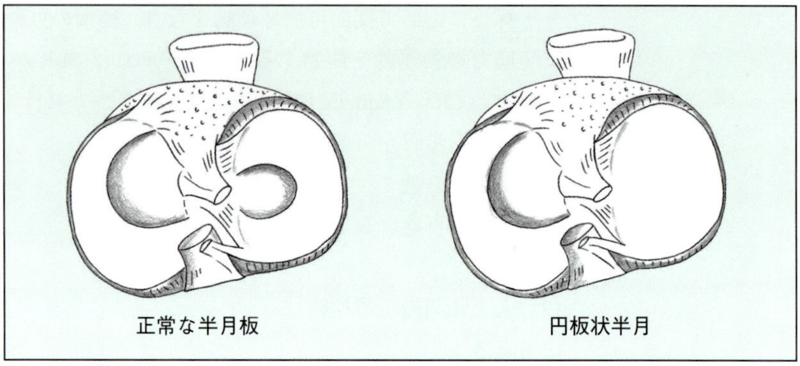

図3－44　円板状半月

❑荷重した状態で膝に回旋力が加わると断裂が生じる．
❑高齢者の変性した半月板や円板状半月においては軽微な力でも損傷する．

4－1．半月板の解剖・機能

❑半月板は①荷重の分散と衝撃吸収，②関節の安定化，③関節の潤滑などの機能を有すると考えられている．
❑半月板の辺縁部1/3～1/4や前・後角には毛細血管が豊富に存在し（図3-45），治癒にとって有利である．無血管野における断裂では治癒する可能性は低い．

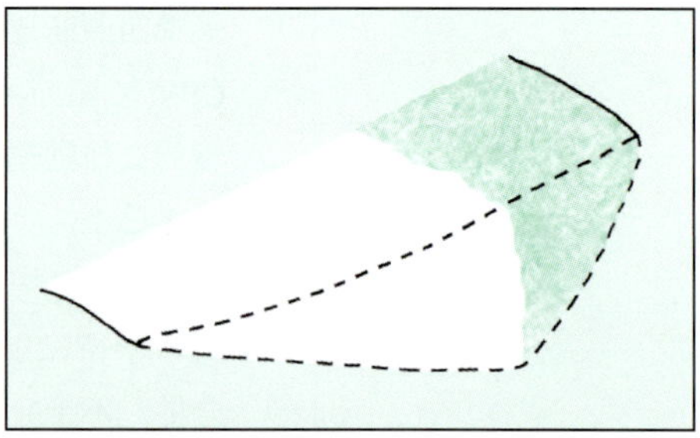

図3－45
半月板の血管野（点線で囲まれた部分は割面）
外縁部（■部分）には血管分布がみられる．

4－2．症状と所見

❑受傷すると関節裂隙に運動痛や圧痛を生じる．また運動時にひっかかり感や弾発音を認めることがある．
❑時に断裂した半月板が嵌頓し，膝伸展が不能となる（locking）．

4－3．半月板の徒手検査

❑McMurray テストや Apley テストを行うが，いずれも感度（断裂ありが陽性になる率）が高くなく，陰性だからといって断裂がないとは限らない．関節裂隙圧痛の有無や MRI による画像所見を確認する必要がある（図 3-46）．

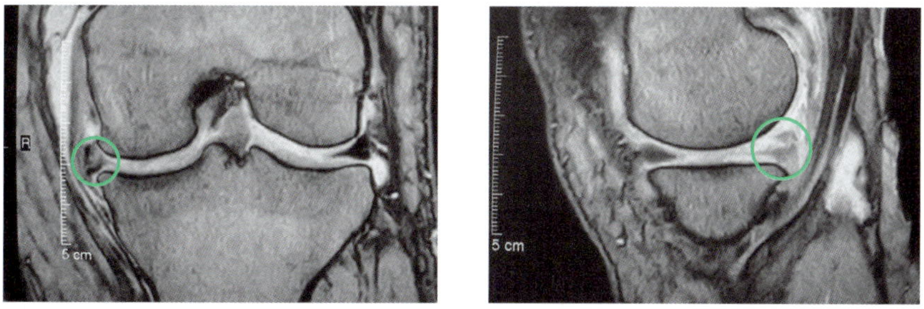

図 3－46　半月板縦断裂の MRI 像

4－4．断裂形態

❑断裂形態には縦断裂，横断裂，水平断裂がある（図 3-47）．

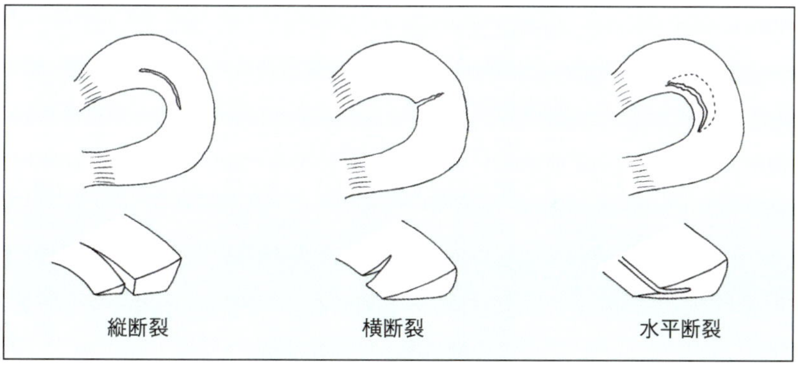

図 3－47　半月板の断裂形態

4－5．半月板損傷とその他の病変

❑スポーツ選手において靱帯が断裂するような力が作用した場合に半月板損傷を合併することがしばしばある．

❑中高年者においては変形性膝関節症にともなって変性断裂を起こすことが多い（逆に半月板損傷によって骨軟骨病変をきたすことも知られている）．

❑半月切除や円板状半月にともない離断性骨軟骨炎を起こすことがある．

4－6．整形外科的治療

1）関節鏡視下半月板縫合術

❑後角を除く血行野で不安定性を有する 1 cm 以上の縦断裂は，関節鏡視下縫合術のよい適応である．

❑前十字靱帯損傷など関節に不安定性を残したままでは治癒しにくい．

- 後角の断裂は手技上困難であるため，ラスピング（やすりによる新鮮化）にとどめるか後述する半月板切除術を行う．

2）関節鏡視下半月板切除術（arthroscopic menicectomy）

- 治癒の可能性が低い変性した半月板や無血管野の断裂では部分的に切除するが，正常部分はできるだけ温存する必要がある．
- 軟骨病変（とくに内側）をともなう場合は臨床成績が劣る．

4－7．理学療法

1）関節鏡視下半月板縫合術

術直後：

・膝伸展位で外固定を施す．

術翌日：

・SLRを開始する．

・松葉杖で免荷歩行を行う．

術後2週：

・外固定を除去し，関節可動域運動を開始する．

術後3～4週：

・部分荷重を開始する．

術後5～6週：

・全荷重が許可される．

・膝に過度の回旋ストレスが加わらないよう注意しながらゆっくりとしたスクワットを行う．

術後3～4か月：

・ジョギングを開始する．半月板が治癒するのに4か月ほど期間を要するため，この間の激しい運動は禁止する．

術後4～6か月：

・スポーツ復帰が可能となる．ACL損傷を合併しているときはそれに準ずる．

2）関節鏡視下半月板切除術

術翌日から：

・疼痛に応じて関節可動域運動を行う．

・筋力増強運動を開始する．疼痛があればSLRから始める．疼痛軽減にともないclosed kinetic chainエクササイズへと移行する．

・全荷重歩行が可能である．

術後1～2週：

・退院が可能となる．

術後1～2か月：

・術後1～2か月間は激しいスポーツ活動を禁止する．早すぎるスポーツ復帰は関節水症を繰り返す原因となる．

5. 膝靭帯損傷

5－1. 膝靭帯の解剖・機能

❑内側側副靭帯（medial collateral ligament : MCL）は内側上顆から起こり，脛骨内側顆に着く（図3-48）．深層線維は垂直方向に走る短い線維である．浅層は近位から遠位に向けて後下方に走る後方線維と，前下方に走る長い前方線維の2本の線維からなる．

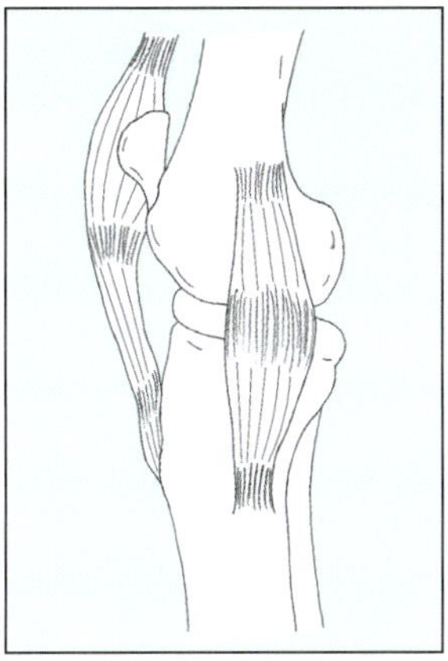

図3－48　膝内側側副靭帯

❑MCLは軽度屈曲位での外反ストレスに対する一次支持機構（最も役割を担う機構）である．

❑外側側副靭帯（lateral collateral ligament : LCL）は膝窩筋腱，膝窩腓骨靭帯とともに脛骨の内反および外旋を制動する一次支持機構で，外側上顆から後下方に走り腓骨頭に付着する．

確認しよう！
ACL、PCLの附着部間距離を三次元的に確認しよう！

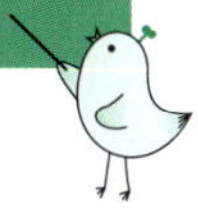

❑前十字靭帯（anterior cruciate ligament：ACL）は大腿骨外側顆内側面から前内方に走り脛骨の前顆間区に付着しており，脛骨の前方変位を制動する一次支持機構である．

❑ACLは2本の線維からなり，前内側線維束（AM線維束）と後外側線維束（PL線維束）に分けられる．脛骨前方引き出し力に対して膝屈曲位ではAM線維束が優位に緊張し，膝伸展位では同等もしくはPL線維束が優位に作用する（図3-49）．伸展位での内外反ストレスは主にAM線維束に緊張が加わる．

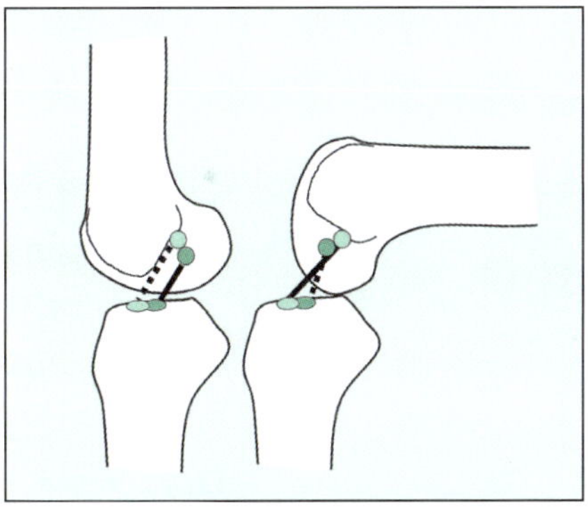

図3－49　膝前十字靭帯の附着部位
●：AM線維束　●：PL線維束
実線が優位に緊張する線維．

❑一方，脛骨回旋ストレスにおいては内旋でPL線維束が，外旋でAM線維束が優位に作用する．ACLの強度と剛性は年齢により異なり，引っぱり強度は600～2160N，剛性は130～242N/mmとされる．

❑後十字靭帯（posterior cruciate ligament：PCL）は後方引き出しストレスに対する一次支持機構であり，大腿骨内側顆の外側面（顆間窩側の壁）から後下方に走り脛骨後顆間区の後方に付着する．伸展位で比較的緩んでいるが，屈曲するにつれて緊張が増す．このことからわかるようにPCLは膝屈曲位で重要な役割を担っている．

❑PCLも2本の線維束，前外側線維束（AL線維束）と後内側線維束（PM線維束）からなっている．

❑AL 線維束は屈曲位で緊張し，PM 線維束は伸展位で緊張する（図 3-50）．太さは ACL の 1.5 ～ 2 倍あり，強度は 1600～2500N，剛性は 200N/mm と報告されている．

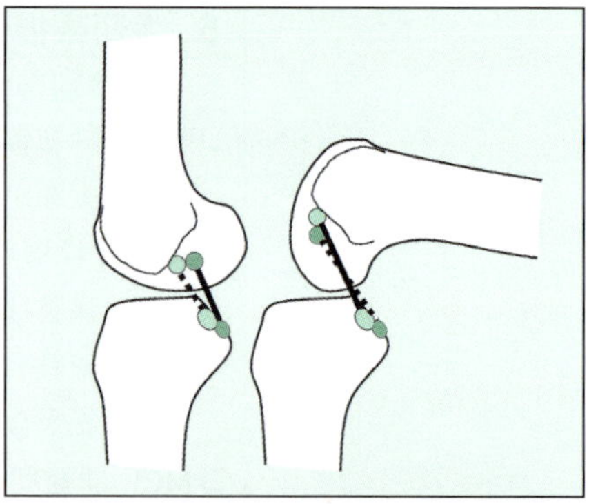

図 3－50　膝後十字靱帯の附着部位
●：AL 線維束　●：PM 線維束
実線が優位に緊張する線維．

5－2．膝靱帯損傷の受傷機転

❑内側側副靱帯損傷はラグビーなどのコンタクトスポーツにおいて外側から外力が加わり，膝に外反力が作用することによって発症する．スキーによる受傷も多い．

調べてみよう！
ACL のその他の受傷機序を調べてみよう！

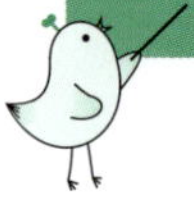

❑ACL 損傷の受傷機転は 2 つに大別できる．1 つはタックルを受けるなどして起こる接触型損傷，もう 1 つは他選手との絡みなしに起こる非接触型損傷である．

❑非接触型損傷ではジャンプ着地，ストップやカッティングなどの動作で起こることが多い．

❑受傷機序に関してはいまだ不明な点が多いが，膝外反下腿外旋位で受傷することが多い．膝外反が起こると ACL が大腿骨外側顆の norch に干渉するためと考えられる（図 3-51）．

❑PCL 損傷のほとんどは交通事故やコンタクトスポーツで起こり，脛骨近位に前方から後方への高エネルギーが加わることによって発生する．

❑高エネルギー外傷のため外側側副靱帯（LCL）や膝窩筋腱，関節包などの後外側支持機構の損傷を合併することもある．この場合，膝の不安定性（脛骨の外旋，後方変位など）はより重度となる．

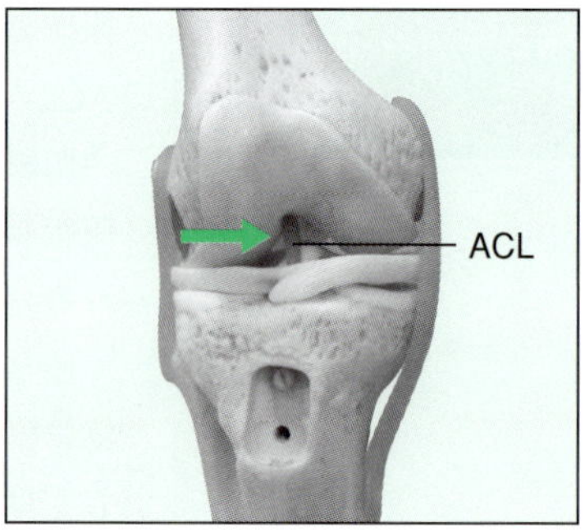

図 3－51　膝外反・外旋によるインピンジメント
➡ の部分で ACL が大腿骨外側顆にインピンジメントする．

5－3．膝靱帯損傷にともなう合併損傷

❑靱帯損傷にともないしばしば半月板損傷を合併する．新鮮 ACL 損傷では外側半月の中後節に，PCL 損傷では内側および外側半月の前節に多くみられる．

❑ときに軟骨損傷もみられる．

5－4．症状

❑ACL，PCL 損傷では，受傷時ブチッという音とともに膝に激痛が生じる．徐々に関節に著しい腫脹が起こり，穿刺すると血腫を認める．

❑陳旧例の場合，ACL 損傷では膝崩れや不安定感を訴えるが，PCL 単独損傷では比較的不安定感の訴えは少ない．

5－5．膝靱帯損傷の徒手検査

確認しよう！
膝靭帯断裂の徒手検査法の手技を確認しよう！

❑MCL 損傷の場合は軽度膝屈曲位での外反ストレステストが，LCL 損傷の場合は内反ストレステストが陽性となる．膝伸展位で動揺性を認める場合は，側副靱帯に加え後方関節包や十字靱帯の損傷を疑う．

❑ACL が断裂すると前方引き出しテスト，Lachman テスト，N テストおよび pivot shift テストが陽性となる．Lachman テストがもっとも感度がよい．

❑PCL 損傷では後方引き出しテストが陽性となり，脛骨後方落ち込み徴候を認める（図 3-52）．後外側支持機構の複合靱帯損傷の場合，external rotation recurvatum テストが陽性となる．

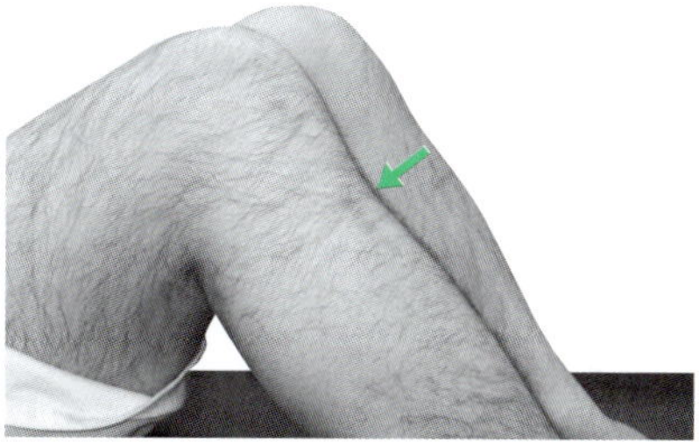

図 3－52　posterior sagging
左足にくらべて右足の脛骨に後方落ち込みがみられる．

5－6．画像診断

❑X 線像は多くの場合正常であるが，ストレス撮影で異常を認める．

❑MRI 検査では断裂靱帯の膨化と輝度変化が認められ（図 3-53），骨挫傷を認めることもある（図 3-54）．

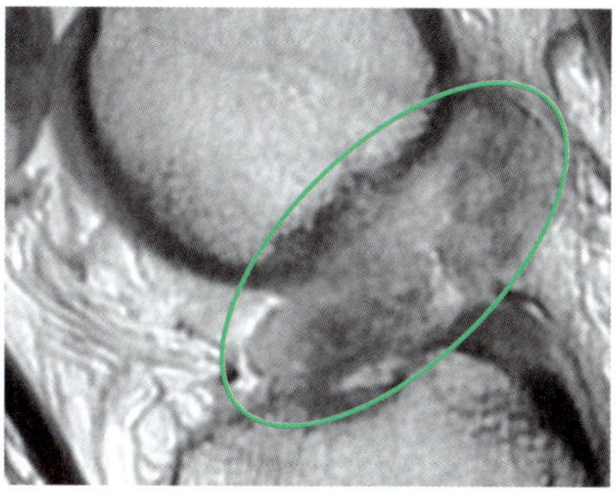

図 3－53　前十字靭帯損傷の MRI 像
ACL が不鮮明で膨化している．

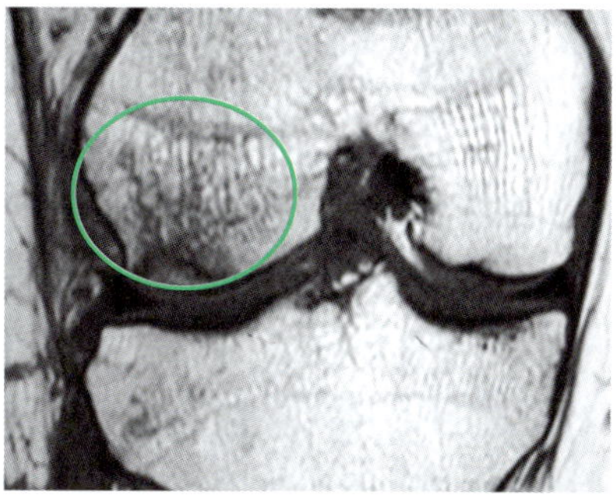

図 3－54　前十字靭帯損傷に伴う骨挫傷
大腿骨顆部にある低信号領域が骨挫傷

5－7．整形外科的治療

❑膝靱帯損傷の治療法には大きく分けて 2 通りある．1 つは保存療法であり，もう 1 つは靱帯再建術である．保存療法はさらに靱帯の治癒を目指すか否かで 2 通りに分けられる．

1）靭帯治癒を目指した保存療法

- ❑旧来，関節内靱帯である ACL および PCL は断裂すると治癒しないとされてきたが，今日では，断裂した靭帯は瘢痕組織によって癒合し得るとの認識に変わってきた．
- ❑受傷後できるだけ早期（受傷から約 2 週間）に装具を装着し，過度の関節動揺が起こらないようにすることで治癒が期待できる．日常生活や軽いスポーツレベルの対象者に対して第一選択とされるべき治療法である．
- ❑MCL 損傷は多くの場合保存療法で良好な結果が得られる．

2）靭帯修復を断念した保存療法

- ❑損傷した靱帯を保護することが目的ではなく，筋機能により関節を安定させることが目的の治療である．
- ❑受傷直後は疼痛や腫脹などの炎症症状の改善に努め，症状の軽快にともなって機能的なトレーニングを始める．
- ❑日常生活レベルや激しいスポーツをしない症例に適応がある．
- ❑PCL 単独損傷ではスポーツ復帰も期待できる．

3）靭帯再建術

- ❑レベルの高いスポーツ活動や日常生活で膝崩れを繰り返す対象者には再建手術が適応となる．
- ❑再建材料には自家腱，同種腱，人工靱帯などがあるが，自家腱による再建術がほとんどである．自家腱には半腱様筋腱（および薄筋腱）と膝蓋腱がよく用いられる．
- ❑膝十字靱帯の再建術においては，従来 isometric point（膝を屈伸しても大腿骨と脛骨の骨孔の距離がほとんど変わらない点）に骨孔を作製するシングルルートで再建術がなされてきた．最近では 2 つの線維束をそれぞれ再建する bi-socket（大腿骨側の骨孔が 2 つ）や 2 ルート再建術（大腿骨，脛骨側ともに骨孔が 2 つ）などの解剖学的靱帯再建術もなされている．

5－8．理学療法評価

1）受傷機転の確認

- ❑受傷したときの状況（場面や受傷肢位）を確認することは再断裂および対側損傷の予防の観点から重要である．

2）アライメント評価

- ❑MCL や ACL は膝を外反強制することによって損傷することが多い．回内足や X 脚があると，諸動作において足部に対し膝が内側に入る knee-in toe-out（図 3-86 参照，p251）となりやすく，これらの靱帯を危険にさらす．

3）疼痛評価

❑受傷早期は靱帯の損傷による運動時痛が顕著である．また半月損傷を合併していると同部に疼痛を認める．膝蓋腱による再建術では膝前方痛を訴えることがある．

4）関節可動域測定

❑受傷後あるいは術後早期は疼痛のため関節可動域が制限される．可動域制限が長期化すると拘縮を起こすことがある．術前ではときに損傷半月の嵌頓（locking）のため伸展不能となっていることがある．

5）筋力評価

❑健側および患側の大腿四頭筋，ハムストリングスの筋力を測定する．筋力はスポーツにおけるパフォーマンスと密接な関係があるため，スポーツ選手にとってこの評価はとくに重要である．できれば等速筋力測定機器などの客観的かつ定量的な方法がよい．

6）下肢周径計測

❑ACL，PCL 損傷受傷後は関節血症のため関節周囲の周径が増大する．また陳旧例では大腿四頭筋に萎縮がみられ，大腿部の周径が減少する．

7）動作分析

❑ knee-in toe-out（膝外反，脛骨外旋）の状態では膝が外反外旋位となる．この肢位では MCL や ACL に負担がかかる．スクワットやストップ動作などの諸動作において knee-in toe-out となっていないか確認する．

❑このような肢位になる原因としては，既述したアライメント，股関節外転筋力の不足，大腿骨頭の前捻角増大，悪習慣などが考えられる．

挙げてみよう！

knee-in toe-outとなりやすいアライメントとは？

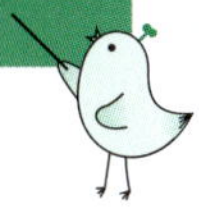

5－9．前十字靭帯損傷（anterior cruciate ligament injury）

1）理学療法

❑ACL 損傷の治療法には保存療法と再建手術がある．ここでは治癒を目指した保存療法と再建手術に対する理学療法について述べる．

（1）治癒を目指した保存療法

❑**受傷後数日：**

・制動力の高い装具を装着し，足趾・足関節の自動運動，神経筋協調運動などを開始する．

・装具装着後，関節可動域運動を開始する．靱帯の良好な線維配列を獲得するためには，関節を固定することなく適度なストレスを与えてやることが重要である．

説明できる？
膝蓋腱の走行と脛骨の剪断力を力学的に説明できる？

・全荷重が許可されるが疼痛があれば松葉杖を使用する．
・筋力増強運動を行う．SLR や膝伸展位は行わない．膝屈曲 60° より伸展位では，膝蓋腱の走行が脛骨長軸に対し前傾するため，大腿四頭筋の張力は脛骨前方剪断力を生む（図 3-55）．
・大腿四頭筋とハムストリングスの同時収縮が得られる Closed Kinetic Chain エクササイズの方が安全である．

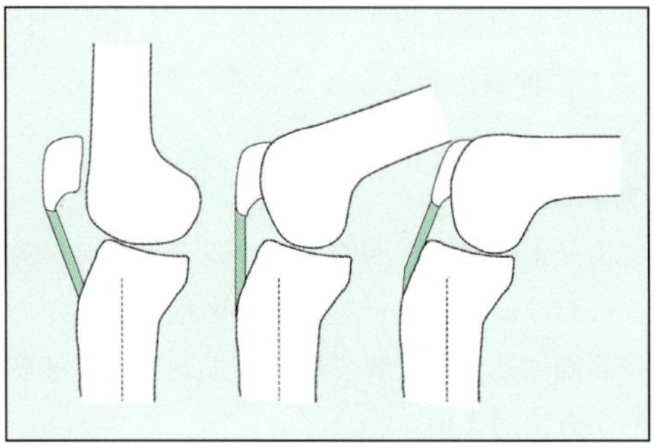

図 3 ―55
膝屈曲角度と膝蓋腱の走行

❑受傷後 3 か月：
・治癒の可否に関わらず装具を除去する．
・治癒しなかった例は“治癒を断念した保存療法”を行う．靱帯の連続性が得られた場合は再断裂に注意しながら筋力増強運動を継続する．

❑受傷後 4 か月：
・膝伸展位による大腿四頭筋運動を行う．

❑受傷後 5 か月：
・ジョギングを開始する．

❑受傷後 1 年：
・スポーツ復帰が可能となる．

(2) ACL 再建術

❑術翌日：
・足趾・足関節の自動運動，膝周囲筋の等尺性収縮を開始する．SLR は大腿四頭筋の単独収縮となるため小さな負荷で行う．

❑術後 2 日目：
・ACL 装具を装着し関節可動域運動を開始する．装具装着においては膝継手が生理的膝屈伸軸より遠位にならないようにする（図 3-56）．
・部分荷重が許可される．疼痛軽減にともなって荷重量を増やす．早期に全荷重してよい．
・クオータースクワットを開始する．
・ハムストリングスの筋力増強運動とともに，膝周囲筋以外の筋力トレーニングも積極的に行う．

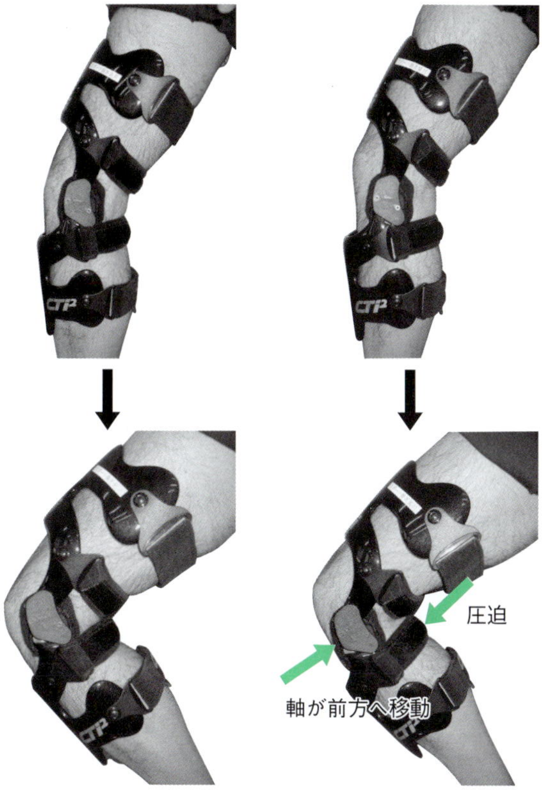

図３－56　装具のずれによる悪影響

装具が下がると膝屈曲によって脛骨近位後方のストラップが緊張し，脛骨を前方に押してしまう．

❑術後２週：

・クオータースクワットからハーフスクワットへと負荷を増していく．
・脛骨の近位と遠位にチューブをかけ膝伸展位を行う（図3-57）．
・退院が可能となる．

❑術後３～４週：

・エアロバイクを開始する．

❑術後２～４か月：

・レッグランジ（図3-58）やジョギングを開始する．

❑術後３～５か月：

・ジャンプトレーニング，ストップ動作やカッティング動作の練習を行う．いきなり全力で行わず，徐々に慣らしていく．膝屈曲位での着地動作を心がける．
・術後５～６か月での全力疾走に向け，徐々にランニングのスピードを上げていく．

❑術後８～10か月：

・スポーツ復帰が可能となる．早すぎる競技復帰は危険である．

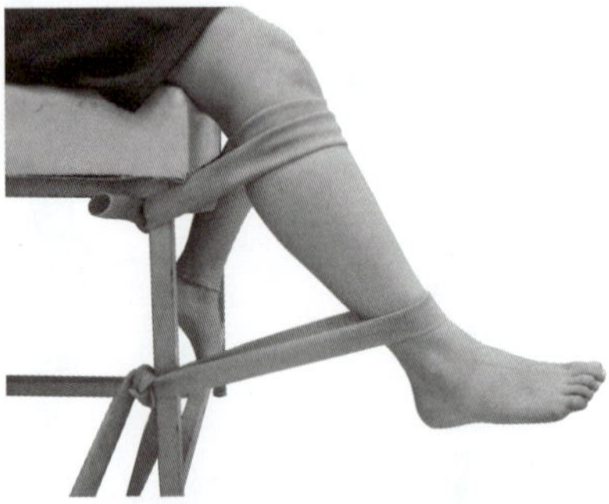
図３−57　２重チューブによる膝伸展位

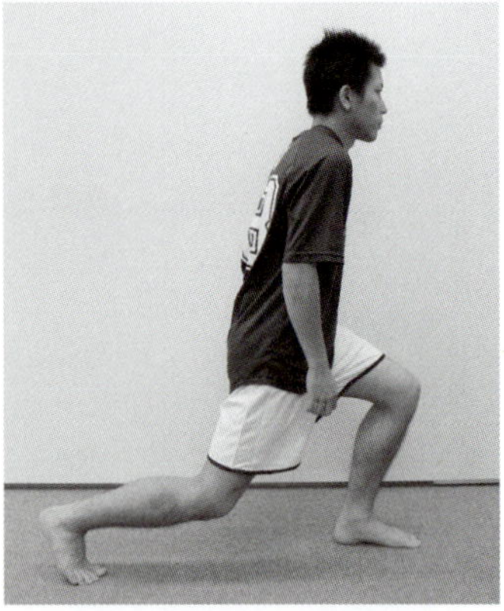
図３−58　レッグランジ

5−10. 後十字靭帯損傷（posterior cruciate ligament injury）

1）理学療法

❑後十字靭帯損傷の治療の第一選択は保存療法である．断裂したPCLの靭帯治癒成績は決してよいとはいえない．ここでは，治癒を断念した保存療法と靭帯再建手術に対する理学療法について述べる．

(1) 治癒を断念した保存療法

❑**受傷当日：**

・局所の安静を目的としてシーネ固定を施す．

・RICE処置を行い，疼痛と腫脹の沈静化を図る．

※RICEとは安静（Rest），冷却（Icing），圧迫（Compression），挙上（Elevation）のことである．

❑**受傷後数日：**

・疼痛の許す範囲内で荷重歩行を行う．

❑**受傷後数日〜１週：**

・シーネを除去する．

・疼痛に応じて関節可動域運動，大腿四頭筋を中心とした筋力増強運動，神経筋協調運動などを開始する．

❑**受傷後数週：**

・状態に合わせて適宜スポーツ活動が許可される．

(2) PCL再建術

❑ACL再建術に対するリハビリテーションクリティカルパスはある程度確立されているが，PCL再建術については現時点において確立されたものはない．今後変遷がみられると思われる．

❑**術直後：**

・膝伸展位でギプスシーネを装着する．

❑術翌日：

・足趾・足関節の自動運動，SLR を開始する．

・ハムストリングスの運動は行わない．PCL 再建術の成績は ACL 再建術に比べ安定しておらず，術後に緩みをきたすことも少なくない．ハムストリングスは脛骨の後方剪断力を発生させるため，術後数か月間は同筋の積極的な筋力運動を控えた方がよい．

❑術後 2 日目：

・松葉杖免荷歩行を行う．

❑術後 1 ～ 2 週：

・関節可動域運動を開始する．膝を屈曲すると PCL の張力は増加するため，PCL 再建術後の関節可動域運動においては ACL 再建術に比べ慎重さが要求される．術後 1 か月までは屈曲 90° 程度に制限した方がよい．屈曲するときは脛骨に前方剪断力を加えながら屈曲する（図 3-59）．

・部分荷重が許可される．

考えてみよう！

PCL 損傷に対して安全におこなえる可動域運動方法を考えてみよう！

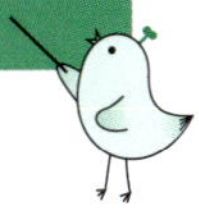

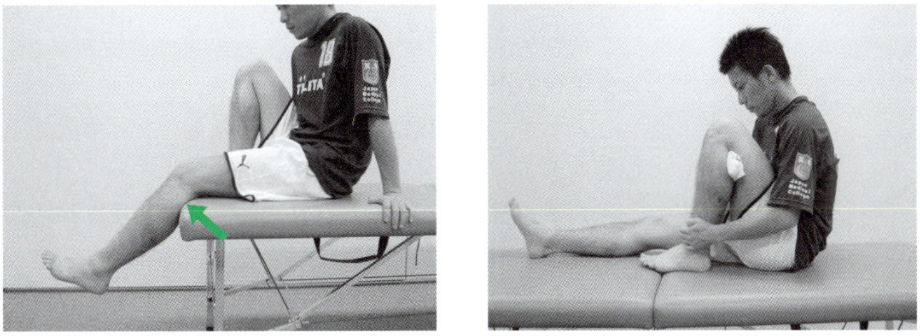

a　　　　　　b

図 3 －59　PCL 損傷に対する可動域運動

a：術後早期の可動域運動．下腿近位にベッドの端をあてがい力を抜いていく．
b：深屈曲での可動域運動．膝窩部にタオルや腕を挟み屈曲する．

❑術後 2 ～ 4 週：

・全荷重が許可される．

❑術後 4 ～ 8 週：

・術後 8 週で 120° を目標に関節可動域運動を行う．

・膝屈曲は 90° までとする．

❑術後 3 ～ 4 か月：

・関節可動域の拡大に努める（図 3-59）．

・自転車エルゴメータを開始する．

・ジョギングを開始する．

❑術後 9 ～12か月：

・スポーツ復帰が許可される．

5－11. 内側側副靭帯損傷（medial collateral ligament injury）

1）理学療法

❏内側側副靭帯損傷は保存療法が第一選択となる．ここでは，靭帯治癒を目指した保存療法と靭帯再建術に対する理学療法について述べる．

（1）保存療法

❏靭帯の一部を損傷するが不安定性がない第 1 度損傷と，軽度の不安定性を認める第 2 度損傷が適応である．完全断裂の第 3 度損傷であっても，単独損傷であれば保存療法でよい．

調べてみよう！

RICE 処置とはどんなものか調べてみよう！

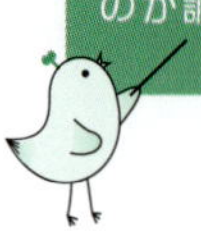

❏**受傷当日：**

・急性症状に対して RICE 処置を行う．

・第 3 度損傷では軽度膝屈曲位で外固定をすることもある．

❏**受傷後数日：**

・関節可動域運動や筋力増強運動を開始する．可及的早期に全荷重も許される．第 1 度損傷では装具装着の必要はないが，第 2，3 度損傷では膝サポーターあるいは硬性装具を装着する．第 3 度損傷では関節可動域運動および荷重を遅らせることもある．

❏**受傷後数週：**

・スポーツ活動復帰に向けてジョギングなどを開始する．

❏**受傷後 1 ～ 3 か月：**

・スポーツ復帰に関してはスポーツ種目や損傷程度により異なるが，おおよそ第 1 度損傷で数週～ 1 か月，第 2 度損傷で 1 ～ 2 か月，第 3 度損傷で 2 ～ 3 か月が目安である．

（2）MCL 再建術

❏MCL 損傷では，ほとんどの場合保存療法で良好な治療成績を獲得できるが，不安定性が残存した陳旧例で，スポーツ活動に支障をきたす場合は再建手術が行われることもある．

❏**術当日：**

・膝軽度屈曲位で大腿から足部までシーネまたはギプスで固定する．

❏**術翌日：**

・膝周囲筋の等尺性運動を開始する．

❏**術後 3 週：**

・固定を除去し，関節可動域運動を開始する．

❏**術後 4 週：**

・部分荷重を開始する．

❏**術後 6 週：**

・全荷重が許可される．

❏**術後 3 か月：**

・スポーツ復帰が許可される．

6. 膝蓋大腿関節障害（patello-femoral joint disorder）

6－1. 膝蓋大腿関節のバイオメカニクス

- 膝蓋骨は大腿四頭筋に発生した人体において最大の種子骨であり，大腿四頭筋の力を脛骨に伝える働きをもつ.
- 大腿四頭筋の張力と膝蓋腱の張力により膝蓋大腿関節には圧縮応力が作用する（図 3-60）.
- 大腿四頭筋および膝蓋腱の張力が一定であっても，そのなす角が鋭角になる（膝を屈曲する）につれて，力学的には膝蓋骨が大腿骨に及ぼす力は増すことになるが，膝屈曲 90° を超えると大腿四頭筋腱と大腿骨が接触するため，接触圧がもっとも高くなるのは膝屈曲 90° 付近である（図 3-61）.

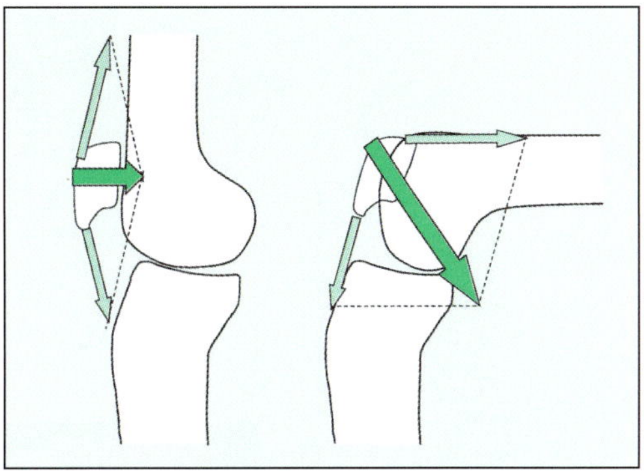

図 3－60　大腿四頭筋の張力と膝蓋大腿関節の応力

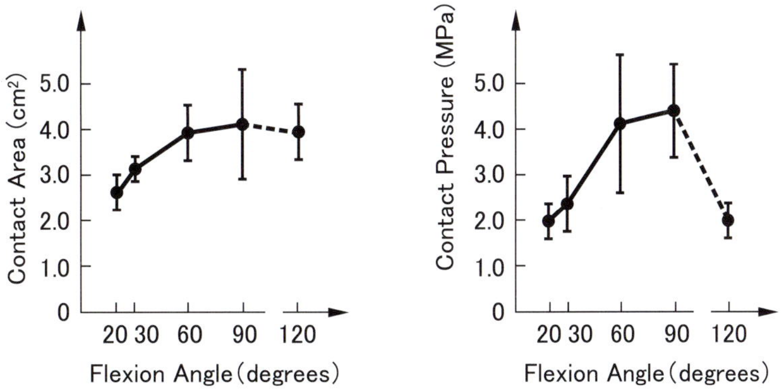

図 3－61　膝屈曲角度と膝蓋大腿関節の接触圧
（文献29より引用）

- 膝伸展位において膝蓋大腿関節は接触しておらず，屈曲 10～20° で接触を開始する．まず膝蓋骨遠位と大腿骨近位が接触するようになり，さらに屈曲すると接触部位は膝蓋骨では近位方向に，大腿骨では遠位方向に移動する．90° を超えると膝蓋骨が顆間窩のところへくるため膝蓋骨の中心部分は接触せず，内外側に分かれて 2 か所で接する（図 3-62）.
- Q 角（quadriceps femoris muscle angle）は，膝蓋骨の中心と上前腸骨棘，膝蓋骨中心と脛骨粗面のなす角で，大腿四頭筋の作用方向を表す（図 3-63）．Q 角により膝蓋骨には外側へのベクトルが生じ，膝蓋骨を外側へ向かわせる.

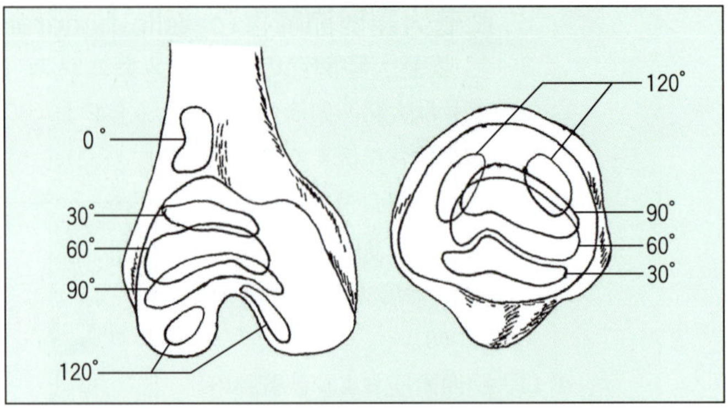

図 3 －62　膝屈曲角度と膝蓋大腿関節接触部位
（文献30より引用）

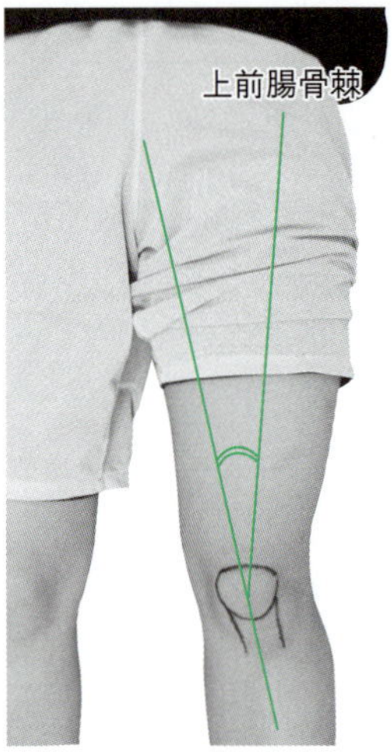

書いてみよう！
大腿四頭筋と膝蓋腱のベクトルを図 3-63 に書き入れ，2つのベクトルを合成してみよう！

図 3 －63　Quadriceps femoris muscle angle
膝蓋骨中心と上前腸骨棘を結ぶ線と膝蓋骨中心と脛骨粗面とを結ぶ線のなす角を Q 角といい，大腿四頭筋の作用方向を表す．

- 外側ベクトルを制動するための静的要素が外側関節面，内側膝蓋大腿靱帯および膝蓋支帯であり，動的要素が内側広筋である．
- screw home movement により脛骨が膝屈曲とともに内旋するため Q 角は減少する．

6－2．膝蓋骨脱臼・亜脱臼（patellar dislocation and subluxation）

- 膝蓋骨が大腿骨の膝蓋面に対し側方へ偏位した状態を膝蓋骨亜脱臼といい，関節面の接触が完全に失われた状態を膝蓋骨脱臼という（図 3-64）．膝蓋骨が外側へ偏位することが多い．
- 膝蓋骨脱臼は膝蓋骨が常に脱臼している恒久性脱臼，一定の肢位で脱臼する習慣性脱臼，外力が加わることによって起こる外傷性脱臼，普段は脱臼してないが軽微な力で脱臼を繰り返す反復性脱臼に分類される．ここでは主に反復性脱臼について述べる．

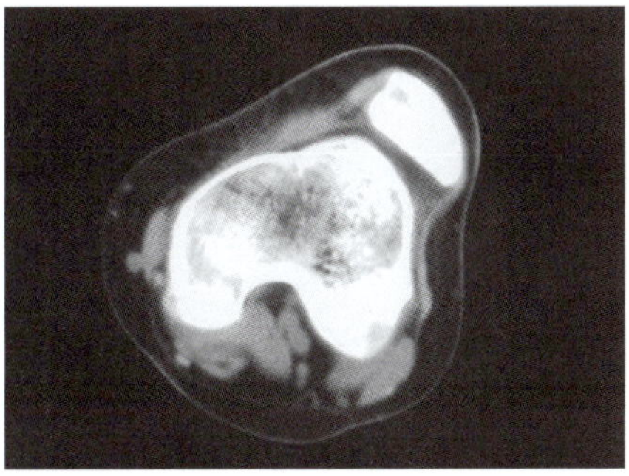

図 3 −64 膝蓋骨脱臼の CT 像

1) 症状および所見

❑多くの場合，来院時に膝蓋骨は自然整復されている．

❑関節内血腫や膝蓋骨内側縁の腫脹，圧痛などを認める．

❑膝蓋骨が整復されるときに膝蓋骨内側関節面と大腿骨外側顆が衝突し，しばしば同部に骨軟骨骨折がみられる．

❑knee-in toe-out は Q 角を増大させる．このような肢位をとりやすい形態異常として大腿骨頭前捻増大，外反・扁平足などが考えられる．大腿骨頭過前捻があると股関節内旋可動域の増大と外旋可動域の減少がみられる（図 3-65）．

確認しよう！
大腿骨頭前捻と股関節回旋可動域の関係を骨標本で確認しよう！

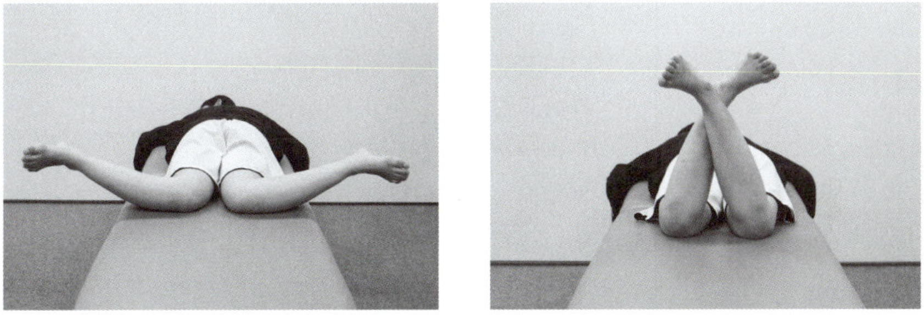

図 3 −65 大腿骨頭前捻と股関節の回旋可動域

大腿骨頭の過前捻があると股関節内旋可動域が増大し，逆に外旋可動域が減少する．

2) 検査

❑しばしば apprehension テストが陽性となる．

❑X 線検査では，軸射像により膝蓋骨の形態，sulcus angle，tilting angle，congruence angle，lateral shift を評価する．側面像から Insall-Salvati 法を用いて膝蓋骨の高位を評価する（図 3-66）．

❑必要に応じて CT や MRI 検査が行われる．

確認しよう！
apprehension テストとは？

3) 理学療法

(1) 保存療法

❑初回脱臼に対し保存療法を行った場合の再脱臼率は 15〜44% とされるが，半数以上は再脱臼しないという考えから保存療法が選択されることも多い．

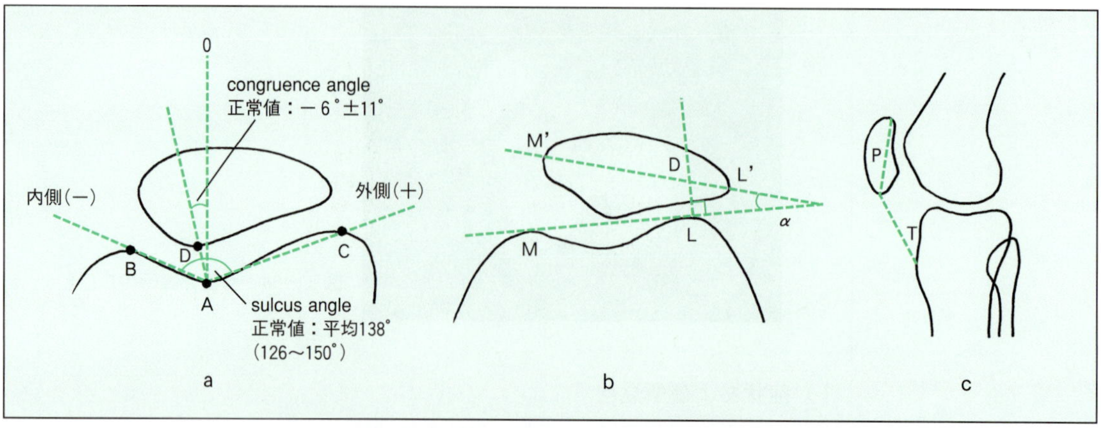

図3－66　膝蓋骨脱臼・亜脱臼のX線計測法

a．sulcus angle：大腿骨内側顆と外側顆の最上点（B，C）と顆間窩の最下点（A）を結んだ線のなす角．
congruence angle：sulcus angle の2等分線（OA）と膝蓋骨最下点（D）とAを結んだ線DAのなす角．
（文献31より引用）

b．tilting angle（α）：膝蓋骨の内外両関節面を結ぶ線（L'M'）と大腿骨内側顆と外側顆の頂点を結ぶ線（ML）とのなす角．
lateral shift：DL'/L'M'×100（%）．膝蓋骨の外側偏位の指標で，外側顆LからMLに垂線を引き，L'M'との交点をDとする．
（文献32より引用）

c．Insall-Salvati比：膝蓋骨長（P）と膝蓋腱の長さ（T）の比（P/T）．1.2以上で膝蓋骨高位，0.8以下で膝蓋骨低位とする．
（Insall et al：Radiology 101：101-104, 1971より引用）

❑診断後：

・パテラブレースを装着する．
・外側膝蓋支帯を介して膝蓋骨を外側へ牽引する腸脛靱帯に短縮があればストレッチを実施する（図3-67）．
・足関節の背屈制限があるとスクワット動作においてknee-in toe-outとなりやすい．背屈制限の改善を目的に関節可動域運動を行う．
・股関節外転・外旋筋の筋力低下はknee-in toe-outとなる原因である．これらの筋力を強化する必要がある．
・足部の過回内を防止するため下腿三頭筋，後脛骨筋や足趾の運動を行う．
・動的制動要素である内側広筋を強化する．筋電バイオフィードバックや筋電気刺激装置を用いると効果的である．
・knee-in toe-outにならないよう動作指導を行う．場合によっては足底板（アーチサポートなど）により矯正する．

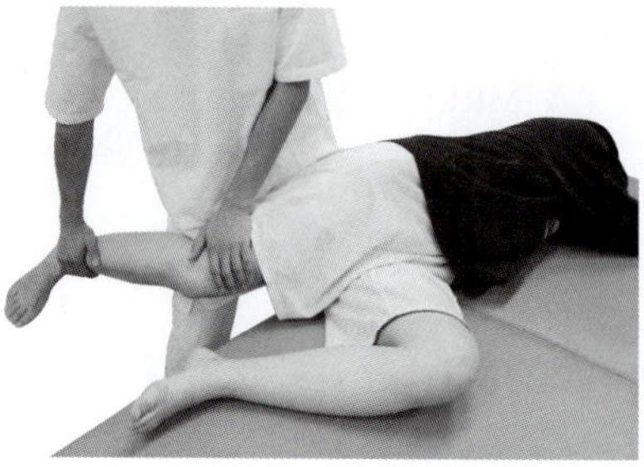

図3－67　腸脛靱帯のストレッチ
軽度股伸展，軽度膝屈曲位で股関節を内転する．

(2) proximal realignment 法

❑反復性膝蓋骨脱臼で Q 角が正常範囲内（20° 未満）であれば proximal realignment 法の適応である．内側広筋前進術，内側膝蓋支帯縫縮術，外側膝蓋支帯解離術，内側膝蓋大腿靭帯再建術（MPFL 再建術）などを必要に応じて組み合わせて行う．

❑術翌日：
- SLR による大腿四頭筋運動を開始する．
- 術中確認した安全な範囲で CPM を開始する．

❑術後数日：
- 部分荷重を開始する．術後早期は大腿四頭筋の筋力が低下しているので転倒に注意する．

❑術後 2 〜 4 週：
- 全荷重が許可される．
- 階段昇降を練習する．

❑術後 2 〜 3 か月：
- 積極的に大腿四頭筋を強化する．
- ジョギングを開始する．

❑術後 4 〜 6 か月：
- 筋力の回復状態によりスポーツ復帰が許可される．

(3) distal realignment 法

❑反復性膝蓋骨脱臼で Q 角が 20° ないし 25° 以上の症例や proximal realignment 法で再脱臼を繰り返す例では，proximal realignment に加えて脛骨粗面前内方移行術が行われる．

❑術翌日：
- SLR による大腿四頭筋運動や CPM による関節可動域運動を開始する．

❑術後 3 週：
- 部分荷重を開始する．

❑術後 4 週：
- 全荷重が許可される．

❑術後 6 〜 8 週：
- 階段昇降を練習する．

❑術後 2 〜 3 か月：
- この時期になると骨癒合が得られる．積極的に大腿四頭筋運動を行ってよい．

6－3．タナ障害（plica syndrome）

❑膝蓋上嚢の内側壁から膝蓋骨内側縁を通り膝蓋下脂肪体に付着する膝蓋内側滑膜ヒダはタナとよばれ，日本人の約半数の人に存在する．タナがあるからといって必ずしも症状を起こすわけではない．

❑膝の屈伸において肥厚したタナが膝蓋骨と大腿骨内側顆に挟まれると，ひっかかり感や違和感が出現する．
❑榊原の分類で大腿骨内側顆を覆うC型やD型に多くみられる．

1）理学療法

❑保存療法に抵抗するケースでは関節鏡視下にタナを切除する．

(1) 関節鏡視下切除術

❑術翌日から：
・疼痛に応じて可動域運動を行う．
・筋力増強運動を開始する．痛みがあればSLRから始める．疼痛軽減にともないClosed Kinetic Chainエクササイズへと移行する．
・全荷重歩行が可能である．

❑術後1～2週：
・退院が可能となる．

7．膝離断性骨軟骨炎（osteochondritis dissecans of the knee）

❑10歳代の男子スポーツ選手に多く，軟骨下骨に離断が生じ，骨軟骨片が遊離する疾患である．
❑大腿骨内側顆に起こることが多い．
❑外側顆においては円板状半月切除後に多くみられる．
❑繰り返しの小外力が原因と考えられている．
❑成熟した関節に比べて骨端線閉鎖前の幼弱な関節では，関節軟骨の強度は勝るが，骨－軟骨接合部や軟骨下骨の強度は劣る．このため関節に剪断力がかかると軟骨は損傷せず，骨－軟骨接合部や軟骨下骨に損傷が生じやすい．

7－1．症状

❑運動時の疼痛や運動後の鈍痛を訴える．
❑骨軟骨片が遊離し，関節内に嵌入すると膝の屈伸ができなくなる．

7－2．検査

❑X線検査では，正面像，側面像に加え顆間窩撮影を行う（図3-68）．
❑剥離した骨が少ない場合はX線検査でははっきりせず，MRI検査が行われる（図3-69）．

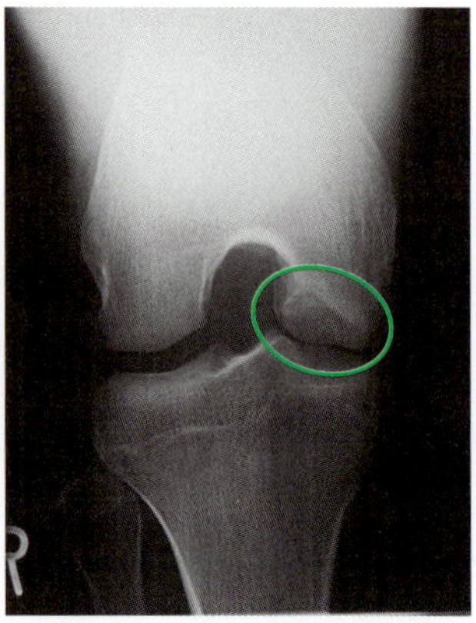

図3－68　離断性骨軟骨炎のX線顆間窩撮影

調べてみよう！
顆間窩撮影とはどんなものだろう？

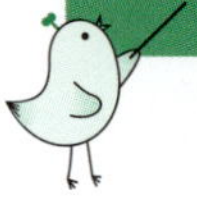

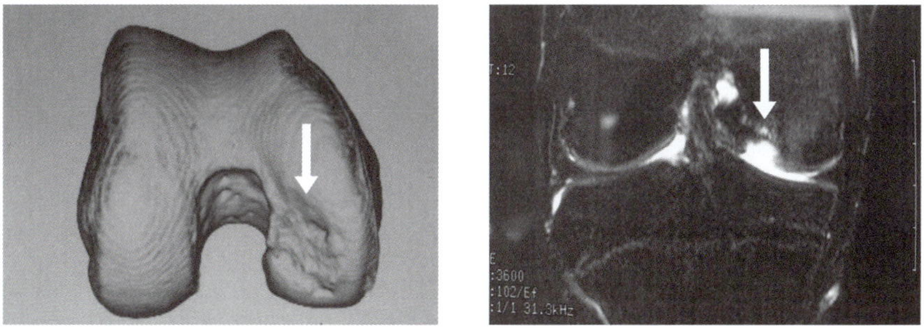

3DCT画像　　MRIT2強調画像

図3－69　離断性骨軟骨炎のCT，MRI像
白矢印が骨軟骨欠損部

7－3．整形外科的治療

1）保存療法

- ❑骨端線閉鎖前で骨軟骨片が安定していれば，数か月間患肢を免荷するなどの荷重制限により治癒が期待できる．

2）ドリリング（drilling）

- ❑保存療法より治療期間が短縮でき，より確実な治療法である．
- ❑Kirschner 鋼線で 1 cm^2 あたり 10 か所程穴をあけ出血させる．線維軟骨による修復が起こり骨軟骨片は安定する．

3）整復内固定術（In situ fixation）

- ❑骨軟骨片が不安定なら骨釘や吸収性ピンで固定する．
- ❑骨釘は脛骨粗面周辺から採取する．

4）自家骨軟骨柱移植（mosaicplasty）

- ❑骨軟骨片が完全に遊離した場合は自家骨軟骨柱移植術が行われる．
- ❑ 1 ～ 4 cm 程度の大きさの骨軟骨障害が適応となる．
- ❑大腿骨膝蓋関節面辺縁の非荷重部から円柱状の骨軟骨片を複数採取し，骨軟骨欠損部に移植する（図 3-70）．

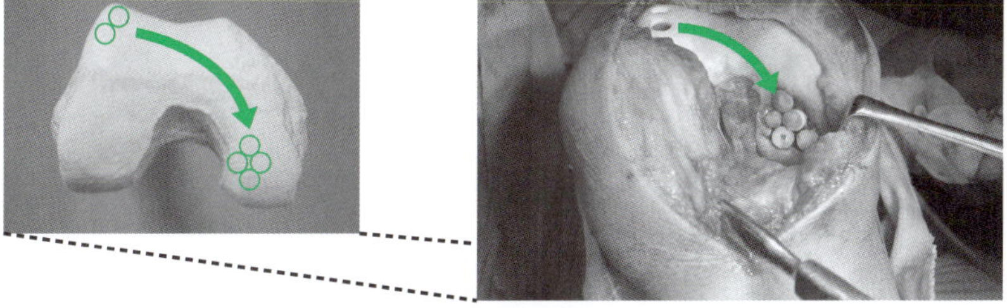

図3－70　離断性骨軟骨炎に対する骨軟骨柱移植

7－4．理学療法

❑骨軟骨片がある程度の力学的強度を有するまで 2 ～ 3 か月を要する．それまで同部に負担がかからないよう留意する必要がある．

❑術翌日：

・足趾・足関節運動，関節可動域運動，SLR 運動などを開始する．

❑術後 2 ～ 6 週：

・傷害部位が大腿骨顆部後方であれば膝伸展位で早期に部分荷重を開始できる（膝伸展位では接しないため）．荷重部の傷害ではその大きさにより荷重時期を決定するが，おおむね 4 ～ 6 週で部分荷重を開始する．

❑術後 8 ～10週：

・全荷重が許可される．

❑術後 3 か月：

・スクワットなどの CKC エクササイズを開始する．

❑術後 6 ～12か月：

・スポーツ復帰が可能となる．

8．オスグッドシュラッター病（Osgood-Schlatter disease）

❑10 ～ 15 歳に好発する発育期のスポーツ障害として代表的な疾患である．

❑脛骨粗面周囲に限局した疼痛を訴え，腫脹，熱感を認める．

❑原因としては overuse やアライメント異常，大腿四頭筋の短縮などが考えられる．

8－1．検査

❑脛骨の軽度内旋位での X 線側面像で診断が可能である（図 3-71）．

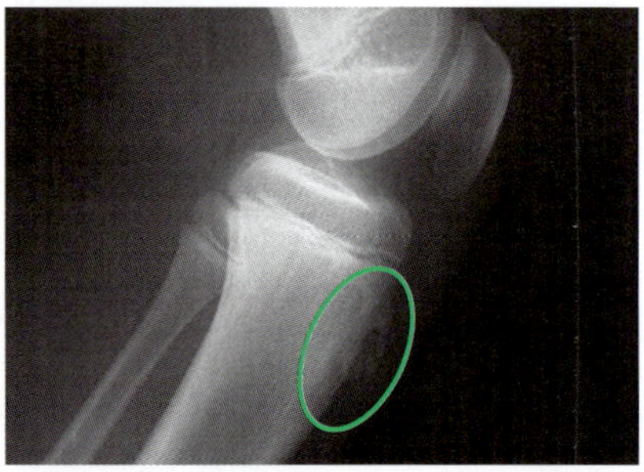

図 3－71　オスグッドシュラッター病の X 線像

8－2．理学療法評価

❑スポーツは何をやっているか，練習量はどのくらいかなどチェックする．バレーボールやバスケットボールなどのジャンプ動作を繰り返す競技は比較的発症する可能性が高い．また練習量も影響すると考えられる．

❑下肢のアライメントを評価する．外反膝，脛骨外旋，Q 角の増大などのアライメント異常が多くみられる．

❑筋の柔軟性を評価する．この年齢層では身長の急激な変化が起こり，骨成長に筋腱の成長が追いつかないため，相対的に筋が短縮傾向となり，柔軟性が欠如する．大腿四頭筋の柔軟性が低下すると膝蓋腱による脛骨粗面の牽引力が増加し，力学的に脆弱な骨－軟骨境界部が障害される．

8－3．理学療法の実際

❑まずは激しいスポーツ活動を中止し，痛みの出現しないレベルまで運動強度と運動量を減らす必要がある．

❑症状が強い場合はオスグッドバンドを装着する．

❑回内足や外反膝などのアライメント異常があれば足底板などで矯正する．

❑大腿四頭筋をストレッチし，伸張性を高める（図 3-72）．また足関節に背屈制限があるとスクワット動作において後方重心となり，大腿四頭筋の張力が増す．下腿三頭筋のストレッチも重要である．

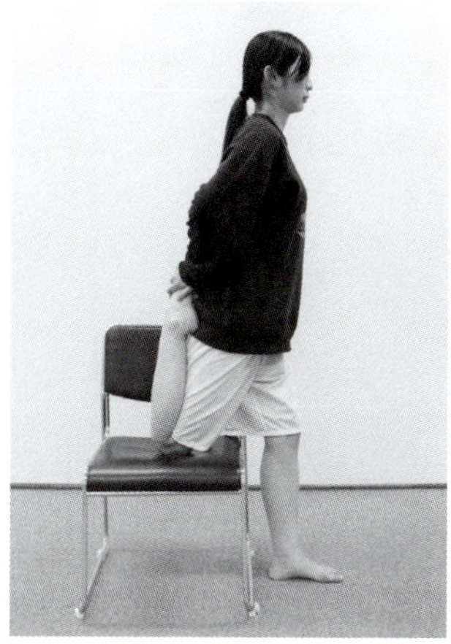

図 3－72　大腿四頭筋のストレッチ

考えてみよう！
大腿四頭筋のストレッチ方法は他にもあるよ。

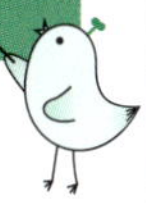

9．膝蓋骨骨折（fracture of the patella）

❑膝蓋骨骨折のほとんどは直達外力によって発生する．転倒したとき膝を強打するなどして起こることが多い．

❑骨折線により横骨折，縦骨折，粉砕骨折などに分けられる．横骨折や粉砕骨折が多い．

❑整復状態が悪いと将来変形性関節症をきたす恐れがある．

9－1．整形外科的治療

1）保存療法

❑転位のない骨折では保存療法を選択してもよい．縦骨折では不安定性が少ないため早期に可動域運動が行える．横骨折では膝屈曲や大腿四頭筋の収縮により骨折部に離開力が働くため（図 3-73），数週間にわたる膝伸展位での外固定が必要である．

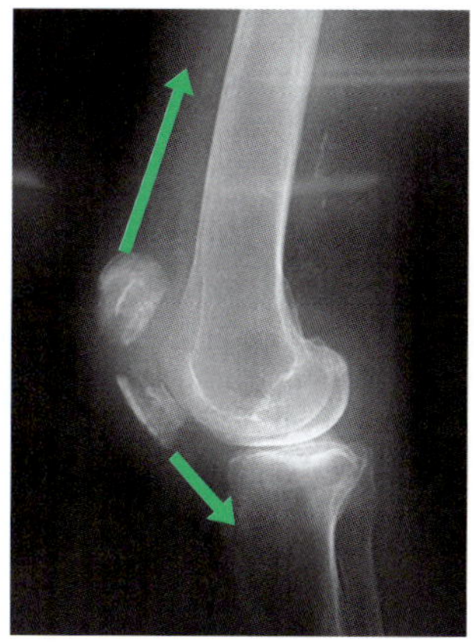

図 3－73　膝蓋骨横骨折の X 線側面像

2）引き寄せ締結法（tension band wiring）

❑平行にキルシュナー鋼線を刺入して整復位を保持し，締結用鋼線で 8 の字に締結する．大腿四頭筋張力による離開力が骨折部の圧迫力に変わる（図 3-74）．

3）周辺締結法（circumferential wiring）

❑骨片が複数ある場合，膝蓋骨周囲を締結する周辺締結法がなされることもある（図 3-75）．

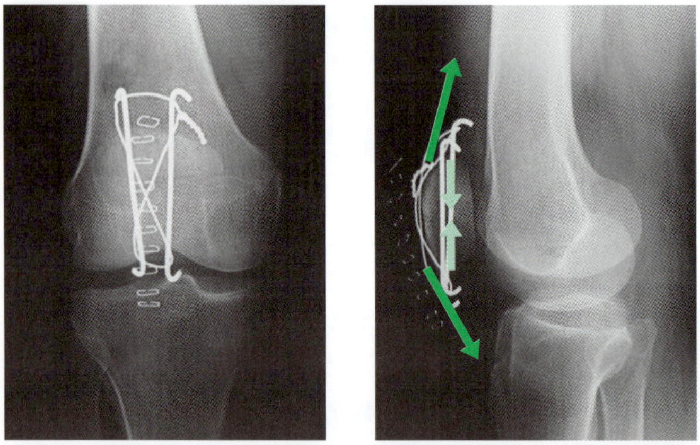

図 3 －74　引き寄せ締結法（tension band wiring）

大腿四頭筋による離開力（➡）が圧迫力（➡）となる．

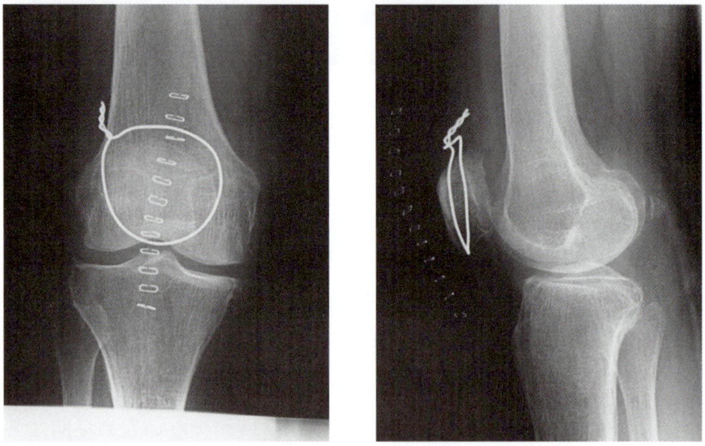

図 3 －75　周辺締結法（circumferential wiring）

9－2．理学療法

1）保存療法

❑転位のない横骨折，縦骨折では保存療法が選択されることがある．

❑受傷当日～数日：

・横骨折では膝伸展位でギプスを巻く．縦骨折の場合は外固定をしないことが多い．

・SLR を開始する．

・荷重歩行を開始する．痛みがなければ全荷重しても構わない．

❑受傷後 3 ～ 4 週：

・ギプスを除去し，自動運動または CPM による関節可動域運動を開始する．

・膝伸展位での歩行を継続する．まだしっかりした骨癒合は得られていないので，屈曲位での荷重は控える．

❑受傷後 2 ～ 3 か月：

・階段昇降を練習する．

2）引き寄せ締結法および周辺締結法

❑術後翌日ないし数日～：

・足趾・足関節の自動運動を開始する．

・固定性がよければ自動運動または CPM による関節可動域運動を開始する．固定性に問題があれば 3 ～ 4 週間は慎重に行う．

・マッスルセッティングや SLR による大腿四頭筋運動を行う．

・膝伸展位で荷重する．全荷重でもよい．

❑術後 8 週：

・骨癒合が順調に進めば，膝屈曲位での荷重や階段昇降を練習する．大腿四頭筋運動も膝屈曲位で行ってよい．

（高山　正伸）

4. 下腿部

確認しよう！
下腿を構成する解剖学の知識を確認してみよう！

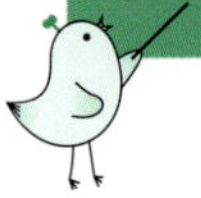

1．下腿の役割

❑下腿支持を形成しているのは脛骨と腓骨である．この下腿は上下に位置する膝関節・足関節の自由度が少ないため，長軸方向および回旋軸方向へ力を伝達させる重要な役割を担っている．また，筋はコンパート（区画）に分かれ，外傷外科の面からもきわめて重要な部位である．

2．下腿骨骨折

2－1．脛骨骨幹部骨折

❑脛骨は皮下の浅層にあり，その周囲に軟部組織の被覆も少ないため，直達および介達外力に関係なく開放骨折になりやすく，感染の危険性も高いという特徴をもつ．近位骨片は前内下方へ，遠位骨片は後上外方へ転位するため，たとえ皮下骨折でも転位した骨片により皮膚が圧迫されて壊死することがある．

❑稀ではあるが，骨片による血管損傷や神経損傷を起こす．また，血流が良くない部位があるため，遷延治癒または偽関節の発生を危惧しなければならない．

1）疾患概念，受症原因および症状

直達外力：交通事故や打撲などによる → 横骨折および粉砕骨折
2か所以上骨折することも少なくなく，開放骨折も考えられる．

介達外力：スキー，スケートなど捻転力による → 斜骨折および螺旋骨折
骨折端が尖鋭なので内から皮膚を穿通して，開放骨折になりやすい．

❑直達および介達外力問わず，外傷直後より起立不能となり，腫脹，疼痛，変形，異常可動性，軋轢音などの症状が著明である．

❑全身症状としては，外傷性ショック，脂肪塞栓を伴うこともある．

❑局所症状は受傷時の外力の大きさ，部位によりさまざまである．また，小児の骨折ではしばしば脛骨単独の骨膜下骨折を生じ，骨折部は厚い骨膜に覆われているため，ほとんどの症例で転位は認められず，軽度の疼痛，腫脹のみで歩行可能なことが多く，X線像にてはじめて診断されることもある．

＜骨折型および開放骨折分類＞

❑四肢の骨幹部骨折の分類としてはAO分類が簡略で系統的で，治療法選択においても有用である（図3-76）．

❑また，脛骨幹部骨折の特徴として開放骨折も考えられるため表3-9に分類を示す．

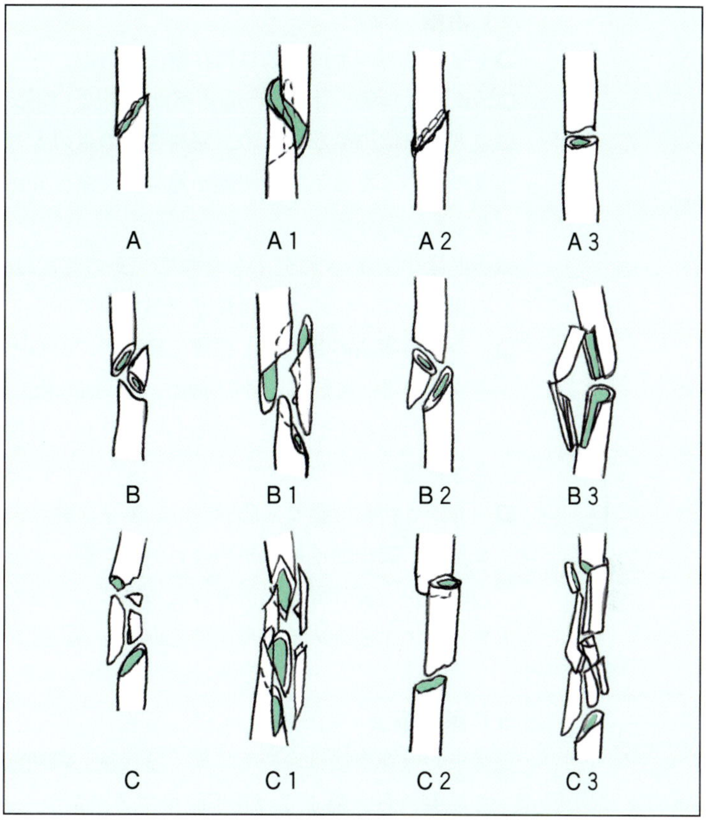

図 3 －76　脛骨骨幹部骨折の AO 分類

A1：単純骨折，螺旋骨折　A2：単純骨折，斜骨折（≧30°）　A3：単純骨折，横骨折（＜30°）
B1：楔状骨折，螺旋楔状骨折　B2：楔状骨折，屈曲楔状骨折　B3：楔状骨折，多骨片楔状骨折
C1：複雑骨折，螺旋骨折　C2：複雑骨折，分節骨折　C3：複雑骨折，不規則骨折

表 3 － 9　開放骨折における Gustilo 分類

Type Ⅰ	開放創が 1 cm 以内で，軟部組織の挫滅は少なく，創も比較的きれいなもの
Type Ⅱ	開放創が 1 cm を越え，軟部組織の挫滅や創の汚染も中等度あるが，広範囲の軟部組織損傷やフラップ上，引き抜き状の損傷のないもの
Type Ⅲ	広範囲の軟部組織の挫滅や損傷があり，筋肉，神経，血管損傷を伴う．さらに A，B，C の subtype に分類される
A	軟部組織の損傷はあるが，骨折部が十分な軟部組織により被膜できるもの
B	軟部組織の広範囲の挫滅や欠損があり，骨膜の剥離，骨の露出を伴い，後で皮弁による被覆を要する
C	修復を必要とする動脈損傷を伴う

2）治療

- ❑下腿骨骨折の治療原則は保存療法である．
- ❑治療法は年齢，骨折型，骨折部位，開放・閉鎖か，転位の有無によって異なる．
- ❑成人で転位の少ないもの，屈曲変形のみのもの，腓骨骨折のないものは仮骨形成の中心となる下腿骨間膜が健全で，血行も保持されており保存療法の適応となる．
- ❑小児は中下 1/3 に発生しやすく，その骨膜は強靱で弾力性があるため受傷時に損傷を受けにくく骨折転位がわずかであることから多くが保存療法となる．
- ❑この保存療法の利点は，侵襲を最小限に留め感染の危険性が少ないことや，手術療法によって起こる骨膜損傷や偽関節の発生が少ないことである．その反面，整復位の保持を外固定に頼るため，完全な整復位を得ることが難しいという欠点もある．
- ❑一方，骨折部で脛骨・腓骨ともに転位が強いもの，二重骨折などで整復が困難なもの，臨床的治癒を早める目的，同側の大腿骨骨折を伴うため下腿骨骨折の内固定が大腿骨骨折の治療のため好ましいものなどが早期荷重，早期社会復帰を可能にするため手術療法の適応となる．

3）保存療法

- ❑従来の保存療法は麻酔下に徒手整復後，膝関節屈曲 30° 程度，足関節中間位にて足尖から大腿までの長下肢ギプス固定から PTB 装具への移行が一般的である．
- ❑横骨折で骨癒合が順調に行われるためには，成人では骨横径の 1/2，小児では 1/3 以上接触していなければならない．
- ❑固定期間は成人で，8 ～10 週（中下 1/3 移行部ではさらに長期間の固定が必要となる），小児でも 6 ～ 8 週固定するほうがより安全である．

4）手術療法

- ❑一般的に内副子（plate）と螺子（screw）を使用した内副子固定が多く，とくに圧迫内副子法（A－O 法）が用いられていた．しかし最近は，リハビリテーションの重要性も認められ，手術翌日より膝関節や足関節の自動運動が可能，また早期の歩行練習も可能となる髄内釘固定法（図 3-77）が広く用いられている．

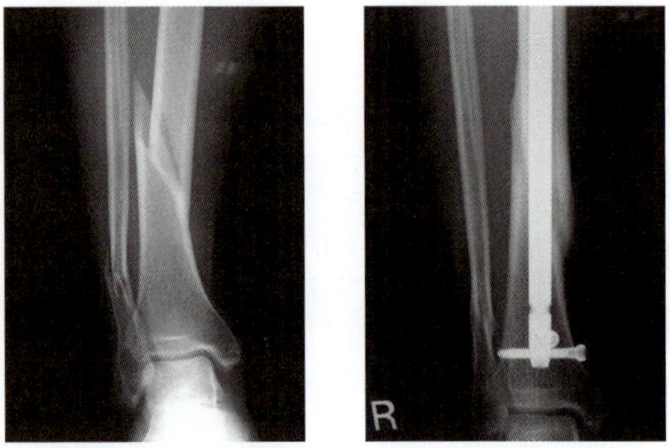

図 3－77　下腿骨骨折した63歳男性のX線写真

調べてみよう！
手術方法によって後療法は異なります。
どのような手術方法があるのか調べてみよう！

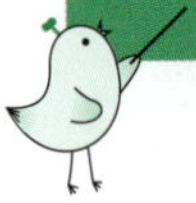

＜開放骨折＞

❏開放骨折の治療の重要な点は第一に感染の防止，つぎに骨折整復と固定となる．

❏いずれにしても原則は，開放骨折の状態を Golden hour 内（6 ～ 8 時間以内）に健全な軟部組織で覆い，皮下骨折の状態にすることである．

❏挫滅創や感染創などにおける壊死部分や異物を除去し健常な創とする，創傷清拭（děbridement）も実施される．

❏開放創の程度によっては皮膚移植もありうる．その後は上記した手術療法に準じたものとなる．

確認しよう！
受傷からの経過に合わせた理学療法アプローチを選択しよう！

5）理学療法

(1) 保存療法

❏10日前後：

・足尖から大腿までの長下肢ギプス固定期間が必要となる．

・この時期は，痛みに応じた足趾の自動運動や SLR 運動を実施する．痛みがある場合はアイシングを実施する．

・その後，浮腫や腫脹の状況を確認しながら PTB 装具へ移行していく．

・PTB 装具は膝蓋腱および total contact によるギプス壁で体重支持が行えるため，比較的早期からの起立および歩行練習が可能となる．この時期には端座位も可能となり，タオルギャザー（図 3-78）や足関節や膝関節の関節可動域練習も実施する．

❏ 3 週まで：

・部分荷重開始となり，徐々に筋に対する抵抗運動も開始する．

・足関節および膝関節への影響を考慮し，等尺性収縮運動から実施する．

❏ 6 ～ 8 週まで：

・全荷重については臨床経過や骨癒合に応じて決定する．

❏12～14週まで：

・全荷重が可能となり，適度な漸増抵抗運動も実施される．

試してみよう！
実際に自分の身体で試してみよう！

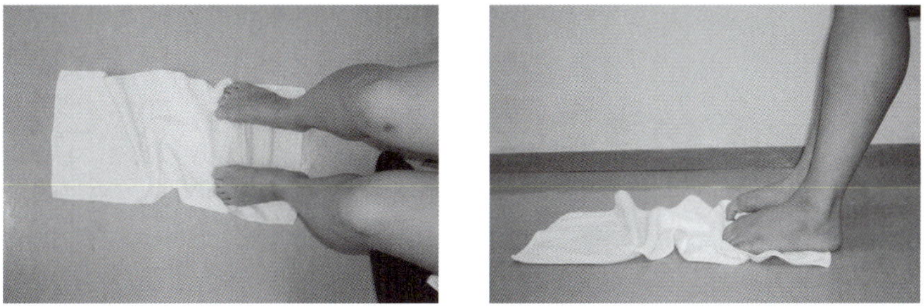

図 3－78　端座位が可能となりタオルギャザーを開始する（片脚で実施する場合もある）

(2) 手術療法（横止め髄内釘法）

❑術後当日：

・腫脹軽減のため下肢挙上，足趾の自動運動ができるかを確認する．

❑翌日：

・SLR および足関節自動運動を開始する．

❑4日：

・端座位でタオルギャザーや足関節および膝関節自動運動開始．

❑2週まで：

・部分荷重を開始する．骨折の型によってはPTB装具を使用する．

・足関節および膝関節への影響を考慮し，等尺性収縮から実施する．

❑4～6週まで：

・骨癒合が得られ，関節可動域が良好なときは全荷重となる．

❑8～12週まで：

・全荷重が可能となり，適度な漸増抵抗運動も実施される．

上記(1)，(2)の理学療法において注意すべきこと

❑ギプスによる感覚障害および腓骨神経麻痺．

❑すべての理学療法実施の際におこる下腿回旋．

❑膝関節，足関節は荷重関節であり，関節の自由度も少ない下腿骨折において内反変形や回旋変形を残すことによる二次性の関節症への可能性．

❑手術療法においてはどの方法を選択したかで開始時期が異なる．

2-2. 脛骨プラトー骨折（fracture of the tibial plateau）

1）疾患概念，受症原因および症状

❑軸方向への内反力と外反力が加わることで発症する場合が多く，顆部の縦裂と陥没方向への骨折が起こる．分類にはSchatzkerやHohlなどがあり，両者とも6つの型に分類している（Schatzker分類を図3-79に示す）．

❑脛骨外側顆関節面は内側より力学的に弱いことから，外側顆骨折が起こりやすい（図3-80）．また，高エネルギー骨折であれば側副靭帯や十字靭帯の損傷を合併し靭帯付着部が剥離骨折となる場合もある．

❑外側顆骨折55～70%，内側顆骨折10～23%，両側顆骨折10～30%．

❑症状としては，受傷直後から起立や膝関節運動が不能となる．局所の疼痛，皮下出血，関節血症に伴う腫脹があり外反変形がみられる．他動的には伸展位での膝関節側方動揺が特徴的である．

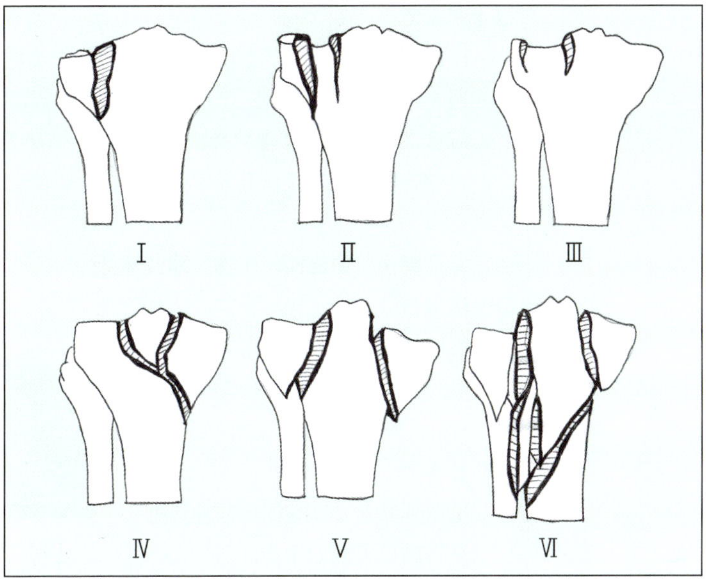

図３－79　Schatzker 分類

Ⅰ：縦裂　Ⅱ：陥没を伴った縦裂　Ⅲ：陥没　Ⅳ：内顆　Ⅴ：両顆　Ⅵ：骨幹部に及ぶ両顆

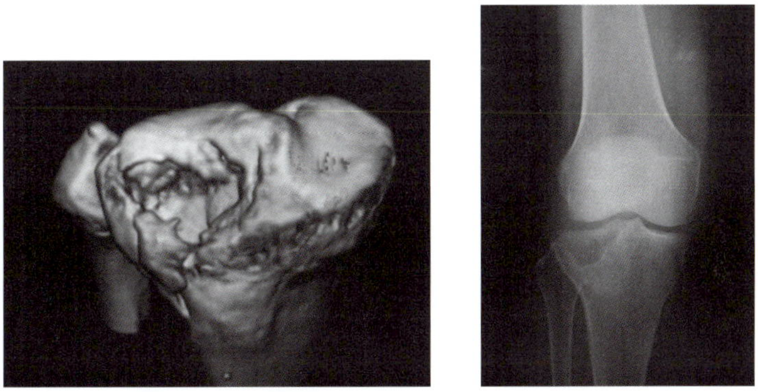

図３－80　脛骨プラトー骨折を呈した51歳 男性の３D-CT および X 線

確認しよう！
受傷からの経過に合わせた理学療法アプローチを選択しよう！

2）理学療法

(1) 保存療法（転位の少ない骨折）

❑受傷当日：

・ギプス包帯もしくはプラスチック副子固定にて患側下肢を挙上し，必要であればアイシングを実施する．痛みに応じて，足趾の自動運動を開始する．

❑２週まで：

・腫脹の状態を確認しながら，膝関節屈伸運動を自動にて開始する（CPM を積極的に利用してもよい）．
・足関節および膝関節への影響を考慮し，等尺性収縮からの筋力強化練習を開始する．

❑ 4 週まで：

・痛みに応じて他動的な関節可動域練習を実施する．

❑ 8 週まで：

・荷重については X 線で骨癒合を確認する必要がある．

・この時期までは免荷もしくは足底接地程度に制限されていることが多い．

(2) 保存療法（関節面の圧挫，陥没骨折）

❑ 受傷当日：

・血腫除去後に圧迫包帯にて固定し，挙上およびアイシング（図 3-81）を実施する．

❑ 5 日まで：

・足趾運動および膝関節屈伸運動を自動にて開始する．

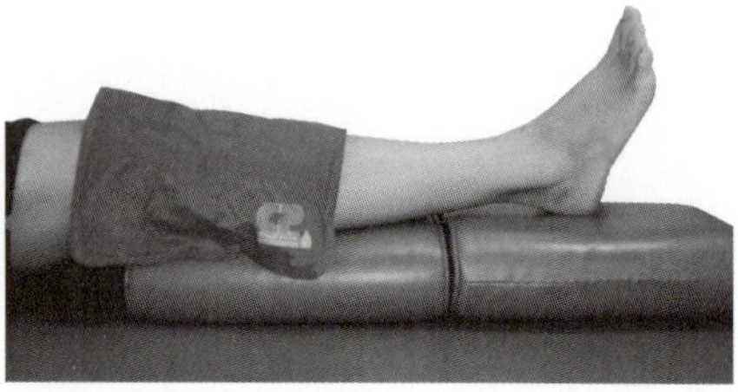

図 3 ―81　炎症所見を確認しながらのアイシング

❑ 4 週まで：

・荷重については X 線で骨癒合を確認する必要がある．

＊活動性の高い青壮年で 5 ～ 8 mm 以上の陥没があれば，観血整復固定が実施される．

(3) 手術療法（プレート固定，図 3-82）

❑ 手術当日：

・ギプス包帯固定にて挙上，痛みに応じて，足趾の自動運動を開始する．

❑ 2 週まで：

・SLR および足趾の自動運動など非荷重練習を実施する．

❑ 3 週まで：

・CPM（図 3-83）などを使用し，関節可動域練習を実施する．

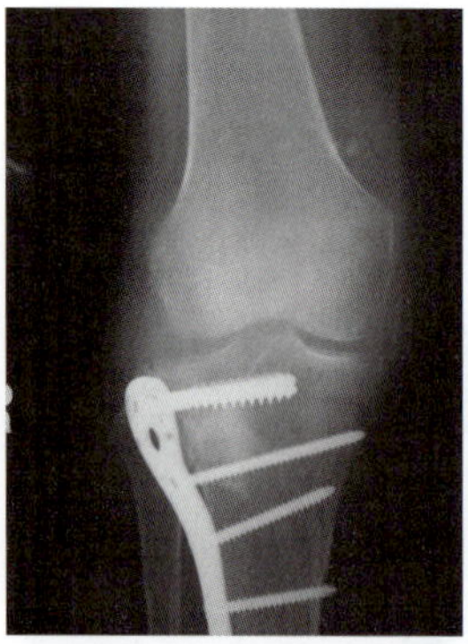

図 3 ―82
手術によりプレート固定および陥没部に人工骨を使用した X 線

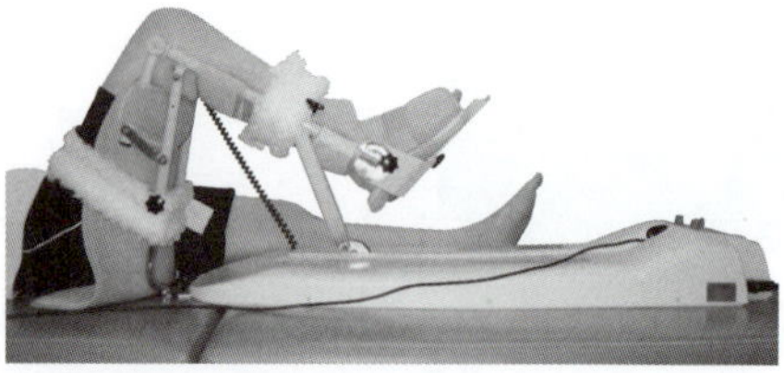

図 3 ―83　CPM を使用した関節可動域練習

❑ 8 ～10週：

・荷重についてはX線で骨癒合を確認する必要がある.

・この時期までは免荷もしくは足底接地程度に制限されていることが多い.

＊理学療法は骨折型や固定性によって大きく異なることを知っておく必要がある.

2－3．脛骨天蓋骨折(plafond骨折)

1）疾患概念，受症原因および症状

❑脛骨天蓋骨折（plafond 骨折）は脛骨骨幹部から距腿関節に至る脛骨遠位部の荷重骨折で，関節内骨折である．また，その形状が乳棒に類似していることから pilon 骨折（フランス語で乳棒の意）ともいう．

❑一般的に粉砕骨折になっていることが多いため，関節面の転位や陥没の程度など詳細に把握する必要がある．そのため斜位を含めた 4 方向の単純 X 線撮影を行い，正確に骨折線を確認し，治療法を決定しなければならない．

❑発症は高所からの転落，交通事故など下腿長軸方向に強い外力が発生した場合，また転倒やスキーなど軽微な回旋による外力によっても発症することがある．

❑受傷直後からの激しい疼痛のため起立や歩行が著しく制限される，また足関節周辺の炎症所見も認められる．

❑特に骨片の突出した部位では皮膚が圧迫され蒼白になっていることもある．

❑骨折分類として Rüedi-Allgöwer 分類や AO Müller 分類が用いられることが多い（Rüedi-Allgöwer 分類を図 3-84 に示す）．

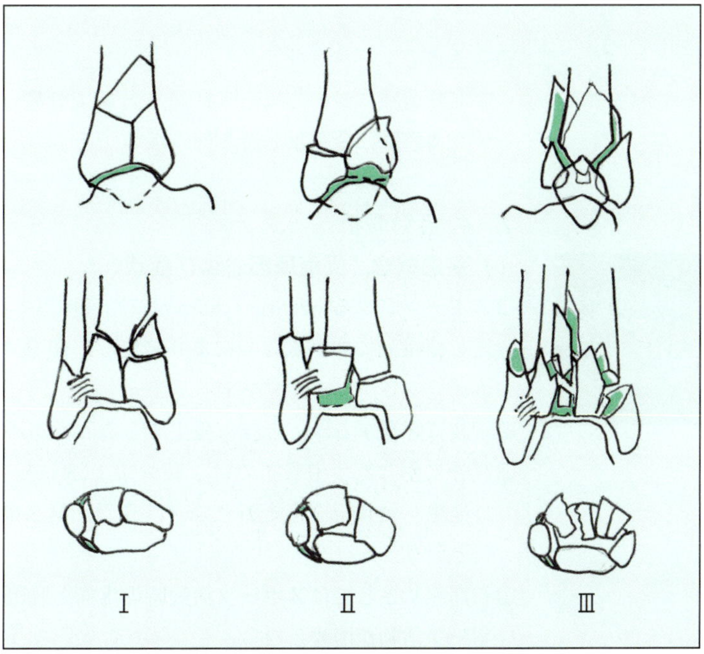

図 3 －84　Rüedi-Allgöwer 分類

2）治療

❑足関節荷重部の骨折のため，治療の大原則は解剖学的整復と早期リハビリテーションである．

❑関節面の粉砕や陥没を認める脛骨天蓋骨折に対しては，観血的整復固定術が選択されることが多い．

❑観血的整復固定術では，腓骨の再建，距骨ドームの整復，骨欠損部への移植，プレートやキルシュナー鋼線での固定を行う．

❑転位がないもの，高齢や合併症などにより保存療法の適応もある．

3）理学療法

手術療法（キルシュナー鋼線による内固定）

❑**手術当日：**

・足関節中間位にて下腿から足尖までギプス固定となるため，腫脹など炎症症状の軽減を目的に挙上とアイシングを実施する．また，足趾の自動運動を確認する．

❑**14日まで：**

・SLR（図 3-85）や足趾運動（タオルギャザー含む），膝関節屈伸運動を自動にて開始する．

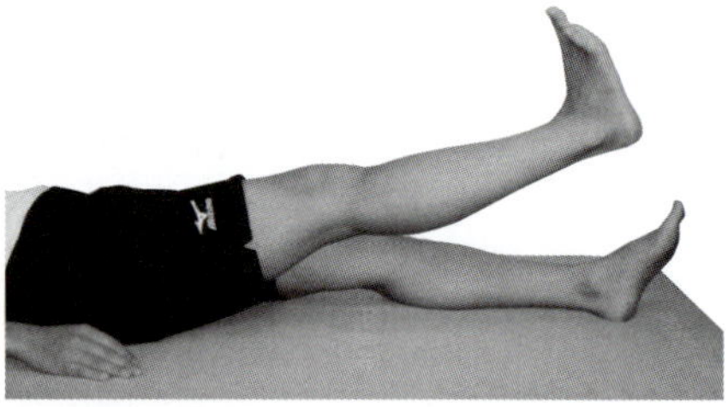

図 3－85　SLR練習の実施

❑**28日まで：**

・徐々に足趾や膝関節に対して筋力強化として等尺性運動を開始する．

❑**7週まで：**

・部分荷重については臨床経過や X 線で骨癒合を確認する必要がある．

・ 8 週以降に全荷重となる例が多い．

2－4．疲労骨折

1）疾患概念，受症原因および症状

調べてみよう！

成長期にみられるその他の疾患についても調べてみよう！

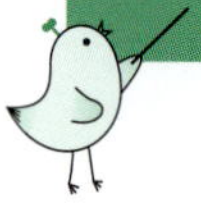

❑スポーツによる overuse syndrom の代表疾患であり，軽微な外力や負荷が繰り返し骨組織に加わることにより発症し，10 歳から 15 歳の成長期に多くみられる．

❑下肢に好発するが，上肢に発生することもある．

❑脛骨に生じた疲労骨折では，脛骨中 1 / 3 に生じた骨折を跳躍型，脛骨上 1 / 3 に発生した骨折を疾走型という．また，第 5 中足骨に発生した骨折を Jones 骨折という．

❑初期症状としてはスポーツ活動時の疼痛と腫脹である，無理をすると次第にスポーツ活動が困難となる．

❑中足骨や骨盤では完全骨折を認めることもあるので注意が必要である．

2）治療

❑スポーツ活動を中止して安静にしておくこと．

❑予後は良好である場合が多いが，症例によっては憎悪と緩解を繰り返しそのまま経過することもある．

3）理学療法

❑脛骨で 4 ～ 5 週間，腓骨で 2 ～ 3 週間の安静（スポーツ活動休止）を取らせることが必要である．疼痛の状況に応じて，アイシングを実施．

❑長距離走行や急激なストップ動作およびジャンプ動作における動作分析は必須であり，knee-in toe-out（膝関節が内側に倒れてつま先が外側を向いている状態）している場合などはパフォーマンスの修正も視野に入れ検討する必要がある（図 3-86）．

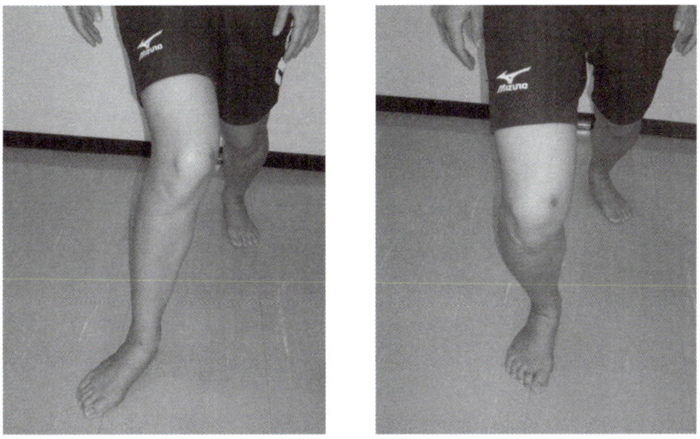

knee-in toe-out を呈している　　　パフォーマンスを修正後

図 3 －86　ランジ動作における下肢アライメント

❑また，使用している靴を確認し，摩耗状態やインソールの変更を検討する場合もある．

❑成長期での発症が多いため，復帰については慎重に進めていく必要がある．

3．下腿コンパートメント症候群

3－1．疾患概念，受症原因および症状

確認しよう！
各区画を構成する解剖学的知識を確認してみよう！

❑コンパートメント（compartment）とは，筋区画，隔室と邦訳され前腕や下腿にみられる解剖学的特徴のことである．

❑下腿のコンパートメントを形成しているのは，下腿筋膜，下腿骨間膜，下腿筋間中隔や結合性隔壁，脛骨や腓骨である（図 3-87）．

❑各コンパートメントは柔軟性に乏しくその容量には限界がある，その内容の増量をきたす事態が発生するとコンパートメントの内圧が上昇し発症する．

❑発症原因としては，スポーツによる過度な筋活動が原因となり慢性的な経過を

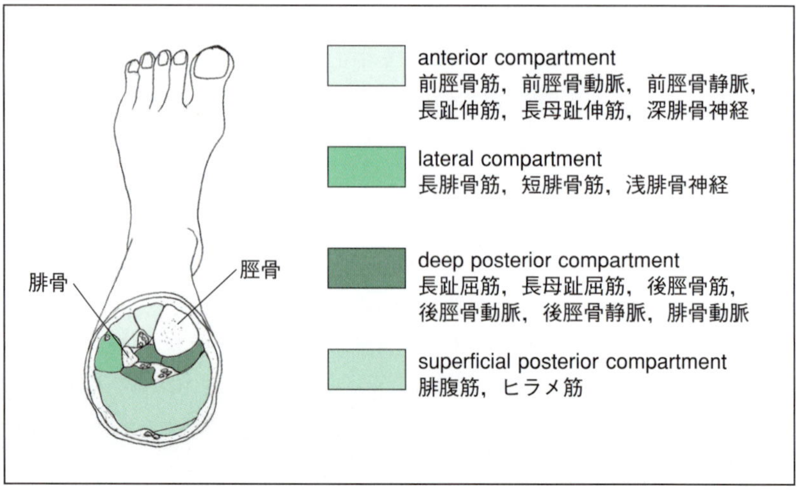

図３－87　下腿横断におけるコンパートメント

示すものと，交通事故などの外傷や手術時にみられる急性期のものに分類されるが，どちらも阻血性拘縮である．

❑症状としては，著明な疼痛，しびれ，腫脹，感覚障害などである．

3－2．治療

❑通常の外傷や術後のように患肢を挙上することは，内圧上昇を助長することになるため禁忌となる（心臓と同じ高さに保つのがよい）．

❑一般的に正常の筋内圧は安静時 0 ～10mmHg の範囲であり，立位時の下肢で20mmHg 程度である．

❑明確な基準はないが，運動負荷後の内圧 40～50mmHg を筋膜切開の適応としている報告が多い．

❑筋区画内圧測定法としては，Whitesides の needle manometer 法を用いることが多い．

> 調べてみよう！
> needle manometer法を調べてみよう！

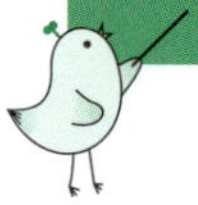

3－3．理学療法

手術療法（筋膜切開）

❑**手術当日：**

・足趾自動運動を開始（痛みには十分に注意する）．

❑**7日まで：**

・足関節自動運動と罹患筋のストレッチをゆっくり行う．

・痛みに応じて歩行を実施する．

❑**3週まで：**

・走行動作やジャンプ動作を除き，各運動を開始する（カーフレイズなど）

❑**4週まで：**

・徐々に走行動作やジャンプ動作を取り入れていく．

・この時期にも，罹患筋のストレッチを十分に行うことが大切である．

❑ 8 週まで：

・スポーツ活動復帰の目安となる．

❑図 3-88 に予防を含めたストレッチなどを示す．

試してみよう！
実際に自分の身体で試してみよう！

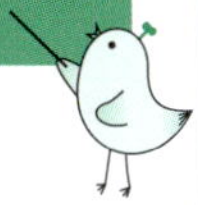

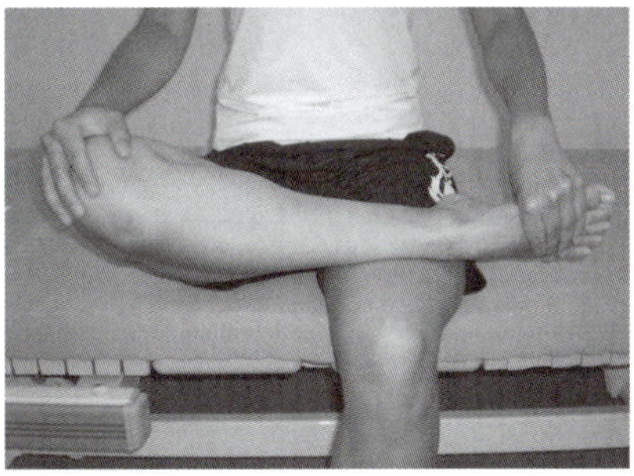

前脛骨筋のストレッチ（座位）

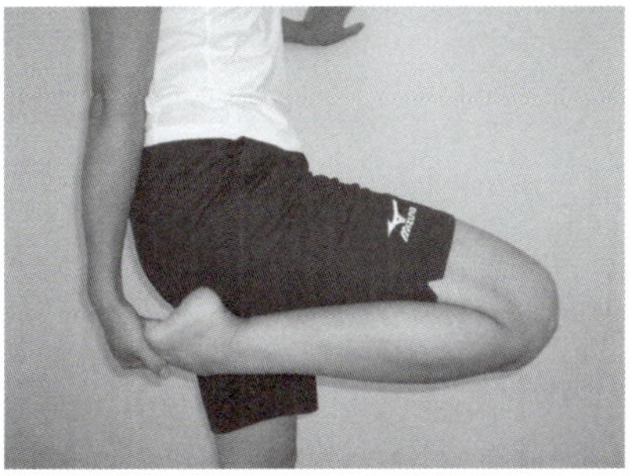

前脛骨筋のストレッチ（立位）

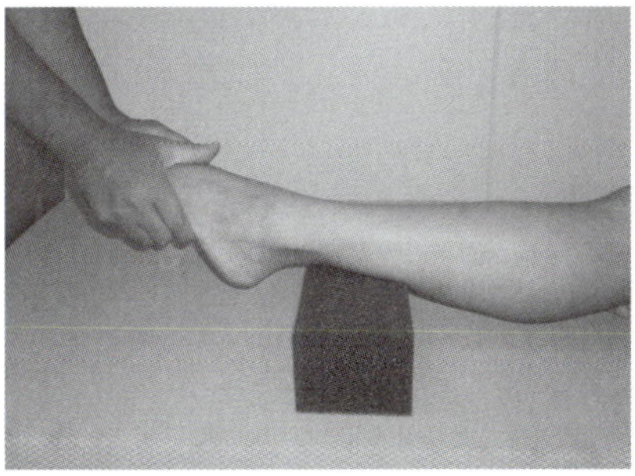

パートナーと行う前脛骨筋のストレッチ

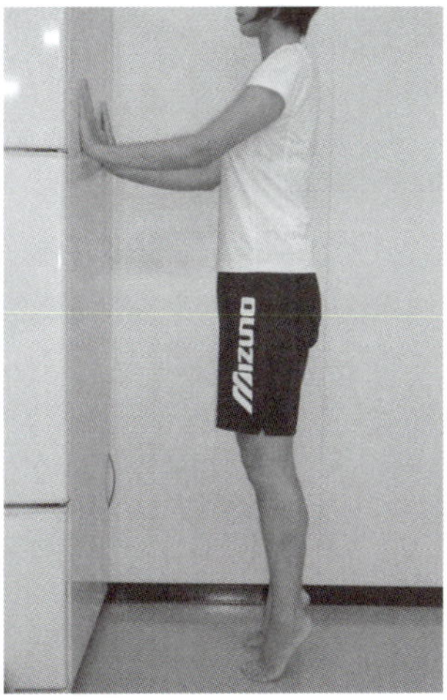

両脚でのカーフレイズ

図 3 −88　理学療法の実際

（松﨑 秀隆）

5. 足関節と足部

1. アキレス腱断裂

1－1. 概念

❑アキレス腱断裂は受傷年齢が若年層から青壮年層と幅広く，日常よく遭遇する疾患である．受傷者は強い衝撃を感じ，「後ろから蹴られた」「後ろから何かが当たった」と表現されることが多い．

1－2. 症状

❑受傷後も荷重は可能であり，つま先立ちはできないが歩行は可能なため，腱断裂に気づかないケースもある．

1－3. 所見

❑局所所見としては，アキレス腱部に陥凹が触知されれば断裂は明らかであるが，これに併せて Thompson's squeeze test（図 3-89）にて確認する．

調べてみよう！
アキレス腱断裂の頻度が高いスポーツは？

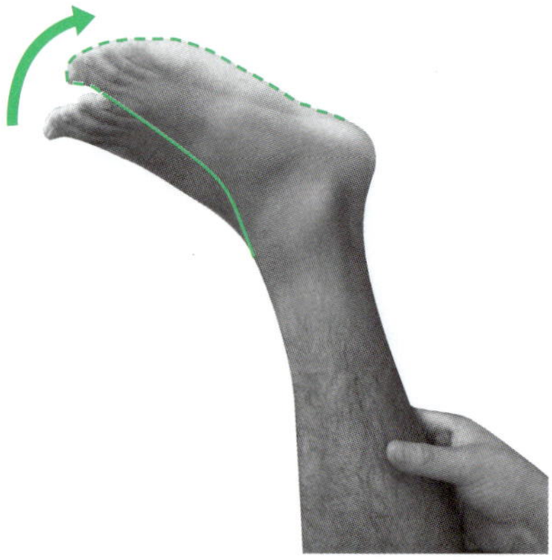

図 3－89　Thompson's squeeze test
正常では，下腿三頭筋をつかむと足関節は底屈する．
アキレス腱断裂では，下腿三頭筋を把持しても足関節は底屈しない．
リハビリテーション期間中，アキレス腱が伸びていれば，下腿三頭筋を把持しても足関節は底屈しない，もしくは底屈しにくい．

1－4. 治療

❑アキレス腱断裂の治療法は，保存療法と手術療法がある．

❑メリットとして，手術療法は，復帰が早く再断裂が少ない．一方，保存療法は入院が不要で，傷が残らない．

❑最近では保存療法が見直され普及してきているが，治療期間が手術療法の 1.5 倍くらいになるといわれており，ギプス固定期間が長いため筋萎縮が生じ，その後の治療が長引くことも懸念されている．

❑手術療法は，従来ケスラー法とバネル法（図 3-90 a, b）などのように 1 本の糸で縫合していたが，最近は内山らによって図 3-90 c のように改良された縫合を行うことによって，より強固な固定となる手術法が考案されている．その結果，早期荷重歩行と早期関節可動域練習が可能となる．

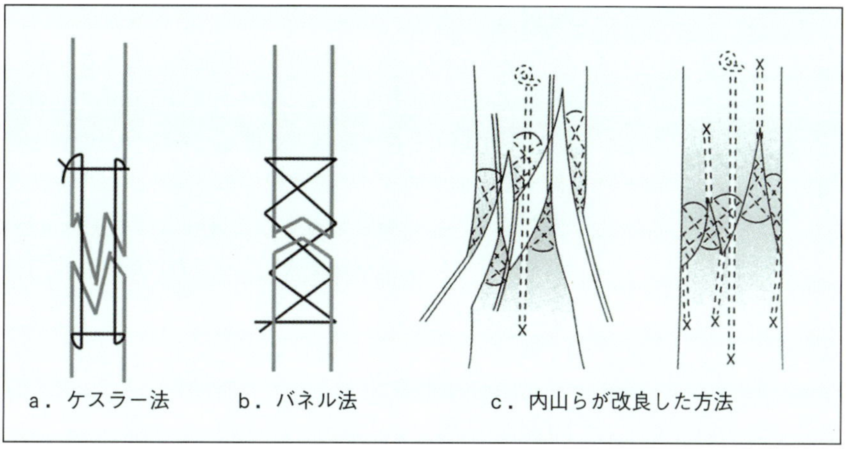

図3－90　アキレス腱の手術法（文献1より引用）

1-5．理学療法

❑関東労災病院のリハビリテーションプログラムは，その回復経過（図3-91）の中で，筋力評価を行い一定の指標を設けて進められている．

❑術直後：

・軽度尖足でのギプス固定をする．足関節周囲の等尺性筋力トレーニングを行う．

❑1週：

・足関節中間位でのヒール付きギプス装着下で全荷重歩行練習を行う．

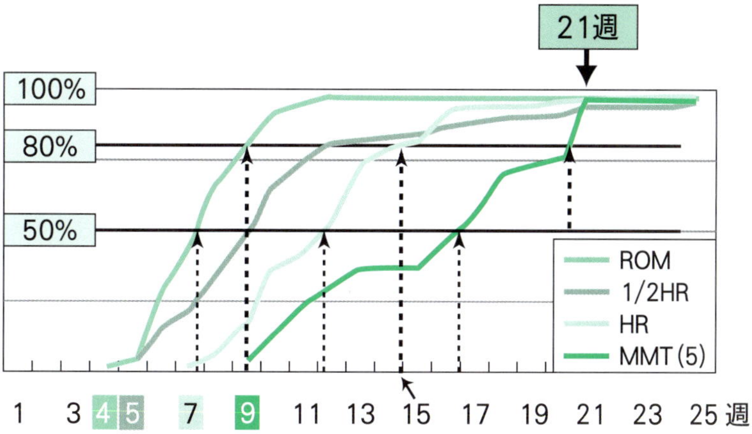

図3－91　アキレス腱断裂術後の回復過程（文献1より引用）

ROM：足関節の背屈可動域は，術後2週より自動運動から開始し，徐々に他動運動を開始する．9週で5割，15週で8割の症例の制限が消失する．

1/2 HR：両脚つま先立ち（カーフレイズ）は，術後6週から開始し，術後7週で5割が，9週で8割の症例が可能となる．

HR：片脚つま先立ちは，術後11週で5割が，15週で8割の症例が可能となる．

MMT（5）：足関節底屈のMMT5は，術後16週で5割が，20週で8割の症例が可能となる．

※HR＝Heel Raising

❑ 2 週：

・ギプスを除去し，背屈制限付歩行装具を装着する．足関節の可動域練習，抵抗運動での筋力トレーニングを行う．足関節の底屈は自動運動のみにとどめる．

❑ただし早期より可動域練習を開始した場合，腱長を過度に伸ばさないように注意する必要がある．腱長が腱側より長くなると筋収縮効率が低下し，つま先立ちができにくい場合がある．受傷時に行う Thompson's squeeze test（図 3-89，p254）を行い，足関節が底屈しなければ腱が伸ばされている可能性が高いと判断できる．

❑ 3 週：

・足関節底屈筋の抵抗運動での筋力トレーニングを開始する．

❑ 4 週：

・装具装着で，自転車エルゴメータを開始する．

❑ 5 週：

・装具を除去して歩行練習を開始する．

❑ 6 週：

・カーフレイズ＊を開始する．徐々に患側への荷重を増やしていきながら，8 週間で 1/2 以上の荷重をかけられるようになる．

❑ 8 週：

・日常生活は装具無しで行う．徐々に片脚でのカーフレイズを行っていく．はじめは上肢で支持し，徐々に少なくしていくと 14 週でかなりできるようになる．

❑10週：

・ジョギングを開始する．再断裂の危険性があるので，その条件として，背屈可動域の獲得，歩行時疼痛無，1/2 でカーフレイズが可能であることが必要である．

❑12週：

・縄跳びなどジャンプ動作を取り入れる．

❑ 3～4 か月：

・足関節底屈 MMT 5 の筋力があれば，片脚のジャンプ動作などを積極的に行っていく．また各スポーツの基本練習なども徐々に開始する．

❑ 5 か月：

・できるだけ早くもとのスポーツへ完全復帰する．修復した腱組織は成熟し，再断裂の可能性はきわめて低い．

❑内山らは，競技復帰の指標を以下のように定めている．

①両脚つま先立ちができたら，ゆっくりとしたジョギングが可能となる．

②片脚つま先立ちができたら，走行スピードアップが可能で正常走行ができる．

③MMT 5 ができれば，片脚ジャンプや多方向動作も可能となる．

調べてみよう！

足関節底屈のMMT5とは、つま先立ちを何回行うでしょうか？

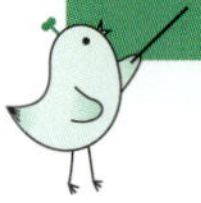

＊ カーフレイズ：踵の上げ下げ運動．下腿三頭筋の力で身体を持ち上げる筋力トレーニング．

2. 足関節捻挫・靱帯損傷

2－1. 概念

調べてみよう！
足関節捻挫の頻度が高いスポーツは？

- ❑スポーツにおいて最も多く発生する外傷の1つで，ジャンプや走ることの多い種目で起こりやすい．
- ❑ジャンプ着地時に他人の足の上に乗って捻ったり，走行中に地面の窪みに足を取られたりして受傷することが多い．
- ❑高い発生率にもかかわらず「ねんざ」ということで軽視されやすく，適切に治療されず放置されることが多い．そのため再損傷を繰り返すことも少なくない．

2－2. 症状

- ❑足関節の内がえしが強制されて起こる内反捻挫がほとんどであり，前距腓靱帯と踵腓靱帯を損傷することが多い．
- ❑足関節外側部を中心とする疼痛を訴え，歩行障害を呈する．腓骨遠位部を中心に足関節の外側部は腫脹し，局所に圧痛がある．

2－3. 所見

確認しよう！
前距腓靱帯と踵腓靱帯の部位と走行を確認しよう！

- ❑損傷部位を確認するために，受傷機転と捻挫の既往を問診しながら，前脛腓靱帯，外側距腿関節裂隙，前距腓靱帯，踵腓靱帯，二分靱帯，第5中足骨基部，内側距腿関節裂隙，内側靱帯と順に圧痛部位を調べる．
- ❑前方引き出しテストを行い，前方への不安定性をみる．
- ❑ストレスX線撮影を行い靱帯の損傷の程度を検査する．内反強制を行い，距骨と脛骨関節面の傾斜角（talar tilt angle）が5～7°以上で外側の靱帯損傷を疑う．また前後方向の不安定性を調べるため，距骨の前方引き出しテストを行い，距骨が脛骨に対し3mm以上前方に亜脱臼位をとれば，靱帯損傷が疑われる（図3-92）．

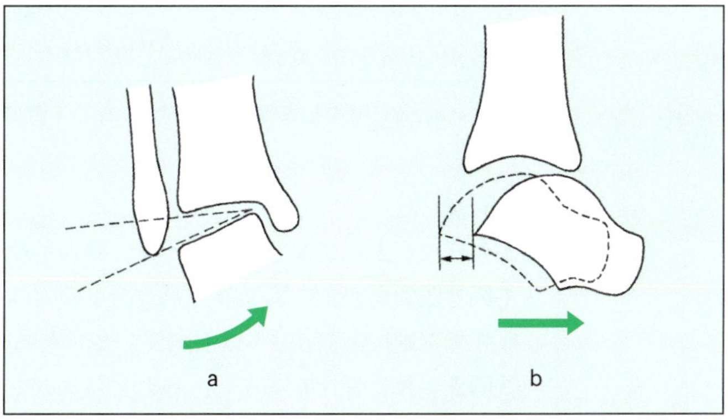

図3－92　距腿関節ストレスX線写真の模式図（文献3より引用）

a：距骨と脛骨関節面の傾斜角（talar tilt angle）
5～7°以上は，前距腓靱帯損傷を疑う．15°以上は，踵腓靱帯の複合損傷を疑う．
b：距骨の引き出し症候
距骨が脛骨に対し3mm以上前方に亜脱臼をとれば靱帯損傷を疑う．

2－4. 分類

❑損傷の程度は過伸張（靱帯の一部が伸ばされる），部分断裂，完全断裂に分類される（図 3-93）．

❑損傷直後は痛みのため不安定性の評価は困難である．よって簡便にアキレス腱部を見ることで判別できる（図 3-93）．

程　度	症　　状	治療期間	治療方法	テーピングの適応
軽　度（Ⅰ）	靭帯の一部が伸ばされ損傷．機能的な損失はない	3 日～ 1 週間	無理をしなければ特に必要はない	痛みがあれば
中等度（Ⅱ）	靭帯の部分的な断裂，痛み，腫れが出現．機能的な損失がみられる	2 ～ 4 週間	初期は受傷部の安静→医療機関へ．以後リハビリ	損傷部の保護を目的として多く用いられる
重　度（Ⅲ）	靭帯の完全断裂．機能損失は大きく，関節不安定性が出現．痛み，腫れの症状も強い	2 ～ 3 か月 部位により長期にわたる場合がある	専門的な処置が必要→医療機関へ	一定の医学的な処置以後，医師の指示下で

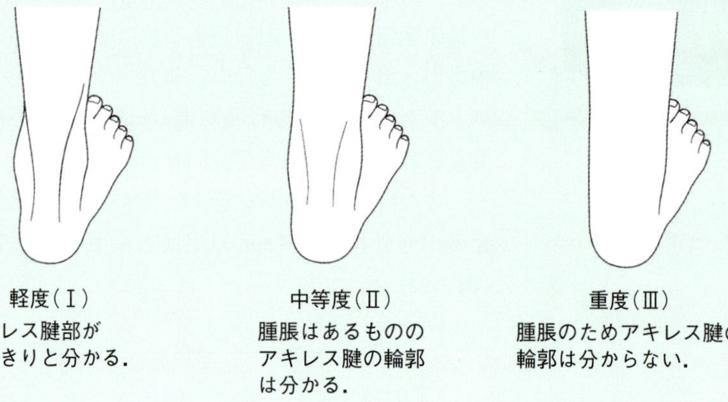
軽度（Ⅰ）
アキレス腱部がはっきりと分かる．
中等度（Ⅱ）
腫脹はあるもののアキレス腱の輪郭は分かる．
重度（Ⅲ）
腫脹のためアキレス腱の輪郭は分からない．

図 3 －93　靭帯損傷の程度とアキレス腱の輪郭（文献 4，6 より引用）

2－5. 治療

❑保存療法が主流になりつつあるが，観血的縫合術の適応としては

①距骨傾斜角が 15° 以上で，距骨滑車の内外側の骨軟骨損傷が疑われるもの

②脛骨下端関節面が 5 ° 以上内反して将来的に陳旧性への移行が疑われるもの

③腓骨先端に骨片が存在し，それに圧痛があるもの

❑保存療法：ギプス固定は膝下から足先部まで行い，前距腓靭帯単独損傷ではやや背屈位で，踵腓靭帯複合損傷では中間位で行う．固定期間は一般的に 3 ～ 4 週であるが，早期にギプス除去する場合もある．

❑手術療法：前距腓靭帯は関節包と一緒にマットレス縫合を行う．踵腓靭帯が踵

骨側で断裂した場合は，解剖学的位置に復元した上で，腓骨筋腱腱鞘に縫合する．3～4週ギプス固定を行う．

2－6．理学療法

1）保存療法

❑受傷直後から最長約72時間（急性期）：

・損傷が起これば，PRICE処置*を行う．

❑受傷後2～5日（亜急性期）：

・足趾の屈伸，足関節の底背屈運動，外果周囲の腫脹に対してマッサージを行う．疼痛が出現しない範囲で，軽負荷での自転車エルゴメータを実施する．運動療法終了後は，炎症再燃を防止するためにアイシングを行う．

❑受傷後6日～2週（回復期）：

・非荷重下での単関節運動による足関節周囲筋と足趾筋の強化を実施する．疼痛軽減に伴い，立位での下腿前傾位を獲得するために，スクワットを中心とした荷重位でのトレーニングを開始する．

❑受傷後2～6週（復帰準備期）：

・ジョギングからランニングへ段階的にスピードを上げる．ダッシュやストップ動作などから始め，徐々に種目特性にあわせたスポーツ動作を行う．バスケットボールなどの対人スポーツでは，まず相手の動きに合わせなくてよいオフェンスの練習より開始する．

❑足関節不安定に対応するために，不安定板の上に乗り，バランスを調整する神経―筋トレーニングを早期より行う．12か月にわたるトレーニングによって関節固有感覚が正常レベルまで回復したという報告もあるので，競技に復帰したあとでも神経―筋トレーニングは継続した方がよい．

❑スポーツ復帰の条件：足関節可動域が健側と同じであること，痛みなくすべての動作が行えること，筋力が健側に比して90%以上であること，対人ドリルにおいて十分なスピードの回復が得られていることなどが挙げられる．

3．足関節・足部の骨折

3－1．果部骨折

1）概念・病因・所見

❑内外果は，内外側の靱帯とともに足関節の安定性に重要な役割を果たしている．

❑内がえしや外がえしに足部が固定された状態で，下腿に捻転力や回旋力が加わり，距腿関節内で距骨に内・外転あるいは回旋力が作用すると，果部は骨折し脛腓靭帯結合は離開する．

❑受傷直後から，足関節の内外側の骨折部に一致した疼痛を伴い歩行困難になる．転移の少ない内外果の単独骨折では，歩行可能なこともある．

---

* PRICE処置：3章3，5-10．（p228参照）のRICE処置に，P：protection（保護）を加えたものである．

2）分類

❑Lauge-Hansen（L-H）分類（図 3-94）と AO の分類があるが，靱帯損傷を加味し損傷の進展に伴うステージを取り入れた L-H 分類の方が優れている．

❑果部骨折には冠名のついた骨折がある（表 3-10）．

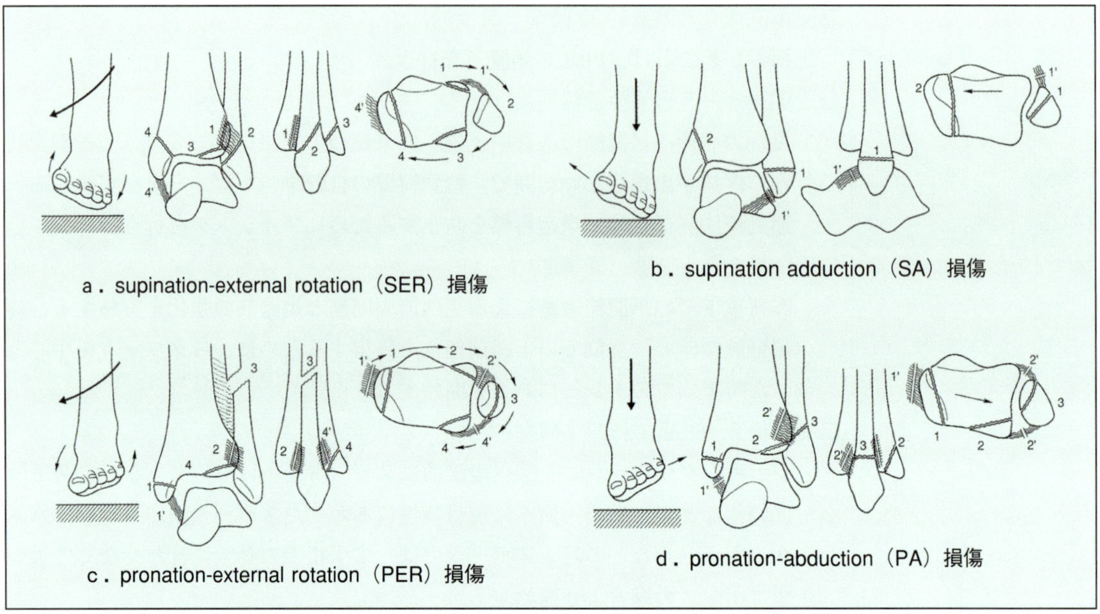

図 3 －94　Lauge-Hansen（L-H）分類（文献 7 より引用，一部改変）

a．SER 損傷：足が回外位に固定され，下腿より中枢が内方に捻れ，距腿関節内で距骨に外旋力が加わって生じる．
b．S A 損 傷：足が回外位に固定され，距腿関節内で距骨に内転力が加わって生じる．
c．PER 損傷：足が回内位に固定され，下腿より中枢が内方に捻れ，距腿関節内で距骨に外旋力が加わって生じる．
d．P A 損 傷：足が回内位に固定され，距腿関節内で距骨に外転力が加わって生じる．

調べてみよう！
冠名のついた骨折の中で、頻度が高い骨折を調べよう！

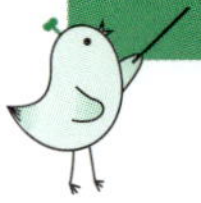

表 3 －10　冠名のついた骨折（文献 8 より引用）

1）Dupuytren 骨折：三角靭帯断裂（内果骨折を含めている者もいる），遠位脛腓靭帯断裂，脛腓靭帯結合より高位の腓骨骨折がある骨折
2）Pott 骨折：腓骨下端から数 cm 上の腓骨骨折で三角靭帯断裂を合併して距骨が外側へ転位しているもの
3）Cotton 骨折：後方脱臼を伴った内果，外果，後果の 3 果骨折
4）Maisonneuve 骨折：Dupuytren 骨折で腓骨の骨折が腓骨小頭近くにある骨折
5）Wagstaffe（Le Fort）骨折：anterior fibular tubercle の裂離骨折
6）Tillaux 骨折：anterior tibial tubercle の骨端線離開
7）Chaput 骨折：anterior tibial tubercle の剥離骨折
8）Bosworth 骨折：Lauge-Hansen の分類の SE 型骨折で腓骨骨折の中枢骨折が脛骨の後方隆起に転位固定する骨折
9）Pilon 骨折：天蓋部および果上部の粉砕したもの
10）Plafond 骨折：Pilon 骨折のうち脛骨遠位端の天蓋部骨折をいう

3）治療

❑徒手整復による良好な整復とその保持が得られなければ，鋼線牽引と手術療法を行う．

（1）保存療法

❑適応：下記の条件がすべて揃った場合には保存療法を選択する．
- ・内果・外果の一方だけの骨折であること
- ・健側のX線写真と比較して，脛腓間の離開がないこと
- ・骨片の転移が1 mm 以内

❑ギプス固定期間中は下肢筋力強化や足趾の運動を行わせ，早ければ受傷後8週で全荷重が可能となる．

（2）手術療法

❑保存療法の適応以外は，手術療法の適応となる．

❑通常，腫脹の状態により手術のタイミングは異なるが，腫脹がある場合は受傷後5 ～ 7日で手術は可能である．

❑腓骨の正確な解剖学的整復と強固な内固定が治療の最大のポイントである．

❑固定法は，脛腓靱帯結合から末梢の横骨片は骨片が小さいので，tension-band wiring（図3-95a），らせん骨折や斜骨折には螺子とプレート（図3-95b）による固定を選択する．

❑骨間膜が広範囲に損傷し，脛腓間の不安定性を伴う場合は，損傷靱帯や骨間膜の軟部組織が修復するまで，脛骨と腓骨の位置関係を正しく維持する目的で，脛腓間に positioning screw（図3-95c）をおく．

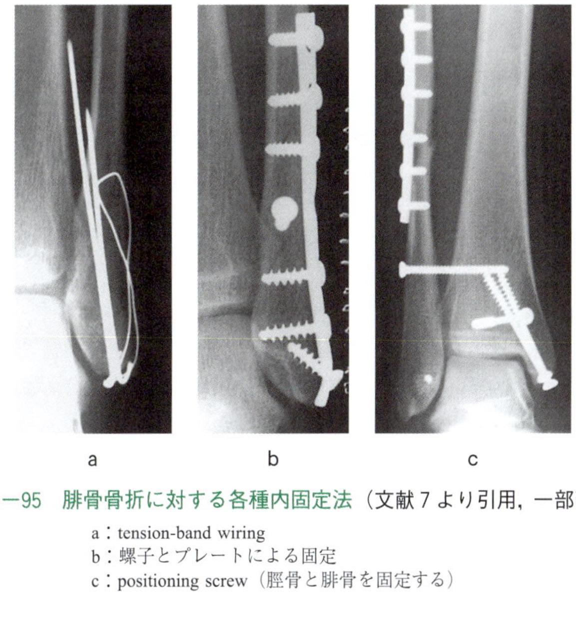

a　　b　　c

図3－95　腓骨骨折に対する各種内固定法（文献7より引用，一部改変）

a：tension-band wiring
b：螺子とプレートによる固定
c：positioning screw（脛骨と腓骨を固定する）

4）理学療法

（1）保存療法

❑受傷後 1 ～ 2 週：

・安定型では再転移をすることはほとんどない．ギプス固定期間中は下肢筋力強化，足趾の運動を積極的に行わせる．

❑ 5 ～ 6 週：

・ギプスを除去する．足関節，距骨下関節の可動域練習を開始し，部分荷重を 1 週ごとにあげる．両脚でのつま先立ち運動を開始する．

❑ 8 週：

・全荷重可能となる．積極的に筋力強化を行い，足関節底屈 MMT 5 を目指す．

（2）手術療法

❑手術直後：

・良肢位での膝下ギプス固定とし，足部を高挙して，氷嚢などで冷却し安静を保つ．

❑ 2 日～ 1 週間：

・抜糸までの約 2 週間の間，足趾の自動運動，大腿四頭筋や大殿筋の等尺性運動，松葉杖にて免荷歩行を行う．

❑ 2 ～ 3 週：

・SEA，SA，PA 損傷では，可動域練習よりも早期荷重を優先する．歩行ギプスで部分荷重を開始させ，骨萎縮を防ぐ．PER 損傷では，早期荷重よりも可動域練習を優先させる．脛腓間におく positioning screw が荷重にて破損する可能性があるためである．

❑ 4 ～ 8 週：

・SEA，SA，PA 損傷では，術後 4 週でギプス除去し，1 / 2 部分荷重～全荷重とし，足部の柔軟性を確保しつつ，荷重下での筋力増強練習を行っていく．PER 損傷では，術後 6 週で positioning screw を抜去後，部分荷重を開始し，8 週までに全荷重を許可する．

❑脛腓間の不安定性が残りやすい PER 損傷は，比較的予後が悪いことが多い．

3－2．距骨骨折

1）概念・病因・所見

❑この骨折はまれな骨折であるが，無腐性壊死を起こしやすく，関節面の不適合を残し，変形性関節症を生じ予後はあまりよくない．

❑距骨は周囲を他の骨に囲まれているので，直達，介達いずれの外力の影響も受けにくい．よって交通事故や高所からの転落などの強大な外力によることが多い．

確認しよう！
距骨がもつ舟状骨と踵骨への関節面の形態を確認しよう！

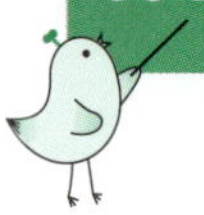

2）分類

- 中枢部骨折では，頸部骨折と体部骨折があり，周辺部骨折では，頭部骨折，外側突起骨折，後突起骨折，裂離骨折，距骨滑車部の骨軟骨骨折がある．
- Hawkins は距骨頸部骨折を 4 型に分類し，無腐性壊死の頻度との関係を明らかにした（図 3-96）．

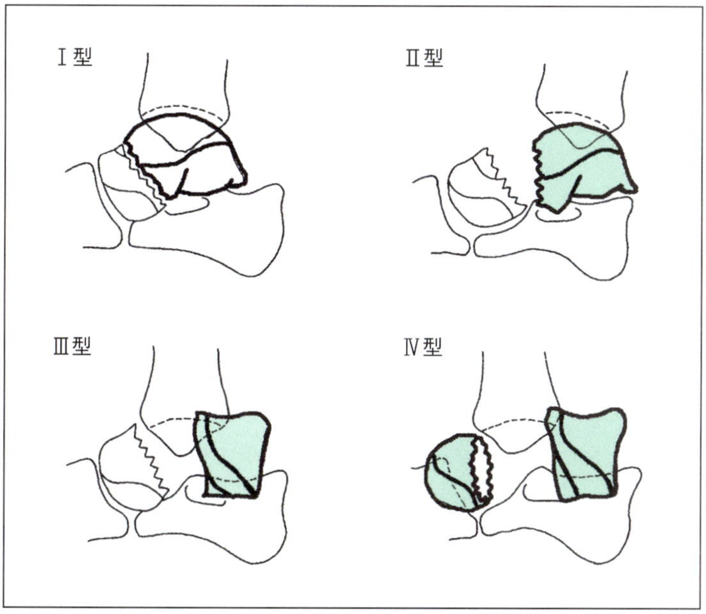

図 3－96　Hawkinsの距骨頸部脱臼骨折分類（文献 9 より引用）

3）血行と無腐性壊死

- 距骨の表面の 60% は関節軟骨に覆われ，筋の付着がないため，距骨体部位は頸部背側から骨内に進入する後脛骨動脈の分枝である足根管動脈による骨髄内血行のみで栄養されると考えられていた．これが骨折により遮断されると無腐性壊死に陥りやすいとされていた．
- 現在では，足根管動脈と腓骨動脈貫通枝から分岐した足根洞動脈が足根洞の中で吻合し，距踵骨間靱帯に沿って走る数本の枝により栄養されるため，距骨血行はかなり豊富であると判明している．この栄養血管が脱臼骨折などにより断裂すると壊死が起こる．

4）治療

(1) 周辺部骨折

- 裂離骨折は，頸部背面，外側突起先端，三角靱帯付着部に多いが，靱帯損傷に準じ 3 週間のギプス固定を行う．

(2) 中枢部骨折

❑転移のない Hawkins Ⅰ型の頸部骨折ないしそれに準ずる体部骨折は，保存的に治療する．

❑Hawkins Ⅰ型以上の脱臼骨折は，原則的に観血的整復内固定を行う．

5）理学療法

(1) 中枢部骨骨折 Hawkins Ⅰ型

❑受傷後1週：

・ギプス副子固定挙上とする．

❑3週：

・足趾や足関節の自動運動を開始する．Hawkins のサイン陽性にて部分荷重を開始する．

❑8～12週：

・骨癒合が得られれば全荷重とする．

(2) 中枢部骨骨折 Hawkins Ⅱ型以上

❑術後1週：

・ギプス副子固定で高挙するが，固定性がよければ自動運動を直ちに開始する．以後 Hawkins Ⅰ型に準ずる．

❑Hawkins のサイン：距骨滑車軟骨下骨の骨萎縮像の有無にて判断する．骨萎縮像がない場合，無腐性壊死と診断される．

❑無腐性壊死となった場合，血流が再開されるまでは PTB 装具で非荷重とする．血流再開後は，距骨滑車は潰れやすいので3か月猶予をおき，疼痛に注意しながら部分荷重より全荷重に移行していく．

❑免荷時期が非常に長いため，足部だけでなく下肢全体の筋力増強運動や膝関節屈曲，股関節伸展の可動域も確保する．

3－3．踵骨骨折

1）概念・病因・所見

❑足根骨の中で最も頻度が高い．引っ張り応力（捻挫など）と圧縮応力（高所からの転落）に分けられる（図 3-97）．

❑圧縮応力での骨折は，受傷後長期にわたって疼痛が残存する対象者が多い．

❑解剖学的に治癒しているが疼痛を残すもの，逆に変形治癒していても疼痛がないものがあって，形態と機能が一致しない報告がある．

❑最近では，解剖学的に整復し，強固な内固定を行って早期に運動療法を開始する治療が主流である．

2）分類

❑引っ張り応力での骨折は，外果の前下方の二分靱帯や外側距踵靱帯の付着部に腫脹，圧痛，皮下出血がみられ，距骨下関節に可動域制限がみられる．

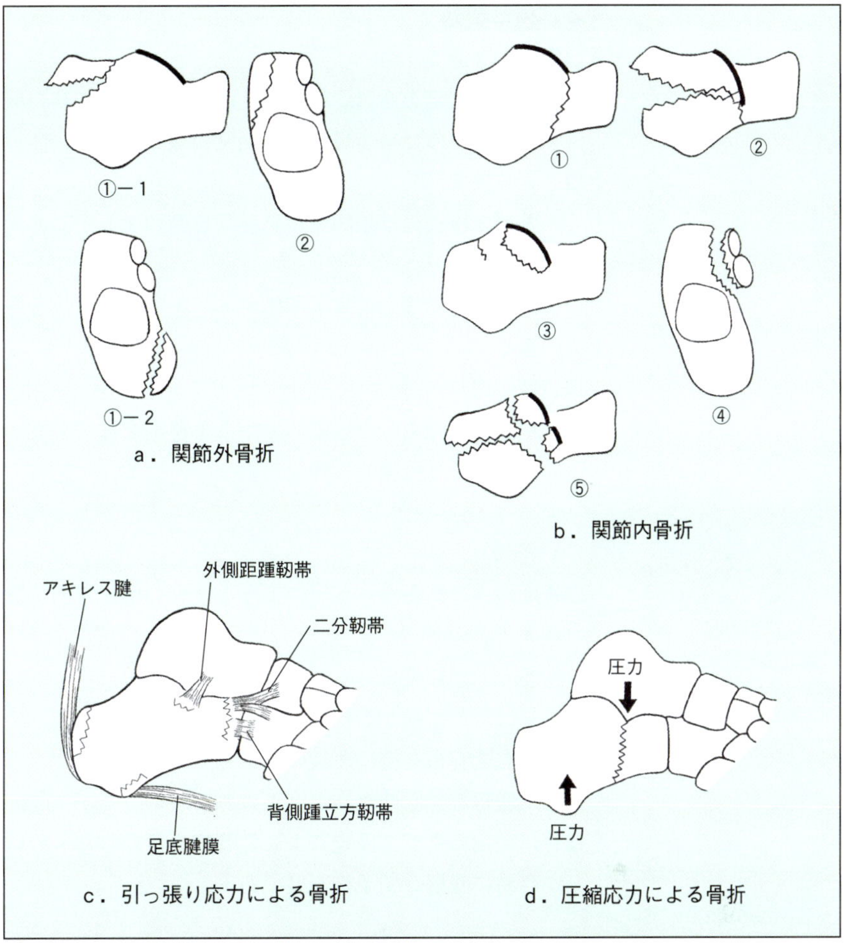

図３－97　踵骨骨折の分類（文献10より引用，一部改変）
a，b：Essex-Lopresti の分類　　c，d：応力の違いによる分類

❑圧縮応力骨折は，踵部は全体的に腫脹し，皮下出血は足底まで達し，著明な圧痛をみとめる．

❑踵骨骨折は，後距骨関節面に骨折線が入るか否かが治療成績と相関するため，関節内骨折と関節外骨折に分けた Arnesen や Essex-lopresti の分類（図 3-97）がよく用いられる．

3）治療

❑関節内骨折は，解剖学的整復を行って強固な内固定を加え，早期の運動療法を開始する．

❑引っ張り応力骨折（裂離骨折）では，4 ～ 6 週のギプス固定を行う．

❑圧縮応力骨折（高所からの転落骨折）では，保存的治療と手術的治療がある．

❑保存的治療には，ギプス治療，機能的治療（barnard 法，Salama 法），牽引療法などがある．

❑手術的治療には，観血的整復術と関節固定術がある．

4）理学療法

❑術後～3週：

・ギプス固定を2週間行う．足趾の自動運動，筋力増強練習は積極的に行う．浮腫予防のため，患肢は挙上位に保つ．

❑3～6週：

・ギプス除去後は足関節自動運動を開始するが，非荷重は継続する．

❑6～12週：

・術後6週で部分荷重を開始する．踵荷重を避ける術後靴を使用すれば荷重できる．

❑12週以降：

・X線像で骨癒合を確認してから全荷重を許可する．骨萎縮が残る間は疼痛が続くので，積極的に軽い運動を行わせる．

5）予後

❑程度の差はあるが，下記のような踵骨の解剖学的特徴により，何らかの疼痛を残すことが多い．

①多くの関節を持ち，形態が複雑である

②骨に接して腱が走行する

③固有受容器を持つ多数の靱帯を有する

④足底線維性脂肪組織が直下にある

❑特に長期のギプス固定により骨萎縮をきたしたものは，足部の腫脹や歩行時痛が容易に緩解せず予後不良である．

3－4．中足骨骨折

1）概念・病因・症状

❑直達外力では，大部分が重量物の落下や足をタイヤに轢かれるなどにより発生する．

❑介達外力では，前足部が固定された状態で，体をターンさせた時に発生する．スポーツ選手に多く発生する．

❑頻度は，第5趾の基部骨折が最も多く，第3趾，母趾，第2趾の順で，第4趾が最もまれである．

❑第5中足骨骨折は，結節部の裂離骨折（下駄骨折），それより2cm末梢の骨幹部と骨幹端部の間での骨折，および同部の疲労骨折の3つがある．

❑結節部の裂離骨折は，結節部への直達外力や前足部が内返し強制され，短腓骨筋腱などの牽引力が結節部にかかることにより生じる．

❑骨幹部と骨幹端部の間での骨折は，ターミナルスタンス時に基部の末梢に背屈力がかかることや，体重が足の外側にかかって内がえしを強制したときに生じる．

❑骨幹部と骨幹端部での間での疲労骨折は，第5中足骨が伸展，屈曲，内がえし，外がえし，回旋などの多くの動きがあり，また地面からの力を直接受けやすいため

下駄骨折とは…

昔は高下駄を履いた人が足関節を捻って骨折したため、この名称がついたと言われています。

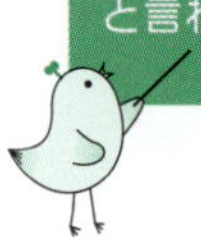

に生じる．さらに基部は短腓骨筋腱，第 3 腓骨筋腱，足底腱膜などの付着部で固定されているので，基部の末梢の骨幹部と骨幹端部の間に応力が集中しやすい．

2）治療

❏結節部の裂離骨折で転移のない場合は，4 ～ 8 週のギプス固定にて骨癒合が得られる．

❏骨幹部と骨幹端部の間での骨折で転移のない場合は，6 ～ 8 週のギプス固定にて骨癒合が得られる．

❏疲労骨折では，手術療法が一般的である．ギプス固定は行わない．

3）理学療法

＜第 5 中足骨疲労骨折＞

❏術後：

・ギプス固定や免荷によって足部，足趾の動きが悪くなるため，早期よりタオルギャザーなどの足趾の運動を行う．ただし，荷重には十分配慮する．自転車エルゴメータも，前足部にストレスがかからないように踵でこぐことで可能となる．

❏術後 1 ～ 2 週：

・全荷重可となる．

❏ 6 週：

・ステップマシンやトレッドミルなど着地衝撃の少ないものから始め，徐々にジョギングに移行する．

❏10週：

・ストップ，ターンなど，各種アジリティー動作を開始する．

❏12週：

・各種競技動作が可能となるため，競技特性に応じたトレーニングを開始する．

❏ 3 ～ 4 か月：

・競技復帰が可能となる．

3－5．距骨下関節

確認しよう！
距骨下関節の運動や運動軸を確認しよう！

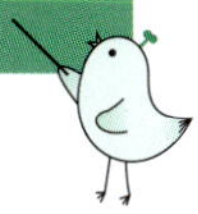

❏足関節は，距腿関節と距骨下関節がお互いに連動しながら可動している．

❏荷重下で足底が床に接地され，支持面を維持している時の距腿関節の背屈には，必ず距骨下関節の動きを伴い，下腿の傾斜する方向，すなわち膝の向きによって，距骨下関節（下腿）の回内（内旋）・回外（外旋）が生じる．さらに，距骨下関節の回内外作用によって距腿関節にかかる圧を分散する役割があることから，この関節の可動性確保は大変重要である．

❏足関節周囲の靱帯損傷や骨折後，足関節を固定することが多いので，距腿関節同様，距骨下関節も拘縮をきたしやすい．よって早期から可動性を確保し，荷重の許可が出た場合は，荷重下で距腿関節と距骨下関節を連動させた運動をさせるべきである（図 3-98）．

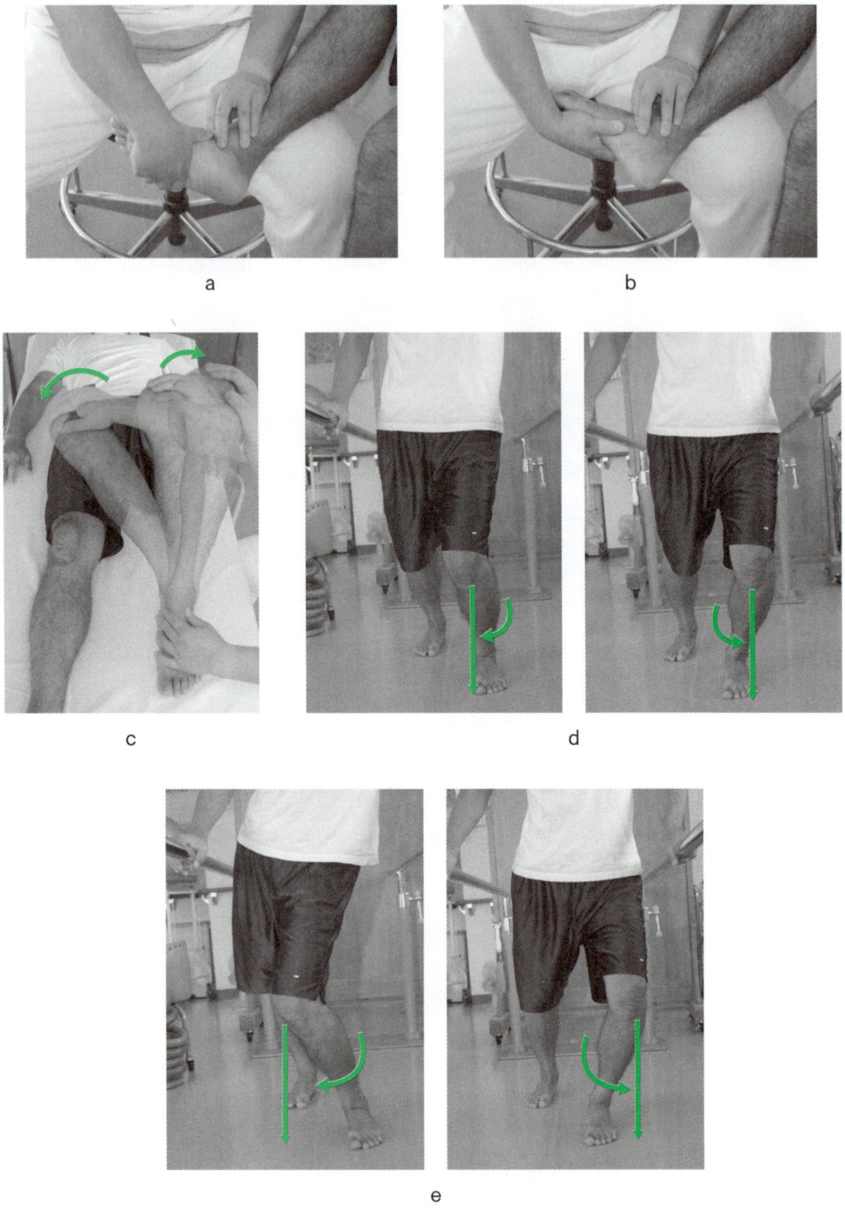

図 3 ―98　距骨下関節の可動域練習

a，b：免荷時期には，足部の内がえし，外がえしの動きを用い距骨下関節の可動性を確保する．
c：背臥位で足関節の角度が底屈 30° になるように膝関節屈曲させ，足底を固定し左手で距骨の動きを確認しながら，下腿を左右に動かすことにより，距骨下関節の可動性を確保する．
d：荷重位で膝を第 1（5）趾方向に傾斜させながら，下腿の内外旋を用い，距腿関節と距骨下関節の連動した動きを確保する．
e：さらに慣れてきたら，膝をできるだけ内（外）側に傾斜させながら，下腿の内外旋を用い，距腿関節と距骨下関節の連動した動きを確保する．
※ d，e を行うときは足底は床面に接地させ，動かさないようにする．

（壇　順司）

●引用・参考文献●

（3.1. 股関節とその周辺／3.2. 大腿部）

1. Orimo H, et al: Trends in the incidence of hip fracture in Japan, 1987-1997: the third nation-wide survey, J Bone Miner Metab18: 126-131, 2000
2. 日本整形外科学会診療ガイドライン委員会, 大腿骨頸部／転子部骨折ガイドライン策定委員会, 厚生労働省医療技術評価総合研究事業「大腿骨頸部骨折の診療ガイドライン作成」班：大腿骨頸部骨折の診療ガイドライン, 南江堂, 2006
3. 越智龍弥・他：大腿骨頸部内側骨折に対するCHS固定法の治療成績, 整・災外49：737-740, 2000
4. 高木理彰・他：高齢者の大腿骨頸部骨折と深部静脈血栓症, 総合リハ32：927-933, 2004
5. 石井政次・他：DVT予防のための大腿静脈流速からみた血流改善の比較, Hip Joint 27：557-559, 2001
6. Warwick DJ, et al: Venous impulse foot pumps, J Arthroplasty 17: 446-448, 2002
7. 恒理克治：人工股関節全置換術の整形外科的治療法と理学療法, PTジャーナル41：967-973, 2007
8. 神先秀人・他：THR術後脱臼に関する調査, 国立大学理学療法士学会誌10：39-42, 1988
9. 松原正明：変形性股関節症に対する最新治療, 理学療法21：589-596, 2004
10. 鳥巣岳彦・他：標準整形外科学 第9版, 医学書院, pp535-540, 2006
11. 森田定雄：変形性股関節症の病態, 理学療法14：609-615, 1997
12. 高木理彰・他：股関節と股関節周辺, 関節外科26（増刊号）：81-95, 2007
13. 石原正文：変形性股関節症の理学療法－運動療法を中心に－, 理学療法14：636-641, 1997
14. 石橋　徹：関節痛の臨床的発生メカニズム, 関節外科16：903-909, 1997
15. 伊藤鉄夫・他：股関節外科学, 金芳堂, p342, 1991
16. Eyring EJ, et al: The effect of joint position on the pressure of intra-articullar effusion. J Bone Joint Surg 46-A: 1235, 1964
17. 村瀬鎮雄・他：股関節症－患者と医師のためのガイド－ 第2版, 金原出版, pp2-11, 2003
18. 廣谷速人：骨関節のバイオメカニクス－ことに股関節バイオメカニクスの臨床的意義－, 総合リハ17：33-41, 1989
19. 建内宏重：股関節の病態運動学と理学療法Ⅱ－関節運動・動作の捉え方－, 理学療法24 : 474-482, 2007
20. 加藤　浩・他：変形性股関節に対する運動療法, 理学療法21：597-607, 2004
21. 田中貴広：股関節の運動学, 理学療法23：1642-1650, 2006
22. 理学療法科学学会監修：運動器系疾患理学療法 第1版, アイペック, pp219-232, 2006
23. 永井　聡：股関節の病態運動学と理学療法Ⅰ, 理学療法24：362-374, 2007
24. 土方浩美：変形性股関節症の保存療法および観血療法, 理学療法14：616-624, 1997
25. 尾崎心正：骨盤骨切り術後の理学療法とリスク管理－理学療法プログラム逸脱例への対応も含めて－, 理学療法21：614-620, 2004
26. 中島育昌：股関節手技のポイント；オマリー変法筋解離術, 関節外科23：223-227, 2004
27. 坂巻豊教：3先天性股関節脱臼, 小児科38（臨時増刊号）：643-648, 1997
28. 加倉井周一・他編：新版装具治療マニュアル－疾患別・症状別適応－, 医歯薬出版, pp301-311, 2000

29. 辻 陽雄・他編：整形外科診断学 改訂第2版, 金原出版, pp369-408, 1982
30. 山本総勝・他編：理学療法学テキストⅣ 運動療法Ⅱ, 神陵文庫, pp127-136, 2007
31. 石田勝正：先股脱の予防－歴史・実証・実践・展望, 臨整外 15：452-460, 1980
32. 亀ヶ谷真琴：ペルテス病に対する保存療法と外科的療法－evidence に基づくペルテス病治療－, 整・災外 49：571-575, 2006
33. 笠原吉孝：股関節外転・外旋位を用いた Perthes 病装具－SPOC 装具－, 別冊整形外科 No.4（義肢・装具）, 南江堂, pp137-146, 1983
34. 加倉井周一・他編：運動器疾患とリハビリテーション第2版, 医歯薬出版, pp264-266, 1998
35. 小久保吉恭・他：大腿骨頸部骨折クリニカルパスの改訂, 臨整外 41：779-787, 2006
36. 廣瀬 隼・他：大腿骨頸部骨折に対する新たな地域医療連携クリティカルパスの評価, 整形外科と災害外科 55：123-127, 2006
37. 山本精三：高齢者の自立を障害する骨・関節疾患－診断と対策－ 2)大腿骨頸部骨折, Geriatric Medicine 38：1609-1613, 2000
38. 原 和彦：変形性股関節症の機能解剖とバイオメカニクス, 理学療法 21：579-588, 2004
39. 平井正文・他：深部静脈血栓症予防における運動, 静脈学 15：59-66, 2004
40. 葛山智宏・他：理学療法 MOOK 8 下肢関節疾患の理学療法－変形性股関節症, 膝関節症の可動域制限に対する理学療法の進め方, 三輪書店, pp76-84, 2001
41. 浅見豊子・他：股関節疾患のリハビリテーションにおける装具と歩行補助具, 整・災外 41：667-675, 1998
42. 二ノ宮節夫・他編：今日の整形外科治療指針 第5版, 医学書院, pp743-746, 2004
43. 苫野 稔：大腿骨骨幹部・顆部骨折の整形外科的治療法と理学療法, PT ジャーナル 41：983-989, 2007
44. 社団法人 日本義肢協会編：義肢・装具カタログ

（3.3. 膝関節とその周辺）
1. McAuley JP, et al: Revision of failed unicompartmental knee arthroplasty, Clin Orthop Relat Res 392: 279-282, 2001
2. 渡部高士・他：UKA の利点とコツ 22年間の模索と手術成績から, 関節外科 18：1137-1152, 1999
3. Chamberlain MA, et al: Physiotherapy in osteoarthrosis of the knees A controlled trial of hospital versus home exercises, Int Rehabil Med 4: 101-106, 1982
4. Börjesson M, et al: Physiotherapy in knee osteoarthrosis: effect on pain and walking, Physiother Res Int 1: 89-97, 1996
5. Røgind H, et al: The effects of a physical training program on patients with osteoarthritis of the knees, Arch Phys Med Rehabil 79: 1421-1427, 1998
6. Baker KR, et al: The efficacy of home based progressive strength training in older adults with knee osteoarthritis: a randomized controlled trial, J Rheumatol 28: 1655-1665, 2001
7. Topp R, et al: The effect of dynamic versus isometric resistance training on pain and functioning among adults with osteoarthritis of the knee, Arch Phys Med Rehabil 83: 1187-1195, 2002
8. Ogata K, et al: The effect of wedged insoles on the thrust of osteoarthritic knees, Int Orthop 21: 308-312, 1997
9. 川村秀哉・他：Surfix lock plate system を用いた HTO 術後早期荷重の効果, 臨床整形外科 39：1197-1201, 2004
10. 稲葉 裕・他：整形外科手術における DVT と PTE の予防, MB Orthop 18：19-25, 2004

11. 高山正伸・他：過度の痛みを伴わない関節可動域訓練の術後1ヶ月の成績, 日本人工関節学会誌 35：101-102, 2005
12. 高山正伸・他：人工膝関節置換術後屈曲角度に影響を及ぼす可動域訓練因子の検討, 膝 31：286-290, 2006
13. Arnett FC, et al: The American Rheumatism Association 1987 revised criteria for the classification of rheumatoid arthritis, Arthritis Rheum 31: 315-324, 1988
14. 山本純己・他：日本リウマチ学会による早期慢性関節リウマチの診断基準－2 診断基準の作成, リウマチ 34：1013-1018, 1994
15. Larsen A, et al: Standard radiographs of rheumatoid arthritisscan, J Rheumatol 16: 395, 1987
16. King D: The healing of semilunar cartilage, J Bone Joint Surg 18: 333-342, 1936
17. Grood DL, et al: Ligamentous and capsular restraints preventing straight medial and lateral laxity in intact human cadaver knees, J Bone joint Surg Am 63: 1257-1269, 1981
18. Amis AA, et al: Functional anatomy of the anterior cruciate ligament Fibre bundle actions related to ligament replacements and injuries, J Bone Joint Surg Br 73: 260-267, 1991
19. Trent PS, et al: Ligament length patterns, strength, and rotational axes of the knee joint, Clin Orthop Relat Res 117: 263-270, 1976
20. Gollehon DL, et al: The role of the posterolateral and cruciate ligaments in the stability of the human knee A biomechanical study, J Bone Joint Surg Am 69: 233-242, 1987
21. Bruce A, et al: Anatomy of the posterior cruciate ligament: A review, Am J Sports Med 17: 24-29, 1989
22. 井原秀俊：膝前十字靱帯損傷新鮮症例に対する保存療法　Kyuro 膝装具を用いた保護的早期運動療法, 日本整形外科学会雑誌 72：9-21, 1998
23. Shino K, et al: Conservative treatment of isolated injuries to the posterior cruciate ligament in athletes, J Bone Joint Surg Br 77: 895-900, 1995
24. Robert H, et al: Hamstring insertion site healing after anterior cruciate ligament reconstruction in patients with symptomatic hardware or repeat rupture: a histologic study in 12 patients, Arthroscopy 19: 948-954, 2003
25. 大越康充：鏡視下後十字靱帯再建術, 整形外科 57：1058-1065, 2006
26. 石橋恭之・他：解剖学的2重束後十字靱帯再建術, 関節外科 24：1354-1359, 2005
27. 村瀬研一：膝内側支持機構損傷に対する保存的療法, MB Orthop 20：54-60, 2007
28. 堀部秀二：膝関節・内側側副靱帯の再建術, 関節外科 24：1317-1321, 2005
29. Huberti HH, et al: Patellofemoral contact pressures The influence of q-angle and tendofemoral contact, J Bone Joint Surg Am 66: 715-724, 1984
30. Aglietti P, et al: A new patella prosthesis Design and application, Clin Orthop Relat Res 107: 175-187, 1975
31. Merchant AC, et al: Roentgenographic analysis of patellofemoral congruence, J Bone Joint Surg Am 56: 1391-1396, 1974
32. 福林　徹・他：いわゆる習慣性膝蓋骨脱臼について－X線所見と症状の関連－, 膝 3：37-45, 1977
33. 青木喜満：膝蓋骨脱臼に対する proximal realignment の治療成績, 関節外科 25：1174-1177, 2006
34. Arendt EA et al: Current concepts of lateral patella dislocation, Clin Sports Med 21: 499-519, 2002
35. 安田和則：膝蓋大腿関節障害　反復性膝蓋骨脱臼に対する脛骨粗面移動術, 骨・関節・靱帯 6：1263-1271, 1993
36. 戸松泰介・他：バイオメカニクスからみた関節骨軟骨障害, 関節外科 23：617-627, 2004

（3.4. 下腿部）
1．山本　真・他：ベッドサイドの整形外科学 第2版, 医歯薬出版, pp158-513, 1993
2．山野慶樹：整形外科プライマリケア, 文光堂, pp393-403, 1998
3．村上茂雄・他：足趾内転筋力強化が前方重心制御機能へ与える影響, 理学療法学 32（supple 2）：523, 2005
4．越智隆弘・他：整形外科 外来シリーズ2 スポーツ外来, メジカルビュー社, pp99-104, 2000
5．平澤泰介：新図解整形外科エッセンシャル, 南江堂, pp128-129, 1997
6．石井清一・他：標準整形外科学 第8版, 医学書院, pp671-681, 2003
7．黒田善雄・他：スポーツ医学 Q & A 1, 金原出版, pp180-188, 1993
8．市川宣恭：スポーツ外傷・障害 改訂第2版, 南江堂, pp163-171, 1994
9．片田重彦・他：整形外科手術後療法ハンドブック 改訂第4版, 南江堂, pp82-98, 2003
10. 中山彰一：変形性膝関節症と理学療法, 理学療法 9：159-164, 1992
11. 井原秀俊：関節トレーニング 改訂第2版, 協同医書出版社, pp254-318, 1998
12. 江藤文夫・他：骨折の治療とリハビリテーション, 南江堂, pp274-316, 2005
13. 冨士武士・他：整形外科疾患の理学療法 改訂第2版, 金原出版, pp148-208, 2006
14. 守屋秀繁・他：整形外科診療実践ガイド, 文光堂, pp1027-1101, 2006
15. 松﨑秀隆・他：O脚を呈する若年女性の関節弛緩性と足趾筋力, 理学療法学 34（supple 2）：256, 2007
16. 白井康正：整形外科外傷マニュアル 第2版, メディカル・サイエンス・インターナショナル, pp293-301, 1997
17. 堀井　昭：前脛骨区画症候群のメカニズムと予防法について, スポーツメディスン 65：32-34, 2004
18. 大木　勲・他：整形外科プラクティス, 金原出版, pp134-137, 1995
19. 腰野富久・他：エッセンシャル整形外科学 第2版, 医師薬出版, pp144-147, 1997
20. 寺山和雄・他：図で説く整形外科疾患外来診療のヒント, 医学書院, pp152-155, 2006
21. 田村　清・他：図説　整形外科基本手技, メジカルビュー社, pp182-185, 2000

（3.5. 足関節と足部）
1．内山英司：アキレス腱断裂の新しい手術法をめぐって, Sportsmedicine NO.91：6-13, 2007
2．内山英司・他：アキレス腱断裂に対する縫合術後の筋力トレーニング, 臨床スポーツ医学 23：159-165, 2006
3．藤井英夫・他：足診療マニュアル 第2版, 医歯薬出版, p35, 2004
4．川野哲英：ファンクショナルテーピング, ブックハウス HD, p12, 1988
5．高倉義典：足関節靱帯損傷後の筋力トレーニング, 臨床スポーツ医学 23：167-173, 2006
6．三木英夫・他：急性足関節靱帯損傷のリハビリテーションとスポーツ復帰, 臨床スポーツ医学 19：145, 2002
7．仁木久照：足関節果部骨折の診断と治療, 関節外科 23：36-48, 2004
8．高倉義典・他：足部診療ハンドブック, 医学書院, p274, 2000
9．井口　傑：距骨骨折の診断と治療, 関節外科 23：62-69, 2004
10. 高倉義典・他：足部診療ハンドブック, 医学書院, pp256-262, 2000
11. 壇　順司・他：関節病態運動学－足関節の運動学（1）, 理学療法 24：9, 2007
12. 壇　順司・他：関節病態運動学－足関節の運動学（2）, 理学療法 24：10, 2007

4 その他

学習目標

①スポーツ動作の特性を把握した上で，障害・外傷の発生メカニズムを理解する．
②スポーツ障害・外傷に対する評価のポイントを理解する．
③末梢神経，リウマチ性疾患，骨粗鬆症の概念，症状などの疾患の特徴を理解する．
④各疾患の評価のポイントを説明できる．
⑤各疾患の理学療法に関する内容や具体的方法とリスクについて説明できる．

1. スポーツ障害・外傷

1．上肢

1－1．野球肩

確認しよう！
基礎疾患の病態、治療について確認してみよう！

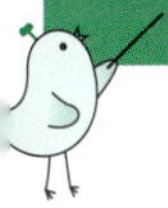

1）疾患概念，症状，所見

- ❏野球肩は，投動作を繰り返すことによって，肩関節構成体に炎症や破綻をきたす疾患である．
- ❏基礎疾患として，肩峰下インピンジメント症候群，肩峰下滑液包炎，腱板損傷，腱板疎部（rotator interval：RI）損傷，上腕二頭筋長頭腱炎，関節唇損傷（superior labrum both anterior and posterior lesion：SLAP lesion），Bennett 病変，上腕骨骨端線離開，肩関節不安定症，少年野球肩（little leaguer's shoulder），肩甲上神経麻痺，腋窩神経麻痺などが挙げられる．
- ❏投動作は，①ワインドアップ期（wind-up phase），②コッキング期（cocking phase），③加速期（acceleration phase），④フォロースルー期（follow-through phase）の 4 つに期分けされる．

＜コッキング前期＞

- ❏投球側肩は外転しながら，内旋から外旋運動となる．この際，肩水平外転角度が大きくなると，肩峰と烏口肩峰靱帯からなる肩峰下面と肩峰下滑液包・腱板との間に機械的ストレスを生じ，肩峰下インピンジメント症候群を引き起こす要因となる．

＜コッキング後期から加速期＞

- ❏投球側肩は最大外転・外旋位となり，その後に内旋運動へ切り換わる．この動作を繰り返すことによって，肩峰下インピンジメント症候群，肩峰下滑液包炎，腱板損傷，RI 損傷，上腕二頭筋長頭腱炎，SLAP Lesion といったさまざまな疾患を生じる要因となる．

＜フォロースルー期＞

❑ボールリリースから加速された上肢の振りの衝撃を吸収する時期である．肩後方に存在する筋群（菱形筋，前鋸筋）や外旋筋群（棘下筋，小円筋），上腕三頭筋では，遠心性収縮となっており，各筋群の付着部炎や筋挫傷を発症する．また上腕三頭筋長頭では Bennett 病変を生じる．

❑少年野球肩（little leaguer's shoulder）とは，成長期にみられる近位上腕骨成長線離開をいい，コッキング後期から加速期，フォロースルー期に疼痛を訴える．

❑肩甲上神経障害は，コッキング後期の肩外転外旋によって肩甲上切痕で絞扼されやすく，フォロースルー期の内転内旋によって棘窩切痕で牽引を受けて発症しやすい．

2）評価

（1）損傷部位と疼痛との関連（図 4-1）

❑腱板（棘上筋腱）損傷では，烏口肩峰部もしくは大結節部前方に圧痛が認められる．

❑棘下筋腱損傷では，大結節部後方に圧痛が認められる．

❑上腕二頭筋長頭腱炎では，結節間溝部に圧痛が認められる．

❑疼痛発生部位と投動作との関連性について，疼痛発生の原因となるストレスを考慮しながら確認する．

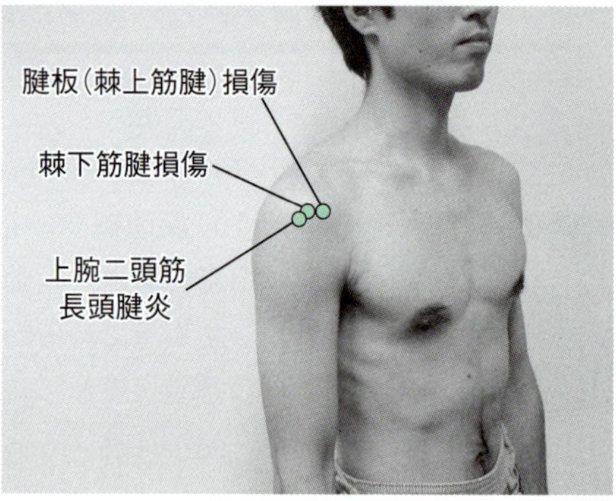

図 4－1　損傷部位と圧痛との関連

調べてみよう！
ストレステストの実施方法と判定基準は？

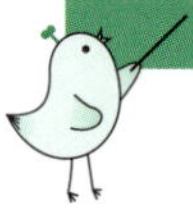

（2）代表的な疾患に対するストレステスト

❑代表的な疾患に対するストレステストを表 4-1 に示す．

❑肩甲上腕関節の動的安定性テストとして，dynamic rotary stability test（DRST）（図 4-2）が挙げられる．

❑これらのテストは，運動療法を進める上で，効果判定やリスク管理を目的として疼痛発生状況を確認しながら実施する．

（3）関節可動域・筋柔軟性

❑投球側の肩外旋可動域増加と内旋可動域低下が特徴的である．

❑肩関節屈曲および外転を評価する．制限因子として，拮抗筋の短縮もしくは過緊張，Forward humeral head（FHH）（図 4-3）や円背に伴う肩甲骨外転などの異常アライメントが挙げられる．

❑FHH が存在する場合，上腕骨は下垂位において内旋している．これは肩関節後方関節包や肩内旋筋群の短縮，小胸筋の短縮に伴う肩甲骨外転が要因となる．

表4－1　代表的な疾患に対するストレステスト

肩インピンジメント	Neer や Howkins のインピンジメントテスト
腱板（棘上筋腱）損傷	有痛弧（painful arc） Empty Can-test（棘上筋テスト）
棘下筋腱損傷	リフトオフテスト（Lift-off Test）
上腕二頭筋長頭腱炎	スピードテスト（Speed test） ヤーガソンテスト（Yergason's test）
関節唇損傷 （SLAP Lesion）	三森テスト（pain provocation test） Anterior slide test SLAP prehension test Compression-rotation test
関節不安定性	前方および後方の apprehension test 外旋位もしくは内旋位の引き下げテスト
動的安定性テスト	Dynamic rotary stability test（DRST）

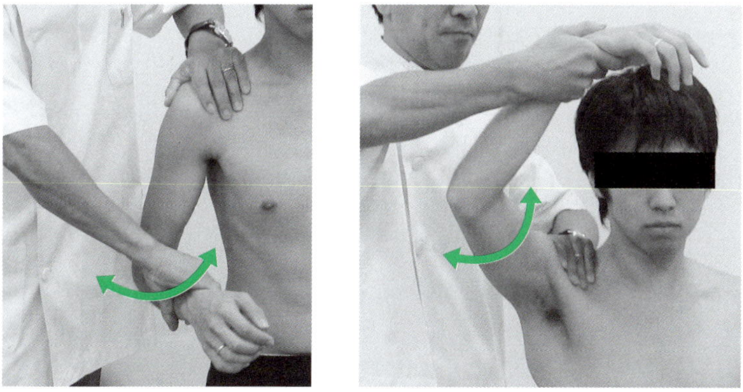

肩関節下垂位にて，内外旋運動を行う．

肩関節挙上位にて，内外旋運動を行う．

図4－2　dynamic rotary stability test（DRST）

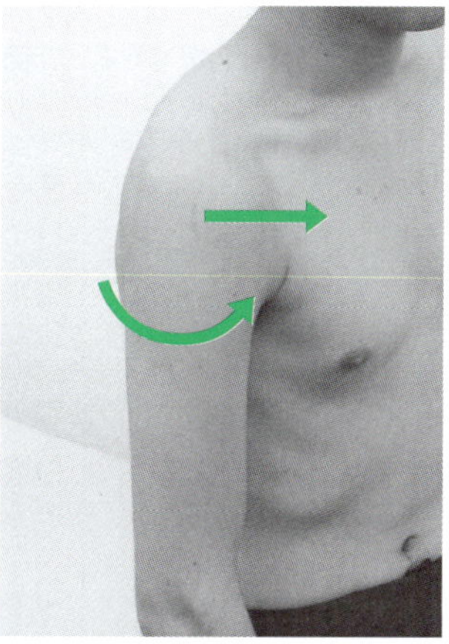

肩甲骨外転に伴い，上腕骨が内旋位となる．

図4－3　FHH

❑股関節の可動性も評価する．特に非投球側の股関節屈曲および内旋に制限がある場合，加速期からフォロースルー期における前足への体重移動が不十分となり，肩関節への負担が増大する．

(4) 筋力（MMT）・筋機能

❑肩甲骨および肩関節周囲筋の筋力を確認する．特に腱板（rotator cuff）である筋群を確認する．

❑ゼロポジション（Zero Position）位における肩甲棘－上腕長軸ラインを観察する．肩甲棘延長線上よりも上腕長軸が低下している場合，腱板機能不全による関節窩への上腕骨頭の固定力不足が要因に挙げられる．

❑翼状肩甲の有無を確認する．これは前鋸筋と菱形筋の同時収縮機能不全によって生じる．

❑棘上筋，棘下筋の筋力低下は，肩甲上神経の絞扼性障害や腱板損傷によって生じる．

(5) 姿勢・動作解析

❑姿勢として，FHH や円背の有無を確認する．

❑肩挙上時における肩甲上腕リズム（Scapulohumeral rhythm）について，肩甲骨の上方回旋による「肩すくみ」の有無を評価する．

❑ワインドアップ期の軸足による片脚立位姿勢から重心線を確認する．

❑コッキング前期では肩内旋から外旋運動に切り換わる肘の高さを確認する．

❑コッキング後期における前足膝の向きと，肩－肩－肘ラインを参考に「肘下がり」の有無を確認する．

❑加速期における投球側の運動連鎖について，肩外旋による肘の軌道と肘伸展運動の連動を観察し，「しなり」動作を確認する．

❑フォロースルー期における肩関節後方への伸張ストレス軽減を目的とした股関節，体幹の屈曲運動を確認する．

3）理学療法

(1) 治療原則・目的

❑症状の改善に要する期間は，基礎疾患やその重症度によって異なる．このため医師と連携し，十分な病態の把握に努める．

❑急性期では，炎症症状の軽減を最優先とし，RICE 処置や物理療法を施行する．

❑異常アライメントや肩挙上制限の原因となる筋柔軟性の改善に努めた上で，機能的な肩関節の獲得を目指して筋力強化に取り組む．

❑獲得された筋機能を効率よい投動作に結びつけることを目的として，動作指導を行う．

❑復帰時期に関して，肩峰下インピンジメントでは 6 ～ 8 週，腱板損傷では 3 ～ 6 週間，上腕二頭筋長頭腱炎では 1 ～ 3 週間の期間を目安とする．ただし，疼痛の発生状況を確認しながら進めていく．

❑投球数の制限指導に関して，小学生は 1 日 50 球以内（週 200 球以内），中学生は 70 球以内（週 350 球以内），高校生は 100 球以内（週 500 球以内）を目安とし，予防・再発防止に努める．

(2) 関節可動域・柔軟性改善

❑肩関節挙上の可動性改善を目的として，広背筋や大円筋，肩甲下筋などの肩内旋筋群に対してストレッチを行う．

❑FHH が存在する場合，肩内旋筋群や小胸筋に対してストレッチを行う．

❑肩後方関節包の伸張を目的としたモビライゼーションも，肩挙上可動性の改善には有効である．

調べてみよう！
各筋に対するストレッチの方法は？

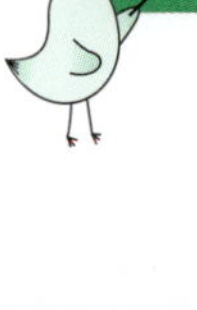

❑コッキング期の最大外転・外旋位による肩関節構成体へのストレスを軽減する目的で，肩甲骨の内転や上方回旋などの可動性を改善する．

(3) 筋力・筋機能改善

調べてみよう！
各運動時の強化できる筋は？
また代償運動は？

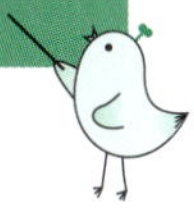

❑腱板の強化を目的として，ゴムチューブによるカフエクササイズが一般的に行われている．特に投球動作を考慮し，肩外転位における外旋運動も取り入れる（図 4-4）．

❑肩関節の安定性を高めるため，肩関節周囲筋の同時収縮を取り入れた運動も行う．

❑FHH の改善を目的として，肩外旋筋群や菱形筋群の筋力強化および姿勢改善を意識したチンインエクササイズ（図 4-5）や腹横筋エクササイズ（図 4-6）を行う．

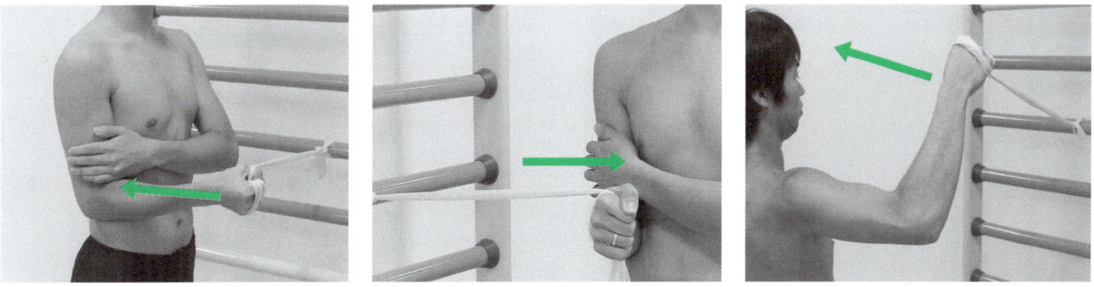

下垂位における肩外旋運動　　下垂位における肩内旋運動　　外転90°位における肩外旋運動

図 4－4　腱板筋トレーニング

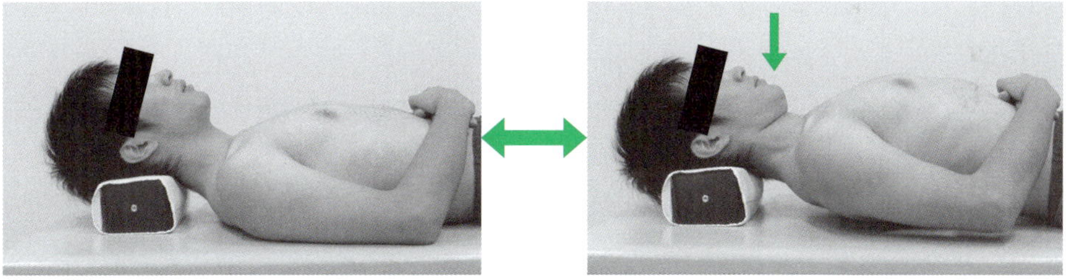

図 4－5　チンインエクササイズ

後頭部に枕もしくはタオルを入れて，頸椎－胸椎を伸展しながら顎を引く．
この際，頭部伸展を伴わないように注意する．

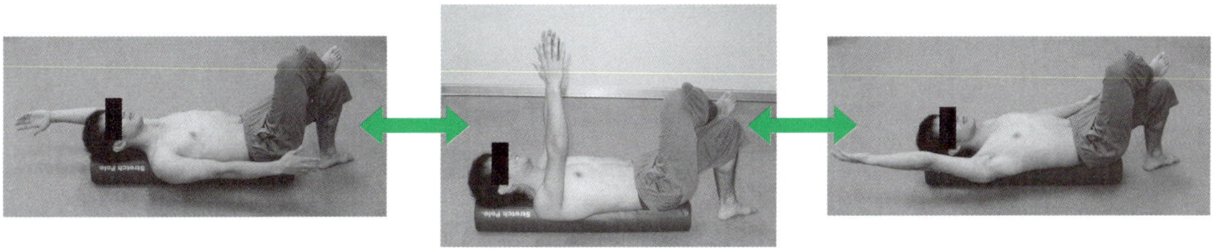

図 4－6　腹横筋エクササイズ

ストレッチポールを利用して腹横筋の収縮を意識させた状態で，片足を組み両手を挙げる（写真中央）．
さらにこの肢位から腹横筋の収縮を持続させたまま上肢を交互に動かす．

❏肩甲骨周囲筋に対する筋力トレーニングとしては，ウィンギングエクササイズ（図 4-7）を行う．

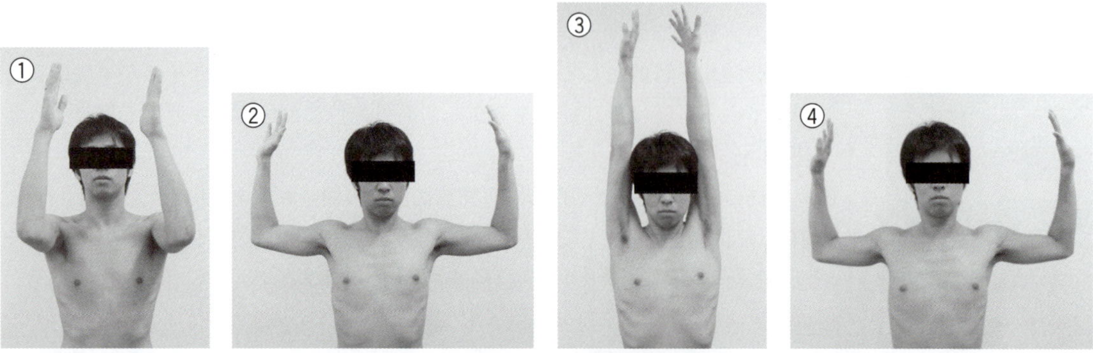

① 肩，肘90°屈曲位とする．
② 肩甲骨内転を伴う水平伸展
③ 肩甲骨上方回旋を伴う肩外転
④ 肩外転90°位に戻してくる．次に①に戻る．

図 4－7　ウィンギングエクササイズ

❏患部外トレーニングとして，体幹の固定性に関与する筋や股関節周囲筋を強化する．

(4) 競技動作習得

❏運動時痛が軽減してから，投動作の期分けごとに動作習得に向けたプログラムを試みる．
❏ワインドアップ期では軸足による安定化向上を目的に，バランスボードを用いた片脚立位練習を行う．
❏コッキング前期の肩内旋から外旋への切り返し動作の習得を目的に，ペットボトルを利用した体操（図 4-8）を取り入れる．

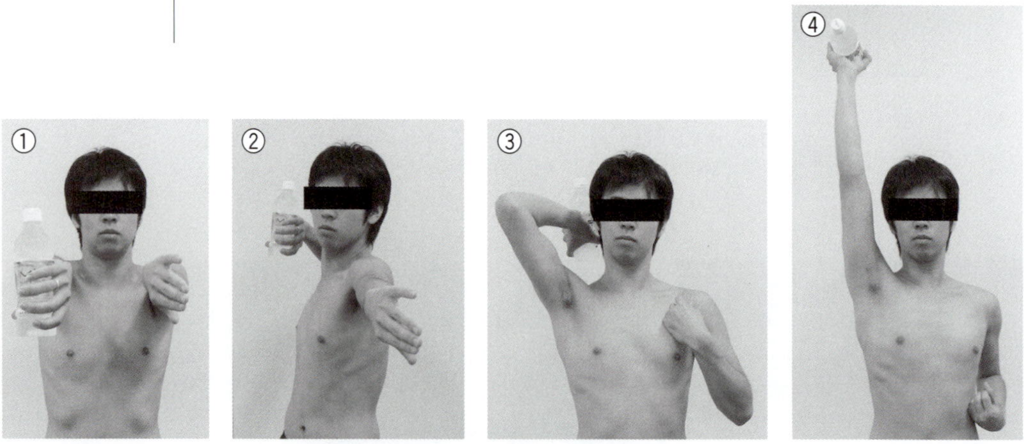

① 前腕回内位にて肩屈曲90°位
② 体幹を軸として右肘を水平に後方へ引く．
③ 肩外転・外旋位とする．
④ 肩外転・肘伸展する．

図 4－8　ペットボトルを利用した体操

❑フォロースルー期の肩関節後方への負担軽減を目的に，真下投げによる股関節屈曲動作の習得に努める．
❑これらの一連の動きを習得する目的として，タオルを用いたシャドースローを行う．
❑運動時痛の消失した時期から，投球数と投球強度を考慮した投動作を段階的に行っていく．

1－2．野球肘

確認しよう！
基礎疾患の病態、治療について確認してみよう！

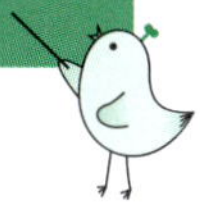

1）疾患概念，症状，所見

❑投動作による使い過ぎ症候群（overuse syndrome）として，肘内側，外側，および後面に障害を起こす疾患である．
❑基礎疾患として，内側側副靱帯損傷，上腕骨内側上顆（骨端）炎，離断性骨軟骨炎，変形性肘関節症，肘部管症候群などが挙げられる．
❑コッキング期における過剰な肘外反によって，肘内側では伸張ストレス，外側では圧迫ストレスを生じる．
❑加速期からボールリリースにかけて，前腕屈筋群の強い収縮により，上腕骨内上顆の軟骨層に離開や副核の変形，肥大，剥離などをきたす．このような病態は成長期に多く，少年野球肘（little leaguer's elbow）とよばれる．
❑フォロースルー期では，肘関節屈曲から急速な伸展運動によって，肘後方の疼痛を生じる．

2）評価

(1) 疼痛

❑疼痛の発生部位と程度，発症からの期間，投動作と疼痛発生の関連性について把握する．
❑上腕骨内側上顆炎や骨端線離開，内側側副靱帯損傷などの疾患では，上腕骨内側上顆や内側関節裂隙に圧痛を認める．
❑離断性骨軟骨炎では，外側の上腕骨小頭や橈骨頭に圧痛を認める．
❑肘後方の肘頭に骨棘や遊離体が存在する場合，肘頭周辺に圧痛を認める．

(2) ストレステスト

調べてみよう！
ストレステストの実施方法と判定基準は？

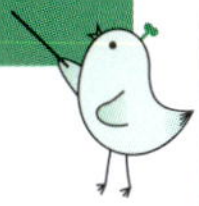

❑内側側副靭帯損傷による疼痛や不安定性を評価するため，外反ストレステストが行われる．
❑肩外転・外旋 90° 位における肩関節内旋に対する抵抗運動により疼痛の誘発を確認する．

(3) 関節可動域・筋柔軟性

❑肩挙上や肘屈曲・伸展，前腕および手関節を確認する．
❑離断性骨軟骨炎では肘伸展制限が認められる．
❑尺側手根屈筋や円回内筋などの前腕屈筋群に筋緊張を認める．これにより手関節背屈制限を生じることもある．

(4) MMT・筋機能

❑肩挙上に関与する腱板機能について評価する．具体的には前項「野球肩」に示す．

❑肘屈曲では，上腕二頭筋や上腕筋，腕橈骨筋を個別に評価する．

❑前腕回内および手関節掌屈に関与する筋群の筋力を評価する．

(5) 姿勢・動作解析

❑肘のアライメントとして，運搬角（carry angle）を確認する．この角度が大きいほど外反位となり，内側関節構成体には伸張ストレス，外側関節構成体には圧迫ストレスが加わりやすい．

❑コッキング後期における肩－肩－肘ラインから「肘下がり」の有無を確認する．肘下がり現象は肘外反ストレスを強める要因となる．

3）理学療法

(1) 治療原則・目標

❑急性期では，炎症症状の軽減を最優先とし，RICE 処置や物理療法を施行する．

❑疼痛の緩解に伴い，肘伸展の関節可動域改善と上腕筋群および前腕屈筋群の筋力低下の防止に努める．

❑「肘下がり」の誘因となる肩甲骨・肩関節の可動性と筋力強化を目指す．

❑患部へのストレスに配慮し，段階的に投球動作を再開する．

❑競技復帰には，病態や症状によって 6 週から 9 週以上の期間を要する．

調べてみよう！
各筋に対するストレッチの方法は？

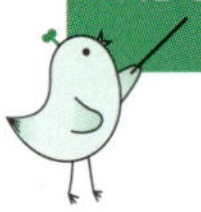

(2) 関節可動域・柔軟性改善

❑肘伸展制限に対して，前腕屈筋群や上腕二頭筋をはじめ肘屈筋群のストレッチを行う．

❑肩挙上制限に対して，広背筋や大円筋，肩甲下筋のストレッチを行う．

(3) 筋力・筋機能改善

❑筋力低下を防ぐために，炎症症状を確認しながら等尺性収縮による筋力強化を可及的早期から上腕や前腕の筋群に対して開始する．

❑疼痛が軽減した段階で投球動作に関与する筋群に対して，チューブエクササイズやプライオメトリックエクササイズを導入する（図 4-9）．

(4) 競技動作習得

❑肩外転外旋位における内旋運動によって肘外反ストレスをかけても疼痛がない場合，タオルを用いたシャドースローを開始する．

❑投動作の期分けを考慮したペットボトルを利用する体操や，真下投げによるエクササイズを取り入れる．

❑3 ～ 5 m の距離からのスローイングから開始し，徐々に距離を伸ばしていく．この際，全力投球の 50～60% 程度の感覚で行い，投球数を増やしていく．

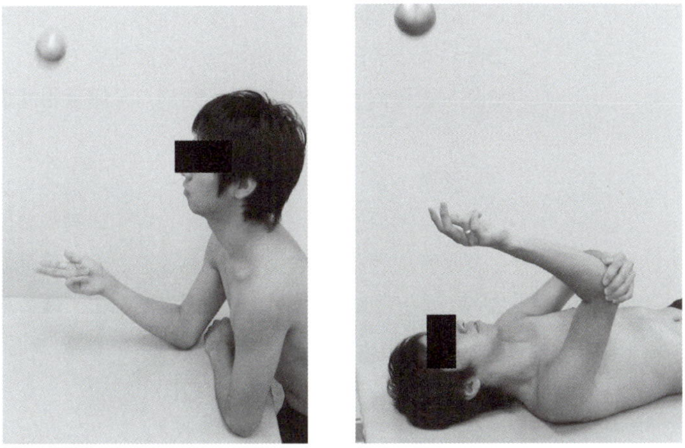

図4－9　プライオメトリックエクササイズ

1－3．テニス肘

確認しよう！
基礎疾患の病態、治療について確認してみよう！

1）疾患概念，症状，所見

- バックハンドストローク時に，前腕に存在する手関節伸筋腱起始部に伸張ストレスが加わることによって上腕骨外側上顆に疼痛や炎症を引き起こす疾患である．
- 外側型の基礎疾患として，上腕骨外側上顆炎が挙げられる．
- フォアハンドストローク時に，前腕回内および手関節屈筋群の起始部である上腕骨内側上顆に疼痛と炎症を引き起こす内側型や，サーブストローク時に肘伸展による肘頭と肘頭窩の衝突による後方型を生じることもある．しかし，ここでは外側型について説明する．
- ストローク動作時の疼痛とその部位に一致した圧痛が認められる．
- 進行すると日常生活の中でも握る動作で疼痛を有する．

2）評価

(1) 疼痛

- 外側型では上腕骨外側上顆に，内側型では上腕骨内側上顆に圧痛を訴える．
- 後方型では肘関節完全伸展位において疼痛を発生する．

調べてみよう！
ストレステストの実施方法と判定基準は？

(2) ストレステスト

- 手関節伸筋群の収縮時痛を確認する目的で，手関節伸展テスト（Thomsen's test）や中指伸展テスト，chair test を実施する．

(3) 関節可動域・筋柔軟性

- 肘伸展，前腕回内外および手掌背屈の可動性を確認する．
- 遠位橈尺関節の不安定性を確認する．具体的には，尺骨茎状突起の浮き上がりを確認する．

（4）MMT・筋機能

- ❏肘および前腕，手関節の筋力を評価する．
- ❏長・短橈側手根伸筋，円回内筋，尺側手根屈筋の筋緊張を確認する．

（5）姿勢・動作解析

- ❏テニス肘の原因となる動作として，体幹や肩関節の動きが小さく，肘屈曲および手背屈運動が大きいことから，これらの動きを確認する．
- ❏ストローク時の体幹回旋動作に関して，肩－体幹－股関節の一連の動作を確認する．
- ❏ラケットの握りは，手関節の安定性を高めるため，手関節回内位にて小指を屈曲しているか確認する．

3）理学療法

（1）治療原則・目的

- ❏急性期では，炎症症状の軽減を最優先とし，RICE 処置や物理療法を施行する．
- ❏再発防止に向けて，前腕伸筋群の柔軟性の改善と筋力強化を図る．
- ❏肘に負担のないストローク動作の習得を目指し，競技復帰は段階的に行う．
- ❏症状の程度によって，治癒には 2 週間から 2 年を要する場合もある．

調べてみよう！
各筋に対するストレッチの方法は？

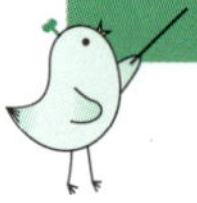

（2）関節可動域・柔軟性改善

- ❏長橈側手根伸筋，短橈側手根伸筋を中心にストレッチを施行する．
- ❏円回内筋などの前腕回内筋に対してストレッチを行う．

（3）筋力・筋機能改善

- ❏手関節伸筋および屈筋群に対して，等尺性運動から等張性運動へと進める．
- ❏等張性運動は低負荷（0.5kg 程度）から開始し，疼痛のないように徐々に負荷を増やす．痛みなく持ち上げられる最大の重さの 2/3 を目安とする．
- ❏握り動作を安定させるため，尺側手根屈筋の筋力強化を行う．

（4）競技動作習得

- ❏グリップの握りは，尺側手根屈筋を意識して肘屈曲位により体幹軸を中心とした回旋を利用したストローク動作を行う．
- ❏テニス肘用ベルトやテーピングを利用したパッドを用いて，上腕骨外側上顆からやや近位の前腕筋群に圧迫を加えることも有用である（図 4-10）．

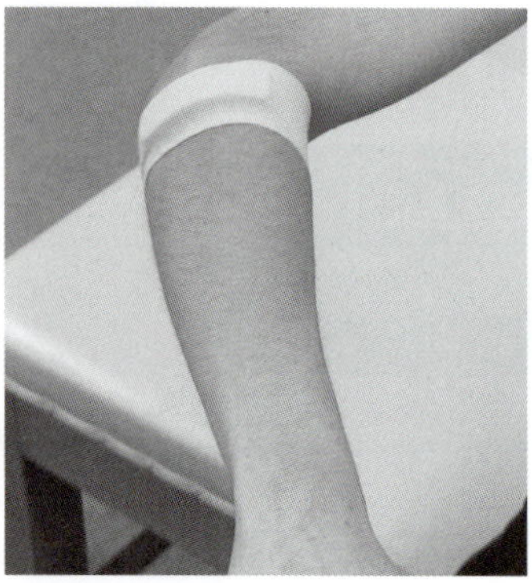

図 4－10　テニス肘に対するパッド

2. 下肢

2－1. 鼠径部痛症候群

1）疾患概念，症状，所見

確認しよう！
基礎疾患の病態、治療について確認してみよう！

❑サッカー競技において，何らかの原因によって体幹や股関節の筋力，筋緊張のバランスが崩れ，鼠径部周辺の疼痛を発生する症候群である．

❑基礎疾患として，内転筋肉ばなれや内転筋付着部炎，腹直筋付着部炎，恥骨結合炎，潜在する鼠径ヘルニア（スポーツヘルニア）などが挙げられる．

❑ランニングやキック動作，背臥位から上体を起こす動作などにより，鼠径部やその周辺に疼痛が発生する．

❑くしゃみにより疼痛が誘発されることもある．

2）評価

(1) 疼痛

❑受傷機転や疼痛の発生状況，自覚症状を確認する．

❑圧痛として，恥骨結合部，大腿内側近位部，鼠径管部などの鼠径部周辺の圧痛部位および程度を確認する．

❑自動運動による筋収縮時の疼痛の部位と程度を確認する．

❑抵抗運動時痛として，股関節内転，屈曲方向または下肢伸展挙上（straight leg raising：SLR）時に徒手的に抵抗を加えることで疼痛を誘発する．

❑背臥位から上体を起こす動作も同様に，抵抗を加え疼痛を確認する．

調べてみよう！
ストレステストの実施方法と判定基準は？

(2) ストレステスト

❑cough impulse として，対象者は立位とし，理学療法士は鼠径管周辺部位に手を当て，咳による衝撃を感じ取る．

❑下肢伸展挙上によりハムストリングの短縮の有無を評価する．

❑Thomas' test により腸腰筋の短縮の有無を評価する．

(3) 関節可動域・筋柔軟性

❑股関節屈曲・内転・伸展および体幹屈曲，伸展の可動域を確認する．

❑特に股関節屈曲時の前方のつまり感を確認する．

❑筋柔軟性として，背臥位における股関節の開排（外転外旋）により内転筋，SLR によるハムストリングスの筋緊張を確認する．

(4) MMT・筋機能

❑股関節周囲筋の筋力を確認する．

❑体幹屈曲をはじめ固定筋の筋収縮力を確認する．

(5) 姿勢・動作解析

❑筋力低下や柔軟性低下などにより，姿勢や股関節屈伸動作に左右差がないか確認する．

❏キック動作時における腰椎－骨盤－大腿の円滑な回旋運動を観察する．

3）理学療法

(1) 治療原則・目的

❏原則は，理学療法をはじめとする保存療法である．

❏治療目的は，内転筋や腹直筋などの筋腱および付着部への負担を軽減することである．

❏腰背部および股関節周囲筋の拘縮を改善して柔軟性を高め，筋力強化をバランスよく行う．

❏復帰までに2～3か月を要する．

(2) 関節可動域・柔軟性改善

❏股関節内転筋群，内旋筋群，腹直筋，腹斜筋，ハムストリングス，大腿四頭筋，腸腰筋のストレッチを行う．

❏事前にマッサージやホットパック，超音波などの物理療法を用い，ストレッチにともなう疼痛を最小限にして，ストレッチの効果を引き出す．

調べてみよう！
各筋に対するストレッチの方法は？

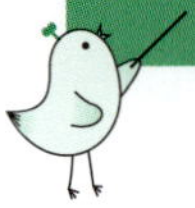

(3) 筋力・筋機能改善

❏体幹および股関節周囲筋の強化を行う．

❏どの部位の筋力強化も等尺性収縮，またはゆっくりとした等張性運動から開始する．

❏腹直筋や内転筋群の筋収縮は疼痛を誘発しやすいので疼痛の軽減に従い追加していく．

(4) 競技動作習得

❏体幹や股関節周囲の筋群をバランスよく用いて，下肢を振り出すように行う．

❏体幹の回旋を利用するため，下肢を伸展する際に，反対側上肢を伸展させるcross motion（図4-11）を行う．

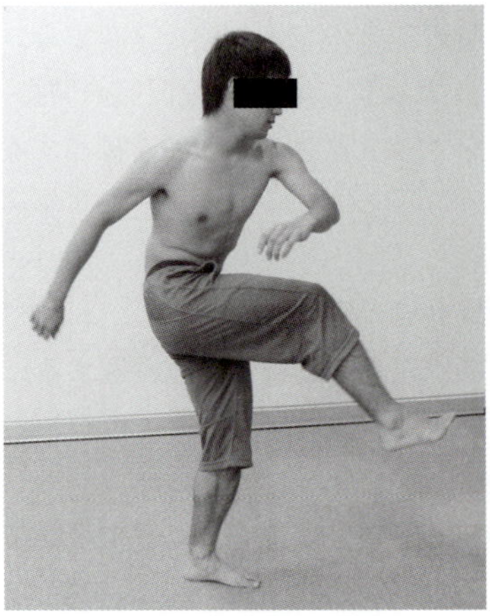

図4－11　キック動作時のcross motion
ボールを蹴る下肢側の肩伸展を利用して骨盤の反対側への回旋を誘導する．

調べてみよう！
筋損傷の程度による病態の違いは？

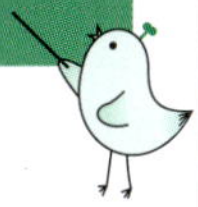

2－2. 肉ばなれ

1）疾患概念，症状，所見

- 肉ばなれは，急激な筋収縮によって筋線維に損傷を起こす疾患である．
- 筋腱移行部に多く発症しやすく，損傷の程度はさまざまである（表 4-2）．

表 4－2　肉離れの損傷程度（文献 6 より引用）

	第Ⅰ度（軽症）	第Ⅱ度（中等度）	第Ⅲ度（重度）
スポーツ活動	ほとんど支障なし	支障あり，困難	不可能
疼痛	軽度	中等度	重度
圧痛	はっきりしない～軽度	はっきりしている	中等～重度
抵抗下自動運動	疼痛あるも可能	疼痛あるも可能	不可能
他動伸展痛	ほとんどなし	あり	重度
腫脹	なし	なし～あり	あり
陥凹	なし	なし	ときにあり
関節可動域	制限なし	制限あり	著明な制限
復帰の目安	1～3 週	4～8 週	2～6 か月

- 主に 2 関節筋に発症しやすく，好発部位はハムストリングス，大腿直筋，下腿三頭筋が挙げられる．
- 短距離などの全力疾走やジャンプ時，急激な停止や方向転換時に発生しやすい．
- 発生要因として，柔軟性低下，筋力および筋持久力の低下，筋力の左右差，主働筋と拮抗筋筋力のアンバランス，ウォーミングアップ不足，ランニングフォームの不良が挙げられる．
- 症状として，損傷部位の圧痛や筋収縮時の疼痛，腫脹，陥凹が認められる．

2）評価

（1）疼痛

- 受傷機転と受傷後の状況を把握し，損傷部位と自発痛，圧痛の程度を確認する．
- 損傷部位の腫脹や陥凹の有無を確認する．ただし，24 時間以降は血腫が増大し陥凹はわかりにくくなる．

（2）ストレステスト

- 疼痛の発生状況（関節角度や部位，程度）を把握するために，等尺性収縮による自動運動から開始し，等尺性自動運動，抵抗運動を行う．

（3）関節可動域・筋柔軟性

- ハムストリングスの肉ばなれの場合，膝伸展が困難になる．損傷の程度を把握するため，対象者は膝を屈曲位とした腹臥位とし，自動的に伸展させ疼痛が発生する角度を観察する．完全に膝伸展できるようであれば，SLR（straight leg raising）を行い評価する．

❑大腿四頭筋では，腹臥位膝伸展位から他動的に膝を屈曲し，疼痛が発生する角度を観察する．

(4) MMT・筋機能

❑等尺性収縮により，疼痛の状況を観察しながら筋力を評価する．

❑拮抗筋群の筋力も評価，主働筋とのバランスを観察する．

(5) 姿勢・動作解析

❑肉ばなれは，遠心性収縮時に発生しやすい．

❑座位における股屈曲を行う際の腰椎－骨盤－大腿の運動リズムを観察する．

3）理学療法

(1) 治療原則・目的

❑治療目的は，疼痛を軽減し，関節可動域と筋柔軟性の回復，筋力強化にある．

❑急性期では，RICE 処置を行い，疼痛の状況に応じて，免荷歩行とする．

❑組織修復および疼痛軽減を意図した物理療法を行う．運動療法前にホットパックや超音波を用い，循環改善，軟部組織の柔軟性向上，疼痛軽減を図る．

❑競技復帰までに，軽症では 1 ～ 2 週間，重症では 10 週間を要する．

(2) 関節可動域・柔軟性改善

❑損傷した部位は瘢痕化し伸張性が低下することから，筋をゆっくり伸張する．

❑ハムストリングの場合，周囲の殿筋群や下腿三頭筋のストレッチを加え，徐々に直接的な伸張を加える．伸張時，筋の張力を感じる前に疼痛が発生するようであれば開始時期を遅らせる．

❑端座位膝伸展運動によるハムストリングスや大腿四頭筋のセルフストレッチを施行する．

❑損傷部位によって，ストレッチの方法も工夫する．具体的には損傷した部位より遠位の関節を動かすとよい（図 4-12）．

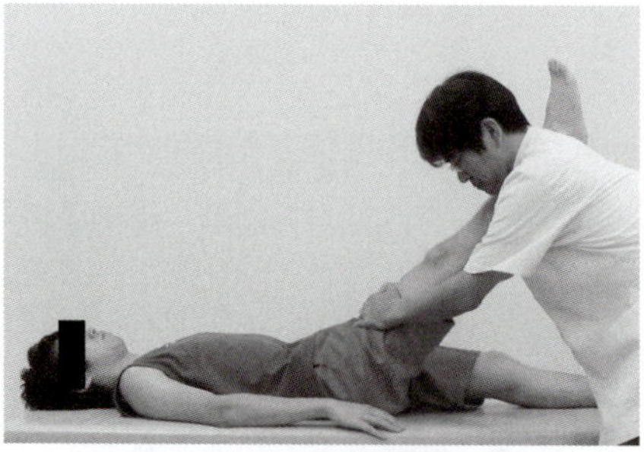

股関節から，骨頭を臼蓋から尾側へ引き離すことによる伸張

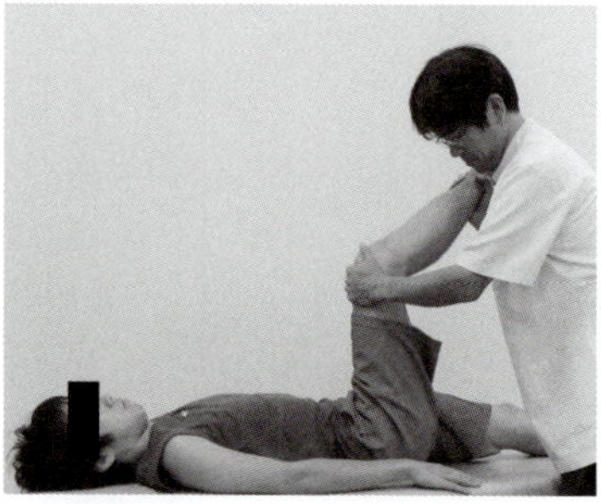

膝関節から，膝伸展による伸張

図 4－12　ハムストリングスのストレッチ例

(3) 筋力・筋機能改善

❑損傷された筋に対して，自動運動から開始し，徐々に抵抗運動を行う．

❑筋収縮により疼痛が発生しやすいので，低負荷による運動から開始する．収縮形態は等尺性収縮，求心性収縮から開始し，これらが十分にできるようになれば遠心性収縮による練習を導入する．

❑筋が伸張された肢位では，収縮時に違和感や疼痛が強くなる．このため筋を弛緩させた肢位から運動を開始する．

❑疼痛の軽減に従い，伸張した肢位による収縮を取り入れるとよい．

❑患部外の機能低下，心肺機能の低下を最小限とするために，エルゴメータやステップマシンなどを疼痛が生じないように行う．下肢における主働筋－拮抗筋の協調性も獲得していく．

(4) 競技動作習得

調べてみよう！
OKCとCKCの特徴について調べてみよう！

❑座位などの非荷重位における股関節屈曲運動や背臥位による股関節伸展運動といった単関節運動から開始する．

❑閉鎖的運動連鎖（closed kinetic chain：CKC）によるスクワットやKBW（knee bended walking）（図 4-13）を行うことによって，主働筋－拮抗筋の同時収縮を行う．

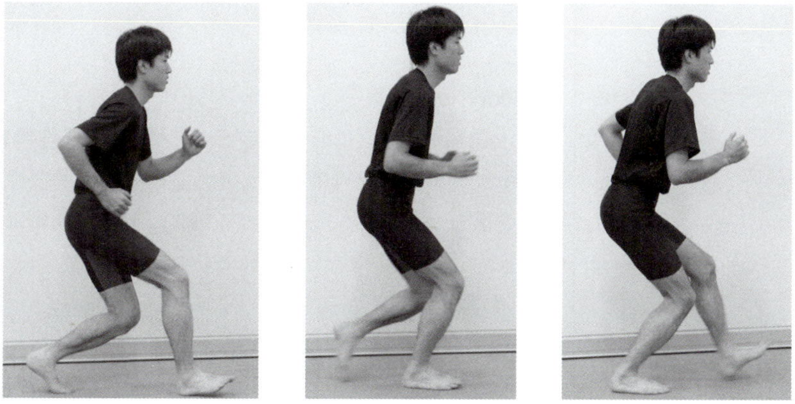

図 4－13　KBW

膝屈曲した状態で，重心の上下運動を最小限に抑える．
つま先－膝を進行方向に一致させて，踵からつま先へ重心移動する．

❑ランニング時において筋の遠心性収縮を避け，ゆっくりとしたスピードから開始する．

（横山 茂樹・根地嶋 誠）

2. 末梢神経損傷

確認しよう！

末梢神経の成り立ちと役割について、体性神経、自律神経、求心性神経、遠心性神経に着眼して解剖学や解剖生理学の知識の確認をしよう！

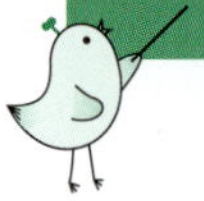

1. 末梢神経損傷の概念

- 脳，脊髄から身体各部に至る神経を末梢神経（peripheral nerve）あるいは脳神経（cranial nerve），脊髄神経（spinal nerve）とよぶ．
- 末梢神経損傷は外傷や圧迫，絞扼といった整形外科疾患だけでなく，中毒や代謝異常などさまざまな原因により発生する．
- 最近では，マイクロサージャリーなどの手術手技の進歩により，神経修復術の成績も向上している．
- 末梢神経は中枢神経と異なり，旺盛な神経再生能力を有しており，症状の回復が望めることが多い．しかし，神経再生の遅延や過誤神経支配などにより期待通りに回復しないことも多い．
- ここでは，我々が臨床で出会うことの多い末梢神経損傷の基本的知識と代表的な評価と理学療法について述べる．

1－1. 末梢神経損傷の分類

- Seddon（1942）は病理学的に以下の3型に分類した．Seddonの分類は有名で，臨床上よく使用される（Sunderlandはこれをさらに詳しく5段階に分類している）．

＜Seddonの分類＞

1）neurapraxia（ニューラプラキシア，一過性神経不動化）

- 局所に軽い圧迫，外傷が加わり，髄鞘の部分的変性が起こり，一時的に神経線維の伝導が阻害された状態で，軸索，神経内膜には損傷が及ばない．臨床的には太い運動神経線維は圧迫に弱く，一時的運動麻痺を起こすが，知覚障害は軽い．

2）axonotmesis（アクソノトメーシス，軸索断裂）

- 軸索，髄鞘が損傷され，軸索は損傷部以下ワーラー（Waller）変性に陥る．しかし，神経内膜，神経周膜は損傷されないため，再生軸索は中枢側から末梢へ伸び，回復は良好である．臨床的には知覚・運動とも麻痺するが，Waller変性の完成後（2～3週）は経過とともに回復の症状がみられてくる．

3）neurotmesis（ニューロトメーシス，神経断裂）

- 神経線維および神経内膜などの周囲結合組織がすべて完全に損傷されたもの．臨床的には完全麻痺で回復の徴候はみられない．

1－2. 末梢神経損傷の評価

❑末梢神経損傷では，運動障害，知覚障害，筋力低下，筋萎縮，筋緊張低下，拘縮変形，反射異常，呼吸障害，栄養障害，発汗障害などの症状がみられるが，これらの症状の現れ方や組み合わせは，それぞれの末梢神経損傷により異なる．

> <Tinel signの適応>
> Tinel signは神経損傷時に用いるテストであり、連続性がある絞扼性神経障害には不適切である。

❑神経縫合後，再生していく末梢神経線維の伸びは平均1日1～2 mm程度であり，Tinel sign（図4-14）の伸びによって神経の回復を判定する．

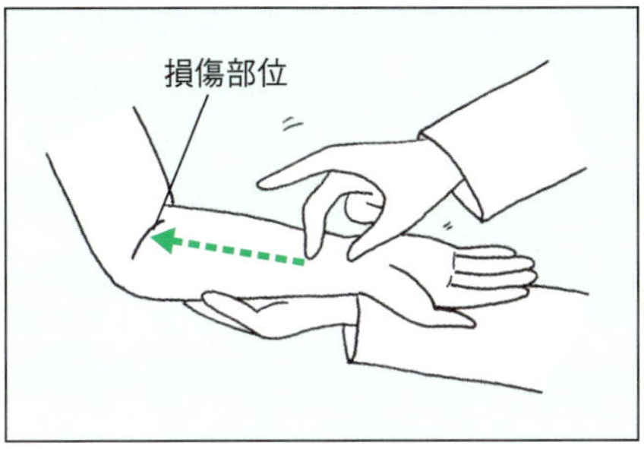

図4－14　Tinel sign

❑Tinel signは，損傷を受けた末梢神経上を末梢側から軽く叩打していくと，ある部位でその神経の末梢側の支配領域にビリッとする感じを訴える．

> 確認しよう！
> 末梢神経損傷の評価として、特に電気生理学的検査については、末梢神経伝導速度と強さ―時間曲線（SD曲線）について物理療法学の知識を確認してみよう！

❑実際の評価としては，徒手筋力テスト（MMT），関節可動域検査（ROMT），電気生理学的検査，自律神経機能評価，知覚検査，ADLテストが一般的に実施されるが，これらの評価については本シリーズ「理学療法評価法」を参照のこと．

1－3. 末梢神経麻痺に対する理学療法の目的

❑末梢神経損傷による二次的合併症を最小限に予防し，神経が回復し機能が再生されるべく，よい状態を保つことが大切である．主なものを以下に述べる．

・麻痺肢の関節拘縮予防
・浮腫の予防と改善
・麻痺筋の筋再教育
・副子や装具を用いての麻痺筋や関節の機能的良肢位保持
・麻痺肢の血行障害の改善

1－4. 末梢神経損傷の理学療法上の注意点

❑関節可動域運動では，麻痺筋は筋トーヌスが低下しているため過伸展されやすく，オーバーストレッチに注意する．

❑再神経支配筋は疲労しやすいので，筋力増強運動など注意が必要である．

❑代償運動を起こさないように注意する．しかし，筋の機能回復が望めないときは代償運動を利用する場合もある．ただし，有害な変形や拘縮を引き起こすような代償は，これをおさえる．

❑知覚障害があるときは皮膚や関節は外傷を受けやすく，難治性で感染しやすい状態にある．知覚脱失のある場合は低い温度でも熱傷が起きるので，入浴など日常生活場面での生活指導も必要である．

調べてみよう！
末梢神経における過誤支配にはどのようなものがあるか調べてみよう！

❑軸索の再生は一般的に1日1 mmの速度ですすむといわれているが，神経縫合例ではさらに遅くなる．また，回復期には，交叉神経支配や過誤支配を起こすこともあるので注意が必要である．

1－5. 末梢神経損傷の手術療法

❑末梢神経の手術には，縫合，移植，移行，剥離術がある．神経縫合術の場合，特に腱縫合術との合併では屈曲位（減張位）で固定する．固定期間は3週間程度であり，4週目から積極的な後療法に入る．

❑退院の目安は術後1～2週，以降は週1～2回の通院となる．

❑損傷部位が近位であれば，終末器管である筋や指の皮膚に達するのに時間がかかる．この間，筋力の回復や知覚の回復はみられない．

❑末梢神経損傷の予後は神経損傷の程度，部位，年齢などによって異なり，状況に応じて保存療法（図4-15），神経修復術（図4-16），機能再建術などの処置が行われる．

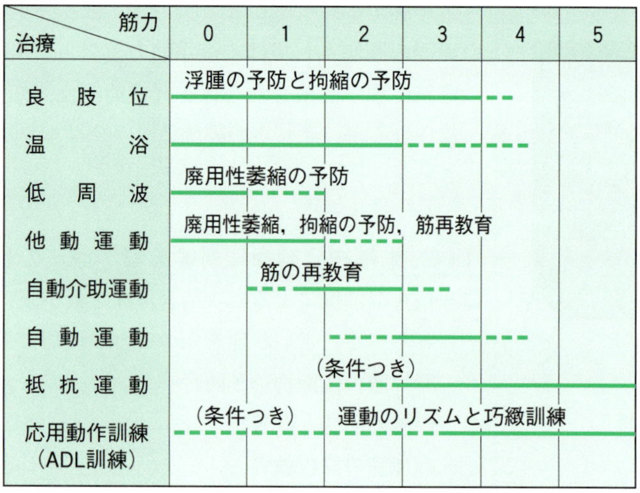
筋力
治療
0
1
2
3
4
5
良肢位
浮腫の予防と拘縮の予防
温浴
低周波
廃用性萎縮の予防
他動運動
廃用性萎縮，拘縮の予防，筋再教育
自動介助運動
筋の再教育
自動運動
抵抗運動
（条件つき）
応用動作訓練（ADL訓練）
（条件つき）
運動のリズムと巧緻訓練

図4－15　保存療法（文献2より引用）

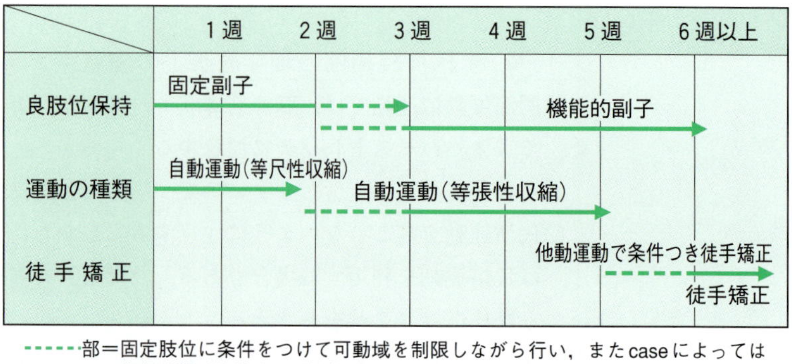
1週
2週
3週
4週
5週
6週以上
良肢位保持
固定副子
機能的副子
運動の種類
自動運動（等尺性収縮）
自動運動（等張性収縮）
徒手矯正
他動運動で条件つき徒手矯正
徒手矯正

------部＝固定肢位に条件をつけて可動域を制限しながら行い，またcaseによっては施行時期が前後する可能性があるので注意が必要な期間

図4－16　神経縫合術後の理学療法プログラム（とくに関節可動域練習を中心に）（文献2より引用）

2．顔面神経麻痺

2－1．顔面神経麻痺の概念

❏顔面神経は12対ある脳神経のなかの第Ⅶ脳神経にあたり，顔面筋および分泌腺に分布する運動性と，舌の前3分の2の味覚を伝える知覚性の混合神経である．

❏顔面神経麻痺の原因はさまざまであるが，橋にある顔面神経核より上の病変によるものを中枢性顔面神経麻痺，これ以下を末梢性顔面神経麻痺という．中枢性か末梢性かは，額の皺（しわ）寄せができるか否かで判断できる．

①中枢性麻痺：額の皺（しわ）寄せ可能，顔面下半分だけ侵される．

②末梢性麻痺：一側顔面筋全部麻痺，口角が下がる，口唇が健側に偏位，閉眼できない．特発性顔面神経麻痺のベル麻痺（Bell palsy）は有名で，特徴的な顔つきになる．

2－2．末梢性顔面神経麻痺の評価

調べてみよう！
上顔面筋、下顔面筋における特徴的な運動機能の試験や顔つきについて、詳しく調べてみよう！

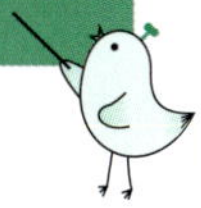

1）MMT

❏顔面筋は関節運動を起こさないため，特殊の評価基準（表4-3）を使用して評価する．

表4－3　顔面筋筋力評価基準（文献1より引用）

	Danielsら	末松
Zero	なんの収縮もおこらないもの	まったく不能
Trace	きわめてわずかの収縮がおこるもの	自動運動時に表情，皺などが健側の約1/2以下，または筋の微動を認めるもの
Poor		困難ではあるが自動運動時に表情，皺などが健側の1/2以上は認めうるもの
Fair	運動をおこすことが辛うじてできるもの	抵抗を加えるとこれを排除して動かすだけの力はないが，自動運動は完全にできる
Good		ある程度の抵抗にうちかちこれを排除できるもの 皺もだいたい正常
normal	容易に運動をおこなうことができ，かつ自在にできるもの	正常

2）顔つき

❏顔が対称的であるかどうかをみる．口つきを観察し，一側の口角の動きが遅いなどの変化をみる．

3）運動機能の試験

❑顔面筋の状態をみるには，上顔面筋（前頭筋，眼輪筋）と下顔面筋（口輪筋，広頸筋）に分けて検査する．

❑特に上顔面筋である眼輪筋が麻痺すると閉瞼不全（眼を閉じることができない）状態で，これを兎眼（とがん）（lagophthalmos／hare's eye）という．

❑また両眼の随意的閉眼によって，麻痺側の眼瞼を閉じ合わせることができないために，上転して眼球の強膜が白くみえる現象をベル現象（Bell's phenomenon）という．

調べてみよう！
眼輪筋反射と口輪筋反射をみる方法について調べ、実際におこなってみよう！

4）顔面筋反射

❑顔面筋反射は深部反射と同じものであり，眼輪筋反射と口輪筋反射がある．末梢性顔面筋麻痺では麻痺側の反射が低下，中枢性顔面神経麻痺では麻痺側の反射が亢進する．

5）電気的検査 electroneurogram（ENoG）

❑発症から 2 週以降に，病変遠位部である茎乳突孔で顔面神経を直接刺激して，顔面筋から誘発電位を導出し，健側と患側の振幅を比較し予後診断を行う．

2－3．末梢性顔面神経麻痺の理学療法

❑顔面神経麻痺の理学療法の目的は，神経再生による随意運動の回復を引き出すことではなく，迷入再生とこれに伴う顔面神経核興奮性亢進による病的共同運動（synkinesis）や顔面拘縮を予防，軽減して，できるだけ対称的な容貌を実現することである．

❑理学療法は神経障害の程度や予後推定に基づいて行われる．末梢性顔面神経麻痺の予後は，2 か月以内にほぼ完全回復する予後良好群と，回復が遅延する予後不良群に大別される．

❑予後良好群では理学療法の必要はなく，経過観察を行う．予後不良群と推定されれば直ちに理学療法を開始する．

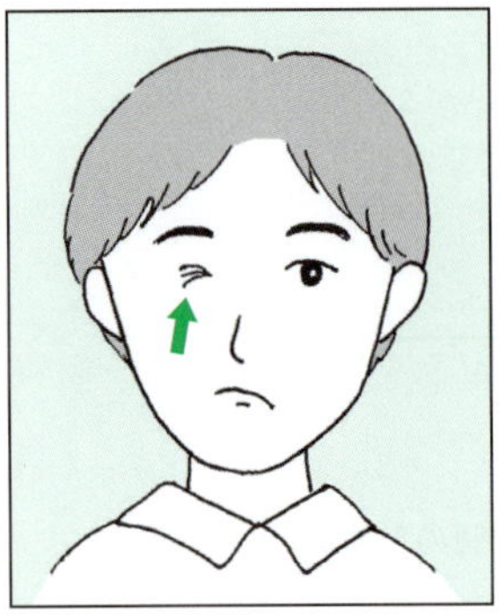
図 4－17　病的共同運動

※病的共同運動（図 4-17）

❑病的共同運動（synkinesis）は神経再生時の過誤支配で起こり，回復不良な例に高頻度で出現する．特に口を動かすと不随意に眼を閉じてしまったり，眼を閉じると口角が引きつったりし，眼と口の間での関連が強い．

1）マッサージと伸張

❑顔面筋へのマッサージと伸張（ストレッチ）は，筋緊張亢進状態の予防と軽減には大切である．いったん筋緊張が亢進し，短縮した顔面筋に対して伸張は有効である．

2）フィードバックアプローチ

❑従来，表面筋電図によるバイオフィードバックが用いられていた．しかし，フィードバックによる素早い反射的な運動は患側顔面筋の筋緊張亢進をもたらし，さらに病的共同運動と顔面拘縮が増悪する．

❑これに対し，鏡による視覚的フィードバックは，病的共同運動を予防しながら，小さくゆっくりとした左右対称的な顔面運動が可能であることから有効である．

3）病的共同運動の予防と軽減

❑病的共同運動や顔面拘縮においては患側眼裂が狭小化していることから，閉眼運動ではなく，眼輪筋の拮抗筋である眼瞼挙筋を用いて開眼運動を行う．

❑額の前頭筋を用いた開眼運動では，むしろ病的共同運動を増悪させることから，これを用いないように留意する．

注意点：粗大で強力な表情筋運動や臨床的に用いている低周波電気刺激を行うと，筋緊張亢進状態を作りあげ，病的共同運動や顔面拘縮が優位になる．

3．腕神経叢麻痺

3－1．腕神経叢麻痺の概念

❑腕神経叢は，第 5 ～第 8 頸神経および第 1 胸神経の前枝からでき，またしばしば第 4 頸神経および第 2 胸神経からの細枝が加わる（図 4-18）．

確認しよう！
脊髄から脊髄神経そして腕神経叢から各神経への走行を解剖をみて確認しよう！

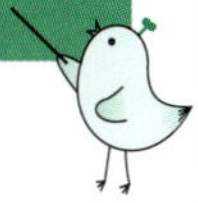

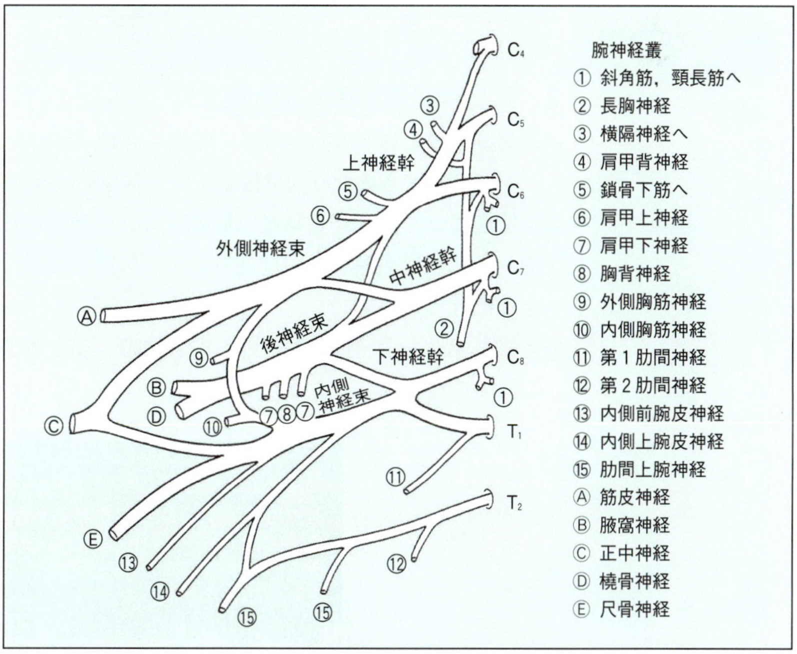

図 4－18　腕神経叢（文献 5 より引用）

❑腕神経叢麻痺の原因は，最も多いのが牽引損傷（引き抜き損傷）であり，損傷原因では交通事故，特にオートバイによる転倒が最も多い．

❑他には鎖骨骨折や絞扼性の胸郭出口症候群などがある．また，巨大児に多く，分娩時に異常な肢位強制により腕神経叢が障害されたものを分娩麻痺という．

❑腕神経叢麻痺に対する手術としては，肋間神経移行術が代表的な再建方法である．

3－2．腕神経叢麻痺の型

❑腕神経叢麻痺は，麻痺の領域により上位型，下位型，全型の3つに分類される（表4-4）．

表4－4　腕神経叢の主な運動麻痺と臨床像

損傷高位	運動麻痺	臨床像
上位型 C 5，C 6・（C7）損傷 Erb-Duchenne 型	前鋸筋（翼状肩甲がみられる），菱形筋，棘上筋，棘下筋，小円筋，三角筋，上腕二頭筋，回外筋，腕橈骨筋が麻痺	肩関節の外転・外旋，肘関節屈曲，前腕回外が不能となる（waiter's tip deformity）
下位型 C 8，Th1 損傷 Klumpke 型	第1背側骨間筋，母指対立筋，小指対立筋，小指外転筋など手の内在筋が麻痺	手関節屈曲，手指屈曲が障害される
全型 上位・下位型の合併	上肢の筋はほとんど麻痺	上肢の基本動作はほとんど失われる

3－3．腕神経叢麻痺の運動療法

❑関節可動域と筋力の回復段階に応じて自動・自動介助，抵抗運動を適用する．このとき，できるだけ代償運動を起こさないように実施する．

❑上位型では，肩すくめ運動（肩峰を耳介に近づける），肩関節の外転・外旋運動，肘関節屈曲運動，前腕回外運動（肘関節屈曲位で行う），手関節背屈運動などを行う（図4-19）．

❑下位型では，手関節掌屈運動，中手指節（MP）関節の屈曲運動，指節間（IP）関節の伸展運動などを行う．

おこなってみよう！

上位型の典型的な変形であるwaiter's tip deformityをおこなってみよう。次にそれを予防するための運動療法（図4-19）をおこなってみよう！

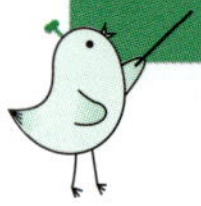

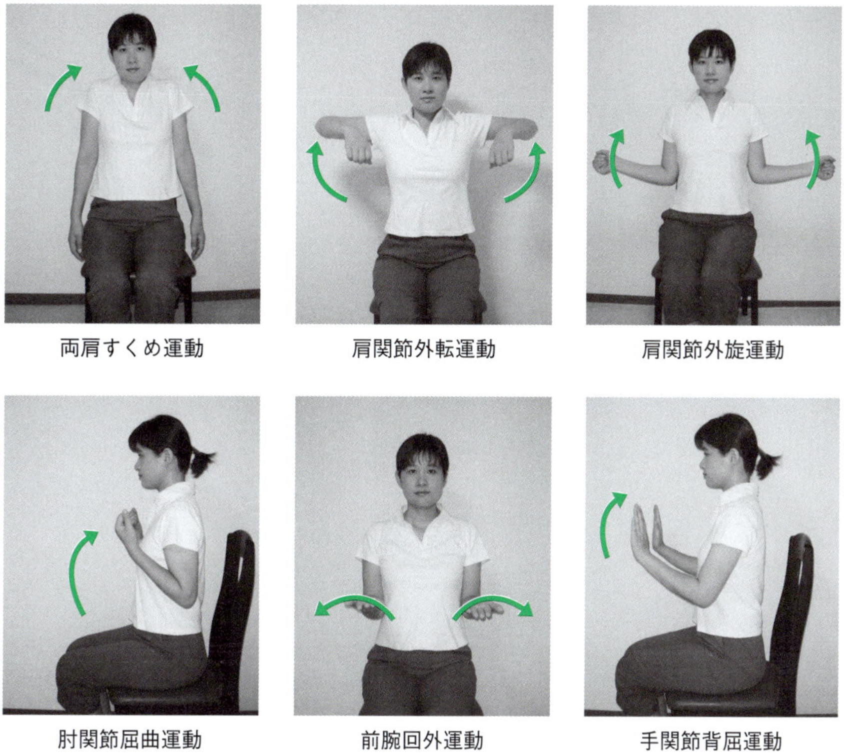

図4−19　上位型麻痺に対する運動療法

4. 正中神経麻痺

4−1. 正中神経麻痺の概念

- ❑正中神経は主として第5頸神経～第1胸神経から構成される（図4-20）.
- ❑正中神経の支配筋は回内筋，橈側手根屈筋，長・短母指屈筋，深・浅指屈筋，母指対立筋，示・中指虫様筋である.
- ❑正中神経麻痺では，特に母指球筋の萎縮や短母指外転筋，母指対立筋の麻痺により握力やピンチ力が低下する.
- ❑正中神経麻痺の原因としては，上腕骨顆上部骨折や橈骨遠位端骨折，そして絞扼性神経障害として手根管症候群や円回内筋症候群がある.

4−2. 正中神経麻痺の特徴的な評価

1）回内テスト（図4-21a）

方法：前腕の回内運動に抵抗を与え，筋を収縮させる．正中神経の圧迫状態において前腕近位部の疼痛の増悪があれば陽性．回内筋症候群の判定に用いる.

2）Phalen テスト（図4-21b）

方法：約1分間，手関節を掌屈し，指を伸展位に保つ．正中神経の圧迫状態において母指，示指のしびれ，放散痛の増悪があれば陽性．手根管症候群の判定に用いる.

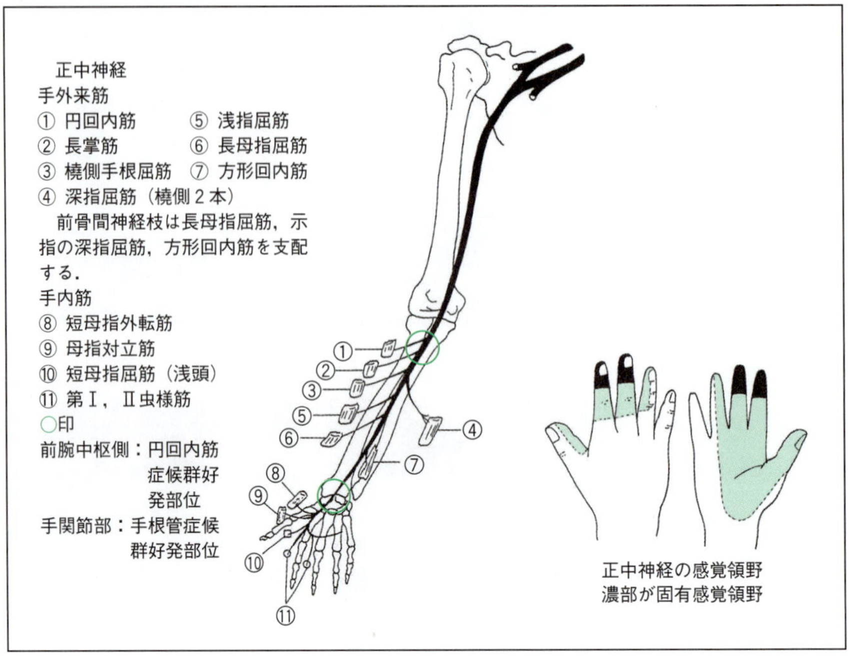

図４－20　正中神経支配筋と感覚領野（文献５より引用）

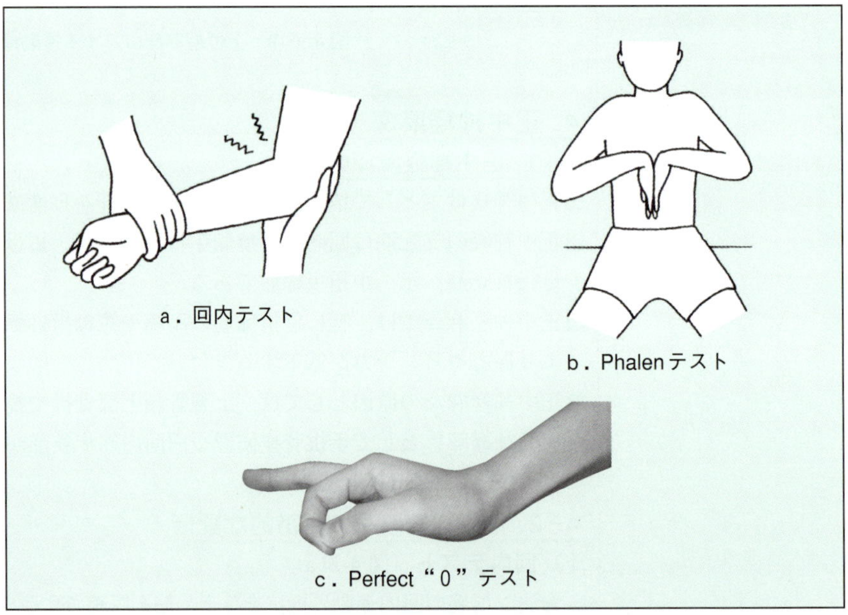

図４－21　正中神経麻痺の特徴的な評価

3）Perfect“0”テスト（図 4-21 c）

方法：母指と示指で丸を形作らせる．長母指屈筋と示指の深指屈筋の麻痺があれば，母指と示指の末節が過伸展して特徴的な tear drop outline となる．前骨間神経麻痺の判定に用いる．

4－3．正中神経麻痺の理学療法

1）機能障害に対する理学療法

(1) 理学療法の基本原則

- ❑母指の内転拘縮（猿手変形）を予防する．
- ❑麻痺筋の筋力に応じて低周波通電，自動運動，固有受容性神経筋促通法による抵抗運動などを選択し，筋力の維持改善に努める．
- ❑正常筋群との筋のバランスを考慮し，装具を装着し変形予防と機能代償を図る（表 4-5）．
- ❑母指と示中指の知覚が障害されているため，熱傷や擦過傷などの二次的な外傷が起こりやすく，手の自己管理を十分に指導することが大切である．

(2) 知覚再教育

- ❑知覚がない段階では鍋や刃物の取り扱いには特に注意を促す．
- ❑痛覚刺激と音叉の刺激が認知可能になると知覚再教育を開始する．
  - a）ものが触れているか否か（防御知覚を，視覚フィードバックを用いて確認）
  - b）どこに触れているか（局在の判別をトレーニングする）
  - c）素材の識別（弁別知覚の段階に進めていく）

調べてみよう！
知覚再教育にはさまざまな方法が報告されている。紹介した以外の方法について調べて理解を深めよう！

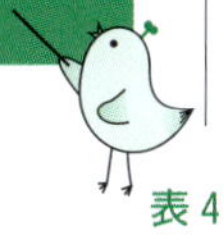

表４－５　正中神経損傷の主な発生機序と運動障害・変形とスプリント

損傷高位	主な発生機序	運動障害・変形	スプリント
高位麻痺	＜外傷性＞ ・上腕骨顆上骨折による圧迫で麻痺することが多い．	＜運動障害＞ ・浅指屈筋，示・中指の深指屈筋，母指の屈筋群が麻痺 ・示・中指の MP 関節と IP 関節の屈曲が不能となる．母指内転筋を除く母指球筋も麻痺し萎縮 ＜変形＞ ・猿手（ape hand）：母指が他の指と同一平面状にくる	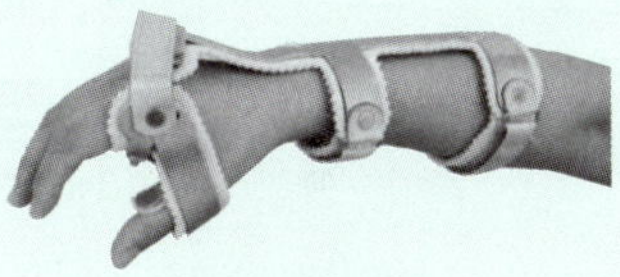 長対立装具
低位麻痺	＜外傷性＞ ・橈骨遠位端骨折 ・屈筋腱断裂による外傷 ＜絞扼性＞ ・手根管症候群：手根管*部にて手根管自体の狭窄や内容物の量的変化が原因となり神経に圧迫が加わったもの	＜運動障害＞ ・母指内転筋を除く母指球筋が麻痺し萎縮 ＜変形＞ ・猿手（ape hand）	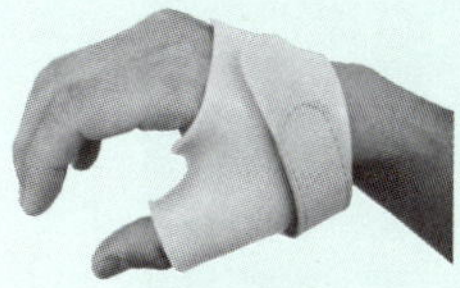 短対立装具
前骨間神経麻痺	・円回内筋症候群に代表される円回内筋両頭間，浅指屈筋の腱弓や上腕二頭筋腱膜などで生じる圧迫，絞扼による前骨間神経のみの神経損傷	・知覚障害を伴わず，長母指屈筋，示指深指屈筋，方形回内筋の筋力が低下する． ・指尖つまみ（tip pinch）ができなくなる	

＊手根管：近位手根骨と屈筋支帯の管腔（正中神経，長母指屈筋，深・浅指屈筋，橈側手根屈筋が通過）

※弁別知覚の再教育

サンドペーパーやいろいろな種類の布切れを用いる．

「開眼で触れる」→「閉眼で触れる」→「開眼し再確認」

（視覚フィードバック運動）

注意点：知覚の正常な指や手掌が対象物に接触しない工夫が必要．

(3) 関節可動域の維持改善

❏掌側外転の関節可動域を維持する．方法としては，第 1 中手骨をしっかりと把持し手根中手関節（carpometacarpal joint：CM 関節）で掌側外転させる．

❏母指は自動的または他動的に示指，中指，環指，小指の指尖と対立運動をさせる．

4−4．正中神経の絞扼性神経障害

確認しよう！
手根管の構成とその内容物についての解剖を確認してみよう！

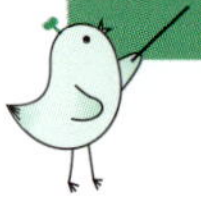

❏正中神経における手根管症候群は絞扼性神経障害のなかで最も頻繁に見られる．発症は 40〜60 歳台に好発し，5：1 の割合で女性に多い．ほとんどが原因の明らかでない特発性のものであり，両側性に発症することが多い．

1）手根管症候群の発症原因

❏手根管は手根骨と屈筋支帯からなる骨線維性トンネルでできており，手根管の内容物の量的増加と，手根管自体の狭窄によって正中神経に圧迫が加わることで発症する．

2）手根管症候群の保存療法

❏一般的に保存療法では，医師によるステロイド注射，消炎剤の服用，手の安静肢位による固定が行われる．

＜装具装着の配慮＞
装具は正中神経に直接あたらないように背側に装着する。また、装具を掌側ではなく、背側に着用することにより日常生活動作や軽作業が容易になり、使用者が嫌がらずに着用できるようになる。

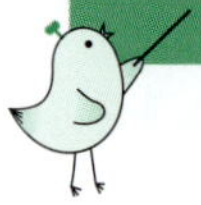

(1) 装具療法

・手関節の内圧は手関節中間位で最も低く，屈曲位，伸展位のいずれの場合も増加する．最も低い内圧にて固定し，前腕や肩の代償運動を習慣化させないように指導する．

(2) 神経・腱モビライゼーションテクニック

・エクササイズの目的は，手根管内での指の屈筋と正中神経のグライディングを最大にすることである．各肢位は 1 セットにつき 7 秒間維持し，それを 5 セット繰り返す．さらにそれを 1 日に 3 から 5 回実施する．

①正中神経のグライディングエクササイズ（図 4-22）

手と手関節の 6 つの肢位をとることで，正中神経のグライディングを行う．

②腱のグライディングエクササイズ（図 4-23）

指は 5 つの肢位をとることで屈筋腱のグライディングを行う．

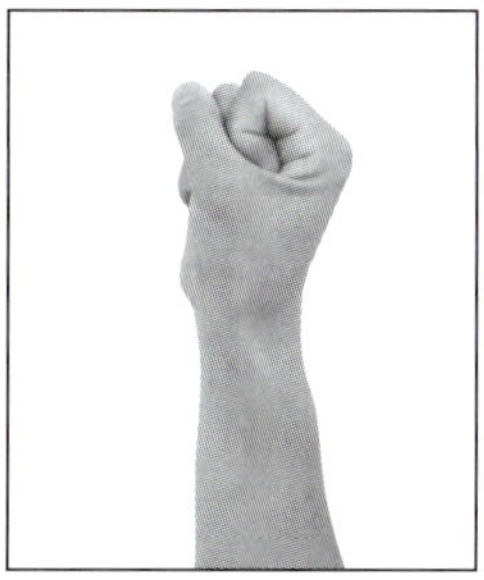

指・母指屈曲
（手関節中間位）

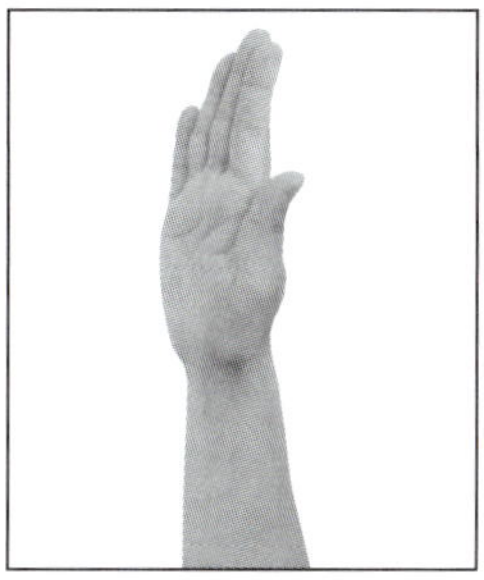

指・母指伸展
（手関節中間位）

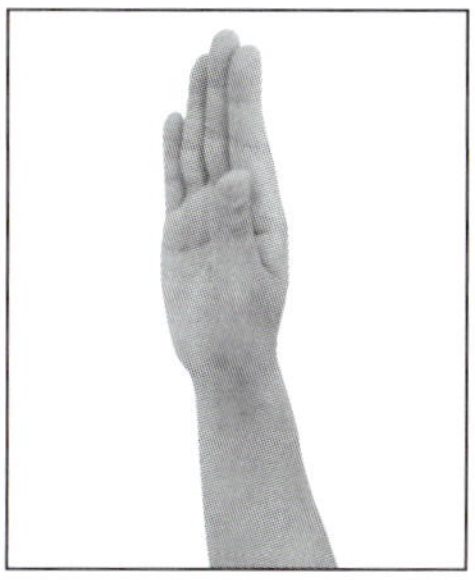

指・手関節伸展
（母指中間位）

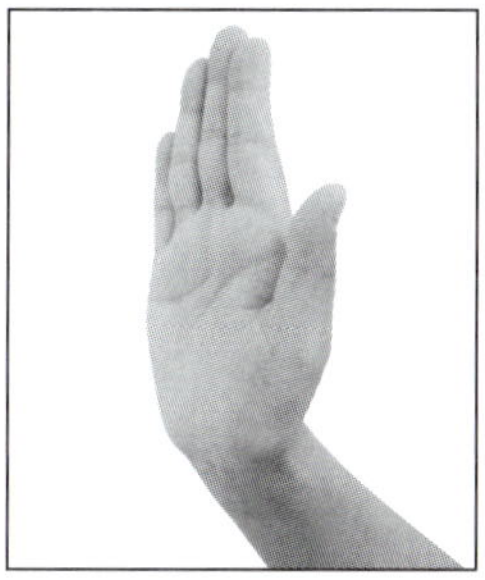

指･母指･手関節伸展

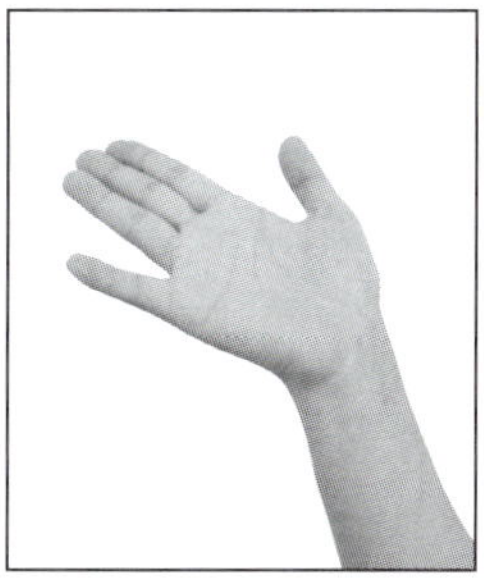

指･母指･手関節伸展，
前腕回外

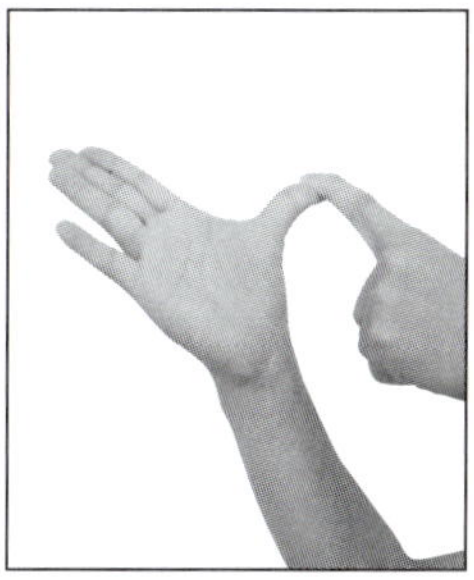

指･母指･手関節伸展，
前腕回外，母指伸張

図 4 －22　正中神経グライディングエクササイズ（文献 2 より引用，一部改変）

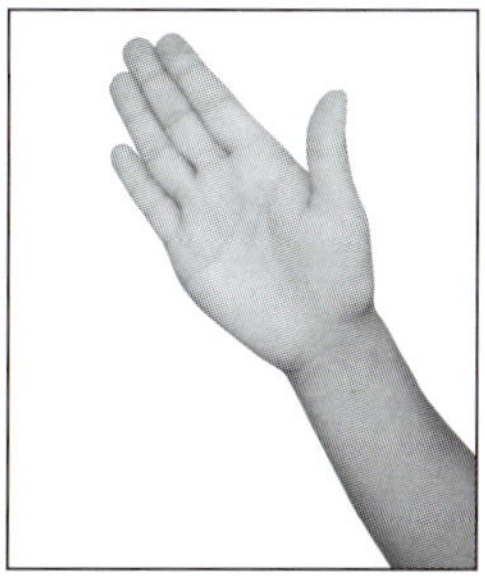

伸展

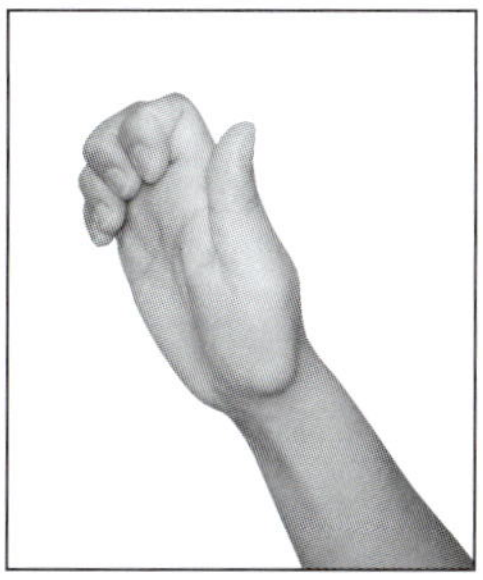

鈎こぶし

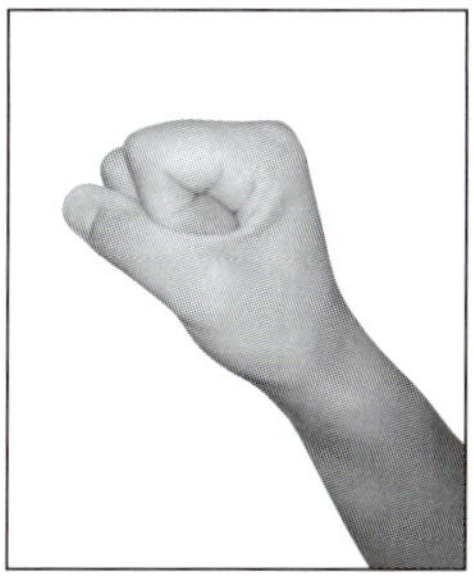

こぶし

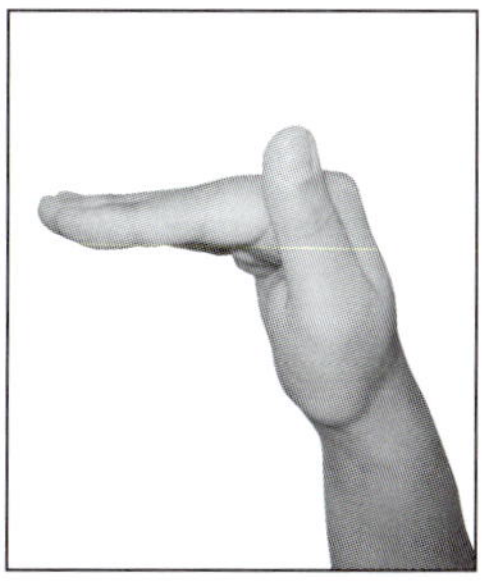

テーブルトップ

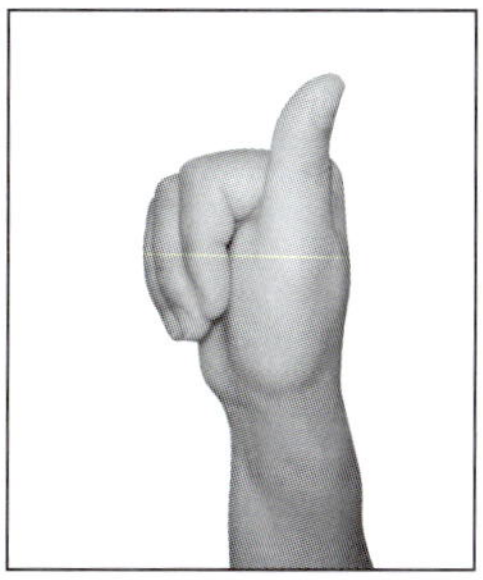

伸展こぶし

図 4 －23　腱のグライディングエクササイズ（文献 2 より引用，一部改変）
毎回指を伸展した後に各指の屈曲位を維持する．

(3) 交代浴

・交代浴は手を温水に 4 分間，ついで冷水に 1 分間交互に入れ，全部で 14～19 分行い温水で終わる．1 日に 3 ～ 5 回実施する．

5．尺骨神経麻痺

5－1．尺骨神経麻痺の概念

❑尺骨神経は主として（第 7 ）・第 8 頸神経・第 1 胸神経から構成される（図 4-24）．

❑尺骨神経は，主として尺側手根屈筋，深指屈筋，小指球筋および骨間筋を支配する．尺骨神経が麻痺すると，骨間筋は萎縮し基節骨は強く背屈し末節骨は屈曲位をとる．このような手の状態を鷲手（claw hand）という．

❑尺骨神経の損傷は，刃物，ガラスなどによる外傷や骨折などにより続発する神経損傷の他に，絞扼性神経障害である肘部管症候群（肘関節部：高位麻痺）と Guyon 管症候群（手関節部：低位麻痺）がある．

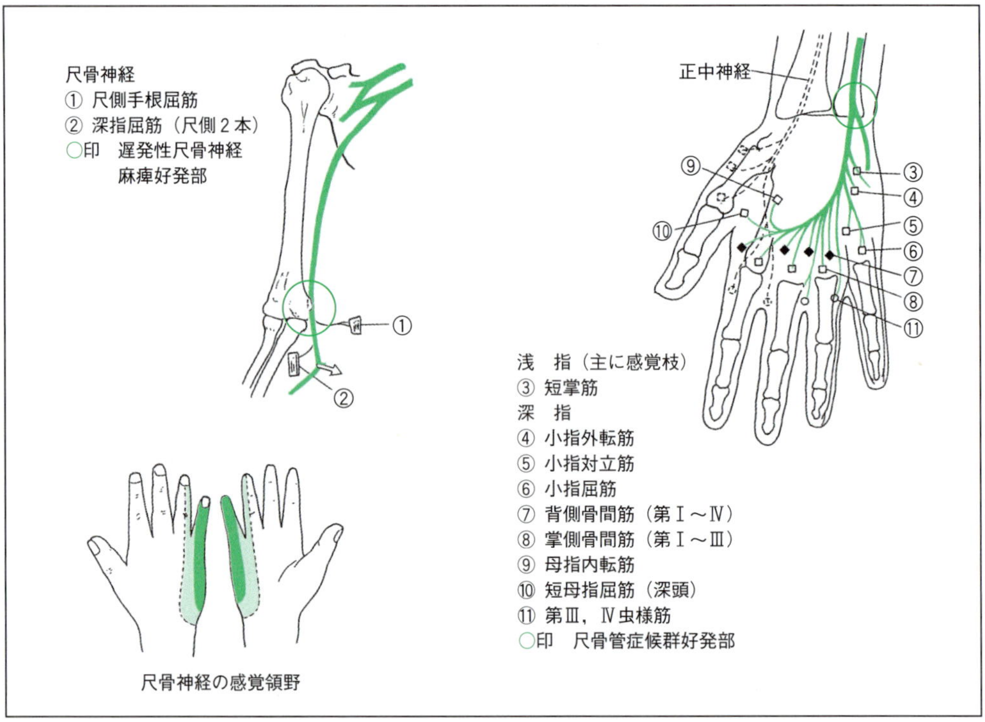

図 4 －24　尺骨神経支配筋と感覚領野（文献 5 より引用）

5－2．尺骨神経麻痺の特徴的な評価

1）Froment 徴候（図 1-29 参照，p43）

方法：鍵つまみの形を取らせ，母指でしっかりと紙を保持するように命じ，理学療法士が紙を引っ張る．母指内転筋の麻痺があれば IP 関節伸展位で紙を保持できず，長母指屈筋で代償し，IP 関節屈曲位で紙を保持しようとする．

2）elbow flexion test（図 4-25 a）

方法：肘関節を最大屈曲位に保持する．尺骨神経の牽引状態において環指，小指のしびれの増加をみる．

3）Wartenberg 徴候（図 4-25 b）

方法：指を閉じさせるように命じる．小指の内転ができず，開いたままの状態を陽性とする．

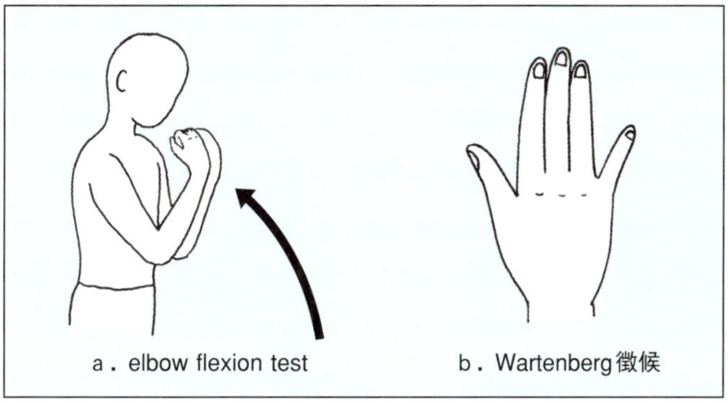

図 4 －25　尺骨神経麻痺の特徴的な評価

5－3．尺骨神経麻痺の理学療法

❑遅発性尺骨神経麻痺，尺骨管症候群に対しては早期に除圧術を行う．鷲手変形や母指内転に対する機能再建術も行われている．

❑鷲手変形や拘縮の予防に対して，MP 関節屈曲補助装具が使用される（表 4-6）．

1）関節可動域運動

❑小指，環指の PIP，DIP 関節などの関節拘縮の原因を考慮して行う．
※他動関節可動域運動の前に関節面の離開が効果的である．

❑ストレッチは，温熱療法を併用し組織の温度を上昇させ，ゆっくりと長い時間をかけて行うと効果的である．

注意点：暴力的な徒手矯正は禁忌である．また，自動関節可動域運動は，ごまかし運動などを生じないよう，正しい方法で行うように指導する．

2）筋再教育（バイオフィードバック療法）

❑ごまかし運動や代償運動により生じる同時収縮を防ぐ（拮抗筋を抑制する）．誤った動きを抑制したい場合など，拮抗筋に表面電極を置いて，音信号による聴覚刺激で正しい運動を練習することができる．

3）筋力増強運動

❑随意的な筋収縮力を獲得した筋群に対しては，筋力に応じた筋力増強運動を行う．その際には，ごまかし運動，代償運動に注意する．

調べてみよう！

筋電図バイオフィードバックの目的は、麻痺筋の促通、筋緊張の抑制、筋力増強、巧緻性・協調性の改善などがあるが、それぞれの目的に応じた方法について調べてみよう！

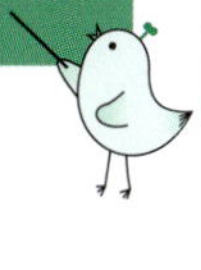

表4－6　尺骨神経損傷の主な発生機序と運動障害・変形とスプリント

損傷高位	主な発生機序	運動障害・変形	スプリント
高位麻痺	＜外傷性＞ ・刃物，ガラスによる外傷 ・上腕骨顆上部骨折 ＜絞扼性＞ ・肘部管症候群：上腕頭骨外顆骨折後の遅発性尺骨神経麻痺，ガングリオンなどの腫瘤によるものや外傷に起因するものなどで肘部管*で神経が圧迫されたもの	＜運動障害＞ ・環・小指の深指屈筋，尺側手根屈筋の麻痺，母指内転筋，骨間筋，環・小指の虫様筋が麻痺 ＜変形＞ ・尺側指の MP 関節が過伸展位をとる鷲手（claw hand）変形	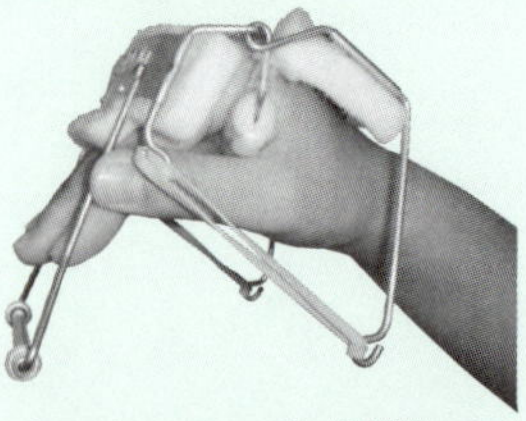 ナックルベンダー装具 （MP関節屈曲補助装具）
低位麻痺	＜絞扼性＞ ・Guyon 管症候群：ガングリオンによるもの，過労によるもの，手根骨の骨折によるものなどで Guyon 管**で神経が圧迫されたもの	＜運動障害＞ ・母指内転筋，骨間筋，環・小指の虫様筋が麻痺 ＜変形＞ ・尺側指の MP 関節が過伸展位，IP 関節が屈曲位をとる鷲手（claw hand）変形．変形の程度は強い	※他に，カーペナー装具などがある

＊肘部管：肘関節部で上腕骨内側上顆と肘頭間と滑車上肘筋による線維性トンネル（尺骨神経溝）
＊＊Guyon 管（尺骨神経管）：豆状骨と有鉤骨の鉤状部間にある，豆鉤靱帯（床）と屈筋支帯（天井）または手掌手根靱帯に囲まれた間腔

4）低周波治療

経皮的電気刺激法（transcutaneous electric nerve stimulation：TENS）

❑目的：脱神経筋の筋萎縮の予防，筋性質維持．

❑対象筋：母指内転筋，小指外転筋，虫様筋などに低周波治療を行う．異常感覚などがあり，疼痛の軽減と積極的な患肢の使用を促すため TENS を用いる．

5－4．術後の理学療法

❑術直後に浮腫の予防のために挙上や自動関節可動域運動を行い，徐々に創部周辺の癒着防止のために，マッサージや関節可動域運動，温熱療法を加えながらのストレッチを行う．

❑この際，肘関節屈曲位での肩関節屈曲や外転運動では尺骨神経に牽引力が加わるため，運動はゆっくり行い，状況によっては最大可動域までは避けるような注意も必要である．

確認しよう！

肘部管とGuyon管は尺骨神経の絞扼性神経損傷の好発部位で重要であるため、それぞれの構成について解剖学の知識を確認してみよう！

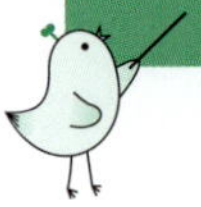

6．橈骨神経麻痺

6－1．橈骨神経麻痺の概要

❑橈骨神経は主として第 5 頸神経~第 1 胸神経から構成される（図 4-26）．

❑橈骨神経は腕神経叢の後神経束から上腕骨をらせん状に下行し，肘関節レベルで浅枝と深枝に分かれる．

❑橈骨神経では橈骨神経溝（spiral groove）での損傷が最も多い．

確認しよう！

Froshe arcade は橈骨神経深枝が回外筋を通過する線維性のアーチであるが，その部位を解剖をみて確認しよう！

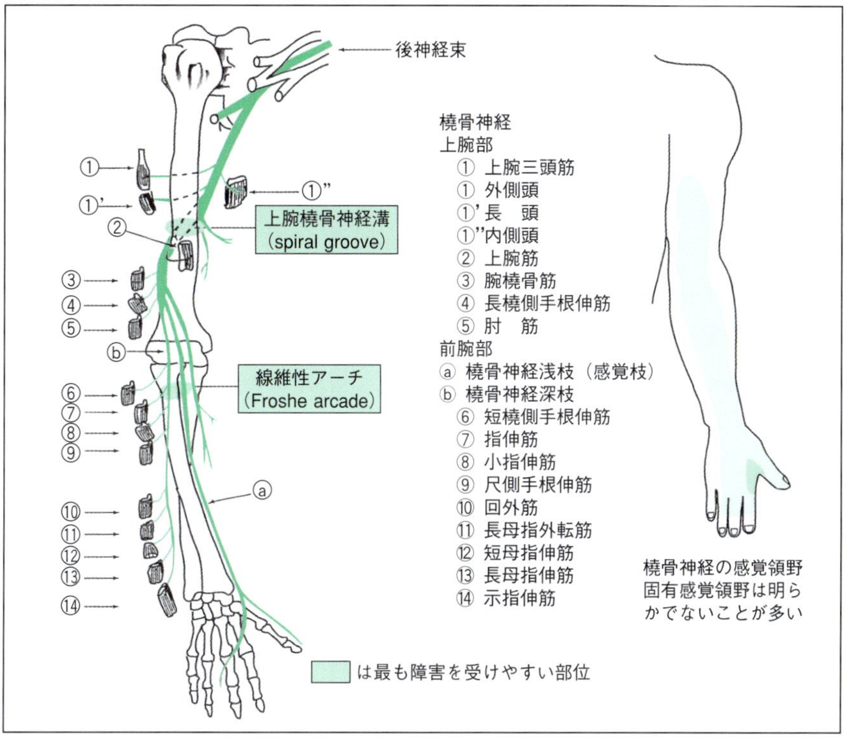

図 4 −26　橈骨神経支配筋と感覚領野（文献 4 より引用）

確認しよう！

松葉杖による腋窩部の圧迫を防ぐための適切な長さと使用法について確認してみよう！

❏松葉杖による腋窩部の圧迫では下垂手（drop hand）に加えて上腕三頭筋麻痺と背側前腕皮神経支配領域の知覚障害が起こる．

6－2．橈骨神経損傷の手術療法

❏神経断裂例や麻痺の回復が不良な例では，手関節・手指 MP 関節伸展機能および母指伸展・外転機能の再建術が行われる．

❏神経回復のみられないものには手関節屈筋を伸筋に移行する腱移行術などが行われる．

6－3．橈骨神経麻痺の理学療法

1）基本方針

(1) 二次的損傷・合併症の予防

・知覚障害部皮膚の保護と熱傷，外傷の予防

・麻痺筋の過伸展の予防

・関節拘縮の予防

(2) 筋の再教育と筋力の回復

(3) 知覚の回復

(4) 正常な手の機能の回復

2）理学療法のポイント

❏手指および手関節の屈筋群の筋力低下や短縮も生じやすいので，低周波治療を含む筋力維持・増強運動，関節可動域運動や伸張運動が大切である．

❏手関節掌屈位拘縮の予防や下垂手による ADL 制限の代償が目的であれば手関節背屈装具が使用される（表 4-7）．

表 4－7　橈骨神経損傷の主な発生機序と運動障害・変形とスプリント

損傷高位	主な発生機序	運動障害・変形	スプリント
高位麻痺	＜外傷性＞ ・上腕骨骨幹部骨折による橈骨神経溝での損傷 ＜絞扼性＞ ・松葉杖の誤使用での腋窩部圧迫による上腕三頭筋を含む全橈骨神経領域の損傷 ・泥酔後の不良肢位や腕枕での上腕中央部での圧迫麻痺（Saturday night palsy）は最も多い ＜注射＞ ・上腕への筋肉注射（頻度激減）	＜運動障害＞ ・手関節の伸筋群，母指の伸筋群，指 MP 関節の伸筋群が麻痺 ＜変形＞ ・手関節が掌側に垂れ下がった下垂手（drop hand）	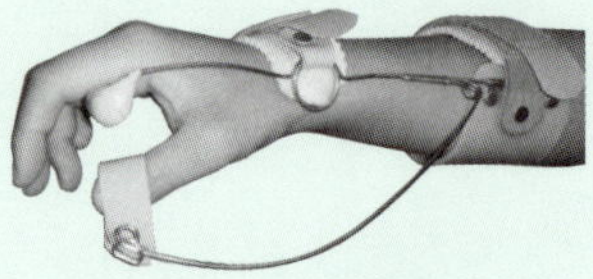 オッペンハイマー型装具 （手関節背屈装具）
低位麻痺	＜外傷性＞ ・小児の上腕骨顆上部骨折 ・モンテジア骨折など橈骨頭の脱臼を伴う損傷（後骨間神経麻痺） ＜絞扼性＞ ・回外筋の近位縁（Frohse のアーケード）での橈骨神経深枝（後骨間神経）のみの圧迫損傷（回外筋症候群）	＜運動障害＞ ・母指の伸筋群，指 MP 関節の伸筋群が麻痺するが，長橈側手根伸筋だけは麻痺を免れるため，下垂手とはならない．回外筋症候群では知覚神経は麻痺しない． ・手関節の伸展力は多少弱く，伸展の際，橈側偏位する． ＜変形＞ ・下垂指（drop finger） 指 MP 関節の屈曲変形をきたしやすい	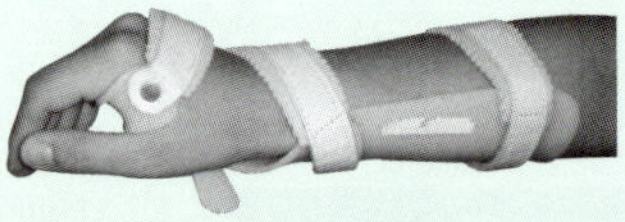 コックアップスプリント （手関節背屈装具） ※他に，トーマス型懸垂　装具や低位麻痺の手関節・手指を伸展させるスパイダースプリントなどがある

調べてみよう！
握力が低下した時に使用すると便利な自助具について調べてみよう！

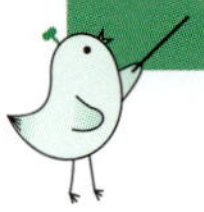

❏下垂手による握力維持増強には，手関節中間位またはやや背屈位での手指把握運動（ソフトテニスボールを握るなど）が有効である（図 4-27）．

❏各種再建術後の理学療法は，再建部に負荷がかかり過ぎないように注意する必要がある．

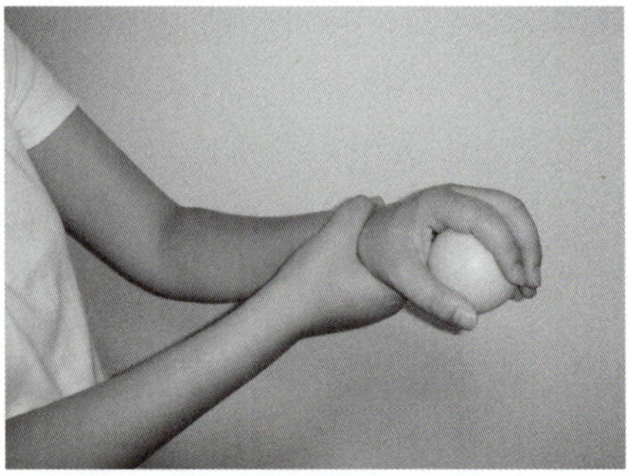

図 4－27　手関節中間位での手指把握運動

3）ごまかし運動（trick movement）

❑虫様筋，骨間筋による遠位，近位指関節の伸展，屈筋群を弛緩させることでの手指の伸展，正中神経支配である短母指外転筋での母指のMP関節伸展などが挙げられる．いずれも正しい徒手筋力検査法に習熟することが大切である．

7．下肢の末梢神経損傷

7－1．脛骨神経麻痺

❑脛骨神経は足関節内果の後方を回って足底神経となる．その間に腓骨神経の枝とともに腓腹神経を形成する．下腿三頭筋，後脛骨筋，足趾底屈筋，足の固有筋を支配し，知覚枝は足底部に分布する（図4-28）．

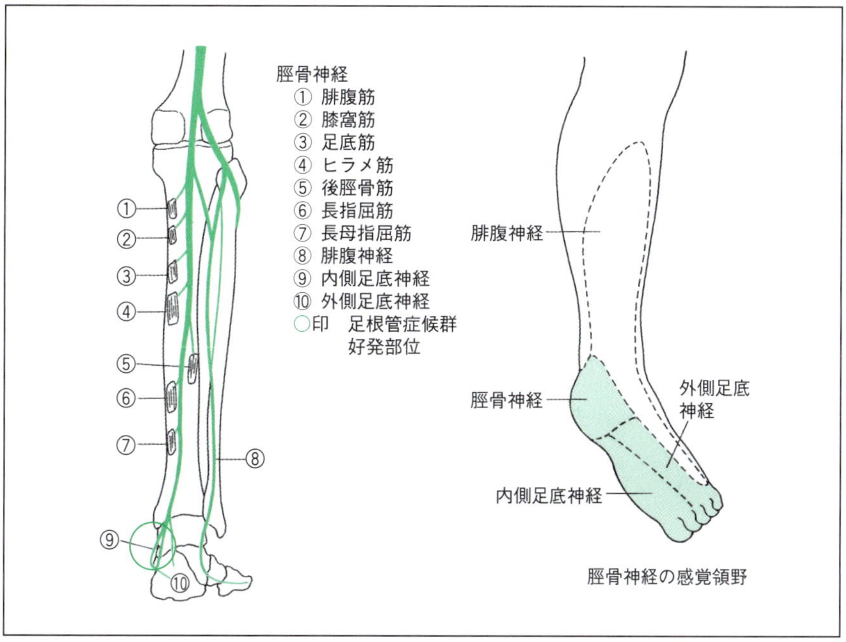

図4－28　脛骨神経支配筋と感覚領野（文献5より引用）

❑脛骨神経損傷は膝関節部外傷のほか，足関節内果部で圧迫されることによって起こる．これを足根管症候群（tarsal tunnel syndrome）とよび，足関節の外傷，腱鞘炎などが原因となる．

❑足根管症候群とは，足関節内果・距骨・踵骨と屈筋支帯に囲まれたトンネル内（足根管）で後脛骨神経が圧迫されて起こる絞扼性神経障害であり，足底部から足趾にかけての放散痛および足根管部痛を認める．

❑足関節，足趾の底屈が不能（つま先立ち不能），足固有筋麻痺のため凹足（pes cavus），槌指（hammer toe）を呈する．

❑足関節底屈筋力測定について，Danielsらの MMT 第6版から Normal の判定基準を改訂しているが，筋力評価の方法は，基本的に筋力を筋の最大筋力で評価

確認しよう！
足根管の構成について解剖をみて確認しよう！

するのに対し，足関節は踵上げの回数という筋の持久力で最大筋力を予測し評価している．

7－2．脛骨神経麻痺の保存療法

①安静にしてスポーツ活動などは停止する．
②薬物療法として消炎鎮痛剤＋ビタミン B1，B12 が投与される．またステロイド剤＋局麻剤の絞扼点への浸潤を週 1 回から 3 ～ 4 回試みる．
③足底板：回内足のある人に使用する．
④温熱療法：血流改善と疼痛軽減を目的として行う．
⑤電気刺激療法：疼痛軽減を目的として行う．

1）回内足（外反扁平足）の治療

- 麻痺がある程度回復した時期において，特に足部の回内足が原因の症例では，足趾および足内在筋の筋力増強や扁平足体操などを指導する必要がある．
- 麻痺症状が回復し，特にスポーツ復帰を考える症例では，不安定板などを使って足底の固有感覚受容器を刺激し，総合的な下肢筋の協調性および筋力トレーニングを行う proprioceptive exercise が有効である．

調べてみよう！
扁平足体操の方法や効果についてどんなものがあるか調べてみよう！

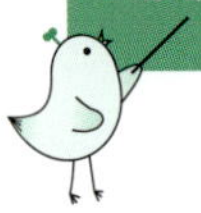

2）足趾把握運動

- 立位や座位での足趾把握動作により，足趾機能回復だけでなく，大腿四頭筋，ハムストリングス，下腿三頭筋に強力な連鎖収縮を生じさせられる．方法としては，立位・座位で足底にバスタオルを敷き，足趾にてたぐり寄せさせる．たぐり寄せたところで 10 秒間程度保持させた後にリラックスし，繰り返し行う（3 章 4 図 3-78 参照，p245）．

7－3．腓骨神経麻痺

- 坐骨神経より膝窩の上方で脛骨神経と総腓骨神経とに分かれる（多くは大腿の下方 1 / 3 で分岐）．総腓骨神経は，脛骨神経の外側に位置し，大腿二頭筋長頭の内側縁に沿って下り，腓骨頭を回って長腓骨筋を貫き下腿の前面に現れ，浅腓骨神経と深腓骨神経とに分かれる（図 4-29）．
- 腓骨神経損傷で特に問題なのは，深腓骨神経の支配筋である前脛骨筋が麻痺することで，足背屈運動ができず下垂足となることである．
- 原因としては，腓骨頭部での圧迫麻痺が最も多く，直接的な外傷による神経損傷の他に，骨折後のギプス固定や装具の適合不良，さらに安静時の不良肢位により麻痺を生ずる場合がある．
- 下垂足に対する矯正装具を装着する．足関節固定術，後脛骨筋を前方へ移行する腱移行術（Watkins 法）などが行われる．

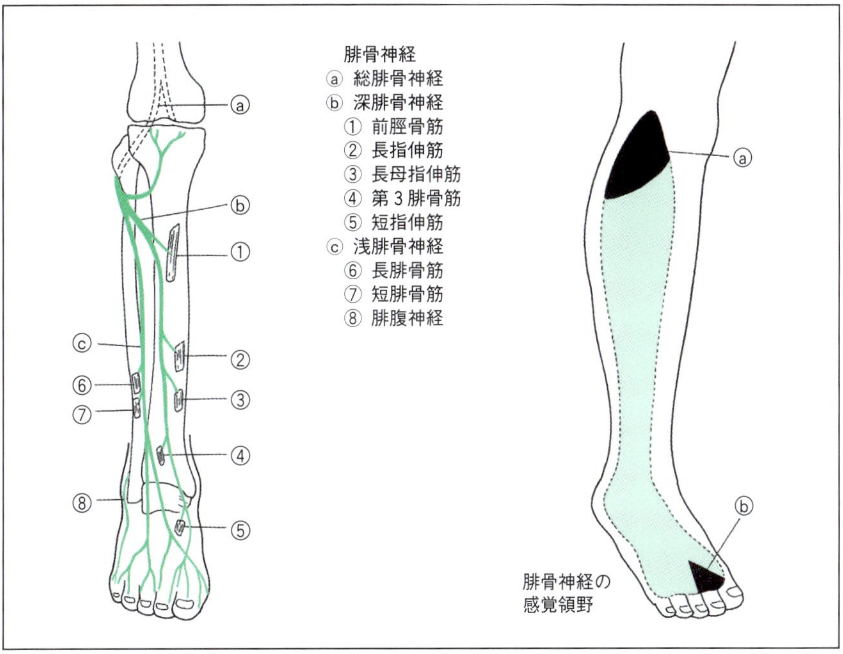

図 4 －29　腓骨神経支配筋と感覚領野（文献 5 より引用）

7－4．腓骨神経麻痺に対する急性期と回復期における理学療法

1）急性期

- ❑良肢位の保持：足関節の尖足防止に努める．
- ❑関節可動域の確保：足関節に対する他動関節可動域運動にて拘縮予防に努める．
- ❑筋再教育：自動介助にて MMT に準じてゆっくりと行う．筋へのタッピングも有効である．

2）回復期

- ❑筋再教育：個々の筋の抵抗運動を行う．バイオフィードバック装置や機能的電気刺激（FES：functional electrical stimulation）も積極的に行う．
- ❑関節可動域拡大：関節拘縮や筋短縮があれば，温熱療法などの後に筋ストレッチを行うなど関節可動域の拡大に努める（図 4-30）．
- ❑ADL の拡大：起立やしゃがみ込み，そして歩容の改善に努め，入浴や排泄動作など応用動作へとつなげていく．足部の知覚麻痺による熱傷や凍傷に対する ADL 指導も重要である．

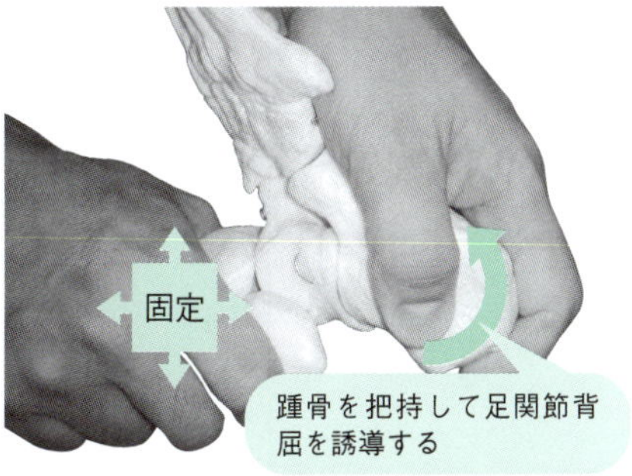

図 4 －30　足関節背屈関節可動域運動

- ❑知覚再教育：手の弁別知覚の再教育と同様に，足底部に対しても行う．

□装具療法：足関節屈曲拘縮予防，歩行の補助のため足装具を使用することが多い．一般的に装具は，軽度であれば弾性包帯や弾性バンドでも目的を果たすが，プラスチック製のものが一般的である．

<注意事項>

・知覚麻痺のある場合は，熱傷や皮膚損傷に注意する．

・Tinel sign や強さ－時間曲線の検査は，結果のフィードバックにより対象者のモチベーションを高める．

・運動機能の回復はもとより，麻痺の残存や回復まで長期間を要する対象者には，心理・社会的援助にも考慮する．

（吉本 龍司）

3. リウマチ性疾患

1．リウマチ性疾患とは

❑リウマチ性疾患（表 4-8）患者はわが国で約 300 万人いるとされ，中でも関節リウマチ（rheumatoid arthritis：以下 RA）患者が約 70 万人と多くを占めている．

表 4－8　リウマチ性疾患（文献 1 より引用，一部改変）

1．関節リウマチ	その他の類似疾患
2．悪性関節リウマチ	1．壊死性血管炎
3．全身性エリテマトーデス	2．シェーグレン症候群
4．強皮症	3．ベーチェット症候群
5．多発性筋炎・皮膚筋炎	4．若年性関節リウマチ
6．結節性動脈周囲炎	5．強直性脊椎炎
7．混合性結合組織疾患	6．乾癬性関節炎
	7．強直性脊椎炎
	8．リウマチ性多発性筋痛症

❑RA は「運動器の 10 年（THE BONE AND JOINT DECADE)」においても対象疾患として挙げられている．

❑この章では，主に RA の頸部・上肢の障害とそれに対する運動療法に関して述べる．

2．疾患概念

❑わが国での男女比は 1：4 であり，20～50 歳代に多い．

❑非化膿性で多発性の関節炎を主症状とする原因不明の自己免疫疾患である．

❑手の中手指節関節（metacarpophalangeal joint：MCP joint)，近位指節間関節（proximal interphalangeal joint：PIP joint)，手関節などの小関節に初発することが多く，左右対称性に罹患する．

❑好発部位を表 4-9 に示す．

表 4－9　関節炎の好発部位（文献 2 より引用）

1．MCP，PIP，MTP（90%）
2．手関節，膝関節，足関節，距骨下関節（80%）
3．肩関節（60%）
4．肘，股，肩鎖関節（50%）
5．頸椎（40%）
6．胸鎖関節，顎関節（30%）

❑遠位指節間関節（distal interphalangeal joint：DIP joint）が侵されることはまれである．

❑滑膜炎が軽快と憎悪を繰り返すことで，増殖性，侵襲性の高い肉芽組織であるパンヌス（pannus）が形成され，滑膜と骨の結合部にある関節縁の軟骨や関節周囲の骨を侵襲し破壊する．

❑罹患期間が長くなるにつれて，関節周囲の骨，軟骨は徐々に侵蝕され破壊されていき，末期では線維性または骨性強直へと進行する．

❑関節強直は手根骨や足根骨では多く認められるが，他の関節では比較的少ない．

❑30～50% は急性発症型で，発症後の経過は大きく 3 つに分けられる（表 4-10）．

表４－10　RAの経過の型（文献２より引用）

多周期型	寛解と再燃を繰り返す（約 50%）
単周期型	発症後一時憎悪するも次第に軽減し再燃しない（約 35%）
進 行 型	憎悪傾向のみを示す（約 15%）

2－1．症状

1）関節症状

（1）朝のこわばり（morning stiffness）

❑睡眠中に滲出液が貯留することで生じるとされ，朝起きると関節がこわばって動かしにくいと訴えることが多い．

❑朝のこわばりは，アメリカリウマチ学会の RA の分類基準（表 4-11）の項目の 1 つであり，持続時間は RA の活動性を推定する目安となる．

（2）疼痛

❑罹患初期または急性炎症時は，滑膜炎が関与し安静時痛も生じる．

❑関節破壊が進行するに従い，正常な軌道から逸脱した関節運動となるため，関節包，靭帯，腱付着部などに過度なストレスが生じ運動痛が発生する．

❑関節破壊に伴い，荷重時痛も増強してくる．

確認しよう！
炎症の５大徴候は？

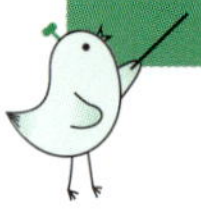

（3）腫脹

❑滑膜の増殖，肥厚にもとづいて生じ，診断において必要な所見となる．

❑左右対称性に生じやすく，手指では紡錘形状を呈す．

（4）関節変形

❑RA の場合，筋の短縮やその他軟部組織の伸張性低下に関節破壊が加わって罹患関節にさまざまな変形が生じる（図 4-31）．

表 4－11　RA の分類基準（1987年アメリカリウマチ学会改訂）（文献 2 より引用）

項　目	定　義
1．朝のこわばり	関節および関節周囲の朝のこわばりが少なくとも 1 時間以上持続すること
2．3 か所以上の関節炎	少なくとも 3 か所の関節で，同時に軟部組織の腫脹または関節液の貯留を医師が確認すること（部位は，左右の PIP 関節，MCP 関節，手関節，肘関節，膝関節，足関節，MTP 関節の 14 か所である）
3．手の関節炎	手関節，MCP 関節または PIP 関節の少なくとも 1 か所で腫脹が確認されること
4．対称性関節炎	対称性に関節炎が同時に認められること（PIP 関節，MCP 関節，MTP 関節では完全に左右対称でなくともよい）
5．リウマトイド結節	骨突出部または伸筋表面あるいは関節周囲の皮下結節を医師が確認すること
6．血清リウマトイド因子	正常対象者の陽性率が 5％未満の測定方法で，血清リウマトイド因子が異常値を示すこと
7．X 線像の変化	手関節または指の X 線前後像で典型的な RA の変化，すなわち，関節もしくはその周囲に骨びらんまたは限局性の骨萎縮が認められること（変形性関節症様の変化のみでは該当しない）

分類上，これらの 7 項目のうち少なくとも 4 項目該当している場合，RA とみなす．項目 1 ～ 4 は少なくとも 6 週間継続していなければならない．2 つの臨床診断をもつ対象者であっても除外しない．

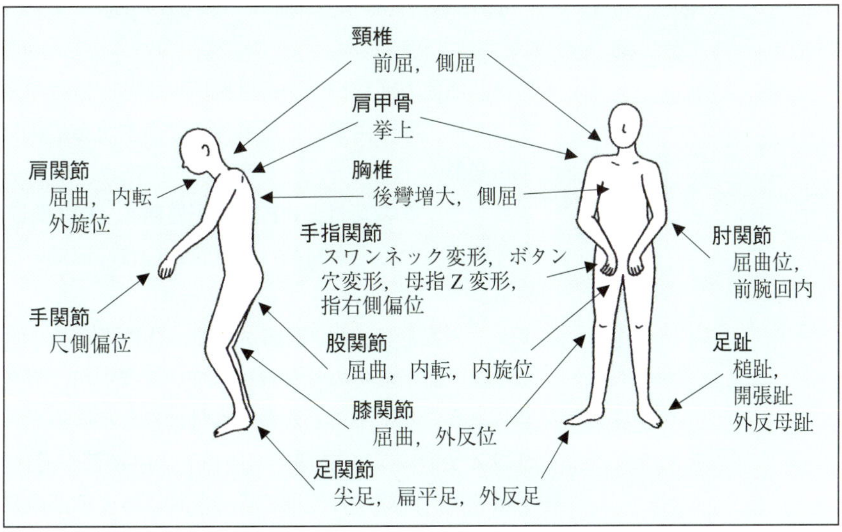

図 4－31　RA に多く認められる関節変形

確認しよう！
環軸関節の位置・形状は？

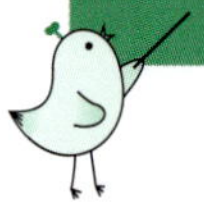

＜関節変形の補足＞

a．頸椎変形

・頸椎では，正中および外側環軸関節の滑膜性炎症により環椎横靭帯が弛緩すると，頸椎屈曲時に環軸関節前方亜脱臼が生じる．

・さらに関節破壊が進行すると，歯突起が大後頭孔を越えて頭蓋内に陥入する中心性脱臼が生じる．

・前方亜脱臼の程度は，環椎歯突起間距離（atlanto-dental interval：ADI 図 4-32）が目安となり，3 mm 以内を正常，3 ～ 5 mm を軽度，6 ～ 9 mm を中等度，10mm 以上を高度としている．

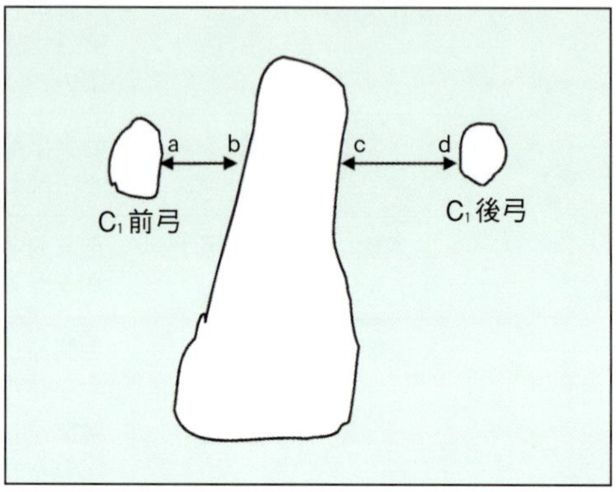

図 4 －32　環椎歯突起間距離（atlanto-dental interval：ADI）（文献 5 より一部引用）

環椎と軸椎歯突起の左右中央部を矢状面から見た図（模式図であるため，軸椎棘突起などは取り除いてある）

a ～ b：ADI

c ～ d：有効残余脊椎間径（14mm 以下で脊髄に不可逆性の変化を起こす可能性が高くなる）

・環軸関節前方亜脱臼や中心性脱臼により，延髄や頸髄を圧迫し，項部痛，めまいの他，呼吸困難，四肢麻痺などの重篤な症状を引き起こす．

b．手指変形

・スワンネック変形は，PIP 関節が過伸展，DIP 関節が屈曲位となる変形で，指の曲がった形態が白鳥（スワン）の首に似ていることから名が付けられている．

・ボタン穴変形は，PIP 関節が屈曲，DIP 関節が過伸展となる変形で，滑り落ちた腱の間から指の骨が飛び出ている様子が，ボタンの穴からボタンが出ているようにみえることから名が付けられている．

・母指 Z 変形は，MCP 関節が屈曲し，IP 関節が過伸展となる変形である．

・手指では，関節端の高度の骨吸収によって軟部組織が弛み，指が短縮し，外力によって指が望遠鏡のように伸び縮みするムチランス変形（オペラグラス変形）がある．

2）関節外症状

❏ RA は主として関節が障害されるが，全身性の疾患であるためさまざまな関節外症状（表 4-12）も引き起こす．

確認しよう！
貧血による症状は？

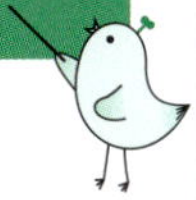

表 4－12　RA の関節外症状（文献 4 より引用，一部改変）

1．全身症状
①発熱（高熱は稀）
②全身倦怠感，食欲不振，易疲労性
2．貧血（RA の約 60% に発現する）
3．リンパ節腫脹，脾腫
4．皮膚
①皮下結節（肘頭，後頭部，アキレス腱部など圧迫を受けやすい部位）
②皮膚潰瘍
③爪床部小梗塞
5．心症状
①心外膜炎
②間質性心筋炎
③冠動脈炎，大動脈炎
④心筋梗塞
6．肺症状
①胸膜炎
②結節性肺炎
③肺線維症，間質性肺炎
④気道疾患（閉塞性呼吸障害）
7．神経症状
①多発性単神経炎
（drop foot，drop hand）
②環軸関節亜脱臼による根症状
③圧迫性神経障害
④腱鞘炎，腱炎
8．眼症状
①上強膜炎
②虹彩炎
③眼乾燥症状・角膜潰瘍
9．その他（腎障害，筋炎）

＜関節外症状の補足＞

確認しよう！
手の正中神経支配の筋、皮膚の感覚領域は？

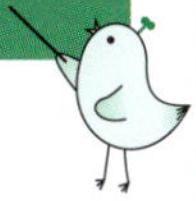

a．腱鞘炎（腱断裂）
・手指屈筋腱の腱鞘が手根管内で腫脹し，正中神経を圧迫すると，手根管症候群を生じる原因となる．
・尺骨頭の背側脱臼により機械的刺激が加わると，小指，環指の伸筋腱断裂が生じやすい．
・長母指伸筋腱が，Lister 結節のところで機械的刺激を受け，皮下断裂を生じることがある．

ワンポイント アドバイス
RA対象者は、種々のストレスや不安を感じていることが多いので、「がんばりましょう」のような不用意な発言は避け、傾聴の態度で対応しましょう。

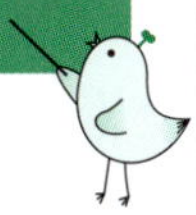

b．骨粗鬆症
・罹患期間が長くなるにつれて合併する可能性が高い．
・X 線所見上での病期分類の判断項目の 1 つである．

c．その他
・疼痛や関節変形，それによる能力障害，社会的不利から，抑うつ気分など心理的問題が発生する．

2－2．X 線所見

❏ X 線所見による RA の病期分類として，Steinbrocker の stage 分類（表 4-13）や Larsen の Grade 分類がある．

表4－13　RAの病期分類（Steinbrocker）（文献2より引用）

Stage Ⅰ　初期
*1．X線写真上に骨破壊像はない
2．X線学的骨粗鬆症はあってもよい

Stage Ⅱ　中等期
*1．X線学的に軽度の軟骨下骨の破壊を伴う，あるいは伴わない骨粗鬆症がある（軽度の軟骨破壊はあってもよい）
*2．関節運動は制限されてもよいが，関節変形はない
3．関節周囲の筋萎縮がある
4．結節および腱鞘炎のような関節外軟部組織の病変はあってもよい

Stage Ⅲ　高度進行期
*1．骨粗鬆症に加え，X線学的に軟骨および骨の破壊がある
*2．亜脱臼，尺骨偏位，あるいは過伸展のような関節変形がある線維性または骨性強直を伴わない
3．強度の筋萎縮がある
4．結節および腱鞘炎のような関節外軟部組織の病変はあってもよい

Stage Ⅳ　末期
*1．線維性あるいは骨性強直がある
2．それ以外は，stage Ⅲの基準を満たす

*印のついている基準項目は，とくにその病期あるいは進行度に対象者を分類するためには必ずなければならない項目である

①軟部組織の腫脹
・X線コントラストを弱くした状態で判別しやすい．

②骨びらん
・関節軟骨に被覆されず炎症滑膜と直接接している部分（bare area）より骨侵蝕され，手指関節（図4-33），手関節，足趾関節に出現しやすい．

③関節列隙狭小化

④骨萎縮
・海綿骨の骨萎縮は初期より認められ，進行により皮質骨までおよび，罹患期間の長い場合は骨粗鬆症を引き起こす可能性が高い．

⑤関節亜脱臼や脱臼

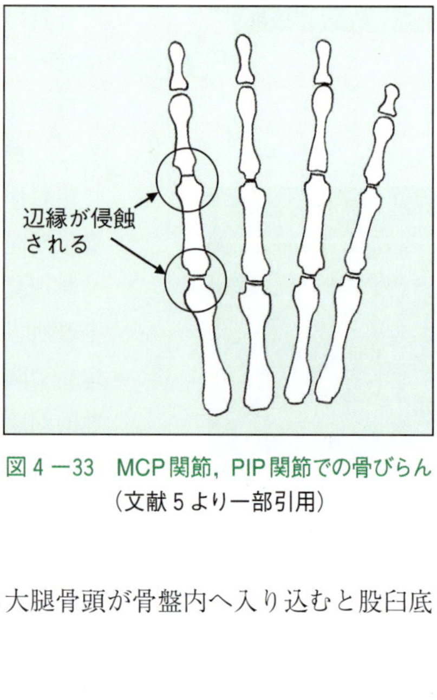

図4－33　MCP関節，PIP関節での骨びらん
（文献5より一部引用）

＜X線所見の補足＞
・著明な骨萎縮，関節列隙狭小化により大腿骨頭が骨盤内へ入り込むと股臼底突出症を示す場合がある．

・膝関節では，屈曲拘縮，骨破壊が重度になると側面像にて脛骨後方亜脱臼が認められる．

2－3．検査所見

①リウマトイド因子（rheumatoid factor：RF）

・80～90％の RA 患者に認められる．
・RA 診断基準の項目の 1 つ．
・健常人でも 1 ～ 5 ％で陽性.
・RA に必ずしも特異的なものではない．

②赤血球沈降速度（erythrocyte sedimentation rate：ESR）

確認しよう！
ESRが亢進する原因は？

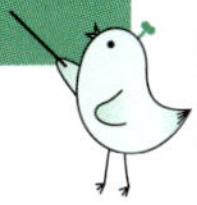

・炎症によって亢進する．
・RA の活動性を表す Lansbury の活動性指数（表 4-14）の項目の 1 つとして挙げられている．

③C 反応性蛋白（C-reactive protein：CRP）

・肺炎球菌 C 多糖体と結合する蛋白で，組織破壊性病変が存在する際に血漿中に出現する．
・RA の場合 CRP 値は上昇する．
・CRP 値は，炎症反応の強さに相関する．
・急性期蛋白の 1 つで，急性炎症化を反映し，ESR よりも速く反応する．

表4－14 Lansburyの活動性指数（文献6より引用，一部改変）

1. 朝のこわばり（持続時間）	4. 握力（mmHg）
2. 疲労（出現時間）	5. 関節点数
3. アスピリン必要量（錠数／日）	6. 赤沈（Westergren 法）

通常，これら項目のうち，疲労時間，アスピリン必要量の項目を除いた4項目を用いる．

各部位の関節点数は，以下の通りである．

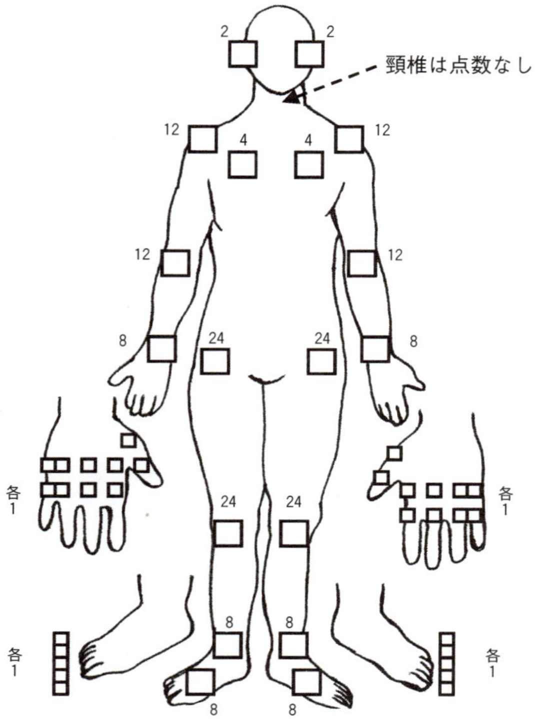

疼痛がある場合×を，腫脹がある場合○をつける．

朝のこわばり（morning stiffness）		握力（grip strength）		関節点数（joint count）		赤沈値（ESR）	
Min	%	mmHg	%		%	mm/h	%
10	1	260	0	5	1	10	0
20	2	250	1	10	2	15	2
30	3	240	2	15	3	20	3
45	4	230	3	20	4	25	5
60	6	220	4	25	5	30	6
90	9	210	6	30	6	35	8
120	11	200	7	35	7	40	10
150	14	190	8	40	8	45	12
180	17	180	9	45	9	50	13
210	20	170	11	50	10	55	15
240	23	160	12	55	11	60	17
270	26	150	13	60	12	65	18
300	29	140	15	65	13	70	20
330	31	130	16	70	14	75	22
360	34	120	17	75	15	80	23
390	37	110	19	80	16	85	25
420	40	100	20	90	18	90	27
450	43	90	21	100	20	95	28
480	46	80	22	110	22	100	30
		70	23	120	24	105	32
		60	24	130	26	110	33
		50	25	140	28	115	35
		40	26	150	30	120	37
		30	27	160	32	125	38
		20	28	170	34	130	40
		10	29	180	36	135	42
		0	30	190	38	140	43
				200	40	145	45

注）4項目の％値の総和が活動性指数．表示以外の判定値では，中間あるいは近似値の％をとって計算する．その誤差は問題にはならない．

3. RAに対する理学療法

❑ Swezey は，RA に対する exercise therapy として，第一に関節可動域運動による関節拘縮と変形の防止，次に筋力の維持・増強としている．

❑ Mills らは，18 時間から 22 時間ベッド上にて安静にした群と，8 時間の安静のみでその他の時間は運動を自由にした群に分け，10 週間後の腫脹，疼痛，握力，ESR，歩行速度などを比較したところ，両群で有意な差は認められなかったと報告している．

❑ Mills らの報告から，安静時間は長時間である必要はなく，運動とのバランスが重要であることが分かる．

3－1. 頸部・上肢に対する病期別理学療法

＜理学療法全般に対する留意・確認事項＞

❑対象者により関節症状，関節外症状などが異なるため，個別の理学療法プログラム（理学療法の種類・運動強度・回数・頻度）立案をする必要がある．

❑2005 年リウマチ白書によると，リハビリに最も望むことは「個人に合ったリハビリテーションプログラムの作成」である．

❑ RA 活動性の日内変動を対象者ごとに十分把握した上で，運動と安静のバランスを考え，理学療法の実施内容，時間を設定する．

❑天候などにも影響を受ける場合があるため，臨機応変に運動量などを変更する．

❑急性炎症の際は，安静を重視する．

1）初期・急性期

❑薬物療法を中心に，疼痛や腫脹などの炎症症状を増強させないため，物理療法や自主的運動を主体とした運動療法が選択される．

❑炎症症状による長時間の安静が関節拘縮や筋力低下などの機能低下を生じさせるため，この時期の運動療法の主目的は機能面の維持である．

❑不動期間が長いと関節構成体（関節包，靭帯など）の伸張性が低下し，拘縮に大きく関与する．

(1) 関節可動域運動（range of motion exercise：ROM ex）

❑この時期には，自主的運動が可能な自動的関節可動域運動（active ROM ex）を主体として実施する．

＜active ROM ex＞

・保有する関節可動域を超える可能性が低いことから，他動的関節可動域運動（passive ROM ex）よりも過度な ROM ex とならないため，疼痛などを増強させる危険性が少ない．

・代表的なものにリウマチ体操（図 4-34）がある．

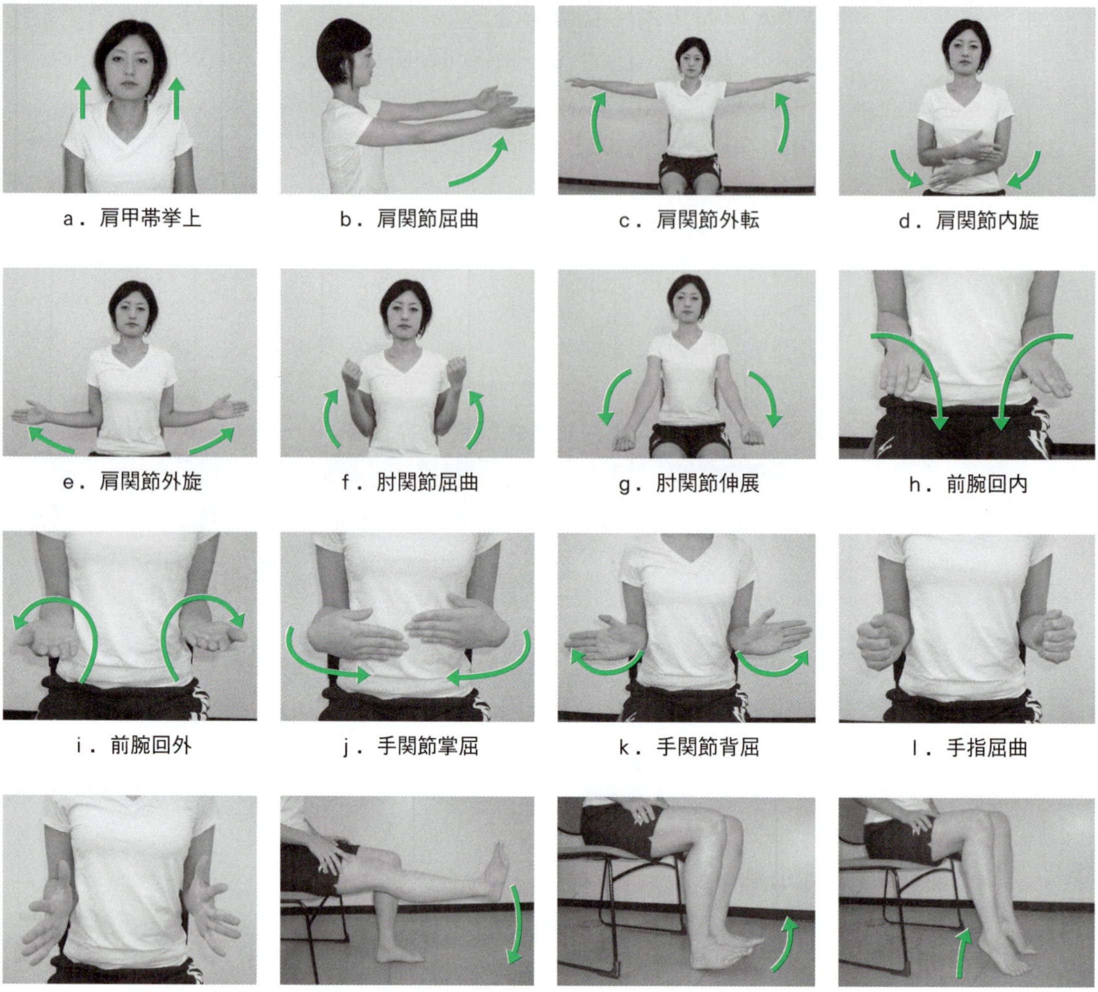

a．肩甲帯挙上　b．肩関節屈曲　c．肩関節外転　d．肩関節内旋
e．肩関節外旋　f．肘関節屈曲　g．肘関節伸展　h．前腕回内
i．前腕回外　j．手関節掌屈　k．手関節背屈　l．手指屈曲
m．手指伸展　n．膝関節伸展　o．足関節背屈　p．足関節底屈

図4－34　リウマチ体操
頸椎の運動は変形や疼痛がある場合は避ける．

<リウマチ体操の留意事項>

- 運動後，2～3時間以上関節や筋肉の痛みや疲労感が持続したり，腫脹が増したりする場合は運動量を減らす．
- 翌日も疼痛，疲労感が残る場合も，運動量を減らす．
- 頸の変形がある場合は，前後屈運動は避ける．
- 各動作はゆっくり行い，限界域にて10秒ほど保持する．

(2) 筋力増強運動

❑この時期には，疼痛の影響が少ない等尺性収縮運動（isometric contraction exercise）を主体として実施する．

＜isometric contraction exercise＞

・比較的効果が得られる筋は，頸・背部伸筋群，腹筋群，三角筋，上腕二頭筋，上腕三頭筋，大腿四頭筋などである．

・関節の炎症により，上腕三頭筋，三角筋，大腿四頭筋，大殿筋・中殿筋に反射性筋萎縮が生じやすいとされる．

・運動は安楽肢位にて実施する（図 4-35）．

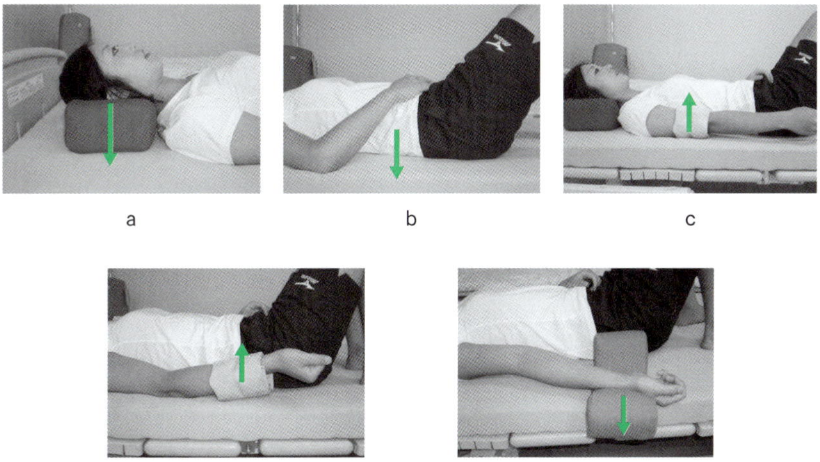

a　b　c　d　e

図 4 −35　自主運動

a．頸・背部伸筋群に対しては，背臥位にてベッドや枕へ後頭部を押し付けるようにして 5 秒間保持する．
b．腹筋群に対しては，背臥位にて両膝屈曲位となり，骨盤を後傾させるようにして 5 秒間保持する．
c．三角筋に対しては，背臥位にて上腕骨に重錘を巻き，重錘を少し浮かせるようにして 5 秒間保持する．
d．上腕二頭筋に対しては，背臥位にて前腕骨に重錘を巻き，重錘を少し浮かせるようにして 5 秒間保持する．
e．上腕三頭筋に対しては，背臥位にてタオルやクッションへ前腕部を押し付けるようにして 5 秒間保持する．

＜筋力増強運動での留意事項＞

・運動中は息を止めない．

・楽な姿勢で行う．

・適宜休憩を入れながら行う．

・炎症症状に合わせて運動強度，回数を調整する．

・運動強度，回数は運動後，適度な疲労感を感じる程度とする．

・運動直後，痛みが生じても，翌日まで残らない運動強度，回数とする．

2）中期・亜急性期

❑関節変形・関節拘縮・筋力低下などの機能障害の進行により，日常生活にも支障が出てくる時期である．

❑また，装具・スプリント療法や ADL 指導もこの時期に実施する．

❑自主的運動が困難な場合は，自動介助的運動を取り入れる．運動療法の目的は機能面の維持・改善，ADL 能力維持・改善である．

(1) ROM ex

- □この時期には，active ROM ex とともに自動介助的関節可動域運動（active assistive ROM ex）も実施される．
- □ADL 動作自立のためには，肩関節屈曲 90°，内・外旋 45°，外転 110°，肘関節屈曲 135°，前腕回内 85°，回外 70°，手関節掌屈 40°，背屈 50°以上の関節可動域が必要とされている．
- □Swezey によると，RA 対象者に対して関節可動域維持には 1 日 1 度の頻度で 2 ～ 3 回の ROM ex の反復回数が必要で，関節可動域改善には 1 日 3 ～ 4 度の頻度で 4 ～ 5 回の ROM ex の反復回数が必要であるとしている．

＜active assistive ROM ex＞

- ・保有する関節可動域を超える可能性が低いことから，他動的関節可動域運動（passive ROM ex）よりも過度な ROM ex とならないため，疼痛などを増強させる危険性が少ない．
- ・使用器具としてプーリーが代表的であり，その他理学療法士の徒手的介助により実施される．

ワンポイント アドバイス

重力下での等張性収縮運動では、抗重力方向への求心性収縮後、重力方向では遠心性収縮となります。遠心性収縮の方が筋へ大きな負荷がかかるため、運動強度設定には、遠心性収縮力も考慮する必要があります。

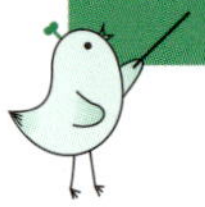

(2) 筋力増強運動

- □この時期は，RA 活動性の変動周期がある程度把握できている状態であるため，活動性の低い時間帯に筋力増強を目的とした等張性収縮運動（isotonic contraction exercise）が選択される．

＜isotonic contraction exercise＞

- ・重錘，セラバンド®，徒手抵抗などにより行われるが，それらにより抵抗をかける部位は，関節への負荷が大きくなるため，遠位部にならないようにする（たとえば，肩関節屈曲運動の際，重錘を前腕遠位部に付けると，支点から作用点までの距離が長くなり，肩関節に大きな負荷がかかる）．

(3) 頸部，上肢に対する装具・スプリント療法

＜装具・スプリントとは＞

- ・装具（orthosis）は，医師の処方に基づき義肢装具士（Prosthetist and Orthotist：PO）により製作され，法的手続きが定められているものである．
- ・スプリント（splint）は，医師の処方に基づき作業療法士や理学療法士により製作され，法的報酬がなく，治療用仮装具として用いられる．
- ・RA に対する装具療法の主な目的は，安静固定（炎症の増悪防止または沈静化），関節変形予防，関節の支持性補助（機能の補助）である．
- ・スプリント療法の目的は，関節や軟部組織の固定，支持，保護，矯正，代用，補助や筋力強化である．

＜装具・スプリントに必要な条件＞

・装着が容易である．
・軽量である．
・強固な固定をしない（適度な固定性と可動性を備えている）．
・機能を妨害しない．
・装着感がよい（皮膚に接触する部分の素材調整にて柔らかい装着感）．
・通気性（長時間の装着となるため），耐水性に優れている．
・外観（デザインや色など）がよい（対象者が女性である場合が多いため）．

＜装具・スプリントの実際＞

①頸椎に対して

・環軸関節前方亜脱臼防止のためにソフトタイプの頸椎カラーで，ベルクロ式にて装着が容易なものが用いられる．
・通気性，耐水性に優れているネックカラーも製作されている．
・環軸関節の変形が重度の場合，頸椎の前後屈をより制限するフィラデルフィア・カラーなどを用いる．

②肘関節に対して

・骨破壊が高度に進行し動揺性や疼痛がある場合，肘関節の安定性を向上させる目的で，ベルト巻き付け式肘装具が用いられる．

③手関節に対して

・手関節の尺側偏位，尺骨頭の背側脱臼防止用の装具やスプリントが用いられる．

④手指関節に対して

・第 2 から 5 指の MCP 関節の尺側偏位防止用の装具やスプリントが用いられる．
・スワンネック変形に対しては，PIP 屈曲補助装具（指用小型ナックルベンダー）やスプリント材を使用した 3 点支持スプリントであるセフティーピン（図 4-36）が用いられる．

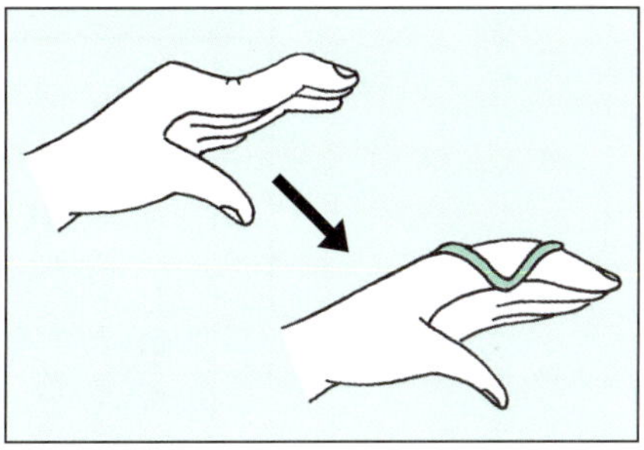

図 4 ─36
3 点支持スプリント（セフティーピン）

・ボタン穴変形に対しては，PIP 伸展補助装具（指用小型逆ナックルベンダー）や 3 点支持スプリントが用いられる．
・母指の Z 変形に対しては，3 点支持スプリントが用いられる．

(4) ADL 指導

❑ADL 指導は，Cordery による関節保護の原則（principles of joint protection）（表 4-15）と労力の節約（energy conservation）を考慮した方法であることが基本となる．

表 4 －15　Corderyによる関節保護の原則
（文献23より引用）

1．筋力と関節可動域の維持
2．変形肢位の回避
3．動作に有効な負荷に耐性ある関節の使用
4．解剖学的・機能的に安定した関節の使用
5．正しい動作パターンを守る
6．長時間の同一肢位保持は禁忌
7．直ちに中止できない活動の回避
8．疼痛への配慮

❑自助具（self-help device）などの福祉用具を適宜使用し指導する．

❑Steinbrocker の機能障害分類では，身の回り動作や仕事の状態にて 4 段階に分類されている（表 4-16）．

表 4 －16　RAの機能障害度分類（Steinbrocker）（文献 6 より引用）

Class Ⅰ	身体機能は完全で，不自由なしに普通の仕事ができる
Class Ⅱ	動作の際に，1 か所あるいはそれ以上の関節に苦痛があったり，または運動制限があっても，普通の活動ならなんとかできる程度の機能
Class Ⅲ	普通の仕事とか自分の身の回りの世話がごくわずかできるか，あるいはほとんどできない程度の機能
Class Ⅳ	寝たきり，あるいは車いすに座ったきりで，身の回りの世話もほとんどまたは全くできない程度の機能

❑上肢を使用する ADL の中で，困難とされる動作として「ビン類のフタの開閉」，「タオルを絞る」，「つめを切る」，「ドアの開閉」，「服の着替え」，「ボタンをはめる」，「洗顔して拭く」，「髪をとく」などが挙げられる．

❑関節保護を考慮した ADL 指導が，関節の負担軽減に作用し CRP 値改善の 1 要因であったという報告があり，RA 対象者に習得してもらうことの重要性が示唆されている．

＜ADL指導の具体的方法＞

・特に上肢，手指の関節保護を考慮したADL指導を示す（図4-37）.

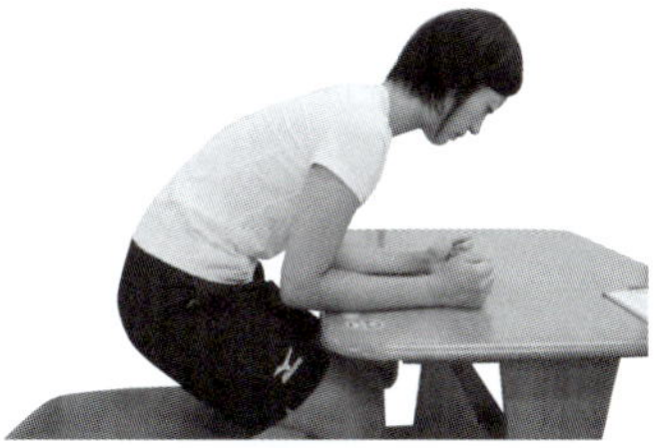

a．テーブル使用による立ち上がりは，前腕，肘関節にて支持する．

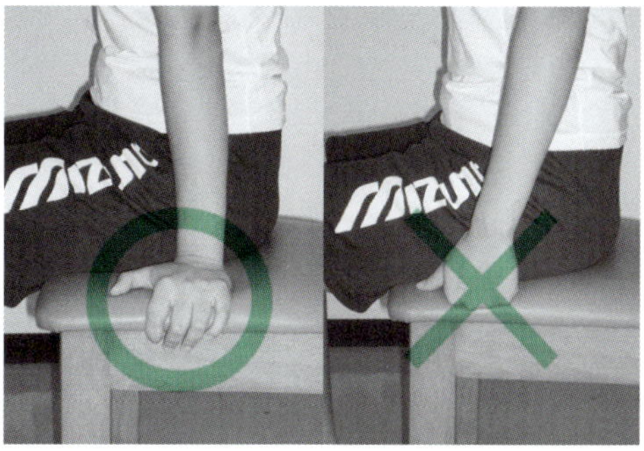

b．椅子使用による立ち上がりは，手掌で支持する．右図のように手指に負担のかからないようにする．

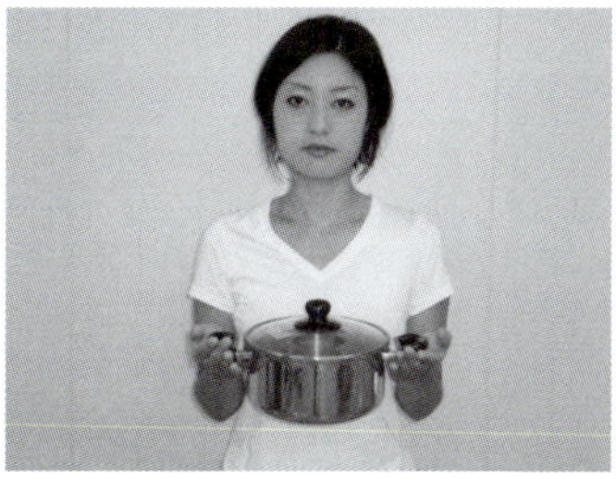

c．物運びは，両手で持つ．

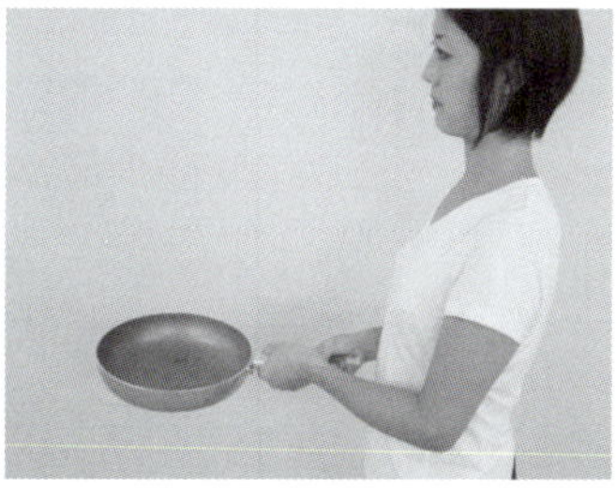

d．フライパンは両手で持つ．

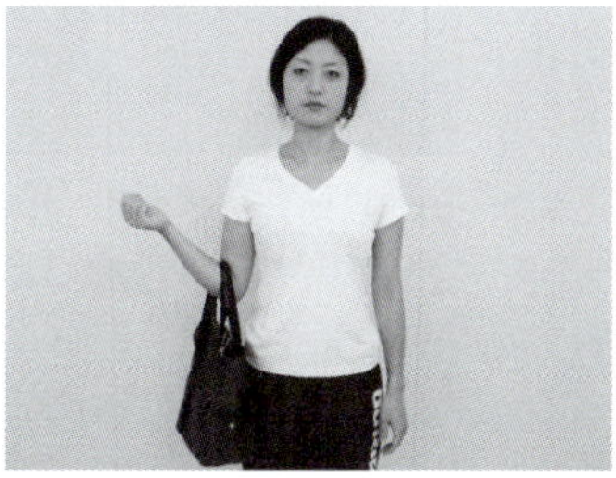

e．袋やかごの保持は，肘かけにて行う．

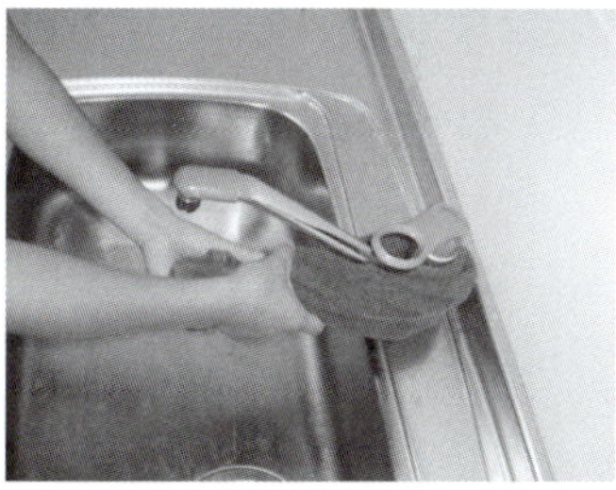

f．タオル，ふきんを絞る際は，蛇口に巻いて両手で絞る．

図4－37　ADL指導

＜ADL指導の補足＞

・起き上がりの際，ひもなどを用い肘関節屈曲にて行う．
（注意：手指，手関節に負担がかかるため，ひもを握り引っ張らない．また，頸椎に悪影響を与える可能性があるため，反動をつけない．）
・野菜カッターを使用する．
・低い物干しを使用する．

＜自助具を用いたADL指導の具体的方法＞（図4-38）

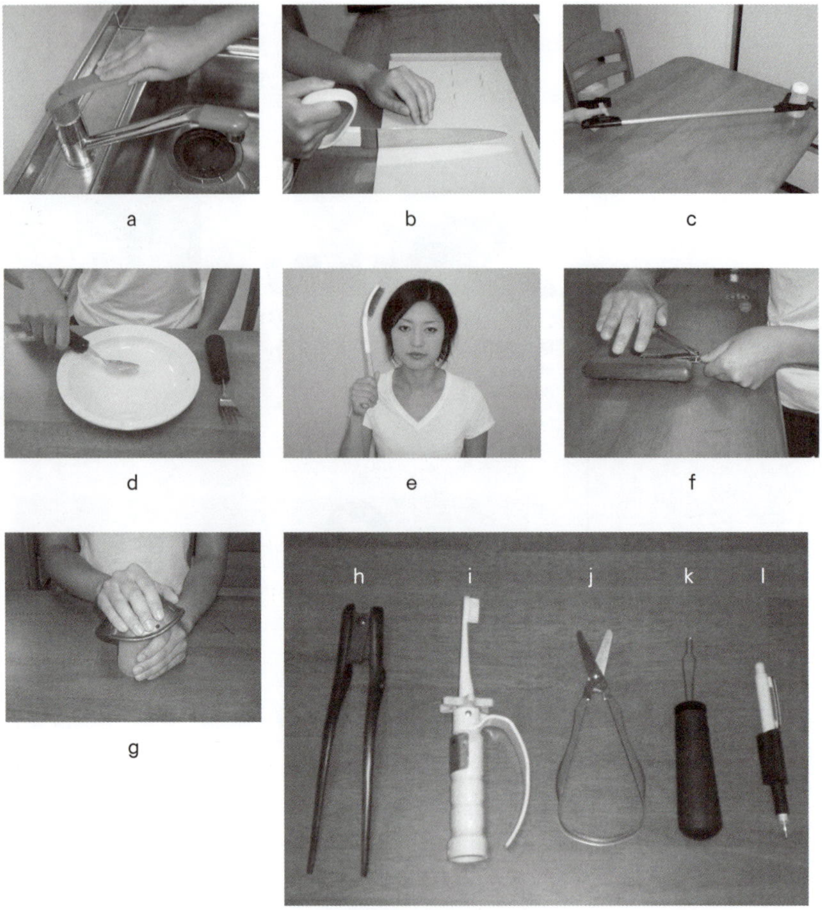

図4－38　自助具などを用いたADL指導

a. 水道栓回し使用での開閉　b. 改良包丁の使用　c. リーチャー使用での操作
d. 太柄のスプーン使用での食事　e. 長柄ブラシ使用での整髪　f. 台付き爪切り使用
g. キャップオープナーを使用したフタの開閉　h. 改良箸使用　i. 改良歯ブラシ使用
j. 改良バサミ使用　k. ボタンエイドの使用　l. 三角形のペン把持エイド使用

＜その他，労力の節約を考慮したADL指導＞

・ワゴン使用による物運び．

・調理は腰掛座位にて実施し，移動範囲を軽減させるため，リーチ内に調理器具，調味料などを配置させる．

＜ADL指導の補足＞

・生活指導においては，日本RAのリハビリ研究会にて「してはいけない10項目（表4-17）」が報告されている．

表４－17　してはいけない10項目（文献26より引用）

1．頚に合わない高い枕を使う
2．膝を曲げて寝る
3．正座をする
4．和式トイレを使用する（低い椅子の使用）
5．床からの立ち座り
6．長距離歩行をする
7．踵の高い先細りの靴を履く
8．買い物袋をたくさん持つ
9．手拭いや雑巾を絞る
10．蛇口の使用

3）晩期・慢性期

❑この時期になると，機能障害の程度（重度，中等度，軽度）の区別がはっきりしてくる．

❑関節変形，関節拘縮，筋力低下などの機能障害が重度化し，ADL にも大きな支障が生じている場合は，自動介助的運動や他動的運動が選択され，運動療法の目的は機能面の維持，ADL 能力の維持が主となる場合が多い．

❑装具・スプリント療法や ADL 指導は，状況に応じて変更しながら継続する．

(1) ROM ex

❑単周期型にて寛解している場合，リウマチ体操などの自主運動を継続する．

❑多周期型の場合で，機能障害，ADL 障害が重度でない場合は，リウマチ体操やプーリーなどを利用した active assistive ROM ex が選択される．

❑多周期型，進行型にて機能障害，ADL 障害が重度である場合，異常な関節運動による ROM ex を防止するため，他動的関節可動域運動（passive ROM ex）が選択される．

❑強直が関節可動域制限因子の場合は，ROM ex は選択されない．

＜passive ROM ex での留意事項＞

・物理療法を併用する．

・関節包や靭帯の過度の伸張を防止するため，関節の近位部を把持し関節包内運動に配慮した方法（凹凸の法則を考慮した方法；図 4-39）にて実施する．

・疼痛（部位・種類・程度）を確認しながら実施する．

・筋の短縮に対しては，関節を正しいアライメントの状態にて，筋の伸張による疼痛の許容範囲で愛護的にゆっくり伸張させ，疼痛の限界をやや超えるところで数秒止める．

・許容できる疼痛の限界とは，他動的ストレスを除去したときに痛みが消失するものをいう．

確認しよう！
関節運動における凹凸の法則とは？

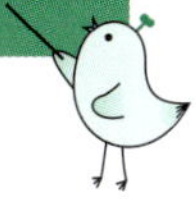

ワンポイント アドバイス
骨粗鬆症を合併している場合は特に関節の近位部を把持し、コントロールする必要があります。
ROM exによる骨折は絶対に生じさせないように！

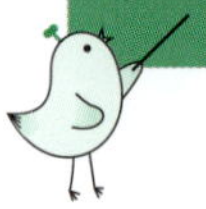

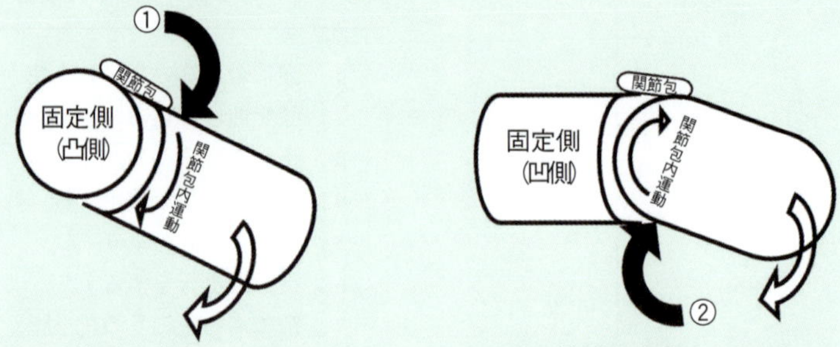

a．凹の法則を考慮したROM ex
①矢印に示しているように，関節の近位部を把持し，関節包内運動を意識して弧を描くように動かす

b．凸の法則を考慮したROM ex
②矢印に示しているように，関節の近位部を把持し，関節包内運動を意識して弧を描くように動かす

図4－39　凹凸の法則を考慮した方法

・運動後や翌日も痛みが継続するようであれば，可動域範囲，静止時間を調整する．
・滑膜に対して伸展刺激が強く加わる部位近くに骨びらんが多く形成されていたという報告があるため，関節構成体（関節包，靭帯）に対する頻回な強い伸張ストレスは避ける．

(2) 筋力増強運動
❑単周期型にて寛解している場合，isotonic contraction exerciseが選択される．
❑多周期型の場合，活動性や関節変形の状態に応じisometric contraction exerciseとisotonic contraction exerciseを使い分けて施行する．
❑多周期型，進行型にて機能障害，ADL障害が重度である場合，疼痛の影響が少なく，関節破壊による異常運動を生じさせないことからisometric contraction exerciseが選択される．
❑急性関節炎により炎症症状が強い場合は，安静が必要である．

(3) 装具・スプリント療法
❑中期・亜急性期の項参照.

(4) ADL指導
❑中期・亜急性期の項参照.

4. 骨粗鬆症

1．骨粗鬆症の概念
❑骨粗鬆症とは，化学的成分の変化はないが，骨髄腔，Havers管，Volkmann菅などを除いた骨の絶対量が減少した状態である（図4-40）．

確認しよう！
骨構造（骨膜、骨質、骨髄など）を確認しよう！

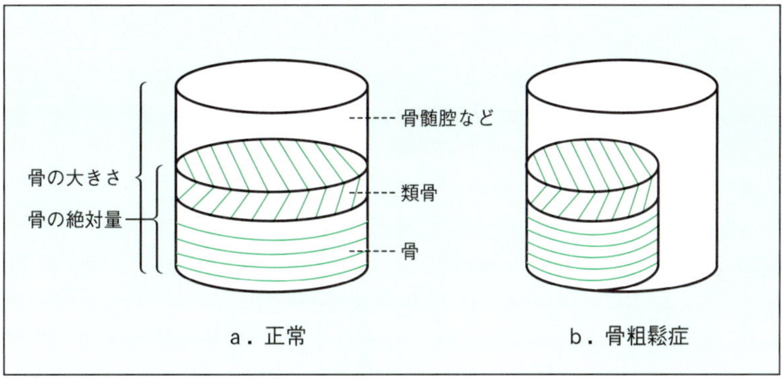

図 4 －40　正常骨と骨粗鬆症（文献 1 より引用，一部改変）

- ❑皮質骨では，皮質幅が薄くなり，海綿骨では骨梁の数と幅が減少する．
- ❑女性は男性に比べ，最大骨量が 20～30% 少なくかつ減少率が大きいため，骨粗鬆症になりやすい．
- ❑骨粗鬆症により，脊椎圧迫骨折，大腿骨頸部骨折，橈骨末端骨折の頻度が増加する．

1－1．骨粗鬆症の原因

1）老人性骨粗鬆症

- ❑活性型ビタミン D は，腸管からの Ca^{2+} 吸収に重要な物質であるが，高齢者では，その濃度が低下するため Ca^{2+} 吸収能は低下する．
- ❑高齢者で腸管からの Ca^{2+} 吸収が低下すると，血中 Ca^{2+} 濃度が低下するため，副甲状腺ホルモンの作用にて骨からの Ca^{2+} 遊離が促進される．
- ❑高齢者の多くはカルシウム摂取不足の状態にある．
- ❑ビタミン D は紫外線の作用により皮膚で合成されるが，高齢者では日光に当たる機会が減るため，皮膚でのビタミン D 合成が低下する．
- ❑カルシトニンは骨吸収抑制作用があるが，加齢によりその分泌は減少する．
- ❑骨量は，加齢とともに低下し，女性では閉経後の 50 歳以降，男性では 70 歳以降に急激に低下する．

2）閉経後骨粗鬆症

- ❑閉経直後は，破骨細胞の数が増加し，その結果として骨吸収が亢進し，骨形成が追いつかないため骨梁の破壊が進行する．
- ❑閉経後の骨量減少率が大きくなる理由の 1 つにエストロゲン欠乏が関与しているという報告がある．
- ❑女性では，閉経前後の 45～54 歳が年間の骨量減少率が大きいとの報告がある．

3）その他の原因疾患

- ❑老人性や閉経後以外に原因疾患はさまざまである（表 4-18）．

表4－18　骨粗鬆症の原因疾患（文献1より一部引用）

A．内分泌性骨粗鬆症 1．甲状腺機能亢進症 2．上皮小体機能亢進症 3．性腺機能低下症 4．Cushing 症候群 5．末端肥大症 B．栄養性骨粗鬆症 1．蛋白欠乏，栄養不良 2．カルシウム欠乏 3．ビタミンD欠乏 4．壊血病	C．遺伝性骨粗鬆症 1．骨形成不完全 2．ホモシスチン尿症 D．局所性骨粗鬆症 1．外傷後（Sudeck 骨萎縮） 2．廃用性

1－2．症状

❏腰背部の重感，易疲労性を訴える．

1－3．X線所見

❏初期の所見は，横の骨梁が減り縦の骨梁が目立つことが多い．

❏進行すると骨陰影度の減少が認められ，椎体がつぶれ変形をきたす場合もある．

1－4．骨量（bone mass）

❏骨は，コラーゲンが主体の基質（類骨）とリン酸カルシウムやハイドロキシアパタイトからなる骨塩（骨ミネラル）で構成されている．

❏骨量測定では，基質の量を計測するのは困難なため，骨塩の量を計測する．

❏骨量は，骨塩量（bone mineral content：BMC）や骨密度（bone mineral density：BMD）で表示され，BMC の単位は g，BMD の単位は g/cm^2 や g/cm^3 が使用される．

❏骨量測定には，橈骨や踵骨を計測部位とする被爆線量の少ない単一X線吸収測定法（single X-ray absorptiometry：SXA）や，被爆線量がなく踵骨を計測部位とする定量的超音波法（quantitative ultrasound：QUS）などがある．

❏骨量減少の程度による診断基準として，WHO による定義がある（表4-19）．

表4－19　骨粗鬆症の診断カテゴリー（文献2より引用）

A．Normal（正常） ：若年成人の骨量平均値の 1SD（標準偏差）以内
B．A low bone mass（or osteopenia）（骨減少症） ：1から 2.5SD 以内（骨量減少の予防処置が最も有効な患者が含まれる）
C．Osteoporosis（骨粗鬆症） ：2.5SD を超える値
D．Severe osteoporosis（or established osteoporosis）（重度骨粗鬆症） ：2.5SD を超えてかつ骨脆弱性による骨折（椎体圧迫骨折など）がある

調べてみよう！
ビタミンDが含まれている食品は？

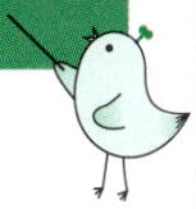

確認しよう！
Wolffの法則とは？

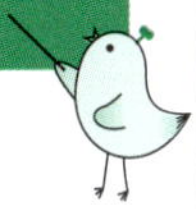

2．骨粗鬆症に対する理学療法

- ❑骨粗鬆症の予防には，カルシウムの多い食事，ビタミンDを増やす日光浴，運動の3つが重要である．
- ❑2日間臥床した状態では，骨吸収が亢進し，臥床している限り骨形成は促進しないという報告もあることから，臥床期間をできる限り短縮させ，ベッドサイドにおいても早期より運動を実施することが重要である．
- ❑筋の収縮・弛緩や荷重などの骨に対する力学的負荷が，骨量減少抑制や骨量増加に有効である．
- ❑高齢者では，強度の高い運動は困難であるため，心肺機能への負担の少ない，数種の運動をうまく組み合わせた運動プログラム設定が必要である．
- ❑運動の種類としては，起立運動，歩行運動，階段昇降運動，自転車エルゴメータなどがあり，強度を低くしても継続することが大切である．
- ❑骨粗鬆症対象者では，脊柱は円背状となり，腹筋群が弛緩，背筋群が過緊張状態となって腹腔内圧が低下し，脊柱に大きな負荷がかかるようになるため，腹背筋の協調性ある筋収縮が求められる．
- ❑自主運動として，体幹前屈による椎体への負荷を加えないで，伸展運動を中心とし，可動性と筋力増強を目的とする体操がある（図4-41）．

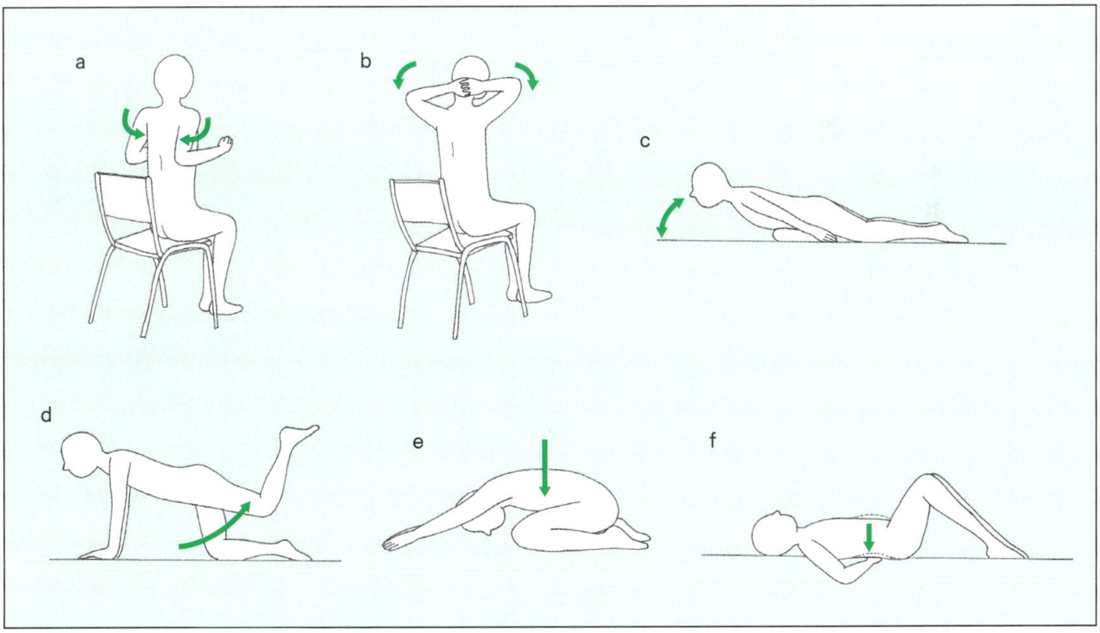

図4－41　骨粗鬆症対象者に対する自主体操

a：椅座位での背筋収縮運動．この肢位は重度の骨粗鬆症で疼痛を避けるのに適している．
b：椅座位での背筋収縮運動と深呼吸運動および大胸筋伸張運動．緩やかに肩を水平外転させながら深く息を吸い，次にゆっくり吐き出しながらもとの姿勢に戻る．
c：腹臥位での背筋収縮運動．
d：四つ這い位での腰椎伸展と大殿筋収縮運動．
e：猫の背伸び運動．
f：背臥位での腹筋群収縮による腰椎前彎矯正運動．

3. 骨粗鬆症対象者に対する転倒予防目的の運動療法

- ❑骨粗鬆症対象者への転倒予防は，骨折予防にも繋がり重要である．
- ❑転倒予防教室にてさまざまな転倒予防のための運動が試みられているが，ストレッチ運動や股関節，膝関節筋力強化運動など 10 から 15 種類の運動にて，椅子起立時間，6 m 最大努力歩行時間，70 歳以上の対象者への転倒数が有意に短縮，減少したとの報告があり，運動介入の重要性が示唆されている．
- ❑虚弱高齢者に対してマシントレーニングを実施した群は，実施しなかった群に比べ有意に転倒回数に減少がみられ，椅子起立時間，Time Up & Go で有意な改善がみられたとの報告がある．
- ❑転倒不安感と骨塩量，運動機能との関係で，不安感あり群の方が大腿骨頸部の骨塩量，膝伸展筋力が有意に低下していたという報告がある．
- ❑また，閉経後女性の場合，下肢筋力が弱いと転倒しやすいとの報告もあり，閉経後骨粗鬆症対象者に対しては，下肢筋力強化運動とともに，転倒不安感解消のためのレクチャーや対策も必要である．
- ❑転倒予防には太極拳が有効であるとされ，片脚起立時間，歩行速度，Functional Reach（FR）などに有意な向上を示し，転倒数においても有意な減少を示したとの報告がある．
- ❑転倒予防には，足趾トレーニングの重要性が示唆されており，足趾把持運動や足趾内転運動が静的，動的バランス能力向上と FR 向上に関与することが報告されている．

（村上　茂雄）

●引用・参考文献●

（4.1. スポーツ障害・外傷）
1. 守屋秀繁・他：スポーツリハビリテーション－最新の理論と実践－, 西村書店, pp193-240, 2006
2. 黒澤　尚・他：スポーツ外傷学Ⅲ－上肢－, 医歯薬出版, pp178-185, 2000
3. 黒澤　尚・他：スポーツ外傷学Ⅳ－下肢－, 医歯薬出版, pp30-38, 2000
4. 野崎信行・他：スポーツ選手の鼠径部痛に対するリハビリテーション, 整形災害外科 41巻：1261-1267, 1998
5. Peter B, et al: Clinical Sports Medicine, McGraw-Hill, pp375-394, 2001
6. 奥脇　透：筋損傷（特に肉離れ）の病態, 整形災害外科 48巻：409-416, 2005
7. 川野哲英：ファンクショナルエクササイズ, ブックハウス HD, pp162-164, 2004

（4.2. 末梢神経損傷）
1. 平澤泰介：臨床医のための末梢神経損傷・障害の治療, 金原出版, pp112-166, 2000
2. 細田多穂：末梢神経麻痺の理学療法, 理・作・療法 10(12)：1055-1062, 1976
3. 服部一郎・他：リハビリテーション技術全書 第2版, 医学書院, pp818-829, 2003
4. 石川　齋・他：図解　理学療法技術ガイド 第2版, 文光堂, pp930-972, 2001
5. 細田多穂・他：理学療法ハンドブック 改訂第3版, 疾患別・理学療法プログラム, pp227-252, 2001
6. 椎名喜美子・他：図解作業療法技術ガイド－根拠と臨床経験にもとづいた効果的な実践のすべて－第2版, 文光堂, pp542-562, 2003
7. 中田眞由美：上肢の障害　絞扼性神経障害, 総合リハ 34：327-332, 2006
8. 中山彰一・他：図解　理学療法技術ガイド 第2版, 文光堂, p993, 2001
9. 田中寿一：特集　手根管症候群の治療の実際, 関節外科 25(3)：18-47, 2006
10. 山本　真・他：ベッドサイドの整形外科学－第2版－, 医歯薬出版, pp193-202, 1993
11. 柏森良二：脳神経領域の障害, 総合リハ 34：319-326, 2006
12. 大田哲生・他：末梢神経障害の評価と治療法の最新のエビデンス, 総合リハ 34：311-317, 2006
13. 奥村修也・他：上肢の障害　外傷性損傷, 総合リハ 34：333-341, 2006
14. 田崎義昭・他：ベッドサイドの神経の診かた, 南山堂, pp115-120, 1995
15. 上田　敏・他：末梢神経障害, リハビリテーション基礎医学, 医学書院, pp112-123, 1983
16. 村田景一・他：手根管症候群の原因と治療の選択, 関節外科 21(1)：44-50, 2002
17. 矢崎　潔：手のスプリントのすべて－第3版－, 三輪書店, pp112-120, 2006
18. 吉本龍司・他：立位踵あげ回数と腓腹筋の筋疲労の関係, 第28回九州理学療法士・作業療法士合同学会誌：104, 2006
19. 中田眞由美・他：作業療法士のためのハンドセラピー入門 第2版, 三輪書店, pp96-126, 2006
20. 津山直一・他：標準リハビリテーション医学, 医学書院, pp413-421, 2000
21. 柏森良二・他：末梢神経麻痺の評価－電気診断学とリハビリテーション－, 医歯薬出版, pp55-71, 1994
22. 黒川幸雄・他：臨床理学療法マニュアル, 南江堂, pp306-310, 1996
23. 大谷　清：リハビリテーション整形外科学 第4版, 医学書院, pp80-88, 1997
24. 米本恭三・他：最新リハビリテーション医学, 医歯薬出版, pp235-238, 1999
25. 安藤一也・他：リハビリテーションのための神経内科学－第2版－, 医歯薬出版, pp62-63, 2003

26. 片田重彦・他：整形外科手術後療法ハンドブック－改訂第4版－, 南江堂, pp182-189, 2003
27. Bamum K, et al: Treatment Guidelines for Carpal Tunnel Syndrome, ASHT13: 3-13, 1998
28. 金子丑之助・他：日本人体解剖学上巻, 南山堂, pp566-591, 2005

（4.3. リウマチ性疾患）
1. 安岡郁彦：慢性関節リウマチおよび類似疾患の理学療法における課題と今後の展望, 理学療法 17(1)：39-42, 2000
2. 細田多穂・他：理学療法ハンドブック改訂第3版, 協同医書出版社, pp198-224, 2000
3. 勝部定信・他：リウマチテキスト－疾患の理解と実際－改訂第2版, 南江堂, pp109-149, 2004
4. 安保雅博：慢性関節リウマチ, JOURNAL OF CLINICAL REHABILITATION 別冊, 医歯薬出版, pp275-284, 1996
5. 山本純己：テキストRAのマネジメント改訂版, メディカルレビュー社, pp18-131, 2001
6. 広畑和志・他：標準整形外科学 第5版, 医学書院, pp203-211, 1994
7. 加倉井周一・他：PT・OTのための整形外科学 運動器疾患とリハビリテーション 第2版, 医歯薬出版, pp88-95, 2000
8. 社団法人リウマチ友の会：2005年リウマチ白書リウマチ患者の実態, 障害者団体定期刊行物協会, pp15-21, 2005
9. Swezey RL: Rehabilitation of the Rheumatoid Arthritic Patient, Ryumachi 37(2): 144-145, 1997
10. Mills JA: Value of bed rest in patients with rheumatoid arthritis, N. Engl. J. Med 284(9): 453-458, 1971
11. 松井宣夫：リウマチのリハビリテーション医学, 医薬ジャーナル社, pp61-147, 1999
12. 千野直一・他：骨関節疾患のリハビリテーション－付. クリニカルパス〈リハビリテーションMOOK No.6〉, 金原出版, pp103-122, 2003
13. 石原義恕・他：これでできるリウマチの作業療法, 南江堂, pp27-33, 2000
14. 岡本眞須美・他：不動期間の延長に伴うラット足関節可動域の制限因子の変化－軟部組織（皮膚・筋）と関節構成体由来の制限因子について－, 理学療法学 31(1)：36-41, 2004
15. 千住秀明・他：運動療法Ⅰ 第2版, 神陵文庫, pp63-73, 2006
16. 安岡郁彦：慢性関節リウマチ患者の関節可動域訓練, PTジャーナル 26(11)：765-769, 1992
17. 奈良　勲・他：標準理学療法学専門分野 運動療法学総論, 医学書院, pp169-171, 2004
18. 日本整形外科学会・日本リハビリテーション医学会：義肢装具のチェックポイント 第4版, 医学書院, p151, 1993
19. 矢﨑　潔：手のスプリントのすべて 第2版, 三輪書店, pp3-4, 2000
20. 椎野泰明・他：PTマニュアル慢性関節リウマチの理学療法, 医歯薬出版, pp212-219, 1996
21. 冨士武史・他：ここがポイント整形外科疾患の理学療法 改訂第2版, 金原出版, pp210-230, 2006
22. 林　正春：関節リウマチにおけるスプリントの可能性, OTジャーナル 40(6)：509-515, 2006
23. Cordery JC: Joint protection, Am. J. Occup. Ther 19(5): 285-294, 1965
24. 倉田典和・他：外来RA患者におけるリハビリテーションの効果－J-ARAMISデータの解析より－, 理学療法学 32（supple 2）：470, 2005

25. 水落和也・他：上肢障害と日常生活指導, 臨床リハ 15(5)：420-427, 2006
26. 椎野泰明：慢性関節リウマチの ADL, 臨床リハ 1(4)：318-322, 1992
27. 奈良　勲・他：標準理学療法学専門分野 日常生活活動学・生活環境学 第2版, 医学書院, pp158-165, 2005

（4.4. 骨粗鬆症）
1. 広畑和志・他：標準整形外科学 第5版, 医学書院, pp255-257, 1994
2. 藤田拓男：骨代謝と QOL～骨と日常生活～, 医薬ジャーナル社, pp36-111, 1996
3. 大田仁史：骨・関節 X 線像の読み方, 医歯薬出版株式会社, p34, 1999
4. 酒井昭典・他：運動の骨代謝への影響, 総合リハ 27巻2号：111-115, 1999
5. 井口　茂・他：在宅高齢者に対する転倒予防プログラムの検討－低頻度プログラムの適応－, 理学療法科学 22(3)：385-390, 2007
6. 井口　茂・他：虚弱高齢者に対するマシントレーニングの効果, 理学療法学 33 (Supple 2)：524, 2006
7. 猪飼哲夫：高齢者・片麻痺患者の転倒とバランス機能, リハビリテーション医学 43：523-530, 2006
8. 伊藤誠子・他：骨粗鬆症検診受診者における転倒不安感と骨密度・運動機能との関連, 理学療法学 34 (Supple 2)：685, 2007
9. 金　信敬・他：太極拳運動による地域高齢者の身体機能向上及び転倒予防に関する研究－地域女性高齢者を対象として－, 理学療法科学 21(3)：275-279, 2006
10. 小林隆司・他：高齢者の足指把持訓練が静的重心動揺に及ぼす影響, 日本災害医学会会誌 47(10)：633-635, 1999
11. 木藤伸宏・他：高齢者の転倒予防としての足指トレーニングの効果, 理学療法学 28(7)：313-319, 2001
12. 村上茂雄・他：足趾内転筋力強化が前方重心制御機能へ与える影響, 理学療法学 32 (Supple 2)：523, 2005

索引

和文索引

【け】

【こ】

【さ】

【し】

【す】

【は】

【ひ】

【ふ】

【へ】

【ほ】

【ま】

【み】

【む】

【も】

【や】

【ゆ】

【よ】

【り】

【る】

【ろ】

【わ】

欧文索引

編集後記

本書「運動器疾患の理学療法」の出版計画をしてから，十数年が過ぎようとしています．当時は，まだ編集代表の中山彰一先生が九州リハビリテーション大学校に在籍されていました．その中山先生が，埼玉県立医療大学に転出され，全国でも数校しかない理学療法士の学校長として再び九州の地へ赴任されたことで，このたび平成20年の節目の年に出版することができました．

平成20年度は，わが国の理学療法士の歴史の中で大きなターニングポイントになる年だと思います．ここ数年来の養成校の急増による理学療法士の定員増と少子化の影響で，本年度の学生募集に定員割れが生じ始めています．これは誰にでも理学療法士になれるチャンスを与えるメリットはありますが，理学療法士の質を確保する上で養成校が厳しい責務を担うことを意味しています．個々の学生の能力を最大限に生かし，個々の学生に適した環境を提示し，国民の期待に応えることができる教育が求められています．

また，診療報酬においても長年優遇されてきたリハビリテーション分野にも，平成18年度から医療費抑制の波が押し寄せ，平成20年度の改定で，その抑制政策が明確に示されようとしています．診療報酬は理学療法士の給与に直接反映されるため，経済的に恵まれた職種ではなくなりつつあります．理学療法士になってから，先人達が築いた「リハビリテーションの理念に基づく理学療法」のモチベーションを維持・向上するためには，日本理学療法士協会を中心とした組織的な活動に加え，最も重要なことは個々の理学療法士の社会的自立だと思います．

本書を読まれる学生諸君も，この現実を見据え，理学療法士が決して安住できる職種ではないことを肝に銘じ，日々の学習に臨んで欲しいと思います．自らが理学療法を改革する姿勢を，この3～4年の理学療法基礎教育で学んで下さい．

出版に当たって，ご執筆して頂いた先生方には，原稿提出の督促に次ぐ督促，文章・写真などの校正に多大なご迷惑をお掛けしましたが，最後まで快くご協力をいただき有り難うございました．まだまだ満足のいく内容ではないかと思いますが，版を重ねより良いテキストに成長させていきたいと考えています．今後とも宜しくご指導をお願いします．

本書の校正に当たっては，夢塾の多くの仲間に支えて頂きました．井口明香，居本健一，岩井晶子，上門亜矢子，上瀧健二，上村　亘，江口瑠美，及川真人，大曲正樹，角野　直，菊野佑二，北川知佳，神津　玲，城石涼太，鋤崎利貴，鈴木康裕，住本恭子，田中貴子，西中川　剛，花田匡利，平山晃介，三川浩太郎，宮本直美，安田辰生，山根主信各先生にお礼申し上げます．

また，本書の校正，イラスト作成に多大なご協力を頂いた神陵文庫出版部，塩川節子・千住理恵様に感謝申し上げます．

2008年2月26日

長崎大学大学院
医歯薬学総合研究科 保健学専攻
千　住　秀　明

－理学療法学テキストⅦ－

運動器疾患の理学療法

ISBN 978-4-915814-22-8

発　行　2008年3月23日　第1版第1刷
2010年11月25日　第1版第2刷
2013年3月4日　第1版第3刷
2015年1月31日　第1版第4刷
2020年2月4日　第1版第5刷
2022年1月14日　第1版第6刷

監　修　千住 秀明

編　集　中山 彰一

発行者　株式会社 九州神陵文庫
代表取締役 曽 根 公 照
福岡市博多区千代4-29-29
TEL (092) 641-5555
http://www.shinryobunko.co.jp

印刷製本　日本紙工印刷株式会社
長崎市幸町3-11

― 理学療法学テキスト ―

全 10 巻

Ⅰ 理学療法学概論（改訂第 4 版）

Ⅱ 理学療法評価法（改訂第 3 版）

Ⅲ 運動療法Ⅰ（改訂第 2 版）

Ⅳ 中枢神経疾患の理学療法（改訂第 2 版）

Ⅴ 日常生活活動（ＡＤＬ）（改訂第 2 版）

Ⅵ 義肢装具学（改訂第 2 版）

Ⅶ 運動器疾患の理学療法

Ⅷ こどもの理学療法（改訂第 2 版）

Ⅸ 物理療法（改訂第 2 版）

Ⅹ 生活環境論

別巻 はじめての研究法（改訂第 2 版）

各巻　定価 本体 4,500 円＋税